Analgesie und Anästhesie
in der Geburtshilfe

Analgesie und Anästhesie in der Geburtshilfe

Herausgegeben von Lutwin Beck und Wolfgang Dick

Mit Beiträgen von

L. Beck
G. Braems
W. Dick
H. P. Diemer
W. Distler
M. Finster
V. Friedberg
H. Gervais
I. Jurna

W. Klockenbusch
W. Künzel
I. Lackinger
P. Lemburg
K.-H. Leyser
K. H. Lindner
H. Pedersen
V. Pelzer
R. Ratzel

I. Rechenberger
A. C. Santos
M. Segeth
T. Somville
M. Stauber
K. Strasser
J. Tarnow
E. Traub
W. Weissauer

3., neubearbeitete und erweiterte Auflage

58 Abbildungen, 55 Tabellen

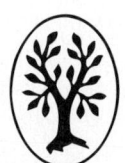
Georg Thieme Verlag Stuttgart · New York 1993

Die Deutsche Bibliothek – CIP-Einheitsaufnahme

Analgesie und Anästhesie in der Geburtshilfe /
hrsg. von Lutwin Beck und Wolfgang Dick. Mit Beitr.
von L. Beck ... – 3., neubearb. und erw. Aufl. –
Stuttgart ; New York : Thieme, 1993
NE: Beck, Lutwin [Hrsg.]

1. Auflage 1968
(L. Beck: Geburtshilfliche Anästhesie und Analgesie)

2. Auflage 1982
(L. Beck, H. Albrecht: Analgesie und Anästhesie in
der Geburtshilfe)

© 1968, 1993 Georg Thieme Verlag,
Rüdigerstraße 14, D-70469 Stuttgart
Printed in Germany
Satz und Druck: Druckhaus Götz GmbH,
D-71636 Ludwigsburg
Gesetzt auf CCS Textline (Linotronic 630)

ISBN 3-13-304303-X   1 2 3 4 5 6

Wichtiger Hinweis:

Wie jede Wissenschaft ist die Medizin ständigen Entwicklungen unterworfen. Forschung und klinische Erfahrung erweitern unsere Erkenntnisse, insbesondere was Behandlung und medikamentöse Therapie anbelangt. Soweit in diesem Werk eine Dosierung oder eine Applikation erwähnt wird, darf der Leser zwar darauf vertrauen, daß Autoren, Herausgeber und Verlag große Sorgfalt darauf verwandt haben, daß diese Angabe dem Wissensstand bei Fertigstellung des Werkes entspricht.

Für Angaben über Dosierungsanweisungen und Applikationsformen kann vom Verlag jedoch keine Gewähr übernommen werden. Jeder Benutzer ist angehalten, durch sorgfältige Prüfung der Beipackzettel der verwendeten Präparate und gegebenenfalls nach Konsultation eines Spezialisten festzustellen, ob die dort gegebene Empfehlung für Dosierungen oder die Beachtung von Kontraindikationen gegenüber der Angabe in diesem Buch abweicht. Eine solche Prüfung ist besonders wichtig bei selten verwendeten Präparaten oder solchen, die neu auf den Markt gebracht worden sind. Jede Dosierung oder Applikation erfolgt auf eigene Gefahr des Benutzers. Autoren und Verlag appellieren an jeden Benutzer, ihm etwa auffallende Ungenauigkeiten dem Verlag mitzuteilen.

Vorwort

Kaum ein Bereich interdisziplinärer Zusammenarbeit muß sich mit so vielschichtigen neuen Entwicklungen der Medizin auseinandersetzen wie die geburtshilfliche Anästhesie. Dies liegt nicht nur an den Fortschritten der Anästhesie, der Geburtshilfe und der Neugeborenenpädiatrie, sondern auch am gesellschaftlichen Wandel der Anschauungen über Ablauf und Sicherheit von Schwangerschaft, Geburt und Wochenbett. Der Anspruch auf eine möglichst sichere und schmerzfreie Geburt eines gesunden Kindes verdeckt allzu häufig, daß es aus der Sicht der Geburtshilfe, der Anästhesie und der Pädiatrie auch heute noch schicksalhafte Abläufe und Risiken im Zusammenhang mit Schwangerschaft und Geburt gibt, die dem Erfolg ärztlichen Handelns Grenzen setzen, so daß der Wunsch nach einem gesunden Kind nicht in Erfüllung geht.

Die allgemeine Akzeptanz der Anästhesie in der Geburtshilfe hat dazu geführt, daß die Entbindung in Regionalanästhesie (ganz überwiegend Periduralanästhesie) in vielen Zentren schon zum Standard nicht nur der vaginalen Entbindungsmethode, sondern auch bei der Sectio caesarea geworden ist und die Gebärenden mit Recht Anspruch auch auf eine weitgehend schmerzfreie postoperative Phase erheben.

Methoden der Regionalanästhesie und der Allgemeinanästhesie wurden in den letzten Jahren immer mehr unter dem Aspekt kritisch betrachtet, ob sie der Mutter eine schmerz- und erinnerungsfreie Zeit im Zusammenhang mit der Operation garantieren und ob sie Verhaltensweisen und Adaptionsvorgänge des Neugeborenen beeinflussen.

Galt gestern noch die klassische Sedierung und systemische Analgesie als Methodenstandard, werden heute patientenkontrollierte Analgesie und epidurale Opiatapplikation in zunehmendem Maß praktiziert. Die Inhalationsanalgesie unter der Geburt, lange Zeit eine klassische Methode, wird in Deutschland aus verschiedenen Gründen kaum noch angewandt.

So war es naheliegend, die 3. Auflage – 10 Jahre nach Erscheinen der 2. Auflage – völlig zu überarbeiten und neu zu gestalten; sie trägt dem interdisziplinären Charakter der geburtshilflichen Anästhesie Rechnung. Neue Kapitel wurden eingeführt, die dem Anästhesisten das Verständnis für die Geburtshilfe vermitteln und umgekehrt dem Geburtshelfer die Besonderheiten und Anwendungsmöglichkeiten der Anästhesie in der Geburtshilfe vor Augen führen. Auch die Erstversorgung des Neugeborenen und der Einfluß der Narkose unter der Geburt auf das Neugeborene wurden in der Zusammenarbeit von Neonatologen und Geburtshelfern überarbeitet. Die Herausgeber haben über die fachlichen Aspekte hinaus Empfehlungen zur gemeinsamen Organisation und Zusammenarbeit dargelegt und sind auf die möglichen medikolegalen Konsequenzen eingegangen.

So hoffen wir, daß die Neuauflage eine weite Verbreitung unter Geburtshelfern, Anästhesisten und Neonatologen findet und daß die im klinischen Bereich von Geburtshilfe und Anästhesie tätigen Ärzte die für sie notwendigen Informationen und Anleitungen zum Wohle von Mutter und Kind entnehmen können.

Düsseldorf und Mainz, L. Beck
im Sommer 1993 W. Dick

Anschriften

Beck, L., Prof. Dr., Frauenklinik der Heinrich-Heine-Universität, Moorenstr. 5, 40225 Düsseldorf

Braems, G., Dr., Frauenklinik der Justus-Liebig-Universität, Klinikstr. 32, 35385 Gießen

Dick, W., Prof. Dr. Dr. h. c., Direktor der Klinik für Anästhesiologie, Klinikum der Johannes-Gutenberg-Universität, Langenbeckstr. 1, 55131 Mainz

Diemer, H.P., Prof. Dr., Chefarzt der Geburtshilflich-gynäkologischen Abteilung, Marienhospital, Rochusstr. 2, 40479 Düsseldorf

Distler, W., Prof. Dr., Chefarzt der Frauenklinik, Elisabeth-Krankenhaus Rheydt, Hubertusstr. 100, 41239 Mönchengladbach

Finster, M., Prof. Dr., Department of Anaesthesiology, Obstetrics and Gynecology, College of Physicians and Surgeons of Columbia University, 630 West 168th Street, New York, N.Y. 10032-3184

Friedberg, V., Prof. Dr., In den alten Gärten 20, 88662 Überlingen-Hödingen

Gervais, H., Dr., Klinik für Anästhesiologie, Klinikum der Johannes-Gutenberg-Universität, Langenbeckstr. 1, 55131 Düsseldorf

Jurna, I., Prof. Dr., Institut für Pharmakologie und Toxikologie der Universität des Saarlandes, 66421 Homburg/Saar

Klockenbusch, W., Dr., Frauenklinik der Heinrich-Heine-Universität, Moorenstr. 5, 40225 Düsseldorf

Künzel, W., Prof. Dr., Direktor der Frauenklinik am Klinikum, der Justus-Liebig-Universität, Klinikstr. 32, 35385 Gießen

Lackinger, I., Dr., Kaiserswerther Str. 254, 40474 Düsseldorf

Lemburg, P., Prof. Dr., Akademischer Direktor, Leiter der Intensivstation, Zentrum für Kinderheilkunde, Postfach 10 10 07, 40001 Düsseldorf

Leyser, K.-H., Dr., Klinik für Anästhesiologie der Johannes-Gutenberg-Universität, Langenbeckstr. 1, 55131 Mainz

Lindner, K. H., Prof. Dr., Klinik für Anästhesiologie, Klinikum der Universität, Steinhövelstr. 9, 89075 Ulm

Pedersen, H., M.D., Professor of Clinical Anaesthesiology, The Presbyterian Hospital, Columbia University Medical Center, 630 West 168th Street, New York, NY 10032-3784

Pelzer, V., Priv.-Doz. Dr., Frauenklinik der Heinrich-Heine-Universität, Postfach 10 10 07, 40001 Düsseldorf

Ratzel, R., Dr. jur., Hauptgeschäftsführer des Berufsverbandes der Frauenärzte e.V., Pettenkoferstr. 35, 80336 München

Rechenberger, I., Prof. Dr., Psychosomatische Abteilung, Frauenklinik der Heinrich-Heine-Universität, Moorenstr. 5, 40225 Düsseldorf

Santos, A.C., M.D., Associate Professor of Anaesthesiology, Obstetrics and Gynecology, School of Medicine University at Stone Book, Stone Book, N.Y. 11194-8480

Segeth, M., Dr., Zentrum für Anaesthesiologie, Heinrich-Heine-Universität, Moorenstr. 5, 40225 Düsseldorf

Somville, T., Dr., Frauenklinik der Heinrich-Heine-Universität, Moorenstr. 5, 40225 Düsseldorf

Stauber, M., Prof. Dr., I. Frauenklinik, Klinikum der Innenstadt der Universität, Maistr. 11, 80337 München

Strasser, K., Prof. Dr., Leitender Arzt der Klinik für Anästhesie, Intensivmedizin und Schmerztherapie, Alfried Krupp von Bohlen und Halbach Krankenhaus, Alfried-Krupp-Str. 21, 45117 Essen

Tarnow, J., Prof. Dr., Direktor des Zentrums für Anästhesiologie, Heinrich-Heine-Universität, Moorenstr. 5, 40225 Düsseldorf

Traub, E., Dr., Klinik für Anästhesiologie, Klinikum der Universität, Steinhövelstr. 9, 89075 Ulm

Weissauer, W., Prof. Dr., Berufsverband Deutscher Anästhesisten, Obere Schmiedgasse 11, 90403 Nürnberg

Inhaltsverzeichnis

4   Schmerzentstehung und Erregungsleitung unter der Geburt 33
I. Jurna

5   Endogene Opiate und Schmerzmodulation unter der Geburt 40
W. Distler

6   Perinatale Pharmakologie 44
H. Pedersen, A.C. Santos und M. Finster

7   Psychosomatische Geburtsvorbereitung 56
M. Stauber

8   Emotionale und interpersonale Aspekte der Geburt 64
I. Lackinger und I. Rechenberger

13   Kaudal- und Spinalanästhesie 105

K. Strasser

14   Allgemeinnarkose 114

K.-H. Leyser und W. Dick

15   Erstversorgung und Wiederbelebung des Neugeborenen 129

P. Lemburg und V. Pelzer

1 Zur Geschichte der Anästhesie in der Geburtshilfe

H. Gervais und L. Beck

Die Geburt ist vermutlich der einzige mit Schmerzen einhergehende physiologische Vorgang. Geburtsschmerz manifestiert sich durch rhythmische Uteruskontraktionen, als Dehnungsschmerz von Zervix und Beckenboden sowie durch peritoneale Reizung. Er ist nicht auf hochzivilisierte Gesellschaften beschränkt, sondern tritt genauso bei Frauen „nicht zivilisiert" lebender Völker auf. Zu allen Zeiten und in jeder Kultur findet man die Forderung nach Geburtserleichterung (11).

Analgesie während der Geburt hat nichts mit Naturentfremdung zu tun, sondern trägt zum physischen und psychischen Wohlergehen von Mutter und Kind bei.

Naturvölker bedienten sich von alters her neben Heilkräutern mechanischer Hilfsmittel, um den Geburtsvorgang zu erleichtern. So findet das Gebären häufig im Stehen, in der Hokke, im Sitzen oder im Knien statt, wobei sich die Schwangere oft mit den Händen über dem Kopf an einem Baum oder einem Seil festhält (11, 32).

Geburtshilfliche Anästhesie im modernen Sinn ist in Europa knapp 150 Jahre alt, 1847 ist ihr Geburtsjahr. Die Kirche mit ihrer traditionellen Abwendung von allen Fragen der Geschlechtlichkeit war mit verantwortlich dafür, daß in Europa früher keine systematische Beschäftigung mit Schwangerschaft und Geburt stattfinden konnte. „So long as witches were being burned in Salem, anesthesia could not be discovered 20 miles away in Boston" (25). Dieser Satz von Greene – obwohl bezogen auf Amerika – charakterisiert genauso die Situation in Europa. Im Mittelalter durfte ein Kaiserschnitt nur nach dem Tod der Mutter erfolgen, mußte dann allerdings auch erfolgen, da es untersagt war, Schwangere zu beerdigen (35). Das einzige „Anästhetikum" zu dieser Zeit war Alkohol in verschiedenen Darreichungsformen.

Pionier der geburtshilflichen Anästhesie war James Young Simpson (1811–1870), Lehrstuhlinhaber für Geburtshilfe an der Universität Edinburgh. Am 19. Januar 1847 setzte er zum ersten Mal Äther bei einer Geburt ein. Das Ergebnis war im wahrsten Sinne des Wortes eine Totgeburt. Simpson fand einen Nachahmer in Nathan Cooley Keep, der wenig später, am 7. April 1847, Äther – erfolgreich – einsetzte, und kurz darauf in Walter Channing (1786–1876), Professor für Geburtshilfe an der Harvard-University, dessen 1848 erschienenes Buch bereits 581 Fälle beschreibt (14).

Am 8. November 1847 nahm Simpson erfolgreich Chloroform zur Geburt, nachdem er es 4 Tage zuvor das erste Mal bei einer anderen Operation verwendet hatte (44). Die positiven Ergebnisse ermutigten Simpson zu der für die damalige Zeit revolutionären Forderung, dieses Verfahren in Zukunft allen Gebärenden zuteil werden zu lassen. Dies stieß auf scharfe Ablehnung der Kirche, die Schmerzausschaltung bei der Geburt als Teufelswerk verdammte, da bereits in der Bibel geschrieben stehe, daß die Frau unter Schmerzen gebären solle. Und: „...das Einatmen von Äther und Chloroform berausche und führe zu einer Art von Trunksucht und ...in diesem Rauschzustand kämen die Frauen während der Niederkunft in sexuelle Erregung" (35). Simpson sinnierte bereits 1848: „If we could induce local anaesthesia without that temporary absence of consciousness which is found in the state of general anaesthesia, many would regard it as a still greater improvement" (12).

1847 begann Pirogoff mit einem alternativen Verfahren zur Analgesie während der Geburt: er leitete Luft und Äther bzw. Äther und Öl in das Rektum der Patientinnen ein.

Entscheidend für die Entwicklung der geburtshilflichen Anästhesie war die Forderung der britischen Königin Viktoria. Sie ließ sich zur Geburt ihres achten Kindes, des Prinzen Leopold, am 7. April 1853 gegen den Widerstand ihres Leibarztes Chloroform von dem damals einzigen hauptberuflichen Anästhesisten, John Snow (1813–1858), verabreichen. Daher stammt der Begriff „anesthésie à la reine". Königin Viktoria, die während der Geburt schmerzfrei, aber stets bei Bewußtsein war, war von dem Verfahren so beeindruckt, daß sie sich auch zur Geburt ihres neunten Kindes vier Jahre später Chloroform geben ließ. Erst jetzt erschien auch ein Bericht über die vorausgegangene Chloroformanästhesie im „Lancet", dessen Herausgeber, Thomas Wakley, dies zuvor verhindert hatte.

Wegen der erheblichen Zahl chloroformbedingter Todesfälle – durch die unkontrollierte Art der Verabreichung – geriet das Verfahren jedoch zunehmend ins Kreuzfeuer der Kritik.

Erst 1862 konnte in einem Lehrbuch der Geburtshilfe geschrieben werden, daß generell ein Anästhetikum während der Geburt angewendet werden solle und daß die Frage lediglich sei, ob Chloroform oder Äther die bessere Substanz sei (39).

Lachgas wurde 1880 von Stanislaus Klikowitsch in St. Petersburg bei 25 Geburten eingesetzt. Er fand, daß es im Gegensatz zu Chloroform nicht zur Uterusrelaxation führt. Ein Vorteil der „Lustgasgabe" sei, daß „die Gegenwart des Arztes ...zur Anaesthesierung nicht unumgänglich notwendig" sei (28).

1884 entdeckte der Wiener Carl Koller (1858–1944) die lokalanästhetischen Eigenschaften des Cocains (30). Dies wäre kurz zuvor beinahe schon Sigmund Freud gelungen, der gemeinsam mit Koller die Cocainwirkung auf das Nervensystem untersuchte. Ein Experiment Freuds zur Anästhesierung des Auges mit Cocain war fehlgeschlagen, weil der mit der Herstellung der Lösung betraute Apotheker versehentlich zuviel Alkohol hinzugegeben hatte. Kollers Methode, die im September 1884 auf dem Ophthalmologenkongreß in Heidelberg vorgestellt wurde (von einem seiner Kollegen, da er selbst kein Geld für die Fahrt von Wien nach Heidelberg hatte), verbreitete sich rasch in aller Welt, und innerhalb des folgenden Jahres erschienen mehr als 100 Veröffentlichungen zu diesem Thema. Trotz des wissenschaftlichen Erfolgs, der Koller zuteil wurde, ging sein größter Wunsch, eine Assistentenstelle an der Wiener Augenklinik zu erhalten, nicht in Erfüllung. Deswegen und wegen zunehmender antisemitischer Anfeindungen wanderte er enttäuscht 1888 nach Amerika aus.

Ein Jahr nach Kollers Entdeckung führte der amerikanische Neurologe J. Leonhard Corning (1855–1923) die erste (versehentliche) Spinalanästhesie durch. Sein Interesse galt nicht chirurgischer Analgesie, sondern der Therapie neurologischer Erkrankungen. Er spritzte einem Hund Cocain zwischen die lumbalen Dornfortsätze und perforierte unbemerkt die Dura. Später injizierte er einem Patienten zur Therapie der „Masturbationssucht" wiederum unbemerkt Cocain intrathekal und sah eine ausgeprägte Analgesie beider Beine und des Dammes. Ob die angestrebte Therapie erfolgreich war, ist nicht überliefert. Er glaubte, daß das Cocain über Venengeflechte in den Rückenmarkskanal gelange. „Nur die weitere Erfahrung allein kann zeigen, ob diese Methode jemals eine Anwendung als Ersatz für die Äthergabe in der Urologie oder anderen Zweigen der Chirurgie finden wird..." (16). Erst 1894, 3 Jahre nach der Beschreibung der Lumbalpunktion durch Heinrich Irenaeus Quincke (1842–1922), verabreichte Corning bewußt intrathekal Cocain zur Schmerztherapie, ohne zu erkennen, daß seine vorausgegangenen Experimente ebenfalls mit einer Duraperforation einhergegangen waren.

1898 setzten August Bier (1861–1949) und Theodore Tuffier (1857–1929) unabhängig voneinander erstmals Spinalanästhesien für chirurgische Eingriffe ein (9, 50).

Das Verfahren erfreute sich insbesondere bei Operateuren großer Beliebtheit, da diese die Anästhesie selbst durchführen konnten und damit die Notwendigkeit der – insbesondere finanziellen – Beteiligung eines Anästhesisten enthoben waren. 1900 setzte Oskar Kreis an der Baseler Frauenklinik die Spinalanästhesie zur Schmerzlinderung bei 6 Geburten ein: „Der Eindruck, den man von der Medullarnarkose Kreißender erhält, ist ein sehr merkwürdiger, die Empfindungslosigkeit gegen Schmerz bei erhaltener Motilität und ungetrübtem Sensorium sind uns etwas ganz Ungewohntes" (31).

In den USA betonte Marx den Vorteil der Spinalanästhesie, die „agonizing und maniacal shrieks of these poor women" zum Verstummen zu bringen, ohne die uterinen Kontraktionen zu beeinflussen (37). 1901 berichtet Stone über weitere Erfahrungen (49); 1902 verwendete Hopkins die Spinalanästhesie für eine Sectio (26). Max Stolz berichtet 1904 über Spinalanästhesien bei 155 Geburten und 25 geburtshilflichen Operationen unter kritischer Wertung der Literatur (48).

1908 publiziert Müller die Technik der Pudendusblockade zur Analgesie der unteren Vaginalanteile und des Perineums (38). Der heute übliche transvaginale Zugang zur Pudendusblockade wurde jedoch erst 1960 durch Kobak propagiert (29).

Die Sakralanästhesie, 1901 von dem Neurologen Jean Anasthase Sicard (1872–1929) zur Therapie von Rückenschmerzen (43) und dem Urologen Fernand Cathélin (1873–1945) zur Behandlung von Blaseninkontinenz und Enuresis bei Kindern (13) eingeführt, wurde 1909 von Stoeckel (mit Procain) bei 141 Entbindungen eingesetzt (47). 1910 erzielte Arthur Läwen durch Zusatz von Natriumhydrogencarbonat eine Potenzierung der Procainwirkung (33).

Gellhorn propagiert 1913 die zusätzliche lokale Infiltration des Perineums zur geburtshilflichen Analgesie.

1926 beschreibt Gellert die transvaginale Parazervikalblockade. Hierdurch wird eine schmerzfreie Eröffnungsperiode erreicht, allerdings sind in der Regel mehrere Nachinjektionen erforderlich. Von Nachteil sind die in 5–70% der Fälle auftretenden fetalen Arrhythmien nach Injektion, die mit fetaler Azidose und genereller Beeinträchtigung des Fetus einhergehen können (42). Daher wird der Parazervikalblock in der Bundesrepublik heute praktisch nicht mehr angewandt.

Die Periduralanästhesie mit einer Injektion durch eine Kanüle war 1921 von dem spanischen Militärarzt Fidel Miravé Pagés unter dem Namen „Anestesia metamerica" beschrieben – allerdings nur in einem spanischen Militärjournal veröffentlicht worden (40). Bevor Pagés weitere Arbeiten publizieren konnte, kam er im Krieg ums Leben, und die Methode geriet in Vergessenheit, bis sie 1931 von Achille Mario Dogliotti (1897–1966) wieder aufgenommen wurde (18, 19). Dogliotti propagierte bereits damals die heute übliche „Loss-of-resistance"-Technik zur Identifizierung des Periduralraums.

Die kontinuierliche Regionalanästhesie zur Geburtshilfe wurde 1931 von dem Rumänen Eugene Aburel eingeführt, fand aber keine Verbreitung: Für die Eröffnungsphase gab er Lokalanästhetikum durch eine paravertebral eingebrachte Nadel in den Plexus lumbosacralis. Dann führte er einen Katheter aus Seide durch die Nadel ein, zog diese zurück und fixierte den Katheter an der Haut. Zur Austreibungsphase injizierte er entweder kaudal oder er infiltrierte den Perinealbereich (1).

Die lumbale geburtshilfliche Periduralanästhesie wurde 1938 von Graffagnino und Seyler beschrieben (23) und in Deutschland durch Anselmino 1944 verbreitet und dahingehend modifiziert, daß eine Pantocain-Kollidon-Lösung verwandt wurde, die zu einer Anästhesiedauer von mehreren Stunden bei einer begrenzten Ausbreitung auf nur wenige Segmente führte. Dieses Verfahren fand in der Geburtshilfe des deutschsprachigen Raums weite Verbreitung und wurde von Geburtshelfern auch zur Anästhesie bei der Sectio angewandt (5).

Cleland untersuchte in den frühen dreißiger Jahren die uterinen Schmerzbahnen. Er fand, daß die sensorischen Bahnen von Eileiter und Uterus (Th11/12) durch einen Paravertebralblock und die sensorischen Fasern von Zervix und Perineum durch einen Sakralblock ausgeschaltet werden (15).

Lemmon hatte 1940 seine aufwendige und umständliche Technik der kontinuierlichen Spinalanästhesie – die nicht kontinuierlich war, sondern aus repetitiven Bolusgaben bestand – veröffentlicht, obwohl das Verfahren schon 1907 von Dean beschrieben worden, dann aber in Vergessenheit geraten war. 1942 entwickelten Edwards und Hingson eine ähnliche Methode für die Geburtshilfe (20). Im selben Jahr wurde von Manalan die kontinuierliche Kathetersakralanästhesie eingesetzt (36) und später von Block und Rochberg verbessert (10). Gleichfalls 1942 empfahl Elams das Inhalationsanästhetikum Trichloräthylen für die Geburtshilfe (21).

Die Spinalanästhesie wurde 1946 durch Adriani und Roman-Vega um die Variante des Sattelblocks erweitert (2). Während eine Spinalanästhesie eine gute Anästhesie sowohl für den Wehenschmerz als auch für den Perinealbereich erzielt, wird mit dem Sattelblock nur das Perineum betäubt.

Das Verdienst, 1949 die Katheterperiduralanästhesie mit einem über eine Tuohy-Nadel eingeführten Ureterenkatheter in die klinische Praxis gebracht zu haben, gebührt dem kubanischen Anästhesisten Curbelo (17). In Deutschland wurde das Verfahren durch Anselmino verbreitet (6).

1957 fand Virginia Apgar, daß der Zustand Neugeborener nach geburtshilflicher Spinalanästhesie wesentlich besser ist als nach Allgemeinanästhesie (7). Zu ähnlichen Ergebnissen hinsichtlich der Atmung Neugeborener kam 1959 Phillips (41). Die geburtshilfliche Regionalanästhesie in Form der bedarfsadaptierten Beschickung eines Periduralkatheters ist heute der „gold standard". Auch zur Sectio caesarea ist die Periduralanästhesie unentbehrlich – nicht zuletzt zur Vermeidung von Komplikationen einer Allgemeinanästhesie.

Bei der Regionalanästhesie zur Geburtshilfe ist vor allem die Toxizität von Lokalanästhetika zu berücksichtigen. Hierdurch – insbesondere durch Bupivacain – sind in den vergangenen Jahren mindestens 22 Todesfälle in den USA aufgetreten (4). Das Problem wird durch (repetitive) Gabe kleiner Volumina niedrigkonzentrierter Lösungen umgangen.

Die in neuerer Zeit untersuchte spinale oder epidurale Verabreichung von Opioiden scheint nicht besonders vielversprechend zu sein. Nach intrathekaler Gabe von Morphin dauert es bis zu 60 Minuten bis zum Einsetzen der Analgesie, die zwar ausreichend für den Wehenschmerz, aber ungenügend für die eigentliche Entbindung zu sein scheint (8).

Systemische Analgesie

Es gibt wohl kein Analgetikum, Sedativum oder Tranquilans, das nicht auch in der Geburtshilfe angewandt worden wäre.

Eine der ersten Untersuchungen zur systemischen Analgesie stammt von Steinbüchel, der die von Schneiderlin 1901 entwickelte Kombination aus subkutan verabreichtem Scopolamin und Morphin 1902 in die Geburtshilfe einführte (46). Die Methode, die Kreißende in einen künstlichen Dämmerschlaf zu versetzen, in dem die Gebärende die Sinneseindrücke und Schmerzen noch empfindet, aber nicht mehr ins Bewußtsein aufnimmt, wurde von C. J. Gauss weiterentwickelt und bei 500 Geburten untersucht. Nach der Geburt fehlt bei den Patientinnen die Erinnerung an alles, was vorangegangen ist (24).

O. Jaeger arbeitete 1910 mit Pantopon und fand sowohl bei alleiniger Gabe als auch bei Kombination mit kleinen Dosen Scopolamin eine gute Analgesie ohne Störung des Geburtsverlaufs (27).

Pethidin ist seit seiner Einführung 1939 das bevorzugte Opioid (22).

Ketamin in der Geburtshilfe wurde 1974 von Akamatsu untersucht (3). Niedrig dosiert erzeugt es eine gute Analgesie, kommt aber heute kaum mehr zum Einsatz, da wegen der amnestischen Wirkung das bewußte Erleben der Geburt durch die Mutter verhindert wird.

Der „Dämmerschlaf" in der Geburtshilfe hat sich über viele Jahre in Europa und den USA in modifizierter Form bis in die 60er Jahre gehalten. Anstelle des Scopolamindämmerschlafes wurden andere Medikamente mit stark sedierender Wirkung (z. B. lytischer Cocktail),

aber auch das alte Evipan in niedriger Dosierung verabreicht.

Erst Anfang der 60er Jahre wurde aus geburtshilflichen und anästhesiologischen Gründen und wegen des zunehmenden Bedürfnisses der Frau, die Geburt wach mitzuerleben, auf stark sedierende Maßnahmen verzichtet. Die Beachtung psychologischer Aspekte zur Geburtserleichterung hat wesentlich dazu beigetragen, daß sich die Methoden zur Schmerzausschaltung unter der Geburt in den letzten 30 Jahren gewandelt haben.

Literatur

1 Aburel, E.: L'anesthésie locale continue (prolongée) en obstétrique. Bull. Soc. Obstét. Gynécol. 20 (1931) 35
2 Adriani, J., D. Roman-Vega: Saddle block anesthesia. Amer. J. Surg. 71 (1946) 12
3 Akamatsu, T. J., J. J. Bonica, R. Rehmet, M. Eng, K. Ueland: Experiences with the use of ketamine for parturition: 1. Primary anesthetic for vaginal delivery. Anesth. Analg. 53 (1974) 284
4 Albright, G. A.: Cardiac arrest following regional anesthesia with etidocaine or bupivacaine. Anesthesiology 51 (1979) 285
5 Anselmino, K. J.: Die Periduralanästhesie in der Geburtshilfe. Zbl. Gynäkol. 8 (1944) 292
6 Anselmino, K. J., G. Plaskuda, R. Stewens: Über ein neues Verfahren der protrahierten Leitungsanaesthesie des Wehenschmerzes; die segmentäre peridurale Plombe. Klin. Wschr. 27 (1949) 104
7 Apgar, V., D. A. Holaday, L. S. James, C. E. Prince, I. M. Weisbrot, I. Weiss: Comparison of regional and general anesthesia in obstetrics with special reference to transmission of cyclopropane across the placenta. J. Amer. med. Ass. 165 (1957) 2155
8 Baraka, A., R. Noueihid, S. Hajj: Intrathecal injection of morphine for obstetric analgesia. Anesthesiology 54 (1981) 136
9 Bier, A.: Versuche über die Cocainisierung des Rückenmarkes. Dtsch. Z. Chir. 51 (1899) 361
10 Block, N., S. Rochberg: Continuous caudal anesthesia in obstretrics. Amer. J. Obstet. Gynecol. 45 (1943) 645
11 Bonica, J. J.: Principles and Practice of Obstetric Analgesia and Anesthesia, vol. I. Davis, Philadelphia 1967
12 Brownridge, P., S. E. Cohen: Neural blockade for obstetrics and gynecologic surgery. In Cousins, M. J., P. O. Bridenbaugh: Neural Blockade in Clinical Anesthesia and Management of Pain, 2nd ed. Lippincott, Philadelphia 1988 (p. 593)
13 Cathélin, M. F.: Une nouvelle voie d'injection racidienne. Méthode des injections épidurales par le procédé du canal sacré. Applications à l'homme. C. R. Soc. Biol. 53 (1901) 452
14 Channing, W.: A Treatise on Etherization in Childbirth. Ticknor, Boston 1848 (p. 21)
15 Cleland, J. G. P.: Paravertebral anesthesia in obstetrics. Surg. Gynecol. Obstet. 57 (1933) 51
16 Corning, J. L.: Spinal anesthesia and local medication of the cord. N. Y. med. J. 42 (1885) 483
17 Curbelo, M. M.: Continuous peridural segmental anesthesia by means of a ureteral catheter. Anesth. Analg. 28 (1949) 13

18 Dogliotti, A. M.: Eine neue Methode der regionalen Anästhesie. Zbl. Chir. 30 (1931) 3141

19 Dogliotti, A. M.: A new method of block anesthesia. Segmental peridural spinal anesthesia. Amer. J. Surg. 20 (1933) 107

20 Edwards, W. B., R. A. Hingson: Continuous caudal anesthesia in obstetrics. Amer. J. Surg. 57 (1942) 459

21 Elam, J.: Lancet 1942/II, 309

22 Fisburne, J. I.: Systemic analgesia during labor. Clin. Perinatol. 9 (1982) 29

23 Garaffagnino, P., L. W. Seyler: Epidural anesthesia in obstetrics. Amer. J. Obstet. Gynecol. 35 (1938) 597

24 Gauss, C. J.: Geburten im künstlichen Dämmerschlaf. Arch. Gynäkol. 78 (1906) 579

25 Greene, N. M.: A consideration of factors in the discovery of anesthesia and their effects on its development. Anesthesiology 35 (1971) 515

26 Hopkins, S. R.: Case of cesarean section under spinal anesthesia. J. Amer. med. Ass. 38 (1902) 1355

27 Jaeger, O.: Versuche zur Herabsetzung des Wehenschmerzes bei der Geburt. Zbl. Gynäkol. 46 (1910) 1504

28 Klikowitsch, S.: Über das Stickoxydul als Anaestheticum bei Geburten. Arch. Gynäkol. 18 (1881) 81

29 Kobak, A. J., M. S. Sadove: Transvaginal regional anesthesia simplified by a new instrument. Obstet. and Gynecol. 15 (1960) 387

30 Koller, K.: Über die Verwendung des Cocain zur Anästhesierung am Auge. Wien. med. Wschr. 44 (1884) 1309

31 Kreis, O.: Über Medullarnarkose bei Gebärenden. Zbl. Gynäkol. 28 (1900) 724

32 Kuntner, L.: Die Gebärhaltung der Frau. Marseille, München 1985

33 Läwen, A.: Über die Verwertung der Sakralanästhesie für chirurgische Operationen. Zbl. Chir. 37 (1910) 708

34 Lamaze, F.: L'experience française de l'accouchement sans douleur. Bull. Circ. Claude-Bernard 8 (1954) 2

35 Lassner, J.: Regionalanästhesie in der Geburtshilfe. Anästh. Intensivmed. 23 (1982) 47

36 Manalan, S. A.: Caudal block anesthesia in obstetrics. J. Indiana med. Ass. 35 (1942) 564

37 Marx, S.: Analgesia in obstretics produced by medullary injections of cocain. Philad. med. J. 6 (1900) 857

38 Müller, B.: Narcologie. 88 Berlin Trenkel, Vol. 11, 1908

39 Murphy, E. W.: Lectures on the Principles and Practice of Midwifery, 2nd ed. Taylor, Walton & Maberley, London 1862 (p. 562)

40 Pagés, F. M.: Anestesia metamerica. Rev. Sanid. milit. argent. 11 (1921) 351

41 Phillips, O. C., A. T. Nelson, W. B. Lyons, T. D. Graff, L. C. Harris, T. M. Frazier: Spinal anesthesia for vaginal delivery. Obstet. and Gynecol. 13 (1959) 437

42 Shnider, S. M., J. H. Asling, J. W. Hall, A. J. Margolis: Paracervical block anesthesia in obstetrics. I: Fetal complications and neonatal morbidity. Amer. J. Obstet. Gynecol. 107 (1970) 619

43 Sicard, J. A.: Les injections médicamenteuses extradurales par voie sacro-coccygienne. C. R. Soc. Biol. 53 (1901) 396

44 Simpson, J. Y.: Account of a New Anaesthetic Agent as a Substitute for Sulphuric Ether in Surgery and Midwifery. Sutherland & Knox, Edinburgh 1847 (p. 12)

45 Snow, J.: On the Inhalation of the Vapour of Ether in Surgical Operations. Churchill, London 1847

46 Steinbüchel, V.: Vorläufige Mitteilung über die Anwendung von Skopolamin-Morphium-Injektionen in der Geburtshilfe. Zbl. Gynäkol. 48 (1902) 1304

47 Stoeckel, W.: Über sakrale Anästhesie. Zbl. Gynäkol. 33 (1909) 1

48 Stolz, M.: Die Spinalanalgesie mit besonderer Berücksichtigung ihrer Verwendung in der Gynäkologie und Geburtshilfe. Arch. Gynäkol. 73 (1904) 558

49 Stone, W. R.: Cocainization of the spinal cord by means of lumbar puncture during labor. Amer. J. Obstet. Dis. Wom. 43 (1901) 145

50 Tuffier, T.: Anesthésie médullaire chirurgicale par injection sousarachnoidienne lombaire de cocaine; technique et résultats. Sem. méd. (Paris) 1900, 10. Mai

2 Physiologische Veränderungen und Anpassungsvorgänge des mütterlichen Organismus im Hinblick auf Analgesie und Anästhesie

H. P. Diemer

Die Anpassungsvorgänge des mütterlichen Organismus während der Schwangerschaft beschränken sich nicht nur auf die unmittelbar an der Schwangerschaft beteiligten Organe bzw. Organsysteme, sondern betreffen den gesamten Organismus. Drei grundsätzliche Beobachtungen können dabei gemacht werden:

– Die physiologischen Veränderungen gehen oft zeitlich dem eigentlichen Bedarf voraus.
– Die Veränderungen gehen quantitativ über den Bedarf hinaus.
– Der Übergang zwischen physiologischer Anpassung und pathologischer Fehlanpassung ist meist fließend.

In den folgenden Abschnitten sollen Teilgebiete der Physiologie und Pathophysiologie der Schwangerschaft dargestellt werden, soweit sie für die praktische Anwendung der Anästhesie in der Geburtshilfe von Interesse sind.

Blut

Blutvolumen

Das Blutvolumen nimmt im Verlauf der Schwangerschaft um etwa 1–1,2 l (+30–35%) zu (54). Die Zunahme des Blutvolumens resultiert dabei aus einem unterschiedlichen Anstieg des Plasma- und des Erythrozytenvolumens.

Plasmavolumen

Die Zunahme des Plasmavolumens ist bereits ab der 6. Schwangerschaftswoche zu beobachten, das Maximum wird bereits im 2. Trimenon erreicht (52, 68). Im letzten Trimenon erfolgt nur noch ein geringer Anstieg, das Plasmavolumen liegt am Ende der Schwangerschaft im Mittel etwa 35–40% über den Werten nichtschwangerer Frauen (68).

Erythrozytenvolumen

Das Erythrozytenvolumen nimmt um etwa 400 ml (110–560 ml) während der Schwangerschaft zu (88, 98). Diese Zunahme hängt davon ab, ob während der Schwangerschaft eine Eisensubstitution erfolgt (Zunahme um 450 ml = +30%) oder nicht (Zunahme 250 ml = +18%), (13, 27, 66, 80). Bei einer mittleren korpuskulären Hämoglobinkonzentration von 34% enthalten 100 ml Erythrozyten 54 g Hämoglobin. Somit würde eine Zunahme von 250 ml Erythrozyten während der Schwangerschaft eine Zunahme um 85 g Hämoglobin insgesamt bedeuten (54). Der Anstieg des Erythrozytenvolumens erfolgt im wesentlichen während des zweiten und dritten Trimesters (79).

Hämoglobin

Der Hämoglobinwert für gesunde nichtschwangere Frauen liegt bei etwa 14 g/dl. Da während der Schwangerschaft das Plasmavolumen prozentual mehr zunimmt als das Volumen der zellulären Bestandteile, kommt es zu einer Abnahme der Hämoglobinkonzentration. Der Hämoglobinwert fällt auf 11–12 g/dl (21, 27, 80, 83, 92, 106). Die verdünnungsbedingte Abnahme des Hämoglobinwertes bezeichnet man als Schwangerschaftshydrämie. Die untere Grenze für den hydrämiebedingten Hämoglobinabfall liegt bei 11 g/dl, darunter liegt eine Schwangerschaftsanämie vor, in den meisten Fällen durch einen latenten Eisenmangel bedingt. Andere Ursachen für eine Anämie in der Schwangerschaft sind z.B. chronische Nierenerkrankungen oder bei Frauen aus dem Mittelmeerraum eine Thalassämie.

Hämatokrit

Mit dem Abfall des Hämoglobinwertes kommt es zu einer Abnahme des Hämatokrit von 40–42% auf ein Minimum von 34%. Das mittlere Erythrozytenvolumen, die mittlere Hämoglobinkonzentration des Einzelerythrozyten sowie der mittlere Hämoglobingehalt des Einzelerythrozyten verändern sich während der Schwangerschaft nicht (92).

Plasma- und Serumbestandteile

Thrombozyten

Bei bereits außerhalb der Schwangerschaft in Abhängigkeit von der Bestimmungsmethode deutlich differierenden Absolutzahlen (150 000–500 000/mm^3) zeigt die Thrombozytenzahl keine signifikanten Veränderungen während der Schwangerschaft (12, 61, 81, 101). Bei einer Thrombozytopenie muß insbesondere an das Vorliegen eines HELLP-Syndroms gedacht werden.

Leukozyten

Die Leukozytenzahl im mütterlichen Blut nimmt während der Schwangerschaft zu, im wesentlichen aufgrund einer Vermehrung der neutrophilen Granulozyten. Bereits im 2. Monat liegen die Leukozytenwerte etwa um 2000/mm^3 höher als bei Nichtschwangeren. Werte von 10 000/mm^3 in der Spätschwangerschaft sowie bis 12 000 vor der Geburt sind bei Schwangeren nicht ungewöhnlich (92). Von einer signifikanten Leukozytose kann oft erst ab Werten über 16 000/mm^3 gesprochen werden. Differentialdiagnostisch muß dann an intrauterine Infektionen, insbesondere an ein Amnioninfektionssyndrom, gedacht werden.

Elektrolyte

Während der Schwangerschaft, insbesondere im letzten Trimenon, kommt es zu einer Retention von 500–900 mmol Natrium (72). Ungefähr 300 mmol Kalium und 30 mmol Calcium werden zusätzlich während der Schwangerschaft über die Niere im Organismus zurückgehalten (55). Grundsätzlich ist ein allenfalls geringer Abfall der Elektrolytkonzentration im Plasma während der Schwangerschaft zu beobachten, so daß die Werte meistens im Streubereich normaler Nichtschwangerer liegen (92).

Plasmaproteine

Mit zunehmender Schwangerschaftsdauer ist eine Abnahme der Konzentration der Gesamtproteine im Plasma zu beobachten (3, 70, 71, 118). Die verminderten Gesamtproteinspiegel sind im wesentlichen auf eine reduzierte Konzentration des Serumalbumins (etwa minus 1 g/dl) zurückzuführen. Doch nimmt aufgrund der Zunahme des Plasmavolumens trotz des prozentualen Abfalls das Gesamtalbumin in der Schwangerschaft zu (49).

Kolloidosmotischer Druck

Aufgrund der relativen Verminderung des Gesamteiweißes kommt es zu einer Abnahme des onkotischen Drucks, der die Wasserbindungsfähigkeit des Bluts bestimmt und hierdurch teilweise die Ödemneigung am Ende der Schwangerschaft erklärt (54, 96). Insbesondere bei hypertensiven Erkrankungen in der Schwangerschaft mit Proteinurie kann es zu einer ausgeprägten Hypoproteinämie kommen. Dies kann zur Ausprägung interstitieller Ödeme (Niere, Leber, Gehirn, Lunge) führen mit entsprechenden Organfunktionsstörungen.

Blutgerinnung

Die Blutungszeit sowie die Gerinnungszeit sind in der Schwangerschaft nicht verändert. Durch eine Zunahme von Prothrombin, Faktor IX und Fibrinogen sowie durch signifikante Aktivitätssteigerung der Faktoren VII, VIII und X kommt es während der Schwangerschaft zu einer Hyperkoagulolabilität (31, 73, 81, 101, 109). Der Fibrinogenspiegel erreicht während der Schwangerschaft Werte um 400–600 ml/dl (3, 82, 93, 101). Die fibrinolytische Aktivität scheint aufgrund verschiedener Untersuchungen während der Schwangerschaft vermindert zu sein, was möglicherweise Ursache einer Erhöhung des Plasminogenspiegels sein dürfte. Die Veränderungen des Gerinnungssystems und der fibrinolytischen Aktivität im Verlauf der Schwangerschaft sind wohl als Absicherung der Hämostase bei der Plazentalösung zu verstehen. Bei Frauen mit primären hämorrhagischen Diathesen scheint die Schwangerschaft einen günstigen Einfluß auf den Gerinnungsdefekt auszuüben. Die Wahrscheinlichkeit von spontaner intravaskulärer Gerinnung dürfte während der Schwangerschaft nicht erhöht sein. Wird jedoch durch eine Störung des Gleichgewichts zwischen Blutfluß, Gefäßwand und Blutgerinnung bei hinzutretenden thrombosebegünstigenden Faktoren eine Thrombose ausgelöst, so ist die Reaktion des Gerinnungssystems schneller und ausgeprägter als außerhalb der Schwangerschaft (54).

Herz-Kreislauf-System

Herz, Anatomie, Elektrophysiologie

Das Herzvolumen bei der Schwangeren nimmt während der Schwangerschaft um etwa 10–35% zu (28, 57, 59). Die Vergrößerung des Herzens muß dabei wohl eher durch eine verstärkte Füllung der Ventrikel als durch eine

Massenzunahme des Myokards erklärt werden. Eine Myokardvermehrung im Sinne einer Hypertrophie ist wohl eher Hinweis auf eine pathologische Mehrbelastung in der Schwangerschaft durch Hypertonie.

Durch die Größenzunahme des Uterus, insbesondere mit einem Zwerchfellhochstand in der zweiten Schwangerschaftshälfte, kommt es zu einer Verlagerung der Herzachse nach links außen. Mit Zunahme des Herzminutenvolumens, wie auch später in der Schwangerschaft durch die Anhebung des Herzens, kann es zum Auftreten eines physiologischen Systolikums kommen. Dieses funktionelle Geräusch bildet sich nach der Geburt rasch und vollständig zurück. Im EKG kann eine Zunahme der Herzfrequenz beobachtet werden. Die elektrische Hauptachse des Herzens in der Frontalebene erfährt in der zweiten Schwangerschaftshälfte eine langsame Abdrehung nach links. Das Auftreten von Linkshypertrophiezeichen sollte immer das Augenmerk auf eine Hypertonie richten.

Herzminutenvolumen

Das Herzminutenvolumen steigt im Mittel während der Schwangerschaft um 1,5 l/min (25–30%) (11, 41, 62, 91, 112, 115). Die Zunahme des Herzminutenvolumens erfolgt bereits während des ersten Trimenons (55). Die Beurteilung der Veränderungen des Herzminutenvolumens in der Spätschwangerschaft ist durch das in Rückenlage auftretende Vena-cava-Kompressionssyndrom erschwert. Messungen in Seitenlage zeigen entweder nur eine geringfügige (112) oder keinerlei Abnahme (62, 91).

Herzfrequenz

Die Herzfrequenz in Ruhe ist schon in der 4. Gestationswoche erhöht und steigt kontinuierlich weiter bis zur 32.–36. Schwangerschaftswoche an (23). Dabei werden etwa 85 Schläge pro Minute erreicht, aber auch Werte bis 100/min können noch physiologisch sein.

Schlagvolumen

Ein Teil des erhöhten Herzminutenvolumens wird durch das Schlagvolumen erreicht. Die Zunahme des Schlagvolumens wird auf eine vermehrte Füllung des Herzens aufgrund des vergrößerten Blutvolumens zurückgeführt (112).

Arteriovenöse Sauerstoffdifferenz

Das Herzminutenvolumen steigt bereits während der Frühschwangerschaft stärker an als der Sauerstoffverbrauch. Dies führt zu einer Abnahme der arteriovenösen Sauerstoffdifferenz. Von einem Wert außerhalb der Schwangerschaft von 45 ml/l Blut erreicht die arteriovenöse Sauerstoffdifferenz im 3. Schwangerschaftsmonat etwa 33 ml/l und steigt dann bis zum Ende der Schwangerschaft wieder auf den Ausgangswert an (11, 41, 84). Die Tatsache, daß während der Schwangerschaft trotz abfallender Hämoglobinwerte die arteriovenöse Sauerstoffdifferenz noch absinken kann, zeigt, daß in diesem Fall sicherlich keine Anämie vorliegt.

Möglicherweise kann in funktioneller Sicht erst dann von einer Schwangerschaftsanämie gesprochen werden, wenn bei sinkendem Hämoglobingehalt die arteriovenöse Sauerstoffdifferenz zunimmt.

Verteilung des Herzminutenvolumens während der Schwangerschaft

Das gesteigerte Herzminutenvolumen wird während der Schwangerschaft auf verschiedene Organe verteilt, insbesondere zugunsten des Uterus, der Nieren und der Haut. Die Durchblutung von Uterus und Plazenta steigt von 50 ml/min in der 10. Schwangerschaftswoche auf etwa 600–700 ml/min zum Zeitpunkt der Geburt an (8, 9, 76). Bezogen auf das Gewicht des Uterus bleibt sie jedoch über den gesamten Verlauf der Schwangerschaft unverändert (10). Die Nierendurchblutung steigt ebenfalls während der Schwangerschaft und erreicht Werte von 900–1000 ml/min (+ 400 ml/min) (22, 105). In der gleichen Größenordnung liegt die Zunahme der Hautdurchblutung, die subjektiv bei den Schwangeren bereits in den ersten Wochen ein Wärmegefühl hervorruft.

Blutdruck

Trotz Anstieg des Herzminutenvolumens und des Blutvolumens während einer risikofreien Schwangerschaft steigt der arterielle Blutdruck nicht an. Der systolische Blutdruck bleibt während der Schwangerschaft unverändert oder fällt geringfügig ab (5, 39, 56, 74). Der diastolische Blutdruck sinkt um 10–15 mmHg, die Blutdruckamplitude wird demnach in der Schwangerschaft größer. Der Abfall des mittleren arteriellen Blutdrucks ist schon in der

7. Schwangerschaftswoche nachzuweisen (24) und zur Mitte der Gravidität am niedrigsten.

Wenn ein größeres Herzminutenvolumen bei unverändertem oder gar gesunkenem arteriellen Mitteldruck gefördert wird, bedeutet dies ein Abfall des peripheren Gefäßwiderstands. Entsprechend wurde für das mittlere Trimenon ein peripherer Gefäßwiderstand von 979 dyn · s · cm^{-5} angegeben mit einem Anstieg in der Spätschwangerschaft auf 1200–1300, verglichen mit einem Wert für nichtschwangere Frauen von 1700 dyn (91). Ursächlich für die Widerstandserniedrigung ist einmal eine hormonell bedingte Vasodilatation (Progesteron, veränderter Prostaglandinstoffwechsel), zum anderen das Hinzukommen des uteroplazentaren Gefäßgebiets.

Venöser Blutdruck

Der periphere Venendruck während der Schwangerschaft verhält sich im Bereich der oberen Extremitäten unterschiedlich zu den unteren Extremitäten. Der zentrale Venendruck als Ausdruck des Verhältnisses zwischen zirkulierendem Blut und Kapazität des Venensystems ändert sich während der Schwangerschaft nicht (40, 41, 84). Die Zunahme des Blutvolumens wird ausgeglichen durch eine hormonell bedingte Tonusverminderung des venösen Gefäßbetts. Ebenfalls unverändert bleibt der Venendruck im Bereich der oberen Extremitäten während der Schwangerschaft, unabhängig von der Position der Schwangeren (75, 108). Unter Ausschaltung des hydrostatischen Drucks entspricht der venöse Druck im Bereich der unteren Extremitäten im Liegen dem der oberen Extremitäten. Im weiteren Verlauf der Schwangerschaft jedoch beobachtet man einen Anstieg des Drucks im Bereich der V. femoralis bis auf 25 cmH$_2$O (17, 30, 75).

Die Erhöhung des venösen Blutdrucks in den unteren Extremitäten begünstigt zusammen mit der hormonell bedingten Verminderung des Venentonus das Auftreten von Varizen und Hämorrhoiden während der Schwangerschaft (Beine, Anus, Vulva, Vagina, Adnexe).

Vena-cava-Kompressionssyndrom

Im späteren Verlauf der Schwangerschaft kann in Rückenlage der vergrößerte Uterus die V. cava inferior komprimieren mit einer Reduzierung des venösen Rückstroms (91, 102). Bis zu 10% der Schwangeren am Termin entwickeln in Rückenlage ein derartiges Vena-cava-Kompressionssyndrom, welches sich klinisch durch Übelkeit, Schwindel, Kollapsneigung bis hin zum Kreislaufkollaps bemerkbar macht (48, 50). Zwar bilden sich venöse Kollateralkreisläufe über den intervertebralen Venenplexus sowie über die V. azygos unter Umgehung der V. cava inferior aus, dennoch führt eine Obstruktion oder Okklusion der V. cava inferior zu einem verminderten venösen Rückstrom mit anschließender Abnahme des Herzminutenvolumens. Da es dabei auch zu einer Verminderung der uteroplazentaren Durchblutung kommt, droht eine fetale Hypoxie, die sich im Kardiotokogramm durch eine fetale Bradykardie bemerkbar machen kann. Das Hypotensionssyndrom kann durch eine Sympathikusblockade bei Periduralanästhesie begünstigt werden. Die sofortige Maßnahme bei einem Vena-cava-Kompressionssyndrom besteht in der Seitenlagerung der Schwangeren. Aus gleichem Grund wird bei Kaiserschnitt die Schwangere in eine leichte Linksseitenlagerung gebracht. Ebenso kann das Vena-cava-Kompressionssyndrom eine kardiopulmonale Reanimation bei einer Schwangeren erschweren oder gar unmöglich machen.

Aortokavales Kompressionssyndrom

Neben einer Kavakompression kann in Rückenlage der Schwangeren zusätzlich die Aorta eingeengt werden. Bei einer Abnahme des Herzminutenvolumens unter Kavakompression ist das Ausmaß der Aortenkompression proportional dem Blutdruckabfall, verbunden mit einer deutlichen Abnahme der Uterusdurchblutung (15). Dabei ist der Blutdruckabfall im Bereich der Femoralisarterie deutlich ausgeprägter als im Bereich der A. brachialis. Differenzen bis zu 20 mmHg konnten gemessen werden (18).

Zirkulatorisches Fehlanpassungssyndrom bei schwangerschaftsbedingten hypertensiven Erkrankungen (EPH-Gestose)

Bei der schwangerschaftsbedingten Hypertonie ist die oben beschriebene Anpassung des Herz-Kreislauf-Systems gestört. Aufgrund einer allgemeinen Arteriolenkonstriktion ist der periphere Widerstand erhöht, das intravasale Volumen vermindert. In Abhängigkeit von dem renal bedingten Eiweißverlust kommt es zu einer Hypalbuminämie mit Verminderung des kolloidosmotischen Drucks. Erhöhung des Blutdrucks und Verminderung des kolloidosmotischen Drucks führen zum Auftreten interstitieller Ödeme und zu einer Hämokonzentration mit Zunahme des Hämoglobin- und des Hämatokritwertes. Hämatokritwerte über 38% oder Hämoglobinwerte von 13 g/dl oder mehr müssen an ein solches Fehlanpassungssyndrom mit relativer Hypovolämie denken lassen. Bei der schwangerschaftsbedingten Hypertonie kann dabei das Herzminutenvolumen unverändert, vermindert, in Einzelfällen jedoch auch erhöht sein. Die dabei auftretenden generalisierten Ödeme müssen unter Kontrolle des zentral venösen Drucks durch Ausgleich der Hypoproteinämie und damit durch Anhebung des kolloidosmotischen Drucks behandelt werden. Erst dann ist bei Oligo- oder Anurie der Einsatz von Diuretika gerechtfertigt.

Herz-Kreislauf-Funktion unter der Geburt

Die Geburt mit der zunehmenden uterinen Wehentätigkeit, insbesondere den Preßwehen in der Austreibungsperiode, sowie der postpartale Blutverlust, z. T. nach Anlegen einer Episiotomie, stellt weitere Anforderungen an das Herz-Kreislauf-System.

Blutvolumen unter der Geburt

Jede Uteruskontraktion führt durch Verschiebung von 250–300 ml Blut aus dem uterinen Gefäßbett zu einer plötzlichen Zunahme des zentralen Blutvolumens mit einem Anstieg des zentralvenösen Blutdrucks (46, 84). Die Schwangerschaftshypervolämie vermindert die Auswirkung des Blutverlustes während der Geburt und zu Beginn des Wochenbetts. Bei konservativer Leitung der Nachgeburtsperiode beträgt der Blutverlust im Durchschnitt bis zu 500 ml (90, 113). Durch die postpartale Anwendung von Uterotonika (Oxytocin, Prostaglandine) kann der Blutverlust deutlich vermindert werden. Operative Maßnahmen im Zusammenhang mit der Geburt (Episiotomie, Forzeps, Sectio caesarea, Hysterektomie) können den Blutverlust deutlich steigern (in Einzelfällen über 1000 ml) (87, 89).

Besondere Aufmerksamkeit bezüglich des peripartalen Blutverlustes erfordern Frauen mit einer hypertensiven Erkrankung in der Schwangerschaft, da bei ihnen das Blutvolumen in den letzten Wochen im Gegensatz zu gesunden Schwangeren wieder auf Normalwerte abfällt bzw. in schweren Fällen sogar unter den Normalwert von Nichtschwangeren zurückgehen kann. Während bei der gesunden Schwangeren ein Blutverlust bis zu 500 ml im Verlauf der Geburt noch toleriert wird und in der Regel keiner Behandlung bedarf, muß bei einer Patientin mit schwangerschafts-induzierter Hypertonie je nach Schwere der Erkrankung bereits ein niedrigerer Blutverlust behandelt werden.

Herzminutenvolumen unter der Geburt

Das Herzminutenvolumen in der Wehenpause steigt während der Eröffnungsperiode um 10–15% und während der Austreibungsperiode um 30–40% an. Unter der Wehe nimmt das Herzminutenvolumen zusätzlich noch weitere 10–20% zu (1, 45, 58, 110). Diese Zunahme scheint im wesentlichen durch eine Steigerung des Schlagvolumens zu erfolgen, die Änderungen der Herzfrequenz sind dabei eher reflektorisch, moduliert durch das Verhältnis der sympathisch-parasympathischen Innervation und durch emotionale Einflüsse. So ist bei Schmerzausschaltung unter rückenmarksnaher Regionalanästhesie die Zunahme des Herzminutenvolumens deutlich geringer (111).

Blutdruck unter der Geburt

Die Veränderungen des arteriellen und venösen Blutdrucks unter der Geburt lassen sich kaum einheitlich darstellen aufgrund der Vielzahl von Einflüssen auf diese Parameter: Geburtsphase, Lagerung der Schwangeren, Emotionslage, Schmerzempfindung, Atmung, Eröffnungs-, Austreibungs- und Preßwehen. Insgesamt kommt es während der Geburt zu einem Anstieg des in der Wehenpause gemessenen arteriellen Mitteldrucks (111). Der zentrale Venendruck ist in der Wehenpause mit 18 mmHg während der Eröffnungsperiode und Austreibungsperiode nahezu konstant, kann jedoch während der Preßperiode auf 25 mmHg ansteigen (74). Unter der Wehe kommt es zu einem weiteren zusätzlichen Anstieg sowohl des systolischen als auch des diastolischen Blutdrucks, wobei während der Preßperiode im Mittel bis zu 190 mmHg systolisch und 140 mmHg diastolisch gemessen wurden. Die Verschiebung von 200–300 ml Blut aus dem uterinen Gefäßbett führt zu einer zusätzlichen Steigerung des zentralvenösen Blutdrucks, einer Zunahme des

Schlagvolumens und damit zu einer Steigerung des arteriellen Blutdrucks unter der Wehe. Der zentralvenöse Druck soll während der Phase des Mitpressens 100 mmHg und darüber betragen (74).

Bei einer Preßwehe kann nach anfänglichem Anstieg des arteriellen Blutdrucks die Steigerung des intrathorakalen Drucks zu einer Verminderung des venösen Rückstroms mit Abnahme des Schlagvolumens und nachfolgender Drucksenkung führen. Durch Frequenzerhöhung und periphere Vasokonstriktion wird ein weiteres Absinken des Blutdrucks verhindert.

Die Regulation des Kreislaufs unter der Geburt hängt von einem intakten sympathischen Nervensystem ab. So sind die Kompensationsmöglichkeiten entsprechend, z. B. infolge einer Sympathikusblockade bei Epiduralanästhesie vermindert, und müssen von dem Anästhesisten berücksichtigt werden. Des weiteren muß, wie schon während der Schwangerschaft, besonders unter der Geburt mit Kreislaufstörungen bei Rückenlage der Gebärenden in Form eines Vena-cava-Kompressionssyndroms oder eines aortokavalen Kompressionssyndroms mit Auswirkungen auf das Kind gerechnet werden.

Atmung

Von den Änderungen der Teilfunktionen der Atmung während der Schwangerschaft ist die Lungenfunktion am besten untersucht (25, 78).

Anatomie

Der Querdurchmesser des Thorax nimmt am Ende der Schwangerschaft um etwa 2 cm zu, durch den vergrößerten Uterus kommt es zu einem Zwerchfellhochstand (+4 cm). Der Subkostalwinkel steigt von 68,5 auf 103,5 Grad. Die Zwerchfellbeweglichkeit ist in der Schwangerschaft nicht behindert (38).

Die Schleimhäute sind besonders empfindlich während des 3. Trimesters und Manipulationen im Bereich der oberen Atemwege (Einführen von Magenschläuchen über die Nase oder nasotracheale Intubation) können zu stärkerer Blutung führen. Patientinnen mit Präeklampsie oder Eklampsie neigen besonders zu Ödemen im Bereich der oberen Luftwege und der Stimmbänder. Hieraus können sich Schwierigkeiten bei der Intubation ergeben (19).

Atemminutenvolumen

Bei nahezu unveränderter Vitalkapazität steigt das Atemminutenvolumen während der Schwangerschaft um etwa 40% (25, 42, 63, 85). Diese Zunahme ist im wesentlichen durch einen Anstieg des Atemzugvolumens um 200 ml begründet. Die Atemfrequenz steigt allenfalls geringfügig von 16 auf 18/min an. Das Atemminutenvolumen nimmt bereits ab der 12. Schwangerschaftswoche zu, bevor der Sauerstoffbedarf selbst durch die Schwangerschaft erhöht ist: Dies wird auch als Schwangerschaftshyperventilation bezeichnet. Da gleichzeitig die Größe des anatomischen Totraumes nahezu unverändert bleibt, kommt es zu einer verbesserten alveolären Ventilation (+ 65%).

Bei nahezu unverändertem, inspiratorischem Reservevolumen bedeutet eine Zunahme des Atemzugvolumens eine Zunahme der Inspirationskapazität während der Schwangerschaft. Die Inspirationskapazität nimmt mit fortlaufender Schwangerschaftsdauer zu und erreicht das größte Ausmaß zum Geburtstermin (etwa +20%; 60).

Durch eine Abnahme des exspiratorischen Reservevolumens um 8–40% und des Residualvolumens um 7–22% sinkt die funktionelle Residualkapazität in der zweiten Hälfte der Schwangerschaft um etwa 18% (–9,5 bis –25%; 2, 25).

Arterieller Sauerstoffpartialdruck

Sofern keine Ventilations-Perfusions-Störung vorliegt, führt die Hyperventilation in der Schwangerschaft zu einer Zunahme des arteriellen Sauerstoffpartialdrucks auf 103–108 Torr (4, 107).

Unter Lungenverschlußvolumen (closing volume) versteht man dasjenige Lungenvolumen, unterhalb dessen es zum Kollaps der Bronchiolen kommt (14). Dies tritt ein, wenn die funktionelle Residualkapazität das Lungenverschlußvolumen unterschreitet. Dabei wird das in den nachgeschalteten Alveolen vorhandene Gas resorbiert, die Alveolen kollabieren. Der atelektatische Lungenbezirk nimmt nicht mehr am Gasaustausch teil, es kommt zu einer vermehrten venösen Beimischung mit einem Abfall des pulmonal-arteriellen P_{O_2}. Da das Lungenverschlußvolumen in der Schwangerschaft unverändert bleibt, kann es durch die Abnahme der funktionellen Residualkapazität während der Schwangerschaft insbesondere in Rückenlage zur Ausbildung atelektatischer Bezirke in den Lungen kommen. Unter diesen Bedingungen können erniedrigte arterielle P_{O_2}-Werte zwischen 36 und 86 mmHg gemessen werden (6). Diese Hypoxie der Schwangeren in Rückenlage kann auch verstärkt werden durch ein aortokavales Kompressionssyndrom. Dabei ist es nicht möglich, im Einzelfall die Anfälligkeit einer Patientin für ein aortokavales Kompressionssyndrom bzw. eine Entwicklung für Atelektasen bei normalem Atemzugvolumen während der Geburt vorherzusagen. Eine mit schmerzhafter Wehentätigkeit einhergehende Hyperventilation scheint die Auswirkung der reduzierten funktionellen Residualkapazität durch Wiedereröffnung kollabierter Atemwege mit jedem Gegenatemzug wiederaufzuheben. Ist eine Patientin unter der Geburt durch eine entsprechende Medikation oder Anästhesie jedoch schmerzfrei, kann ein normales oder vermindertes Atemzugvolumen zu einem Abfall des arteriellen P_{O_2} führen. Dies ist – neben dem aortokavalen Kompressionssyndrom – ein weiterer Grund, die Patientin unter der Geburt, insbesondere bei Regionalanästhesie, in strenger Seitenlagerung zu halten.

Arterieller Kohlendioxidpartialdruck

Aufgrund der schwangerschaftsbedingten Hyperventilation kommt es über einen verminderten alveolären P_{CO_2} zu einer Abnahme des arteriellen P_{CO_2}. Diese ist bereits in der 12. Schwangerschaftswoche nachweisbar und erreicht schließlich am Ende des 2. Trimenons Werte um 31 mmHg, die bis zur Geburt beibehalten werden (16, 65, 69). Der erniedrigte P_{CO_2} erleichtert dem Fetus die Abgabe von Kohlendioxid.

pH-Wert während der Schwangerschaft

Der arterielle pH-Wert ist in der Schwangerschaft im Vergleich zu nichtschwangeren Frauen unverändert. Die durch die Hyperventilation zu erwartende respiratorische Alkalose wird durch eine geringe Abnahme des Plasmabicarbonatspiegels ausgeglichen. Durch eine vermehrte renale Ausscheidung sinkt das Bicarbonat auf 18–21 mval/l. Somit handelt es sich um eine kompensierte respiratorische Alkalose.

Compliance

Die Dehnbarkeit der Lunge (Compliance) sowie die Diffusionskapazität sind unverändert (35).

Sauerstoffverbrauch

Der Sauerstoffverbrauch nimmt während der Schwangerschaft kontinuierlich zu und liegt am Ende um etwa 20–25% über dem Wert nichtschwangerer Frauen (+ 40 ml/min bei einem Ausgangswert von 200 mlO$_2$/min), (77). Etwa zwei Drittel der Zunahme entfallen auf den Fetus, die Plazenta und den vergrößerten Uterus. Das restliche Drittel erfordern die Hyperventilation, der vermehrte Bedarf des Myokards und das vermehrte Brustdrüsengewebe. Unter der Geburt steigt der Sauerstoffverbrauch zusätzlich, etwa um 40% während der Eröffnungsperiode und bis zu 100% während der Austreibungsperiode (36). Die Regionalanästhesie kann deutlich den Sauerstoffverbrauch während der ersten Phase der Geburt senken (100).

Schwangerschaftsdyspnoe

Ein nicht unerheblicher Teil schwangerer Frauen klagt zeitweilig oder ständig in Ruhe oder unter Belastung über Atembeschwerden bis hin zur Atemnot. Dabei werden bei Schwangeren mit Dyspnoe sowohl unveränderte als auch vergrößerte Ventilationsparameter gefunden (25, 43). Als Ursache für die Schwangerschaftsdyspnoe wird ein Ungleichgewicht zwischen den schwangerschaftsbedingten Änderungen der Atmung und dem eigentlichen Bedarf diskutiert (20). Hierfür käme z. B. der, für die Schwangere ungewohnt, hyperventilationsbedingt niedrige P_{CO_2} in Frage. So wurden unter Belastung bei denjenigen Frauen, die über Dyspnoe klagten, äußerst niedrige P_{CO_2}-Werte gefunden (37).

Präoxygenation

Aufgrund der verminderten funktionellen Residualkapazität erfolgt die Präoxygenation bei der Schwangeren wesentlich rascher als außerhalb der Schwangerschaft (99). Auf der anderen Seite kann sich aufgrund des vermehrten Sauerstoffverbrauchs in der Schwangerschaft während Phasen einer Apnoe wesentlich schneller eine Hypoxie der Patientin entwickeln (7).

Wasserhaushalt, Flüssigkeitsräume, Körpergewicht

Eine der auffälligsten Veränderungen während der Schwangerschaft betrifft das Körpergewicht, die optimale Gewichtszunahme liegt dabei zwischen 9 und 13 kg. Die Gewichtszunahme verteilt sich in Abhängigkeit vom Schwangerschaftsalter auf mütterliche und kindliche Anteile. Der Hauptanteil der Gewichtszunahme entfällt auf eine durch die Schwangerschaft bedingte Wasserretention. Bereits innerhalb des menstruellen Zyklus sind geringfügige Veränderungen im Wasserhaushalt der Frau in Form leichter prämenstrueller Gewichtszunahme durch Vermehrung der interstitiellen Flüssigkeit festzustellen (97).

Intrazelluläre Flüssigkeit

Die intrazelluläre Flüssigkeit bleibt im Verlauf der normalen Schwangerschaft und im Vergleich zu den Werten nichtschwangerer Frauen weitgehend unverändert (33, 51, 104).

Extrazellulärer Flüssigkeitsraum

Bei unverändertem intrazellulärem Flüssigkeitsvolumen ist eine Zunahme des gesamten Körperwassers durch eine Vermehrung des extrazellulären Flüssigkeitsraums bedingt. Die physiologische Zunahme des extrazellulären Flüssigkeitsraums beträgt bei einer normalen Schwangerschaft nach Abzug der kindlichen Flüssigkeitsanteile zwischen 3 und 6 l (33, 53, 103). Diese Flüssigkeitszunahme verteilt sich auf den intravasalen und interstitiellen Raum.

Intravasales Volumen

Wie bereits oben dargestellt, erhöht sich das Blutvolumen während der Schwangerschaft, im wesentlichen durch eine Zunahme des Plasmavolumens und eine relativ geringere Zunahme der zellulären Bestandteile.

Interstitielles Flüssigkeitsvolumen

Das interstitielle Flüssigkeitsvolumen nimmt kontinuierlich während der Schwangerschaft zu um etwa 2 l am Geburtstermin (34). Klinisch erkennbar sind diese Veränderungen im Wasserhaushalt an der Ödemneigung der Schwangeren, die sich vor allem im letzten Drittel der Schwangerschaft bemerkbar macht. Ursächlich hierfür sind ein verminderter kolloidosmo-

tischer Druck aufgrund des relativ geringeren Serumeiweißgehaltes (s. oben), eine Zunahme des Venendrucks besonders in der unteren Körperhälfte (s. oben) sowie eine wohl hormonbedingte, gesteigerte Wasserbindungsfähigkeit der interzellulären Grundsubstanz (29).

Nieren

Morphologie

Während der normalen Schwangerschaft sind morphologische Veränderungen in der Niere nicht nachweisbar (86). Im Bereich der Nierenkelche, des Nierenbeckens und der Harnleiter kommt es jedoch zu einer deutlichen Erweiterung, so daß die Kapazität des harnableitenden Systems von etwa 20–50 ml auf über 150 ml zunimmt (64).

Die Erweiterung des harnableitenden Systems kann sonographisch nachgewiesen werden, es besteht eine Dominanz der rechten Seite (47). Diese anatomischen Veränderungen sind Ursache einer Häufung von Harnwegsinfektionen während der Schwangerschaft. Sie werden zusätzlich begünstigt durch Katheterismus oder Legen von transurethralen Dauerkathetern.

Nierendurchblutung und glomeruläres Filtrat

Während der Schwangerschaft nimmt die Nierendurchblutung wie auch das glomeruläre Filtrat um 30–40% zu (26). Diese Veränderungen können bereits ab der 12. Schwangerschaftswoche nachgewiesen werden und erreichen etwa um die 32. Schwangerschaftswoche ihr Maximum, bleiben dann bis zur Geburt hin nahezu unverändert (22). Die Filtrationsfraktion (glomeruläre Filtration durch renalen Plasmafluß) bleibt während der Schwangerschaft nahezu unverändert.

Schwangerschaftsproteinurie

Bei gesunden nichtschwangeren Frauen ist mit den in der Klinik üblichen Nachweismethoden der Urin eiweißfrei, mit empfindlichen Untersuchungsmethoden werden zwischen 0,4 und 1,2 mg/l im 24-Stunden-Urin nachgewiesen. Aufgrund der veränderten Nierenfunktion kann es bereits bei gesunden Schwangeren zu einer geringen Eiweißausscheidung im Urin kommen (bis zu 300 mg/24 Std.). Darüber hinaus gehende pathologische Werte können im Rahmen eines Fehlanpassungssyndroms (EPH-Gestose) auftreten.

Schwangerschaftsglukosurie

Normalerweise wird die in den Glomeruli filtrierte Glucose vollständig im Bereich des proximalen Tubulus aus dem Primärharn rückresorbiert, so daß im Endharn keine oder nur Spuren von Glucose gefunden werden.

Je nach Untersuchungsmethode kann bei schwangeren Frauen in zwischen 3 und 90% der Fälle eine Glukosurie nachgewiesen werden (44). Als Ursache der renalbedingten Schwangerschaftsglukosurie werden die Vermehrung der glomerulären Filtrationsrate mit entsprechend erhöhter Glucosefiltration im Primärharn sowie eine Senkung der maximalen Glucosetransportkapazität diskutiert (32, 94, 116).

Darüber hinaus muß an einen Gestationsdiabetes gedacht werden.

Gastrointestinalsystem

Die Magen-Darm-Passage ist während der Schwangerschaft verzögert (114). Dies führt zu einer besseren Resorption im Bereich des Dünndarms. Im Bereich des Dickdarms wird durch eine vermehrte Wasserrückresorption die Obstipation begünstigt. Da die Magenentleerung in der Schwangerschaft verzögert ist, gibt es kein Zeitintervall zwischen letzter Mahlzeit und Geburtsbeginn, welches einen leeren Magen garantiert (95). Durch den verminderten Kardiatonus und den in der Spätschwangerschaft hochgedrängten Magen ist insbesondere bei liegender Patientin der Reflux begünstigt. Vorhandener Mageninhalt und Refluxneigung erhöhen insbesondere bei der bewußtseinseingeschränkten Schwangeren die Aspirationsgefahr.

Literatur

1 Adams, J. Q., A. M. Alexander: Alterations in cardiovascular physiology during labor. Obstet. and Gynecol. 12 (1958) 542

2 Alaily, A. B., K. B. Carrol: Pulmonary ventilation in pregnancy. Brit. J. Obstet. Gynecol. 85 (1978) 518

3 De Alvarez, R. R., J. F. Alfonso, D. J. Sherrard: Serum protein fractionation in normal pregnancy. Amer. J. Obstet. Gynecol. 82 (1961) 1096

4 Andersen, G. J., G. B. James, N. P. Mathers, E. L. Smith, J. Walker: The maternal oxygen tension and acid base status during pregnancy. J. Obstet. Gynaecol. Brit. Cwlth 76 (1969) 16

5 Andros, G. J.: Blood pressure in normal pregnancy. Amer. J. Obstet. Gynecol. 50 (1945) 300

6 Ang, C. K., T. H. Tan, W. A. W. Walters, C. Wood: Postural influence on maternal capillary oxygen and carbon-dioxide tension. Brit. med. J. 1969/IV, 201

7 Archer, G. W., G. F. Marx: Arterial oxygen tension during apnea in parturient women. Brit. J. Anaesth. 46 (1974) 358–359

8 Assali, N. S., R. A. Douglas jr., W. W. Baird, D. B. Nicholson, R. Suyemoto: Measurement of uterine blood flow and uterine metabolism. IV: Results in normal pregnancy. Amer. J. Obstet. Gynecol. 66 (1953) 248

9 Assali, N. S., L. Rauramo, T. Peltonen: Measurement of uterine blood flow and uterine metabolism. VIII Uterine and fetal blood flow and oxygen consumption in early human pregnancy. Amer. J. Obstet. Gynecol. 79 (1960) 86

10 Assali, N. S.: Biology of Gestation. Academic Press, New York 1968

11 Bader, R. A., M. E. Bader, D. J. Rose, F. Braunwald: Hemodynamics at rest and during exercise in normal pregnancy as studied by cardial catherization. J. clin. Invest. 34 (1955) 1524

12 Beller, F. K.: Die Gerinnungsverhältnisse bei der Schwangeren und beim Neugeborenen. Barth, Leipzig 1957

13 Benstead, N., G. W. Theobald: Iron and the „physiological" anaemia of pregnancy. Brit. med. J. 1952/I, 407

14 Bevan, D. R., A. Holdcroft, L. Loh, W. G. Mac Gregor, J. C. O'Sullivan, M. K. Sykes: Closing volume and pregnancy. Brit. med. J. 1974/I, 13

15 Bieniarz, J., J. J. Corttogini, E. Curuchet, G. Romero-Salinas, T. Yoshida, J. J. Poseiro, R. Caldeyro-Barcia: Aorto caval compression by the uterus in late human pregnancy. II: An arteriographic study. Amer. J. Obstet. Gynecol. 100 (1968) 203

16 Bouterline-Young, H., E. Bouterline-Young: Alveolar carbondioxide levels in pregnant, parturient and lactating subjects. J. Obstet. Gynaecol. Brit. Emp. 63 (1956) 509

17 Burwell, C. S.: Comparison of pressures in arm veins and femoral veins with special references to changes during pregnancy. Trans. Ass. Amer. Phycns 52 (1937) 289

18 Caldeyro-Barcia, R.: Fetal malnutrition: the role of maternal blood flow. Hosp. Proc. 5 (1970) 33

19 Camann, W. R., G. W. Ostheimer: Physiological adaptions during pregnancy. Int. Anesthesiol. Clin. 28 (1990) 2–10

20 Campbell, E. J. M., J. B. L. Howell: The sensation of breathlessness. Brit. med. Bull. 19 (1963) 36

21 Chanarin, I., D. Rothmann, V. Berry: Iron deficiency and its relation to folic-acid status in pregnancy; results of a clinical trial. Brit. med. J. 1965/I, 480

22 Chesley, L. C., D. M. Sloan: The effect of posture on renal function in pregnancy. Amer. J. Obstet. Gynecol. 89 (1964) 754

23 Clapp, J. F.: Maternal heart rate in pregnancy. Amer. J. Obstet. Gynecol. 152 (1985) 659–660

24 Clapp, J. F., B. L. Seaward, R. H. Sleamaker, J. Hiser: Maternal physiologic adaptions to early human pregnancy. Amer. J. Obstet. Gynecol. 159 (1988) 1456–1460

25 Cugell, D. W., N. R. Frank, E. A. Gaensler, T. L. Badger: Pulmonary function in pregnancy. I: Serial observations in normal woman. Amer. Rev. Tuberc. 67 (1953) 568

26 Davison, J. M.: Overview: kindney function in pregnant women. Amer. J. Kidney Dis. 9 (1987) 248 –252

27 Edgar, W., H. M. Rice. Administration of iron in antenatal clinics. Lancet 1956/I, 599

28 Erkhola, R.: Heart volume and physical fitness of parturients. Ann. clin. Res. 8 (1976) 15

29 Fekete, S.: The significance of mucopoly-saccharides in the pathogenesis of toxaemias of pregnancy. Acta med. Acad. Sci. hung. 5 (1954) 293

30 Ferris, E. B., R. B. Wilkins: The clinical value of comparative measurement of the pressure in the femoral and cubital veins. Amer. Heart J. 13 (1937) 431

31 Fletcher, A. P., N. K. Akjaersig, R. Burtstein: The influence of pregnancy upon blood coagulation and plasma fibrinolytic enzyme function. Amer. J. Obstet. Gynecol. 134 (1979) 743

32 Friedberg, V.: Über die Ursachen der Glucosurie in der Schwangerschaft. Gynaecologia 146 (1958) 431

33 Friedberg, V.: Veränderungen des Wasser- und Elektrolythaushaltes in der Schwangerschaft. Anaesthesist 10 (1961) 334

34 Friedberg, V.: Veränderungen des mütterlichen Organismus. Gynäkologe 3 (1970) 53

35 Gee, J. B. L., B. S. Packer, J. E. Millen, E. D. Robin: Pulmonary mechanics during pregnancy. J. clin. Invest. 46 (1967) 945

36 Gemzell, C. A., H. Robbe, B. Stern, G. Strom: Observations on circulatory changes and muscular work in normal labor. Acta obstet. gynecol. scand. 36 (1957) 75

37 Gilbert, F., J. H. Auchincloss: Dyspnea of pregnancy, clinical and physiological observations. Amer. J. med. Sci. 252 (1966) 270

38 Gilroy, R. J., B. T. Mangura, M. H. Lavietes: Rib cage and abdominal volume displacements during breathing in pregnancy. Amer. Rev. resp. Dis. 137 (1988) 668

39 Ginsburg, J., S. Ducan: Direct and indirect blood pressure measurement in pregnancy. J. Obstet. Gynecol. Brit. Cwlth 76 (1969) 705

40 Göltner, E., J. Babenerd: Das venöse Gefäßsystem in der Schwangerschaft. Gynäkologe 2 (1970) 163

41 Hamilton, H. F. H.: The cardiac output in normal pregnancy as determined by the cournand right heart catherization technique. J. Obstet. Gynaecol. Brit. Emp. 56 (1949) 548

42 Heidenreich, J., D. Kafernik, U. Westenburger, L. Beck: Statische und dynamische Ventilationsgrößen in der Schwangerschaft und im Wochenbett. Arch. Gynäkol. 210 (1971) 208

43 Heidenreich, J., B. Lüken, D. Müller, V. Schulz, K. H. Schnabel, L. Beck: Ventilation in der Schwangerschaft und im Wochenbett. II. Mitteilung: Statische und dynamische Ventilationsgrößen bei Schwangeren mit Dyspnoe. Arch. Gynäkol. 213 (1973) 352

44 Heisig, N.: Diabetes und Schwangerschaft. Thieme, Stuttgart 1975

45 Hendriks, C. H., E. J. Quilligan: Cardiac output during labor. Amer. J. Obstet. Gynecol. 71 (1956) 953

46 Hendriks, C. H.: The hemodynamics of a uterine contraction. Amer. J. Obstet. Gynecol. 76 (1958) 969

47 Hoffmann, L., A. Behm, A. Auge: Veränderungen der Nieren und des oberen Harntraktes bei normal verlaufender Schwangerschaft. Z. Urol. Nephrol. 82 (1989) 411 –417

48 Holmes, F. E.: Incidence of the supine hypotensive syndrome in late pregnancy. J. Obstet. Gynaecol. Brit. Emp. 67 (1960) 254

49 Honger, P. E.: Albumin metabolism in normal pregnancy. Scand. J. clin. Lab. Invest. 21 (1968) 3

50 Howard, B. K., J. H. Goodson, W. F. Mengert: Supine hypotensive syndrome in late pregnancy. Obstet. and Gynecol. 1 (1953) 371

51 Hutchinson, D. L., A. A. Pleitl, H. C. Taylor jr.: The total body water and the water turnover in pregnancy studied with deuteriumoxide as isotopic tracer. J. clin. Invest. 33 (1954) 235

52 Hytten, F. E., D. B. Paintin: Increase in plasma volume during normal pregnancy. J. Obstet. Gynaecol. Brit. Cwlth 70 (1963) 402

53 Hytten, F. E., A. M. Thomson: Water and electrolytes in pregnancy. Brit. med. Bull. 24 (1968) 15

54 Hytten, F. E., I. Leitch. The Physiology of Human Pregnancy. Blackwell, Oxford 1971

55 Hytten, F. E., G. Chamberlain: Clinical Physiology in Obstetrics. Blackwell, Oxford 1980

56 Ihrmann, K.: A clinical and physiological study in a material of nothern Sweden. VI: The arterial blood pressure at rest and in orthostatic test during and after pregnancy. Acta. Soc. Med. upsalien. 65 (1960) 315

57 Ihrmann, K.: A clinical and physiological study in a material from northern Sweden. VII: The heart volume during and after pregnancy. Acta Soc. Med. upsalien. 65 (1960) 326

58 Käser, O., H. Brehm: Die Herz- und Kreislaufbelastung durch die Gestation. Praxis 52 (1963) 3

59 Kjellberg, S. R., H. Lönroth, U. Rudke, T. Sjöstrand: Blood volume and heart volume during pregnancy and the puerperium. Acta med. scand. 138 (1950) 421

60 Knuttgen, H. G., K. Emerson jr.: Physiological response to pregnancy at rest and during exercise. J. appl. Physiol. 36 (1974) 549

61 Kuhn, W., H. Graeff: Gerinnungsstörungen in der Geburtshilfe. Pathophysiologie, Diagnostik, Therapie. Thieme, Stuttgart 1977

62 Lees, M. M., S. H. Taylor, D. B. Scott, M. G. Kerr: A study of cardiac output at rest throughout pregnancy. J. Obstet. Gynaecol. Brit. Cwlth 74 (1967) 310

63 Lehmann, V., H. Fabel: Lungenfunktionsuntersuchungen an Schwangeren, Teil II: Ventilation, Atemmechanik und Diffusionskapazität. Z. Geburtsh. Perinatol. 177 (1973) 397

64 Longo, L. D., N. S. Assali: Renal function in human pregnancy. IV: The urinary treat „dead space" during normal gestation. Amer. J. Obstet. Gynecol. 80 (1960) 495

65 Lucius, H., H. Gahlenbeck, H. O. Kleine, H. Fabel, H. Bartels: Respiratory-functions, buffer system and electrolyte concentrations of blood during human pregnancy. Resp. Physiol. 9 (1970) 311

66 Lund, C. J.: Studies on the iron-deficiency anaemia of pregnancy, including plasma volume, total hemoglobin, erythrocyte protoporphyrin in treated and untreated normal and anaemic patients. Amer. J. Obstet. Gynecol. 62 (1951) 947

68 Lund, C. J., J. C. Donovan: Blood volume during pregnancy. Amer. J. Obstet. Gynecol. 98 (1967) 393

69 Lyons, H. A., R. Antonio: The sensivity of respiratory centre in pregnancy and after the administration of progesterone. Trans. Ass. Amer. Phycns 72 (1959) 173

70 MacDonald, H. N., W. Good: Changes in plasma total protein, albumin, urea and alpha-amino nitrogen-concentrations in pregnancy and puerperium. J. Obstet. Gynecol. Brit. Cwlth 78 (1971) 912

71 MacGillivary, I., J. E. Tovey: A study of serum protein changes in pregnancy and toxaemia, using paper strip electrophoresis. J. Obstet. Gynaecol. Brit. Emp. 64 (1957) 361

72 MacGillivary, I., T. J. Buchanan: Total exchangable sodium and potassium in non-pregnant women and in normal and preeclamptic pregnancy. Lancet 1958/II, 1090

73 Markarian, M., J. J. Jackson: Comparison of the kinetics of clot formation, fibrinogen, fibrinolysis and hematocrit in pregnant women and adults. Amer. J. Obstet. Gynecol. 101 (1968) 593

74 Martin, K.: Beobachtungen über Druckveränderungen in der venösen und arteriellen Strombahn während der Schwangerschaft und unter der Geburt. Habil., Mainz 1971

75 Mc Lennan, C. E.: Antecubital and femoral venous pressure in normal and toxemic pregnancy. Amer. J. Obstet. Gynecol. 45 (1943) 568

76 Metcalfe, J., S. L. Romney, L. H. Ramsey, D. E. Reid, C. S. Barwell: Estimation of uterine blood flow on normal human pregnancy at term. J. clin. Invest. 34 (1955) 1632

77 Metcalfe, J., K. Ueland: Maternal cardiovascular adjustments to pregnancy. Progr. cardiovasc. Dis. 16 (1974) 363

78 Metcalfe, J., J. M. Bissonnette: Gas exchange in pregnancy. Handbook of physiology: The respiratory system IV. Amer. J. Physiol. (Beth.) (1987)

79 Metcalfe, J., M. K. Stock, D. H. Barron: Maternal physiology during gestation. In Knobil, E., J. Neill: The Physiology of Reproduction. Raven, New York 1988

80 Morgan, E. H.: Plasma iron and haemoglobin levels in pregnancy. The effect of oral iron. Lancet 1961/I, 9

81 Nilsson, J. M., S. Kullander: Coagulation and fibrinolytic studies during pregnancy. Acta obstet. gynecol. scand. 46 (1967) 273

82 Oliver, R. D., B. B. Patterson, J. L. Puls: Thrombin clottable determination of plasma fibrinogen in pregnancy. Obstet. and Gynecol. 47 (1976) 299

83 Paintin, D. B., A. M. Thomson, F. E. Hytten: Iron and haemoglobin level in pregnancy. J. Obstet. Gynaecol. Brit. Emp. 73 (1966) 181

84 Palmer, A. J., A. H. C. Walker: The maternal circulation in normal pregnancy. J. Obstet. Gynaecol. Brit. Emp. 56 (1949) 537

85 Plass, E. D., F. W. Oberst, Ph. D. Lexington: Respiration and pulmonary ventilation in normal non pregnant, pregnant and puerperal women. Amer. J. Obstet. Gynecol. 35 (1938) 441

86 Pollak, V. E., J. B. Nettlas: The kidney in toxemia of pregnancy, a clinical and pathological study based on renal biopsies. Medicine 39 (1960) 469

87 Prevedourakis, C. N.: Emergency cesarean hysterectomy. Int. Surg. 59 (1974) 33

88 Pritchard, J. A., R. H. Adams: Erythrocyte production and destruction during pregnancy. Amer. J. Obstet. Gynecol. 79 (1960) 750

89 Pritchard, J. A., R. M. Baldwin, J. C. Dickey, K. M. Wiggins: Blood volume changes in pregnancy and the puerperium. II: Red blood cell loss and changes in apparent blood volume during and following vaginal delivery, caesarean section and cesarean section plus total hysterectomy. Amer. J. Obstet. Gynecol. 84 (1962) 1271

90 Pritchard, J. A.: Changes in the blood volume during pregnancy and delivery. Anesthesiology 26 (1965) 393

91 Pyöralä, T.: Cardiovascular response to the upright position during pregnancy. Acta obstet. gynecol. scand. 45, Suppl. 5 (1966)

92 Rathgen, G. H., P. Brockerhoff, K. H. Schicketanz, V. Friedberg: Klinisch-chemische und hämatologische Parameter. In Friedberg, V., G. H. Rathgen: Physiologie der Schwangerschaft. Thieme, Stuttgart 1980

93 Rebaud, P., P. Groslambert, C. Ollivier, J. Graulade: Proteines et lipides plasmatiques en course de la gestation normale et du post partum. Ann. Biol. clin. 25 (1967) 383

94 Renschler, H. E., H. G. Bach, H. Bayer: The urinary excretion of glucose in normal pregnancy. German med. Mth. 12 (1967) 24

95 Roberts, R. B., M. A. Shirley: The obstetricians role in reducing risk of aspiration pneumonitis. Amer. J. Obstet. Gynecol. 124 (1976) 611

96 Robertson, E. G.: Oedema in normal pregnancy. J. Reprod. Fertil., Suppl. 9 (1969) 27

97 Röttger, H.: Wasserhaushalt und menstrueller Zyklus. Arch. Gynäkol. 185 (1954) 325

98 Roscoe, M. H., G. M. M. Donaldson: The blood in pregnancy. Part II: The blood volume, cell volume and haemoglobin mass. J. Obstet. Gynaecol. Brit. Emp. 53 (1946) 527

99 Russell, G. N., C. L. Smith, S. L. Snowdon: Preoxygenation and the paturient patient. Anaesthesia 42 (1987) 346–351

100 Sangoul, F., G. S. Fox, G. L. Houle: Effect of regional analgesia on maternal oxygen consumption during the first stage of labour. Amer. J. Obstet. Gynecol. 121 (1975) 1080

101 Schander, K., H. Egli: Veränderungen der Blutgerinnung durch die Schwangerschaft. Gynäkologe 2 (1970) 158

102 Schmitt, D.: The hypotensive syndrome in the supine position in late pregnancy. New Engl. J. Med. 259 (1958) 369

103 Seitchik, J., C. Alper: The estimation of changes in body composition in normal pregnancy by measurement of body water. Amer. J. Obstet. Gynecol. 71 (1965) 1165

104 Seitchik, J.: Total body water and total body density of pregnant woman. Obstet. and Gynecol. 29 (1967) 155

105 Sims, E. A. H., K. E. Krantz: Serial studies of renal function during pregnancy and the puerperium in normal woman. J. clin. Invest. 37 (1958) 1764

106 Sturgeon, P.: Studies of iron requirements of infants. III: Influence of supplemental iron during normal pregnancy on mother and infant. Brit. J. Haematol. 5 (1959) 31

107 Templeton, A., G. R. Kelman: Maternal blood and VD/ VT in normal pregnancy. Brit. J. Anaesth. 48 (1976) 1001

108 Thomson, K. J., A. Hirsheimer, J. G. Gibson, W. A. Evans jr.: Studies on the circulation in pregnancy. III: Blood volume changes in normal pregnant woman. Amer. J. Obstet. Gynecol. 36 (1938) 48

109 Todd, M. E., J. H. Thompson, E. J. W. Bowie, C. A. Owen: Changes in blood coagulation during pregnancy. Mayo clin. Proc. 40 (1965) 370

110 Ueland, K., J. M. Hansen: Maternal cardiovascular dynamics. II: Posture and uterine contractions. Amer. J. Obstet. Gynecol. 103 (1969) 1

111 Ueland, K., J. M. Hansen: Maternal cardiovascular dynamics. III: Labor and delivery under local and caudal analgesia. Amer. J. Obstet. Gynecol. 103 (1969) 8

112 Ueland, K., M. J. Novy, E. N. Peterson, J. Metcalfe: Maternal cardiovascular dynamics. IV: The influence of gestational age on the cardiovascular response to posture and exercise. Amer. J. Obstet. Gynecol. 104 (1969) 856

113 Wallace, G.: Blood loss in obstetrics using a haemoglobin dilution technique, J. Obstet. Gynaecol. Brit. Cwlth 74 (1967) 64

114 Wald, A.: Effect of pregnancy on gastrointestinal transit. Dig. Dis. Sci. 27 (1982) 1015

115 Walters, W. A. W., W. G. MacGregor, M. Hills: Cardiac output at rest during pregnancy and the puerperium. Clin. Sci. 30 (1966) 1

116 Welsh, G. W., E. A. H. Sims: The mechanism of renal glucosuria in pregnancy. Diabetes 9 (1960) 363

117 Widlund, G.: The cardio-pulmonal function during pregnancy. Acta obstet. gynecol. scand., Suppl. 25 (1945) 1

118 Wilken, H., R. Schwebke: Längsschnittuntersuchungen der Serumproteine in der normalen Schwangerschaft. Arch. Gynäkol. 90 (1968) 757

3 Gasaustausch zwischen Mutter und Kind während der Schwangerschaft

W. Künzel und G. Braems

In der Evolution haben sich über Milliarden Jahre immer mehr spezialisierte Systeme bei den verschiedenen Organismen entwickelt, um ein Überleben zu ermöglichen. Das Prinzip der „Survival of the fittest", durch Darwin (13) beschrieben, war offenbar das Selektionskriterium, durch welches die Entwicklung von einem einzelligen Organismus zu einer Spezies mit kompliziertem Gasaustauschsystem höherer Organismen, wie den Menschen, möglich wurde.

Wo bei einem einzelligen Organismus die Diffusion von Sauerstoff über die Membran ausreicht, sind für höhere Organismen hochspezialisierte Gasaustausch- und Transportsysteme wie Lunge, Plazenta und Kreislauf entstanden. Bei einem erwachsenen Menschen mit einer Körperoberfläche von $1,7 \, m^2$ beträgt der Sauerstoffverbrauch ca. 300 ml/min. Dagegen kann durch Diffusion nur 0,1 ml Sauerstoff/min 1 mm tief in die Haut aufgenommen werden (7).

Der Gasaustausch in der Lunge oder über die Plazenta sowie das kardiovaskuläre System schaffen daher die Voraussetzungen für das Überleben. Unmittelbar nach der Entbindung treten beim Neugeborenen eingreifende Änderungen im Kreislauf und der Atmung auf: Durch Unterbrechung der plazentaren Durchblutung wird die Lungenfunktion des Neugeborenen stimuliert und durch den Verschluß von Foramen ovale und Ductus arteriosus die Strömung des Bluts verändert. Die folgende Darstellung des Gasaustausches bei Mutter und Fetus während der Schwangerschaft sowie post partum beim Neugeborenen konzentriert sich auf wesentliche Aspekte der Physiologie und Pathophysiologie der Gasaustauschsysteme und des Kreislaufs.

Maternale und plazentare Anpassungsmechanismen zur Sicherstellung des Gasaustausches während der Schwangerschaft

Maternale Anpassungsvorgänge

Kohlendioxidpartialdruck

Alveolärer und arterieller Kohlendioxidpartialdruck sind bei Schwangeren durch eine gestationsbedingte Hyperventilation erniedrigt. Vor Eintritt der Schwangerschaft beträgt der arterielle Kohlendioxidpartialdruck etwa 40 mmHg. Bereits in der Frühschwangerschaft ist der P_{CO_2} auf ca. 30 mmHg reduziert (9, 14, 23, 38, 39, 52, 53). Die meisten Untersucher stellen den niedrigsten Kohlendioxidpartialdruck während des 1. Trimesters fest. Döring u. Mitarb. (15) zeigten, daß diese Hyperventilation vor allem auf den Progesteroneinfluß zurückzuführen ist. Östrogene hatten nur einen geringen Effekt. Die Kombination beider Hormone führt synergistisch zu einer Steigerung der Lungenventilation. Wahrscheinlich wird die Wirkung des Progesterons durch einen direkten Einfluß am Atemzentrum hervorgerufen (61). So wird bei einer Zunahme des Kohlendioxidpartialdrucks um 1 mmHg das Atemminutenvolumen bei Nichtschwangeren um 1,5 l/min zunehmen. Bei Schwangeren ist dieser Wert höher und beträgt 6 l/min.

Die Schwangerschaftshyperventilation ist durch eine Zunahme des Atemzugvolumens bedingt und hängt nicht mit einer erhöhten Atemfrequenz zusammen. Sie wird manchmal als Dyspnoe empfunden. Durch diesen physiologischen Vorgang wird der Transfer von Kohlendioxid vom Fetus zur Mutter begünstigt. Auch während der Geburt besteht zwischen dem Fetus und der Mutter eine signifikante Korrelation im P_{CO_2}, wobei die fetalen Werte in der Regel höher liegen (Abb. 3.1) (28).

Sauerstoffpartialdruck

Die Hyperventilation begünstigt eine geringe Zunahme des Sauerstoffpartialdrucks während der Schwangerschaft. Bei Nichtschwangeren beträgt der Sauerstoffpartialdruck im Mittelwert 93,4 mmHg, bei Schwangeren in der 12. Schwangerschaftswoche 106 mmHg, am Ende der Schwangerschaft 102 mmHg (60). Die hieraus resultierenden Auswirkungen auf den Fetus sind nur gering, da die Hämoglobin-Sauerstoff-Dissoziationskurve in diesem Bereich flach verläuft.

Säure-Basen-Status

Der arterielle pH-Wert bleibt trotz der Hyperventilation unverändert bei ungefähr 7,40, da neben einer Abnahme des Kohlendioxidpartialdrucks auch die Plasmabicarbonatkonzentration niedriger wird: in der 8. Schwangerschaftswoche beträgt das Plasmabicarbonat 28 mmol/l und am Ende der Schwangerschaft 21 mmol/l (38).

Lungenfunktion

Die hormonellen Veränderungen der Schwangerschaft bewirken eine Zunahme des Atemzugvolumens von 500 auf 700 ml (37) bei einer gleichbleibenden Atemfrequenz von 14–15/min (25, 37, 52). Das Atemminutenvolumen ändert sich entsprechend: Für Nichtschwangere beträgt es 7,5 l/min, während es am Ende einer Schwangerschaft auf 10,5 l/min ansteigt.
    Das Residualvolumen nimmt von 1500 ml auf 1200 ml ab.

Herzminutenvolumen

Eine wesentliche Voraussetzung für den Anstieg der uterinen Durchblutung ist der Anstieg des Herzminutenvolumens. Bereits in den ersten Wochen der Schwangerschaft steigt es von ca. 5000 ml/min auf 6000 ml/min an. Ca. 50% dieser Zunahme fließen zum Uterus (35, 40).

Plazentare Anpassungsvorgänge

Gasaustausch über die Plazenta

Der Gasaustausch zwischen fetalem und maternalem Blut findet in der Plazenta über eine hämochoriale Membran statt. Sowohl auf der maternalen als auf der fetalen Seite bestehen Anastomosen, wodurch ein Teil der Durchblutung dem Gasaustausch in der Plazenta verlorengeht.

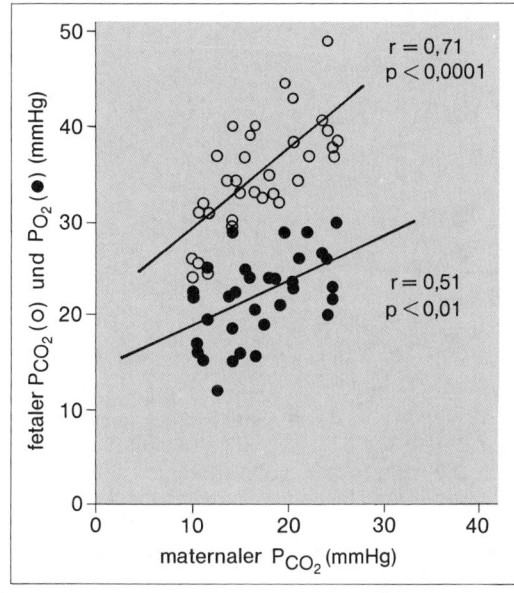

Abb. 3.1 Der Einfluß der maternalen Ventilation auf den Sauerstoffpartialdruck (P_{O_2}) (●) und den Kohlensäurepartialdruck (P_{CO_2}) (○) während der Geburt bei Normo- und Hyperventilation der Mutter. Bei Hyperventilation der Mutter fällt der P_{O_2} und der P_{CO_2} des Fetus ab.

Der Sauerstofftransfer über die Plazenta ist nach Acheson u. Mitarb. (1):

(1) $O_2\text{-Transfer} = KP_{O_2} \cdot A \cdot (P_{O_{2mat}} - P_{O_{2fet}})/L$

der plazentaren Diffusionskonstante für Sauerstoff (KP_{O_2}), der Diffusionsfläche der Plazenta (A) und der Differenz zwischen dem mittleren Sauerstoffpartialdruck im maternalen Kompartiment ($P_{O_{2mat}}$) und dem mittleren Sauerstoffpartialdruck im fetalen Kompartiment der Plazenta ($P_{O_{2fet}}$) proportional, und der Diffusionslänge oder Diffusionsstrecke über die plazentare Membran (L) umgekehrt proportional.
    Die Diffusionskapazität der Plazenta beträgt unter physiologischen Bedingungen am Termin 1,6 ml/min/mmHg. Die funktionelle Diffusionsstrecke zwischen fetalem und maternalem Blut beträgt am Ende der Schwangerschaft ca. 3,5 μm. (2, 3). Begünstigend für den Gasaustausch in der Plazenta ist der doppelte Bohr-Effekt (Abb. 3.**2**), d. h. die Verschiebung der maternalen und fetalen Hämoglobin-Sauerstoff-Dissoziationskurve. Dieser doppelte Bohr-Effekt tritt durch die Änderung des pH-Werts auf. Bei der Passage von maternalem

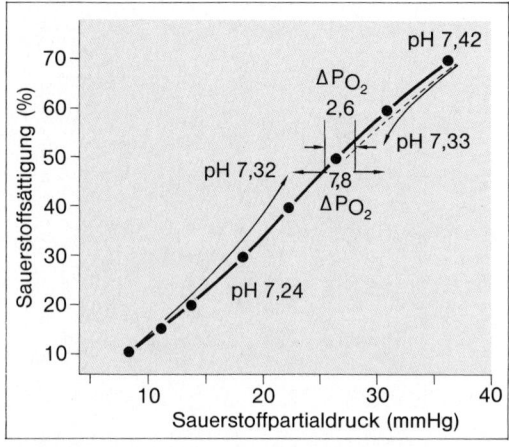

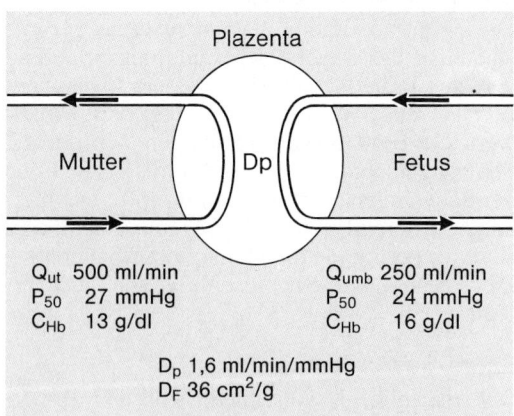

Abb. 3.**2** Die Sauerstoffdissoziationskurve des maternalen und fetalen Bluts unter den Austauschbedingungen in der Plazenta. Die Verschiebung der maternalen O_2-Dissoziationskurve nach rechts und die Verlagerung der fetalen nach links begünstigen den O_2-Transfer in der Plazenta (aus Bartels, H., K. Riegel, J. Wenner, K. H. Wulf: Perinatale Atmung. Springer, Berlin 1972).

Abb. 3.**3** Einflußgrößen auf den diaplazentaren Transfer von Sauerstoff: Der Übertritt von Sauerstoff von der Mutter auf den Fetus ist von der Diffusionskapazität der Plazenta (Dp), von der Durchblutung der Plazenta auf der mütterlichen (Q_{ut}) und der fetalen (Q_{umb}) Seite, vom Halbsättigungsdruck (P_{50}) und von der Hämoglobinkonzentration (C_{Hb}) abhängig. D_F = Diffusionsfläche.

Blut durch die A. zur V. uterina ändert sich der pH-Wert von 7,42 auf 7,33, wobei die maternale Hämoglobin-Sauerstoff-Dissoziationskurve eine Verschiebung nach rechts erfährt und die Freisetzung von an Hämoglobin gebundenem Sauerstoff gefördert wird. Im fetalen Blut ändert sich der pH-Wert von 7,24 in der Nabelarterie auf 7,32 in der Nabelvene. Die fetale Hämoglobin-Sauerstoff-Dissoziationskurve erfährt eine Linksverschiebung wobei die P_{O_2}-Differenz zwischen maternalem und fetalem Blut zunimmt und mehr Sauerstoff aufgenommen werden kann.

Der Transfer von Sauerstoff über die Plazenta wird auch durch die Stromrichtungen des mütterlichen und fetalen Blutes beeinflußt (Abb. 3.**3**). Beim Mensch wird ein multivillöses Strombahnsystem angenommen. In diesem System werden die fetalen Gefäße in den Villi der Plazenta von maternalem Blut umspült (6, 62).

Die Partialdrücke im maternalen und fetalen Kompartiment sind in Abb. 3.**4** wiedergegeben. Auf der fetalen Seite erfolgt im Verlauf der Schwangerschaft eine Abnahme des Sauerstoffpartialdrucks (Abb. 3.**4**) (47, 57, 58). Gleichzeitig nimmt der Kohlendioxidpartialdruck beim

Fetus während der Schwangerschaft geringfügig zu und der pH-Wert ab. Die Blutgase und der Säure-Basen-Status während der Entbindung sind in Tab. 3.**1** angegeben (64). Während der Geburt nimmt der pH-Wert ab und der Kohlendioxidpartialdruck steigt an. Basenüberschuß und Sauerstoffpartialdruck werden niedriger.

Wachstum und Ausreifung der Plazenta

Der Gasaustausch in der Plazenta während der Schwangerschaft wird ferner durch das Wachstum der Plazenta, die Vergrößerung der Austauschfläche und die Ausreifung der Plazenta verbessert (Abb. 3.**5**). Am 10–11. Tag nach der Konzeption werden durch die Zytotrophoblasten die ersten maternalen Gefäße im Bereich der Dezidua basalis eröffnet. Im weiteren Verlauf erfolgt eine Aufzweigung des gleichzeitig immer umfangreicher werdenden Zottenbaums.

Am Ende des 4. Schwangerschaftsmonats hat die Plazenta ihre endgültige Ausgestaltung erreicht. Sie dehnt sich ohne Veränderung der Haftfläche nur noch entsprechend dem wachsenden Uterus aus (22). Das Wachstum der Plazenta erfolgt jedoch nicht proportional dem Wachstum der Frucht. Ab etwa 20. Woche der

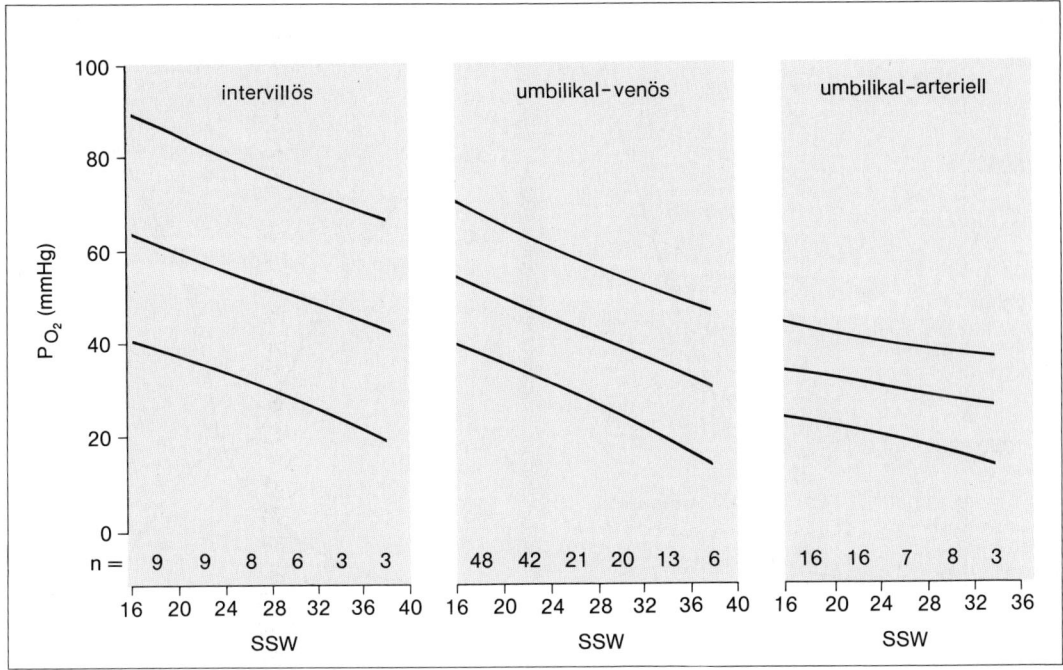

Abb. 3.4 Der Sauerstoffpartialdruck (P_{O_2}) im intervillösen Raum, im Blut der V. und A. umbilicalis während der Schwangerschaft. Der P_{O_2} fällt sowohl im intervillösen Raum als auch in den Nabelschnurgefäßen während der Schwangerschaft ab (nach Soothill u. Mitarb. 1986).

Schwangerschaft zeigt das Wachstum der Frucht einen steilen Anstieg. Diese Vermehrung der Frucht- und der Uterusmasse wird nicht nur vom Anstieg der uteroplazentaren Durchblutung begleitet. Die Zotten vermehren sich durch fortschreitende Verzweigung des Zottenbaums, wodurch die synzytiale Gesamtzottenoberfläche ständig zunimmt.

Diese Ausreifungsvorgänge der Plazenta gehen mit einer mittleren Vergrößerung der Zottenoberfläche auf $120\,000\,\text{cm}^2$ pro Plazenta (24) und mit einer Verkürzung der mittleren Diffusionsstrecke von 55 µm auf 4,8 µm (20) einher und begünstigen somit den Übertritt von Sauerstoff aus der maternen Strombahn über die Plazenta zum Fetus.

Wie bereits oben dargestellt, wird der Übertritt von Sauerstoff in der Plazenta durch das multivillöse Strombahnsystem der hämochorialen Plazenta des Menschen und die Lage der maternalen und fetalen Dissoziationskurven für Sauerstoff (43) erleichtert.

Tabelle 3.1 Mikroblutuntersuchung (*). Die Blutgase und der Säure-Basenstatus (Mittelwert ± Standardabweichung) bei Geburtsbeginn in der Austreibungsperiode und in der Nabelarterie und Nabelvene (nach Wulf u. Mitarb. 1967)

	Geburtsbeginn*	Austreibungsperiode*	Nabelarterie	Nabelvene
P_{O_2} (mmHg)	22,9 ± 6,0	17,2 ± 4,4	18,9 ± 5,0	27,3 ± 5,7
P_{CO_2} (mmHg)	39,7 ± 7,1	44,7 ± 6,9	49,6 ± 8,6	40,8 ± 7,3
pH	7,39 ± 0,04	7,31 ± 0,05	7,24 ± 0,06	7,30 ± 0,06
BE (mmol/l)	−1,2 ± 2,3	−5,8 ± 2,6	−8,4 ± 4,0	−6,4 ± 3,4

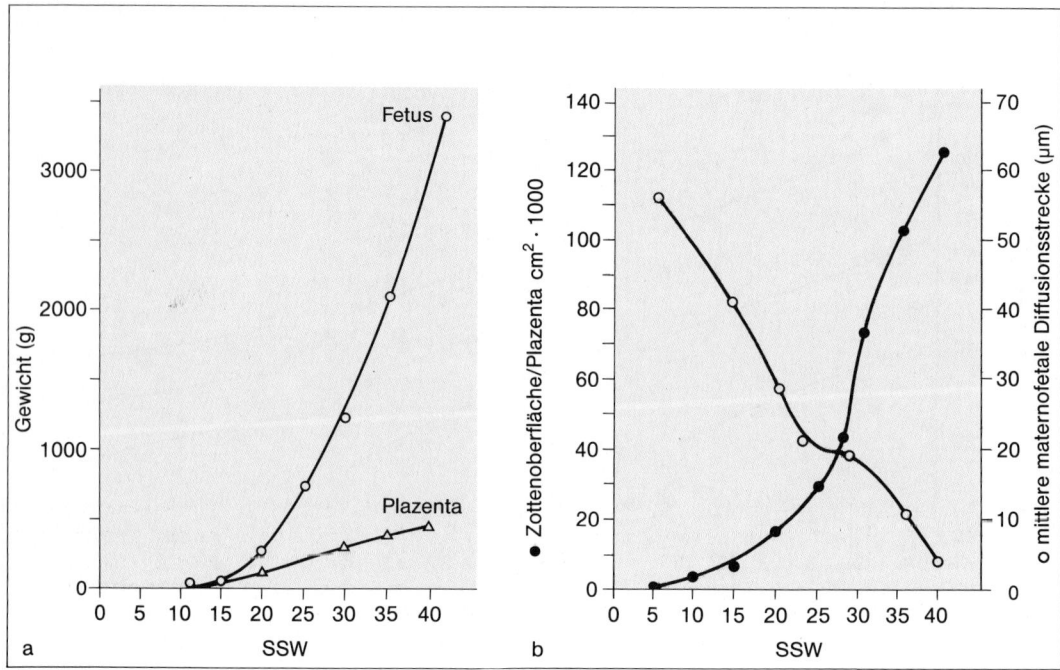

Abb. 3.5 Wachstum von Fetus und Plazenta (a) und Veränderung von Zottenoberfläche und mittlerer maternofetaler Diffusionsstrecke (b) während der Schwangerschaft. Das unzureichende Wachstum der Plazenta in Relation zum Fetus wird durch Vergrößerung der Zottenoberfläche und Verkürzung der maternofetalen Diffussionsstrecke kompensiert (nach Kaufmann, 1981).

Beide Austauschmechanismen sind jedoch für den Sauerstofftransfer offenbar von untergeordneter Bedeutung, da der diaplazentare Übertritt von Sauerstoff fast ausschließlich von der Durchblutung limitiert wird (27) und selbst bei entgegengesetzter Lage der Bindungskurven für Sauerstoff ein normaler Ausgang der Schwangerschaft zu beobachten ist (49).

Sauerstoffversorgung des Fetus

Uterine Durchblutung

Die uterine Durchblutung nimmt während der Schwangerschaft exponentiell zu (5, 40). Die uterine Durchblutung beträgt 350–700 ml/min am Ende der Schwangerschaft. Etwa 25% der uterinen Durchblutung nehmen aufgrund einer Shuntdurchblutung nicht am Gasaustausch in der Plazenta teil. Das uterine Gefäßsystem ist an der Regulation des gesamten Gefäßwiderstands im maternen Organismus ganz wesentlich beteiligt. Der Uterus hat zudem nicht die Fähigkeit der Autoregulation. Der Abfall des Blutdrucks und/oder der Anstieg des peripheren Widerstands führen deshalb auch zur Reduktion der uterinen Perfusion.

Zusammenhang zwischen Uterusdurchblutung und Sauerstofftransfer

Die fetale Oxygenierung während der Schwangerschaft ist im wesentlichen eine Funktion der uterinen Durchblutung:

(2) $Q_{ut} = (P_a - P_v)/R_{ut}$

Nach (2) ist die uterine Durchblutung (Q_{ut}), die Differenz des arteriellen Blutdrucks der Mutter (P_a) und dem Druck der V. uterina (P_v), d. h. dem Perfusionsdruck des Uterus, proportional und dem uterinen Gefäßwiderstand (R_{ut}) umgekehrt proportional.

Nach (3) ist der O_2-Transport

(3) O_2-Transport =
$C_{Hb} \cdot 1{,}34$ ml O_2/gHb $\cdot SO_{2a} \cdot Q_{ut}$

der maternalen Hämoglobinkonzentration (C_{Hb}) und der arteriellen Sauerstoffsättigung

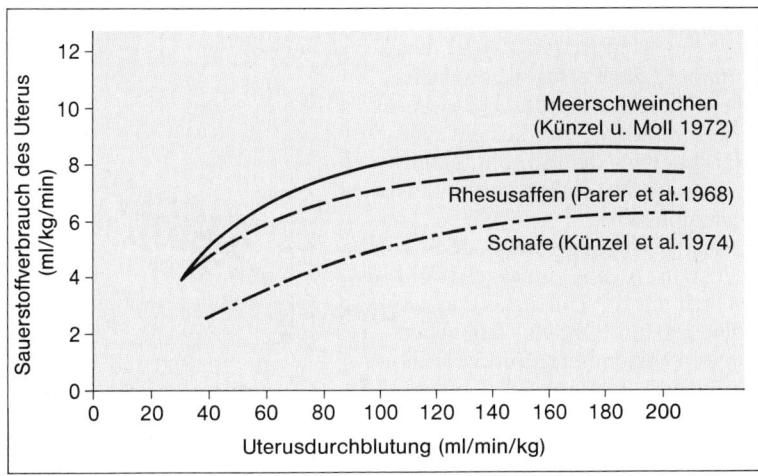

Abb. 3.6 Die Beziehung zwischen dem Sauerstoffverbrauch des Uterus und der Uterusdurchblutung bei Meerschweinchen, Rhesusaffen und Schafen. Der O_2-Verbrauch ist annähernd konstant, wenn die Durchblutung des Uterus mehr als 100 ml/kg/min beträgt. Änderungen der Durchblutung werden in diesem Bereich von der Zu- bzw. Abnahme der arteriovenösen Differenz für Sauerstoff gefolgt. Bei Reduktion der Durchblutung unter 100 ml/ kg/min fällt die uterine O_2-Aufnahme ab, da die fetale arterielle O_2-Sättigung unter eine kritische Grenze fällt (nach Künzel u. Moll 1972).

(SO_{2a}) der Mutter sowie der uterinen Durchblutung proportional.

Unabhängig von der Ursache, die zur Reduktion der Durchblutung führt, besteht immer die Gefahr, daß der O_2-Transfer zum Fetus eingeschränkt wird, da der Übertritt von Sauerstoff eine enge Beziehung zur Durchblutung des Uterus zeigt (Abb. 3.**6**). Bei hoher uteriner Perfusion beträgt die O_2-Aufnahme für Meerschweinchen etwa 8 ml/kg/min (27), bei Rhesusaffen etwa 6–7 ml/kg/min (50) und für Schafe etwa 5 ml/kg/min (32). Für jede dieser Spezies mit unterschiedlichem Bau der Plazenta, verschiedener Tragzeit und fetalem Wachstum gilt, daß bei Abfall der Uterusdurchblutung unter eine kritische Grenze von 80–100 ml/kg/min der Säuerstofftransfer sinkt, d. h. daß das O_2-Angebot an den Fetus von der Durchblutung des Uterus limitiert ist.

Andererseits zeigt diese Beziehung, daß unter physiologischen Bedingungen eine ausreichend große hämodynamische Reservekapazität am Uterus vorhanden ist, um in Fällen von Wehentätigkeit und leichten Formen der Venacava-Kompression oder auch Okklusion der maternalen Aorta eine ausreichende O_2-Versorgung des Fetus zu garantieren. So führen Änderungen der Durchblutung um 30% unter physio-

logischen Bedingungen noch nicht zu einer kritischen Reduktion der fetalen Sauerstoffsättigung. Erst die 70%ige Einschränkung der uterinen Perfusion senkt die Sauerstoffsättigung unter 30–40%. Unter pathologischen Bedingungen, wie sie beispielsweise bei der Präeklampsie vorhanden sind, ist jedoch bereits bei geringen Änderungen der bereits reduzierten uterinen Perfusion die fetale Sauerstoffversorgung stark beeinträchtigt.

Die Bedingungen für den Gasaustausch in der Plazenta ändern sich in der Schwangerschaft durch den Anstieg der uterinen Perfusion, durch die Vergrößerung der Zottenoberfläche in der Plazenta und durch die Verkürzung der Diffusionsstrecken fortlaufend. Damit werden die Voraussetzungen für ein stetes Wachstum des Fetus geschaffen. Maternale Erkrankungen, die durch generalisierte Konstriktion des gesamten und somit auch des uterinen Gefäßbetts die uterine Perfusion einschränken, beeinträchtigen auch den Gasaustausch in der Plazenta. Dieser wird zusätzlich durch Plazentainfarkte und Fibrinablagerungen im intervillösen Raum, d. h. durch Veränderung der Diffusionsbedingungen, behindert. Die fetalen Adaptationsmöglichkeiten auf einen gestörten Gasaustausch sind gering. Sie bestehen einerseits in einer kardiovaskulären Reaktion des Fetus, d. h. durch Steigerung der Herzfrequenz und des Herzminutenvolumens, die Perfusion des fetalen Gewebes zu erhöhen und somit das O_2-Angebot zu verbessern. Andererseits besteht eine Kompensationsfähigkeit in der Einschränkung des Wachstums, um sich damit dem verminderten O_2-Angebot anzupassen.

Fetale Anpassungsvorgänge auf akute Störungen im Gasaustausch sind nicht effizient und beschränken sich auf die Umverteilung der Durchblutung der fetalen Organe zugunsten von Herz, Gehirn und Nebenniere. Nur die frühzeitige Diagnostik des gestörten Gasaustausches ist in diesen Fällen hilfreich und gleichzeitig eine Voraussetzung für effektives und schnelles therapeutisches Handeln.

Umbilikale Durchblutung

Während der Schwangerschaft steigt die umbilikale Durchblutung ständig an. Aus Messungen mit dem Ultraschall-Dopplerverfahren geht hervor, daß der Anstieg nicht exponentiell ist, sondern sich ab der 36. Woche einem Plateau nähert (34). Der Anstieg wird nicht durch eine Zunahme der Strömungsgeschwindigkeit, sondern durch einen Anstieg des Durchmessers der Nabelschnurgefäße erreicht. Die umbilikale Durchblutung beträgt beim Menschen am Termin etwa 120–140 ml/kg/min. Sie wäre damit niedriger als Messungen, die beim Schaffetus erhoben wurden: 150–180 ml/kg/min.

Umbilikale Durchblutung und fetale O_2-Aufnahme

Der fetale Sauerstoffverbrauch ist den gleichen physiologischen Prinzipien wie der uterine Sauerstoffverbrauch unterworfen. Der fetale Sauerstofftransport ist ebenso wie das O_2-Angebot von der mütterlichen Durchblutung der Plazenta, von der umbilikalen Durchblutung, dem fetalen Hämoglobingehalt und der O_2-Sättigung der V. und A. umbilicalis abhängig. Dabei ist die umbilikale Durchblutung eine wesentliche Größe für das O_2-Angebot an den Fetus (33) (Abb. 3.7). Der fetale Sauerstoffverbrauch beim Schaffetus ist bei hoher Nabelschnurdurchblutung annähernd konstant. Wenn aber ein kritischer Wert von 100 ml/min/kg oder weniger für die Nabelschnurdurchblutung erreicht ist, fällt der fetale Sauerstoffverbrauch ab. Es besteht also eine hämodynamische Pufferkapazität für die Durchblutung der Nabelschnur, die besonders während der Geburt von Bedeutung

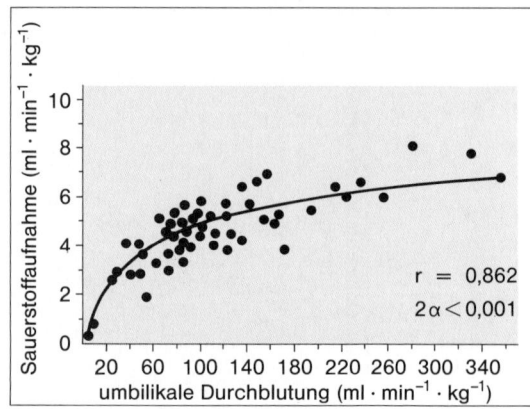

Abb. 3.**7** Die Beziehung zwischen der umbilikalen Durchblutung und der O_2-Aufnahme des Fetus. Es besteht eine nichtlineare Beziehung zwischen beiden Parametern. Solange die umbilikale Durchblutung größer als 100 ml/min/kg ist, bleibt die Sauerstoffaufnahme nahezu unverändert, es besteht eine hämodynamische Pufferkapazität. Die O_2-Aufnahme fällt ab, wenn ein Grenzwert von 80 bis 100 ml/min/kg erreicht ist.

ist. Bei konstanter uteriner Durchblutung hat eine Reduktion der Nabelschnurdurchblutung keinen Einfluß auf die Sauerstoffsättigung in der Nabelvene (Abb. 3.**8**). Nur die SO_2 in der Nabelarterie fällt ab, wobei es zu einer Abnahme der fetalen Sauerstoffversorgung kommt.

Regulierung des Sauerstoffverbrauchs

Zur Frage, wie das fetale Wachstum sich an eine verminderte uterine Durchblutung anpaßt, sind zahlreiche Untersuchungen durchgeführt worden. In tierexperimentellen Untersuchungen konnte bei Schafen eine Wachstumsretardierung des Schaffetus durch Injizieren von Mikrospheren in die uterinen Gefäße, durch Karunkulektomie oder Unterbinden der A. uterina erzeugt werden. Die wahrscheinlich unterschiedliche Reduktion der uterinen Durchblutung führte dazu, daß ein Teil der Feten nicht normgerecht weiter wuchs und ein anderer Teil sogar abstarb. Schon 1957 zeigten Acheson u. Mitarb. (1) durch Untersuchungen an Schaffeten, daß der fetale O_2-Verbrauch abfiel, wenn die Sauerstoffsättigung in der Nabelarterie unter 40% sank. Beim Meerschweinchen war der uterine Sauerstoffverbrauch erniedrigt, wenn die Sauerstoffsättigung in der V. uterina weniger als 40% betrug (27).

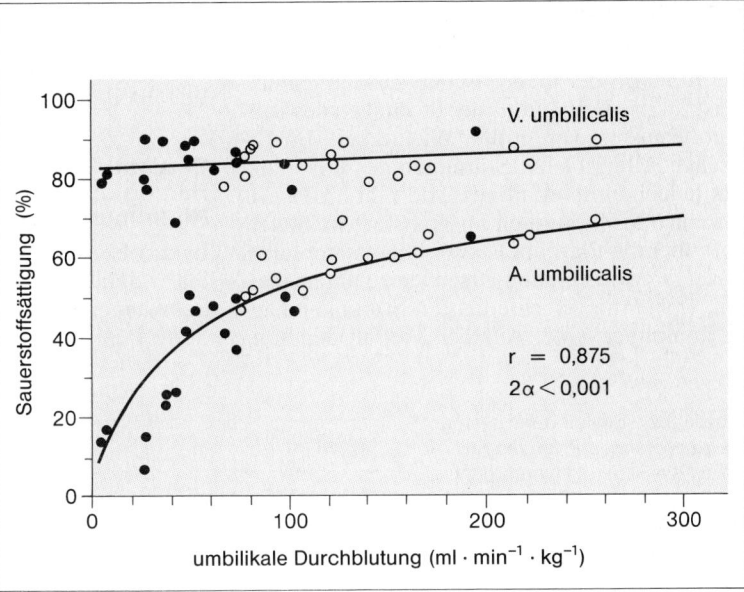

Abb. 3.**8** Die Beziehung zwischen der Nabelschnurdurchblutung und der Sättigung in Nabelvene und Nabelarterie (○ Kontrolle, ● Okklusion der V. umbilicalis). Die Sauerstoffsättigung in der Nabelvene bleibt bei Reduktion der Nabelschnurdurchblutung annähernd konstant. Die Abnahme der Nabelschnurdurchblutung wird zunächst durch eine erhöhte Sauerstoffextraktion in der Nabelarterie kompensiert.

Zwischen der Sauerstoffextraktion und dem Sauerstoffpartialdruck in der Nabelarterie besteht nach (4) eine enge Korrelation (55).

(4) O_2-Extraktion = O_2-Verbrauch/O_2-Transport = $1-(SO_{2a}/SO_{2v})$

wobei SO_{2v} die Sauerstoffsättigung in der V. umbilicalis und SO_{2a} die Sauerstoffsättigung in der A. umbilicalis ist.

Die O_2-Extraktion entspricht dem O_2-Verbrauch per O_2-Transporteinheit. Beim Schaffetus besteht eine nichtlineare Korrelation zwischen dem Sauerstoffpartialdruck in der Nabelarterie und der O_2-Extraktion. Die O_2-Extraktion beträgt maximal 80% für ein P_{O_2} von 10 mmHg in der Nabelarterie (16, 17).

Die Möglichkeit einer Regulation des Sauerstoffverbrauchs durch den Sauerstoffpartialdruck wurde durch Braems u. Mitarb. (10) untersucht. Der Sauerstoffverbrauch fetaler Skelettmuskelzellen wurde in einer Monolayer-Kultur in einer luftdichten Kammer in In-vitro-Experimenten gemessen. Aus der Zellzahl und dem gemessenen Sauerstoffverbrauch wurde der O_2-Verbrauch pro Zelle während der Kontrollmessungen und der Hypoxie errechnet. Der Sauerstoffverbrauch während der Hypoxie als % der Kontrolle ist in Abb. 3.**9** angegeben. Sauerstoffverbrauch als % der Kontrolle und P_{O_2} zeigen für fetale Skelettmuskelzellen in der Monolayer-Zellkultur eine enge Korrelation.

Mit abnehmendem Sauerstoffpartialdruck tritt eine Reduktion des Sauerstoffverbrauchs auf. Ähnliche Ergebnisse wurden für fetale Herzmuskelzellen in Monolayerkulturen ermittelt (11). Frühere In-vivo-Experimente beim Schaffetus (21) zeigten, daß der fetale Sauerstoffpartialdruck möglicherweise den fetalen Sauerstoffverbrauch reguliert.

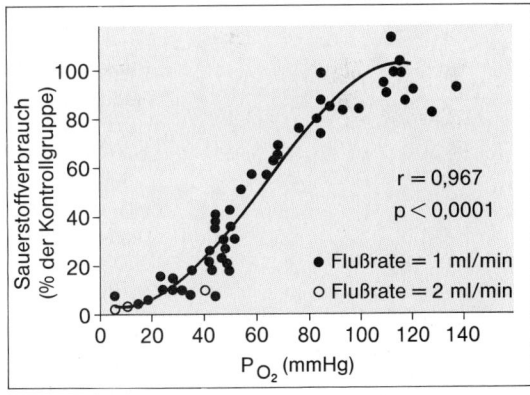

Abb. 3.**9** Die Korrelation zwischen Sauerstoffverbrauch von fetalen Skelettmuskelzellen in Monolayerkultur und dem Sauerstoffpartialdruck in der einströmenden Perfusionslösung. Der Sauerstoffverbrauch der Zellen fällt zwischen einem P_{O_2} von 80–20 mmHg linear ab.

Klinik des gestörten Sauerstofftransfers zum Fetus

Die Kenntnis der theoretischen Zusammenhänge ist für das Verständnis der Störungen des Sauerstofftransfers von großer Wichtigkeit. Im klinischen Alltag bieten Störungen des O_2-Transfers jedoch ein vielfältiges Bild (Tab. 3.2). Als Ursachen für Störungen im Transfer von Sauerstoff über die Plazenta ist zwischen maternalen, plazentaren und fetalen Ursachen zu unterscheiden, wobei die verschiedensten Störungen häufig kombiniert sind. Aus der Vielfalt der Störmöglichkeiten des Sauerstofftranfers sollen die Kontraktionen des Uterus, der Schockzustand der Mutter und die Anämie bei Rh-Inkompatibilität als Beispiele herausgegriffen werden.

Sauerstoffversorgung und fetale Hämoglobinkonzentration bei der Rh-Immunisierung

In den letzten Jahren ist die Messung des fetalen Sauerstoffpartialdrucks während der Schwangerschaft durch die ultraschallkontrollierte Punktionstechnik der Nabelschnurgefäße

Tabelle 3.2 Einfluß von maternalen, plazentaren und fetalen Faktoren auf die Sauerstoffversorgung des Fetus während Schwangerschaft und Geburt

Ursachen	Folgen
Maternale Faktoren	
Hypoventilation	Reduktion der O_2-Transportkapazität durch Hypoxämie, Hyperkapnie und Azidose
Herzfehler	Reduktion der O_2-Transportkapazität durch Hypoxämie und Hyperkapnie
Anämie	Reduktion der O_2-Transportkapazität durch Hb-Abfall
Uterine Durchblutung – Hyperpolystolie – Dauerkontraktion – vorzeitige Ablösung der Plazenta – Uterus bicornis – Schock – Vena-cava-Okklusionssyndrom – EPH-Syndrom – Hyperventilation	Reduktion der O_2-Transportkapazität durch Abfall der Uterusdurchblutung
Plazentare Faktoren	
Reduktion der Austauschfläche – EPH-Syndrom – Wachstumsretardierung – Infektion	Einschränkung des O_2-Transfers
Vergrößerung der Diffusionsstrecken – Diabetes mellitus – Rh-Inkompatibilität	Einschränkung des O_2-Transfers
Fetale Faktoren	
Umbilikale Zirkulation – Nabelschnurkompression – Nabelschnurmißbildung – Herzfehler	Reduktion der O_2-Transportkapazität durch Abfall der Nabelschnurdurchblutung
Anämie – Rh-Inkompatibilität	Reduktion der O_2-Transportkapazität bei Hb-Abfall

möglich geworden. Der Sauerstoffpartialdruck in den fetalen Gefäßen der V. und A. umbilicalis sowie im intervillösen Raum nimmt während der Schwangerschaft ab (57). Der P_{O_2} beträgt beispielsweise in der V. umbilicalis in der 16. Woche der Gravidität etwa 55 mmHg, in der 40. Woche jedoch nur noch 30–35 mmHg.

Letzterer Wert entspricht Befunden, die Wulf und andere in früheren Untersuchungen (63, 64) erhoben haben. Der Abfall des P_{O_2} ist jedoch ein überraschender Befund und gibt Anlaß zu Spekulationen. So wäre es denkbar, daß durch den Abfall des P_{O_2} möglicherweise die Ausreifungsvorgänge in der Plazenta stimuliert, sogar Mechanismen in Gang gesetzt werden, die die Geburt auslösen.

Wird nun durch Reduktion der Hämoglobinkonzentration bei der Rh-Immunisierung auf der fetalen Seite der Plazenta die Sauerstoffkonzentration zusätzlich erniedrigt, dann steigt aufgrund der unzureichenden fetalen O_2-Versorgung die Lactatkonzentration in der V. und A. umbilicalis an (Abb. 3.10). Zunächst kann die erhöhte Lactatkonzentration in der A. umbilicalis kompensiert werden. Die Clearance von Lactat über die Plazenta ist jedoch nicht mehr ausreichend, wenn die Hämoglobinkonzentration unter 6 g/dl abfällt.

Beim Menschen läßt sich eine ähnliche Beziehung errechnen, wenn ein Sauerstoffverbrauch des Fetus von 5 ml/kg/min angenommen wird. Für eine uterine Durchblutung von 100 ml/kg/min wird die kritische fetale O_2-Sättigung von 40%, bei der die O_2-Aufnahme abnimmt, bei einer Hämoglobinkonzentration von 8 g/dl erreicht. Bei höherer Durchblutung von 150 ml/kg/min wird die Grenze erst bei 5 g/dl unterschritten.

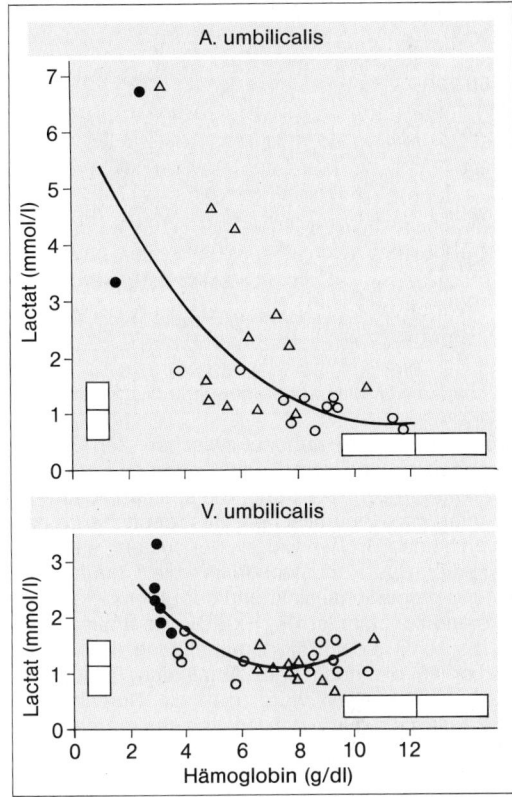

Abb. 3.**10** Die Beziehung zwischen der Lactat- und Hämoglobinkonzentration im fetalen Blut bei 32 Rhesus-Sensibilisierungen. Die Kästchen zeigen Normalwerte (Mittelwert ± 2 SD). Die Symbole zeigen hydropische Feten (●); Feten vor (○) und nach (△) der Transfusion (nach Soothill u. Mitarb. 1987).

Reduktion der uterinen Durchblutung durch Kontraktionen des Uterus, durch das Vena-cava-Okklusionssyndrom und durch maternalen Schock

Kontraktion des Uterus

Während der Kontraktion des Uterus fällt die Durchblutung von Uterus und Plazenta ab. Die Durchblutung nimmt ab durch die Kompression der Spiralarterien, die durch das Myometrium zur Plazenta führen, und durch die Okklusion der Venen, die die Plazenta drainieren. Da die Drainage des intervillösen Raums zum Amniondruck korreliert, entspricht der Amniondruck dem Blutdruck im intervillösen Raum (45, 46).

Tierexperimentelle Untersuchungen (26) an Schafen zeigen, daß mit dem Anstieg des Amniondrucks eine überproportionale Einschränkung der Durchblutung als Zeichen der Kompression der Spiralarterien einhergeht (Abb. 3.**11**). Dies belegt auch, daß das Ausmaß der Durchblutungsreduktion in den Wehen der Eröffnungsperiode während der Geburt geringer ist als während der starken Wehen der Austreibungsperiode.

Vena-cava-Okklusionssyndrom

Beim Vena-cava-Okklusionssyndrom wird die Durchblutung des Uterus durch Reduktion des Perfusionsdrucks am Uterus erniedrigt (29). Daran sind zwei Mechanismen beteiligt:

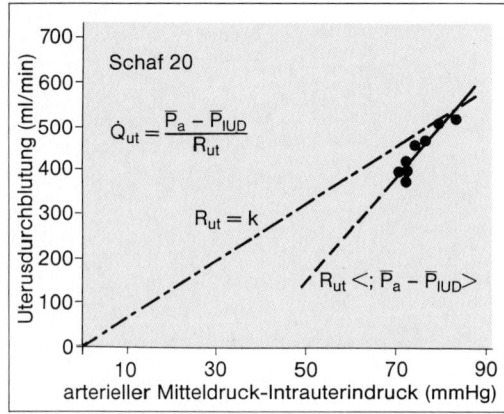

Abb. 3.11 Die Beziehung zwischen der Uterusdurchblutung und dem Perfusionsdruck (arterieller Mitteldruck – Amniondruck). Die strichpunktierte Linie gibt den theoretischen Zusammenhang zwischen beiden Größen wieder, der besteht, wenn bei Reduktion des Perfusionsdrucks die Uterusdurchblutung proportional sinkt und der uterine Gefäßwiderstand konstant ist ($R_{ut} = k$). Die Kontraktion des Uterus senkt jedoch die Durchblutung des Uterus stärker ab als nach dem Abfall des Perfusionsdrucks zu erwarten wäre, d. h. die Durchblutung wird zusätzlich durch den Anstieg des uterinen Gefäßwiderstands (R_{ut}) reduziert.

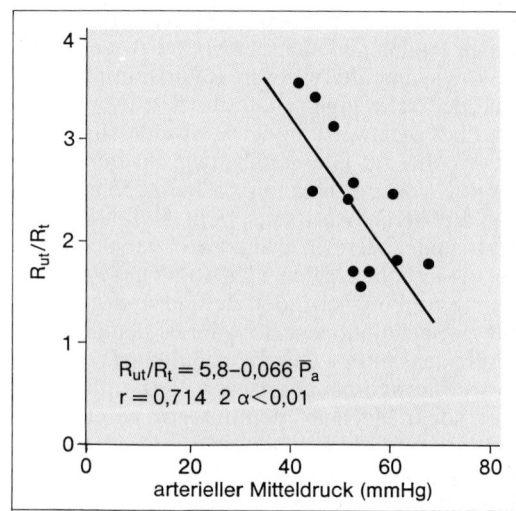

Abb. 3.12 Das Verhältnis von uterinem Gefäßwiderstand (R_{ut}) zum gesamten Gefäßwiderstand (R_t) in Abhängigkeit vom arteriellen Mitteldruck bei trächtigen Meerschweinchen am Termin. Fällt der arterielle Mitteldruck ab, dann steigt der uterine Gefäßwiderstand stärker an als der gesamte Gefäßwiderstand.

Durch Kompression der V. cava durch den vergrößerten Uterus steigt der Blutdruck in der V. uterina an. Bei konstantem arteriellen Druck wird die Uterusdurchblutung allein durch den Anstieg des Blutdrucks in der V. uterina reduziert. Da zusätzlich durch den Abfall des Herzminutenvolumens und durch Blutverlust in das gestaute Gebiet unterhalb der Kompression der V. cava der arterielle Mitteldruck abfällt, wird eine weitere Einschränkung der uterinen Perfusion begünstigt. Dieser Vorgang normalisiert sich beim Wegfall der Kompression.

Maternaler Schock

Ausgeprägter verlaufen jene Einschränkungen der uterinen Perfusion, die mit einer Zentralisation des maternalen Kreislaufs auftreten, da sie nicht so schnell reversibel sind. Bei operativen Eingriffen zeigt sich im Tierexperiment, daß mit dem Abfall des arteriellen Mitteldrucks das uterine Gefäßsystem einer stärkeren Vasokonstriktion unterliegt als der gesamte periphere Widerstand (Abb. 3.12). In Experimenten an Meerschweinchen beträgt das Verhältnis R_{ut}/ R_t bei einem normalen Blutdruck von 60 mmHg

etwa 1,8. Fällt der Blutdruck auf 40 mmHg ab, dann steigt das Verhältnis beider Parameter um das Doppelte an. Gleiche Beobachtungen können auch bei Experimenten am Schaf gemacht werden (31).

Anpassungsvorgänge beim Neugeborenen nach der Geburt

Kreislauf

Vor der Geburt strömt das fetale Blut über das Foramen ovale und den Ductus arteriosus von der rechten zur linken Herzhälfte. Hier liegen die Druckverhältnisse im fetalen Kreislaufsystem zugrunde. Der pulmonale Gefäßwiderstand ist hoch und läßt nur 10% des Blutvolumens passieren, außerdem mündet die linke Herzhälfte in das Niederdrucksystem der Plazenta aus. Die beiden Herzhälften sind durch einen Rechts-links-Shunt verbunden und im Kreislaufsystem parallel geschaltet.

Unmittelbar postpartal werden Kreislauf und Gasaustausch grundlegend umgestaltet, die Plazenta wird nicht länger durchblutet, und die Lungen nehmen ihre Funktion auf.

Die Unterbrechung der plazentaren Durchblutung und des Niederdrucksystems führt zu einer Erhöhung des gesamten Gefäßwiderstands des Fetus, einer Erhöhung des Drucks in der linken Herzhälfte und einer verminderten Blutzufuhr zur rechten Herzhälfte. Neben einer Reduktion des *Preloads* in der rechten Herzhälfte kommt es zu einer Abnahme des *Afterloads* in der rechten Herzhälfte durch eine Abnahme des pulmonalen Gefäßwiderstands bei Belüftung der Lungen. Die Druckverhältnisse zwischen linker und rechter Herzhälfte kehren sich um, und der Links-rechts-Shunt führt zu einem Verschluß des Foramen ovale und einer Änderung in der Durchblutungsrichtung in den Ductus arteriosus. Die Oxygenierung der Lunge sorgt für sauerstoffreiches Blut in der Aorta und verursacht den Verschluß des Ductus arteriosus. Die Prostaglandinsynthese im Ductus arteriosus wird durch den angestiegenen Sauerstoffpartialdruck erhöht und führt zu einer Vasokonstriktion, die später in eine Obliteration übergeht (12).

Lungenfunktion

Dem ersten Atemzug des Neugeborenen gehen intrauterine Atembewegungen voraus. Diese Atembewegungen sind schon sehr früh in der Schwangerschaft feststellbar und treten periodisch mit einer Frequenz zwischen 30 und 70/min am Ende der Schwangerschaft auf. Tierexperimentell konnte gezeigt werden, daß das Fehlen der fetalen Atmung zu einer Lungenhypoplasie führt (4, 18).

Die durch die Atembewegungen bedingte ständige Dränage von Lungenflüssigkeit in das Fruchtwasser erlaubt durch eine Amniozentese den Nachweis der fetalen Lungenreife. Die fetale Lungenreife beruht auf der Anwesenheit von Surfactant in den Lungenalveolen. Surfactant wird durch Pneumozyten II freigesetzt. Durch eine Reduktion der Oberflächenspannung ist postpartal die Entfaltung der Lunge möglich. Ein Surfactantmangel führt zu einem Atemnotsyndrom. Die Bestimmung von Surfactant im Fruchtwasser bietet dem Kliniker die Möglichkeit, die fetale Lungenreife einzuschätzen. Sie ist eine zusätzliche Hilfe für das geburtshilfliche Management. Die fetale Lungenreife ist vom Schwangerschaftsalter abhängig. Vor der 27. Schwangerschaftswoche haben die sich in der Lunge entwickelnden Kapillaren die Alveolaroberfläche noch nicht erreicht. Die künstliche Ventilation der Lunge stößt hier auf ihre biologischen Grenzen. Nachdem in der 27. Schwangerschaftswoche die Verbindungen zwischen Alveolaren und Kapillaren zustande gekommen sind, nimmt die fetale Lungenreife kontinuierlich zu. Seit einigen Jahren ist die wiederholte Substitution von Surfactant in den neonatologischen Intensiveinheiten zu einem Routineverfahren geworden. Die Applikation des Surfactant erfolgt durch Vernebelung in der ventilierten Luft. Die Häufigkeit und der Schweregrad von Atemnotsyndromen und Hirnblutungen konnten so gesenkt werden.

Vor der Geburt sind die Alveolen und die Atemwege des Fetus mit einer geringen Menge Flüssigkeit, ungefähr 30–35 ml/kg/KG, gefüllt (42). Während der Geburt werden bis zu 40 ml dieser Flüssigkeit aus den Lungen herausgepreßt (19). Der hierbei einwirkende Druck im Thorakalbereich beträgt maximal 200 cm H_2O. Nach der Geburt kommt es nicht zu einer passiven Einströmung von Luft in die Lungen. Normalerweise erfolgen innerhalb der ersten 30 Sekunden die ersten Atemzüge. Eine Hypoxie alleine genügt nicht, um eine Spontanatmung auszulösen. Der Anstieg des Kohlendioxidpartialdrucks und Abfall des pH-Werts sind wichtige interne Stimuli und können durch externe Stimuli, wie Hautreizung, intensiviert werden. Mit dem ersten Atemzug werden Unterdrucke von 20–70 cm H_2O erreicht. Es kommt zu einem unmittelbaren Einströmen von Luft. Ein sog. Eröffnungsdruck mit Lufteintritt in die Lungen nach Erreichen eines bestimmten Unterdrucks besteht nur im Fall einer primären Sectio. Zwischen 20 und 80 ml Luft werden beim ersten Atemzug eingeatmet. Ein Teil der eingeatmeten Luft verbleibt in der Lunge und trägt zur Residualkapazität bei. Der erste Schrei entspricht meistens der ersten Exspiration. Das Schreien ist für die Resorption der verbliebenen Lungenflüssigkeit äußerst wichtig. Durch Verschluß der Glottis werden positive Drucke in den Alveolen entwickelt, die die Resorption fördern. Die Rückresorption scheint ebenfalls durch Katecholamine, die während der Geburt freigesetzt werden, beschleunigt zu werden (48). Die Atmung des Neugeborenen ist nicht kontinuierlich. Apnoephasen sogar von längerer Dauer kommen vor. Nach einigen Monaten verschwindet diese nichtperiodische Atmung.

Die totale Lungenkapazität eines normalgewichtigen Neugeborenen von 3200–3400 g beträgt 210 ml. Das Atemzugvolumen ist 20 ml oder 6 ml/kgKG. Bei einem niedrigeren Geburtsgewicht ist das Atemzugvolumen kleiner und liegt bei 4 ml/kgKG. Die funktionelle Residualkapazität ist nach 24 Stunden 105 ml und trägt durch ihre Größe zur Stabilität der Sauerstoff- und Kohlendioxidpartialdrucke in den Alveolen und im Blut bei. Die Atemfrequenz liegt bei 35/min. Frühgeborene unter 2000 g kompensieren das kleinere Atemzugvolumen durch eine höhere Frequenz von 40–50/min.

Blutgase und Säure-Basen-Status

Das Neugeborene ist nicht länger der sauerstoffarmen Umgebung des Uterus ausgesetzt. Der Sauerstoffpartialdruck steigt an, der Kohlendioxidpartialdruck wird geringer und der pH-Wert normalisiert sich (30). Der geringe Anstieg des P_{O_2} ist durch die Entnahmetechnik begründet (Tab. 3.**3**).

Hämoglobinkonzentration

Das fetale Hämoglobin (HbF) wird durch Erwachsenen-Hämoglobin mit einer geringeren Affinität zu Sauerstoff ersetzt (8).

Gelegentlich ist die Leberfunktion für die Elimination von fetalem Hämoglobin unzureichend, und es kommt zu einem Icterus neonatorum. Gleichzeitig unterliegt der Hämoglobingehalt größeren Schwankungen. Der Hämoglobingehalt in Nabelvene und Nabelarterie liegt bei 16 g/dl. Am ersten postpartalen Tag beträgt der Hämoglobingehalt im Kapillarblut der Ferse 22,1 g/dl (30). Die Zunahme des Hämoglobingehalts wird durch eine Hämokonzentration durch Flüssigkeitsübertritt in das Interstitium erklärt. In den darauf folgenden Tagen wird der Hämoglobingehalt niedriger und beträgt am 5. postpartalen Tag 20,1 g/dl.

Tabelle 3.3 Mikroblutuntersuchung aus der Ferse post partum

	60 min	5 Tage
P_{O_2} (mmHg)	44,3	45,1
P_{CO_2} (mmHg)	40,0	36,2
pH	7,32	7,41
SO_2 (%)	85,0	87,5

Literatur

1 Acheson, G. M., G. S. Dawes, J. C. Mott: Oxygen consumption and the arterial oxygen concentration in foetal and newborn lambs. J. Physiol. (Lond.) 135 (1957) 623

2 Aherne, W., M. S. Dunnill: Morphometry of the human placenta. Brit. med. Bull. 22 (1966) 5–8

3 Aherne, W., M. S. Dunnill: Quantitative aspects of placental structure. J. Pathol. Bacteriol. 91 (1966) 123–139

4 Alcorn, P., T. M. Adamson, T. F. Lambert, J. E. Moloney, B. C. Ritchie, P. M. Robinson: Morphological effects of chronic tracheal ligation and drainage in the fetal lambs. J. appl. Physiol. 51 (1977) 293

5 Assali, N. S., L. Raurano, T. Peltonen: Measurement of uterine blood flow and uterine metabolism. Amer. J. Obstet. Gynecol. 79 (1960) 86

6 Bartels, M., W. Moll: Passage of inert substances and oxygen in the human placenta. Pflügers Arch. ges. Physiol. 280 (1964) 165–177

7 Bartels, H., K. Riegel, J. Wenner, K. H. Wulf: Perinatale Atmung. Springer, Berlin 1972

8 Beer, R., E. Doll, J. Wenner: Die Verschiebung der O_2-Dissoziationskurve des Blutes von Säuglingen während der ersten Lebensmonate. Arch. ges. Physiol. 265 (1958) 526–540

9 Bouterline-Young, E. Bouterline-Young: Alveolar carbon dioxide levels in pregnant parturient and lactating subjects. J. Obstet. Gynecol. Brit. Emp. 63 (1956) 509

10 Braems, G., K. Valentin, A. Peltzer, I. Düßler, A. Jensen: Oxygen availability determines oxygen consumption of fetal cheletal muscle cells in monolayer culture. Abstract. Nr. 50. Society for Gynecologic Investigation, 36th Annual Meeting 1989

11 Braems, G., I. Düßler, A. Jensen: Oxygen availability determines oxygen consumption of fetal myocardial cells in monolayer culture. Abstract Nr. 294. Society for Gynecologic Investigation. 37th Annual Meeting 1990

12 Coceani, F., P. M. Olley: Role of prostaglandins, prostacyclins and thromboxanes in the control of prenatal patency and postnatal closure of the ductus arteriosus. In Heymann, M. A.: Prostaglandins in the Perinatal Period. Grune & Stratton, New York 1980 (p. 109)

13 Darwin, Ch.: The Origin of Species. 1859

14 Döring, G. K., H. H. Loeschke: Atmung und Säure-Basengleichgewicht in der Schwangerschaft. Pflügers Arch. ges. Physiol. 249 (1947) 437

15 Döring, G. K., H. H. Loeschke, B. Ochwadt: Weitere Untersuchungen über die Wirkung der Sexualhormone auf die Atmung. Pflügers Arch. ges. Physiol. 252 (1950) 216

16 Edelstone, P. I., M. E. Caine, F. D. Fumia: Relationship of fetal oxygen consumption and acid-base balance to fetal hematocrit. Amer. J. Obstet. Gynecol. 151 (1985) 844–851

17 Edelstone, P. I., M. J. Darly, K. Bass, K. Miller: Effects of reduction in hemoglobin-oxygen affinity and hematocrit level on oxygen consumption and acid-base status in fetal lambs. Amer. J. Obstet. Gynecol. 160 (1989) 820–828

18 Fewell, J. E., C. L. Chu, J. A. Kitterman: Effects of phrenic nerve section on the respiratory system of fetal lambs. J. appl. Physiol. 51 (1981) 293

19 Goss, K. W., M. M. Klaus, W. H. Tooley, K. Weisser: The response of the new-born baby to inflation of the lunge. J. Physiol. (Lond.) 151 (1960) 551–565

20 Hörmann, G.: Lebenskurven normaler und entwicklungsfähiger Chorionzotten; Ergebnisse systematischer Zottenmessungen. Arch. Gynecol. 181 (1951) 29

21 Jensen, A., M. Hohmann, W. Künzel: Dynamic changes in organ blood flow and oxygen consumption during acute asphyxie in fetal sheep. J. develop. Physiol. 9 (1987) 543–559

22 Kaufmann, P.: Entwicklung der Plazenta. In Becker, V., Th. H. Schiebler, F. Kubli: Die Plazenta des Menschen. Thieme, Stuttgart 1981 (S. 13)

23 Kelman, G. R., A. Templeton: Maternal blood gases during human pregnancy. J. Physiol. 244 (1975) 66–67

24 Knopp, J.: Das Wachstum der Chorionzotten vom 2.–10. Monat. Z. Anat. Entwickl.-Gesch. 122 (1960) 42

25 Knuttgen, M. G., K. Emerson: Physiological response to pregnancy at rest and during exercise. J. appl. Physiol. 36 (1974) 549

26 Künzel, W.: Der Zusammenhang zwischen Durchblutung und Gefäßwiderstand des Uterus. Perinatale Medizin, Bd. III. Thieme, Stuttgart 1972 (S. 668)

27 Künzel, W., W. Moll: Uterine O2 consumption and blood flow of the pregnant uterus. Z. Geburtsh. Perinatol. 176 (1972) 108–117

28 Künzel, W., K. H. Wulf: Der Einfluß der maternen Ventilation auf die aktuellen Blutgase und den Säure-Basen-Status der Feten. Z. Geburtsh. Gynäkol. 172 (1970) 1

29 Künzel, W., K. H. Wulf: Die „Herzinsuffizienz" der Schwangeren in Rückenlage. Med. Welt 32 (1981) 174

30 Künzel, W., H. Wulf, D. Denning: Die Sauerstofftransportfunktion des Blutes in der Neugeborenenperiode. Z. Geburtsh. Gynäkol. 171 (1969) 217–238

31 Künzel, W., H. D. Jünge, F. K. Klöck, W. Moll: The effect of low molecular weight dextran on uterine blood flow and the gas partial pressure on the fetal blood. Z. Geburtsh. Perinatol. 176 (1972) 290

32 Künzel, W., F. K. Klöck, H. D. Junge, W. Moll: Uterine blood, oxygen uptake, and vascular resistance of pregnant sheep near term. J. perinatal Med. 2 (1974) 101

33 Künzel, W., L. Mann, A. Bhahthavathsalan, J. Airomlooi, M. Liu: The effect of umbilical vein occlusion on fetal oxygenation, cardiovascular parameters and fetal electroencephalogram. Amer. J. Obstet. Gynecol. 128 (1977) 201–208

34 Künzel, W., V. Jovanovic, S. Grüßner: Der Blutfluß in der Vena und Arteria umbilicalis während der Schwangerschaft. Geburtsh. u. Frauenheilk. 51 (1991) 513–522

35 Lees, M. M., S. H. Taylor, D. B. Scott, M. G. Kerr: A study of cardiac output at rest throughout pregnancy. J. Obstet. Gynecol. Brit. Cwlth 74 (1967) 319

36 Leffler, G. W., J. R. Hessler, R. S. Green: The onset of breathing at birth stimulates pulmonary vascular prostacyclin synthesis. Pediat. Res. 18 (1984) 938

37 Lehmann, V., H. Fabel: Lungenfunktionsuntersuchungen an Schwangeren, Teil II: Ventilation, Atemmechanik und Diffusionskapazität. Z. Geburtsh. Perinatol. 1977 (1973) 397

38 Lucius, H., H. Gahlenbeck, H. O. Kleine, H. Fabel, H. Bartels: Respiratory functions, puffer system and electrolyte concentrations of blood during human pregnancy. Resp. Physiol. 9 (1970) 311–317

39 Lyon, H. A., R. Antonio: The sensitivity of the respiratory centre in pregnancy and after the administration of progesterone. Trans. Ass. Amer. Physcns 72 (1959) 173

40 Metcalfe, J., S. L. Romney, L. H. Ramsey, D. E. Reid, C. S. Burwell: Estimation of uterine blood flow in normal human pregnancy at term. J. clin. Invest. 34 (1955) 1632

41 Metcalfe, J., H. Bartels, W. Moll: Gasexchange in the pregnant uterus. Phys. Rev. 47 (1967) 782–838

42 Milner, A. D., H. Vyas: Lung expansion at birth. J. Pediat. 101 (1982) 879

43 Moll, W.: Gas exchange in concurrent, countercurrent and crosscurrent flow systems. The concept of the fetoplacental unit. In Longo, L. D., H. Bartels: Respiratory Gas Exchange and Blood Flow in the Placenta. U.S. Department of Health, Education and Welfare, Bethesda (Maryland), 1972

44 Moll, W., E. Kastendieck: Accumulation and disappearance lactate in a fetus with hemochorial placenta. The role of placental transfer and fetal metabolism. J. perinatal Med. 6 (1970) 246–254

45 Moll, W., W. Künzel: Der uteroplazentare Kreislauf. Z. Geburtsh. Perinatol. 178 (1974) 1

46 Moll, W., W. Künzel, L. A. M. Stolte, J. Kleinhout, P. A. De Jong, A. F. I. Veth: The blood pressure in the decidual part of the utero placental arteries (spiral arteries) of the rehesus monkey. Pflügers Arch. 346 (1974) 291

47 Nicolaides, K. H., D. L. Economides, P. W. Soothill: Blood gases, pH, and lactate in appropiate – and small – for – gestational age fetuses. Amer. J. Obstet. Gynecol. 161 (1989) 996–1001

48 Olver, R. E.: Of labour and lungs. Arch. Dis. Childh. 56 (1981) 659

49 Parer, J. T.: Reversed relationship of oxygen affinity in maternal and fetal blood. Amer. J. Obstet. Gynecol. 108 (1970) 323

50 Parer, J. T., C. W. De Lammoy, A. S. Hoversland, J. Metcalfe: Effect of decreased uterine blood flow on uterine oxygen consumption in pregnant macagues. Amer. J. Obstet. Gynecol. 100 (1968) 813

51 Paulone, M. E., D. I. Edelstone, A. Shedd: Effects of maternal anemia on uteroplacental and fetal oxidative metabolism in sheep. Amer. J. Obstet. Gynecol. 156 (1987) 130–136

52 Pernoll, M. L., J. Metcalfe, P. A. Kovach, R. Wachter, M. J. Dunham: Ventilation during rest and exercise in pregnancy and post partum. Resp. Physiol. 25 (1975) 295

53 Pernoll, M. L., J. Metcalfe, T. J. Schlenker, I. E. Welch, J. A. Matsumoto: Oxygen consumption at rest and during exercise in pregnancy. Resp. Physiol. 25 (1975) 285

54 Prowse, C. M. E. A. Gaensler: Respiratory and acid base changes during pregnancy. Anaesthesiology 26 (1965) 381

55 Rurak, D., P. Seleke, M. Fischer, S. Taylor, B. G. Wittmann: Fetal oxygen extraction comparison of the human and sheep. Amer. J. Obstet. Gynecol. 156 (1987) 360–366

56 Seeds, A. E., F. C. Battaglia, A. E. Hellegers: Effects of pregnancy on the pH, PCO_2 and bicarbonate concentration of peripheral venous blood. Amer. J. Obstet. Gynecol. 88 (1964) 1086

57 Soothill, P. W., K. H. Nicolaides, C. H. Rodeck, St. Campell: Effect of gestational age on fetal and intervillous blood gas and acid-base values in human pregnancy. Fetal Ther. 1 (1986) 168

58 Soothill, P. W., K. H. Nicolaides, C. H. Rodeck, W. H. Clewell, J. Lindbridge: Relationship of fetal hemoglobin and oxygen content to lactate concentration in Rh isoimmunized pregnancies. Amer. J. Obstet. Gynecol. 69 (1987) 268

59 Stenger, V., D. Eitzman, T. Andersen, J. Cotter, H. Prystowsky: A study of the oxygenation of the fetus and newborn and its relation to that of the mother. Amer. J. Obstet. Gynecol. 93 (1965) 376–385

60 Templeton, A., G. R. Kelman: Maternal blood gases (PaO2–PaCO2) physiological shunt and Vd/Vt in normal pregnancy. Brit. J. Anaesth. 48 (1976) 1001

61 Wilbrand, U., Ch. Porath, P. Matthaes, R. Jaster: Der Einfluß der Ovarialsteroide auf die Funktion des Atemzentrums. Arch. Gynäkol. 191 (1959) 507

62 Wilkin, P.: Les théories explicatives du méchanisme des
éxchanges transplacentaires. In Snoeck, J.: Le placenta
humain; aspects morphologiques et fonctionnels. 1958

63 Wulf, K. H.: Der Gasaustausch in der reifen Plazenta des
Menschen. Z. Geburtsh. Gynäkol. 158 (1962) 117–134,
259–319

64 Wulf, M., W. Künzel, V. Lehmann: Vergleichende Untersuchungen der aktuellen Blutgase und des Säure-Basen-Status im fetalen und maternen Kapillarblut während der Geburt. Z. Geburtsh. Gynäkol. 167 (1967)
113–155

4 Schmerzentstehung und Erregungsleitung unter der Geburt

I. Jurna

Ursachen des Wehenschmerzes

Der Wehenschmerz ist ein akuter Schmerz, der durch eine Gewebeschädigung verursacht wird. Er entsteht in der Eröffnungsphase hauptsächlich durch Dehnung der unteren Uterussegmente und der Zervix; in der Austreibungsphase kommt eine Schädigung von Gewebe der Beckenorgane und des Perineums als schmerzauslösende Ursache hinzu (5, 6, 39). Als Gewebeschädigung ist jede Folge einer übermäßigen Dehnung, Quetschung, Zerrung oder Zerreißung von Gewebe oder Ischämie anzusehen, die zur Narbenbildung führen kann, nicht aber führen muß. Der durch Dehnung bei gleichzeitiger Kontraktion der unteren Uterussegmente und der Zervix verursachte Schmerz entspricht einem Kolikschmerz bei Spasmen von Hohlorganen wie Gallen- oder Harnwegen.

Die Schmerzintensität wird vom Ausmaß und von der Geschwindigkeit der Dehnung der unteren Uterussegmente und der Zervix bestimmt (4). Darüber hinaus besteht eine Beziehung zwischen dem Beginn der Uteruskontraktion und dem Einsetzen des Schmerzes. Zu Beginn der Wehentätigkeit ist der Abstand zwischen beiden Ereignissen lang, wird aber mit fortschreitendem Geburtsverlauf immer kürzer, weil die Uteruskontraktionen anfangs mehr Zeit benötigen, um den Druck der Amnionflüssigkeit über den kritischen Wert von 15 mmHg zu bringen, bei dem untere Uterussegmente und Zervix gedehnt werden (11). Danach steigt der Druck rascher an, vor allem wenn untere Uterussegmente und Zervix maximal dilatiert sind. Eine isotonische Kontraktion des Uterus, bei der sich die Muskellänge unter Gleichbleiben von Spannung oder Druck verkürzt, ist wie bei anderen Hohlorganen schmerzlos. Hingegen ist eine isometrische Kontraktion, bei der Druck oder Spannung unter Gleichbleiben der Muskellänge zunehmen, schmerzhaft. Dementsprechend sieht man tierexperimentell bei einer isotonischen Kontraktion eines Hohlorgans wie dem Uterus bei Ableitung der Aktivität in nozizeptiven Afferenzen keine Änderung, während bei einer isometrischen Kontraktion die Zahl der Impulsentladungen massiv ansteigt (8, 27).

Bahnen der Erregungsleitung beim Wehenschmerz

Der Wehenschmerz der Eröffnungsphase geht von den unteren Uterussegmenten und der Zervix aus, die weitaus dichter mit sensiblen Nervenfasern als der übrige Uterus ausgestattet sind (15). Bei diesen Afferenzen handelt es sich größtenteils um C-Fasern und einige wenige myelinisierte Fasern geringen Durchmessers aus Mechanorezeptoren (8, 9, 19).

Der Wehenschmerz ist ein Nozizeptorschmerz, bei dem die Erregung über C-Fasern in das Rückenmark geleitet wird. Die Nozizeptoren werden durch die Gewebeschädigungen aktiviert, die infolge einer Dehnung der unteren Uterussegmente und der Zervix entstehen, wozu im späteren Verlauf des Geburtsvorgangs auch die hinzukommen, die durch Zerrung von Ligamenten und Faszien sowie extreme Dehnung der Vagina und Zerreißen des Damms verursacht werden. Wie allgemein beim Nozizeptorschmerz spielen Prostaglandine auch hier eine wichtige Rolle bei der Aktivierung der Nozizeptoren. Ihre Bildung wird nicht nur durch die Verletzungen in der Austreibungsperiode, sondern auch während der Eröffnungsphase u. a. durch die lokale Ischämie in den unteren Uterussegmenten und der Zervix während der isometrischen Kontraktionen angeregt.

Die nozizeptiven Afferenzen verlaufen zusammen mit sympathischen Efferenzen von Uterus und Zervix im Plexus cervicalis und Plexus uteri, danach im Plexus hypogastricus inferior und superior und schließlich im lumbalen in den thorakalen Grenzstrang (Abb. 4.**1**). Aus dem Grenzstrang treten sie über die Rr. communicantes albi und die Hinterwurzeln hauptsächlich in die Rückenmarksegmente Th11–12 und zu einem geringen Teil auch in die Segmente Th10 und L1 ein. Aus Perineum und äußerem Bereich der Vagina gelangen nozizeptive Afferenzen im N. pudendalis über die entsprechenden Hinterwurzeln in die Rückenmarksegmente S2–4. Die nozizeptiven Afferenzen enden in der Substantia gelatinosa und im Hinterhorn des Rückenmarks und bilden Synapsen mit Neuronen, die ihre Axone im Tractus spinotha-

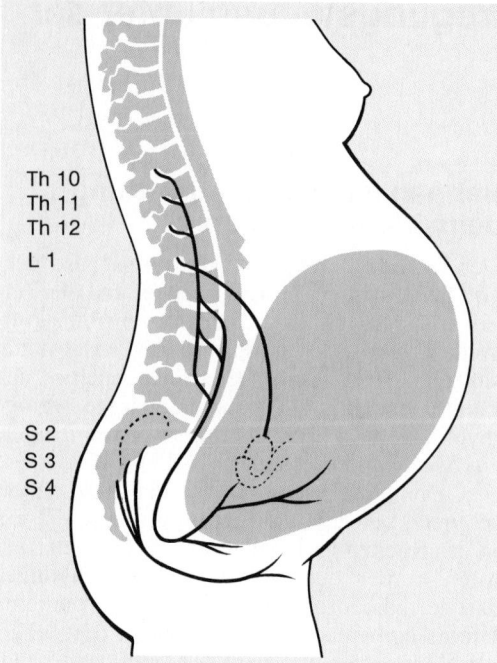

Abb. 4.**1**   Periphere Leitungsbahnen der nozizeptiven Erregung unter der Geburt (nach Bonica 1984).

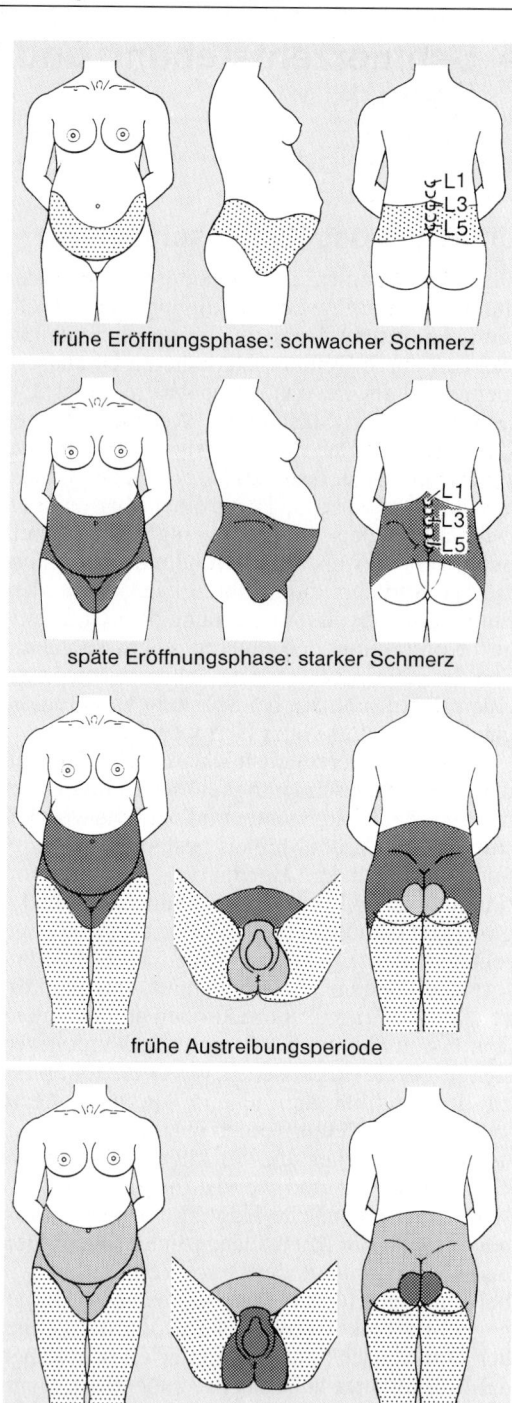

frühe Eröffnungsphase: schwacher Schmerz

späte Eröffnungsphase: starker Schmerz

früe Austreibungsperiode

späte Austreibungsperiode

Schmerzintensität
| schwach | mäßig | stark |

lamicus, Tractus spinomesencephalicus, Tractus spinoreticularis und Tractus spinocervicalis zum Gehirn aufsteigen lassen (47). Über diese teilweise gekreuzten, teilweise aber auch ungekreuzten Bahnen erreicht die Erregung das Gehirn, wo sie u. a. die Schmerzempfindung auslöst.

Übertragung des Wehenschmerzes auf Dermatome

Wie allgemein bei viszeralen Schmerzen erfolgt beim Wehenschmerz eine *Schmerzübertragung* auf entsprechende Dermatome (Head-Zonen; Abb. 4.**2**). Der Grund dafür ist, daß nozizeptive Afferenzen aus dem Uterus und der Zervix und nozizeptive Afferenzen aus der Haut auf dieselben Neurone im Hinterhorn des Rückenmarks konvergieren. Deshalb scheint es, daß der Schmerz von der Haut ausgeht.

In der frühen Eröffnungsphase ist der Schmerz noch verhältnismäßig schwach und auf die Segmente Th11 und Th12 begrenzt. Mit zunehmender Wehentätigkeit wird der Schmerz intensiver, schärfer und krampfender und breitet sich bis zu einer Eröffnung der Zervix von 3–4 cm über die benachbarten Dermatome Th10 und L1 aus.

Bei vollständiger Dilatation der Zervix in der späten Eröffnungsphase nimmt die Erregung der nozizeptiven Afferenzen aus diesem Bereich ab. Die isometrischen Kontraktionen des Uterus und die Dehnung der unteren Uterussegmente lösen in denselben Dermatomen wie in der vorausgehenden Phase jedoch eine Schmerzempfindung aus. Mit zunehmender Schädigung der Beckenorgane steigert sich der Schmerz und breitet sich auf die Dermatome der Sakralsegmente S2–4 aus. Verletzungen des Perineums tragen zu diesem Schmerz ohne Übertragung bei. Der vom Perineum ausgehende Schmerz ist im Unterschied zum Übertragungsschmerz wie jeder Oberflächenschmerz scharf und gut lokalisierbar. Er läßt sich durch eine Leitungsblockade der Nn. pudendales beseitigen (4, 30).

In der späten Eröffnungsphase und der Austreibungsperiode können Schmerzen zusätzlich durch Zug an den Ligamenten des Uterus und am Peritoneum, durch übermäßigen Druck auf Harnblase, Urethra und Rektum sowie durch Dehnung von und Druck auf Nerven, Ligamente, Faszien und Muskulatur im Becken entstehen.

Aktivierung des nozizeptiven Systems und seine Auswirkungen

Die Erregung, die in den nozizeptiven Afferenzen über die Hinterwurzeln in das *Rückenmark* einläuft, aktiviert das nozizeptive System (Abb. 4.**3**). Sie wird synaptisch auf Neurone im Hinterhorn übertragen, die entweder Teil motorischer Reflexbahnen, efferenter sympathischer Bahnen oder zum Gehirn aufsteigender Bahnen sind. Eine kurze, phasische Aktivierung der motorischen Relexbahnen löst Fluchtreflexe aus, eine anhaltende, tonischer Aktivie-

◀Abb. 4.**2** Übertragung des Wehenschmerzes auf Dermatome (Head-Zonen) und Intensität der Schmerzen im Verlauf des Geburtsvorgangs. Der Schmerz in den Dermatomen T10–L1 ist aus den unteren Uterussegmenten und der Zervix übertragen. Der Schmerz in den Dermatomen S2–S4 ist durch Gewebsschädigung direkt entstanden (nach Bonica 1984).

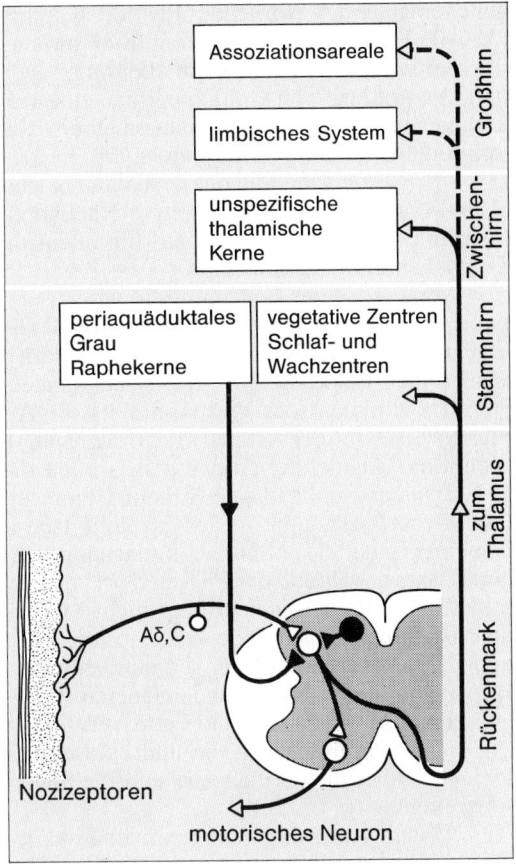

Abb. 4.**3** Schematische Darstellung des nozizeptiven Systems.

rung Muskelverspannungen und Schonhaltungen.

Die Erregung gelangt über die Tractus spinocervicalis, spinoreticularis und spinomesencephalicus in den *Hirnstamm* und wird von dort zu anderen Hirnarealen einschließlich dem Thalamus weitergeleitet (47). Im Hirnstamm selbst erhöht sie den Wachzustand. Die Steigerung der Vigilanz fördert die Erwartung der nächsten Schmerzattacke, die dann intensiver wahrgenommen wird.

Außerdem werden Neurone im periaquäduktalen Grau und den Raphekernen aktiviert, die ihre Axone in absteigenden Bahnen in das Rückenmark senden und dort die synaptische Erregungsübertragung aus den nozizeptiven Afferenzen hemmen. An dieser durch schmerzhafte Reize ausgelösten deszendierenden Hemmung sind 5-Hydroxytryptamin und körpereigene opiatähnlich wirkende Peptide beteiligt (3, 16). Eine schmerzreizbedingte Hemmung nozizeptiver Aktivität scheint allerdings auch ohne Vermittlung von Opioidpeptiden zustande kommen zu können, da der Opiatantagonist Naloxon die Hemmung nicht immer abschwächt (33, 35). Es ist noch völlig unklar, ob und in welchem Ausmaß sich diese negative Rückkopplung im nozizeptiven System auf die Intensität des Wehenschmerzes auswirkt.

Von besonderer Bedeutung für Mutter und Fetus ist, daß die in den Hirnstamm einlaufende Erregung auf Neurone wirkt, die vegetative Funktionen kontrollieren. Wie jeder andere Schmerz stimuliert der Wehenschmerz die Atmung (13). In der frühen Eröffnungsphase nimmt das Atemvolumen deutlich zu, und die CO_2-Spannung sinkt ab. Die Atmung ist im weiteren Geburtsverlauf bis in die Nachgeburtsperiode hinein parallel zur Schmerzintensität gesteigert. Da aber während der Phasen der Uteruserschlaffung das Atemzentrum nicht weiter durch Schmerz auslösende Reize erregt wird und CO_2 als Reiz wegen der schmerzbedingten Hyperventilation ausfällt, ist die Sauerstoffsättigung im Blut von Mutter und Fetus vermindert (6). Nach Periduralanästhesie und beidseitiger Pudendusblockade normalisiert sich die Sauerstoffsättigung (6, 17, 26).

Weitere Änderungen vegetativer Funktionen stehen vor allem unter dem Zeichen einer gesteigerten sympathischen Aktivität. Herzminutenvolumen und Blutdruck sind erhöht (1, 25, 46). Die Steigerung der Herzleistung wird von kreislaufgesunden Gebärenden problemlos vertragen, kann aber bei Herzinsuffizienz, Hypertonie im großen oder kleinen Kreislauf oder hochgradiger Anämie verhängnisvoll werden, was sich jedoch durch eine Periduralanästhesie verhindern läßt (6, 7, 45).

Eine *Stoffwechselsteigerung* kann zusammen mit einer hyperventilationsbedingten Bicarbonatausscheidung über die Nieren und bei nicht selten verminderter Aufnahme von Kohlenhydraten mit der Nahrung eine metabolische Azidose herbeiführen, die sich auch auf den Fetus auswirkt und durch Periduralanästhesie verhindert werden kann (42, 43). Die verminderte Nahrungsaufnahme ist eine Folge der durch die gesteigerte Sympathikusaktivität verzögerten Magen-Darm-Passage, die Übelkeit und Erbrechen auslösen kann. Wegen der gesteigerten Sympathikusaktivität können sich ein Ileus oder eine Oligurie ausbilden (6).

Die Konzentration von Catecholaminen und Corticosteroiden ist im Plasma erhöht, weil der Wehenschmerz die sympathische Aktivität stimuliert und eine Streßreaktion auslöst (29, 31). Das beeinflußt die Kontraktionen des Uterus, da sie durch Noradrenalin gesteigert und durch Adrenalin und Corticosteroide gehemmt werden (31).

Die nozizeptive Erregung wird aus dem Hirnstamm zum *Hypothalamus* weitergeleitet, wo sie die vegetative und hormonelle Kontrolle beeinflußt und eine schmerzbedingte Streßreaktion auslöst. Aus der Adenohypophyse werden ACTH und β-Endorphin, die sich von der gemeinsamen Vorstufe Proopiomelanocortin ableiten, in die Blutbahn abgegeben (2, 20, 24, 34). β-Endorphin wird auch vom Fetus (14, 22) und von der Plazenta (34, 41) zusammen mit ACTH gebildet.

Unter normalen Bedingungen liegt die Konzentration von β-Endorphin im Plasma zwischen 10 und 40 pg/ml; sie steigt während der späten Eröffnungsphase und der Austreibungsperiode auf Werte von 100–450 pg/ml (14, 18, 22). Das scheint jedoch für die Ausbildung einer endogenen Analgesie nicht auszureichen (12, 14, 18, 22, 23, 44). Die Auswirkungen einer erhöhten ACTH-Konzentration im Plasma wurde im vorausgehenden Abschnitt angesprochen.

Die nozizeptive Erregung erreicht über den Tractus spinothalamicus direkt und über die Tractus spinocervicalis, spinomesencephalicus und spinoreticularis indirekt, d. h. nach Umschaltung im Hirnstamm, den *Thalamus*. Die Aktivierung von Neuronen in unspezifischen thalamischen Kernen spielt bei der Entstehung der Schmerzempfindung eine wichtige Rolle. Die Erregung gelangt weiterhin in das *limbische System,* wo der Schmerz als Gefühlserlebnis emotional und affektiv verarbeitet wird. Das limbische System ist auch maßgeblich an der Entstehung der Angst beteiligt, die zusammen mit der Vigilanzsteigerung die Schmerztoleranz erheblich verringert. Eine psychologische Vorbereitung und Motivierung kann dadurch, daß sie das Aufkommen von Angst verhindert, dazu beitragen, den Wehenschmerz besser zu ertragen oder sogar die Schmerzwahrnehmung zu verringern.

Die nozizeptive Erregung gelangt schließlich in *somatosensorische Areale* des Großhirns, wo die Lokalisierung der Gewebeschädigung erfolgt, und zu den *Assoziationsarealen,* vor allem im Lobus frontalis, wo der Ichbezug zum Schmerzerlebnis hergestellt wird.

Intensität des Wehenschmerzes

Die Intensität der Schmerzempfindung ist sicher nicht vom Grad zivilisatorischer Entwicklung abhängig (4, 21), da die anatomischen und physiologischen Grundlagen des Wehenschmerzes bei allen Frauen immer gleich gewesen sind. Dagegen sind Schmerzverhalten oder Schmerzäußerung in hohem Maß von ethnischen und kulturellen Faktoren beeinflußt und können einen geringen oder aber einen unerträglichen Wehenschmerz vortäuschen.

In einem früheren Versuch zur Messung des Wehenschmerzes verglichen Gebärende diesen Schmerz mit der Stärke von Schmerzen, die durch Einwirken schädigender Hitze auf die Haut erzeugt wurden (28). Dabei zeigte sich, daß der Schmerz in der frühen Eröffnungsphase einem „schwachen Schmerz" durch geringe Hautschädigung gleichkam. Bis zu einer Eröffnung des Muttermundes auf 4 cm nahm der Wehenschmerz zu, bis er einem „mäßigen Schmerz" entsprach. Bei einer Eröffnung von 6–8 cm wurde „starker Schmerz" und bei voller Eröffnung „sehr starker Schmerz" empfunden. Maximale Schmerzintensität wurde angegeben, wenn der Kopf des Kindes durchtrat.

Diese Ergebnisse werden durch zwei Studien aus Schweden bestätigt. In der einen gaben 71% einer Gruppe von Erstgebärenden starken oder sogar unerträglichen Schmerz während der Geburt an (10). In der anderen empfanden 35% der Gebärenden unerträglichen und 37% starken Schmerz, während nur bei 28% der Schmerz gering bis mäßig eingestuft wurde (40).

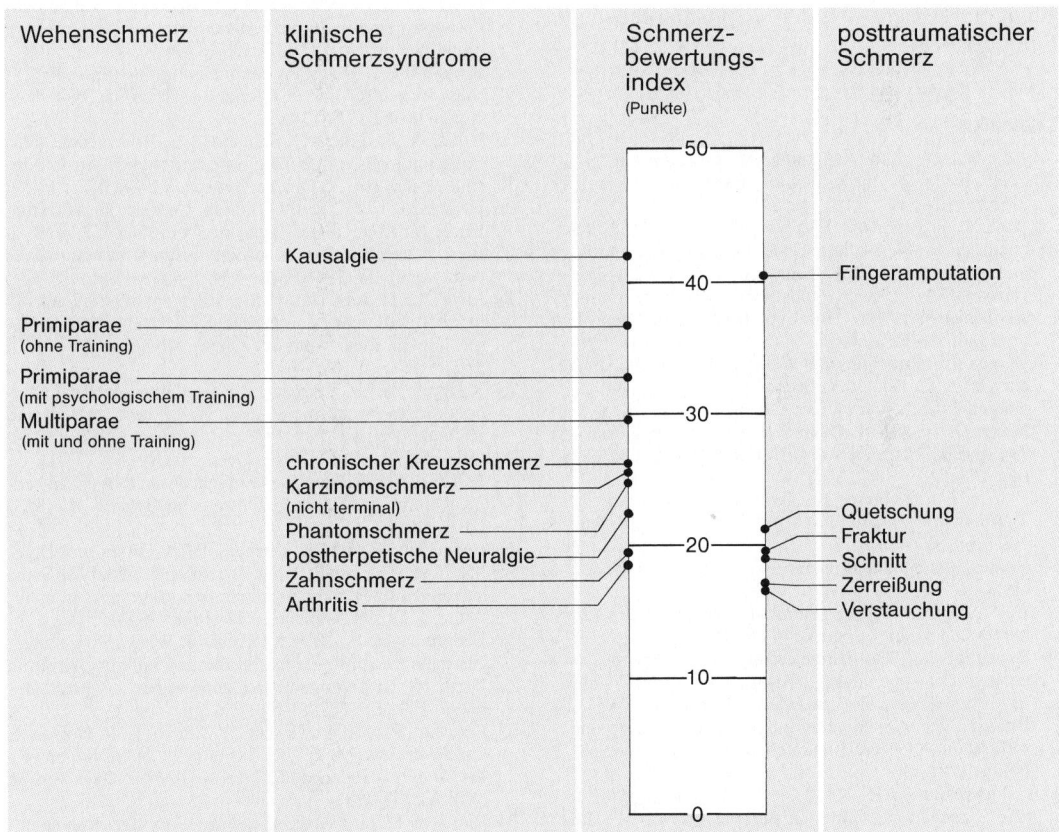

Abb. 4.4   Vergleich der Schmerzbewertungsindizes des Geburtsschmerzes und von Schmerzen verschiedener Ursache (nach Bonica 1986).

Der Einfluß psychologischen Trainings zur Geburtserleichterung wurde mit dem McGill-Schmerzfragebogen untersucht (38), der es erlaubt, den multidimensionalen Charakter von Schmerzen nach Qualität, Intensität und affektiver Tönung zu erfassen und ihn in Zahlen bzw. Punkten als Schmerzbewertungsindex (Pain-rating-Index; [36]) auszudrücken (Abb. 4.**4**). Bei Primiparae ohne psychologisches Training lag der Index mit 37 Punkten signifikant über dem von 33 Punkten bei entsprechender Vorbereitung. Multiparae hatten ebenfalls einen hohen Index, der Unterschied zwischen psychologisch vorbereiteten und nicht vorbereiteten Gebärenden war jedoch nicht signifikant. Eine Periduralanästhesie reduzierte den Schmerzbewertungsindex von 28 Punkten vor der Blockade auf 8 Punkte nach Blockade. Ein Vergleich mit anderen, allgemein als schwer eingestuften Schmerzzuständen ergab, daß der Geburtsschmerz um 10–14 Punkte über chronischen Kreuzschmerzen, Tumorschmerzen, Phantomschmerz oder postherpetischem Schmerz liegt (37).

Literatur

1 Adams, J. Q., A. M. Alexander: Alterations in cardiovascular physiology during labour. Obstet. and Gynecol. 12 (1958) 542–549

2 Akil, H., S. J. Watson, E. Young, M. E. Lewis, H. Khachaturian, J. M. Walker: Endogenous opioids: biology and function. Ann. Rev. Neurosci. 7 (1984) 223–255

3 Basbaum, A. I., H. L. Fields: Endogenous pain control mechanisms: review and hypothesis. Ann. Neurol. 4 (1978) 451–462

4 Bonica, J.J.: Principles and Practice of Obstetric Analgesia. Davis, Philadelphia 1967

5 Bonica, J. J.: Labour pain: mechanisms and pathways. In Marx, G. F., G. M. Bassell: Obstetric Analgesia and Anesthesia. Elsevier/North Holland, Amsterdam 1980 (pp. 173–195)

6 Bonica, J. J.: Labour Pain. In Wall, P. D., R. Melzack: Textbook of Pain. Churchill Livingstone, Edinburgh 1984 (pp. 377–392)

7 Bonica, J. J.: Pain of parturition. Clin. Anaesthesiol. 4 (1986) 1–31

8 Bower, E. A.: Action potentials from uterine sensory nerves. J. Physiol. (Lond.) 148 (1959) 2–3

9 Bower, E. A.: The characteristics of spontaneous and evoked action potentials recorded from the rabbit's uterine nerves. J. Physiol. (Lond.) 183 (1966) 730–747

10 Bundsen, P.: Subjektiva resultat av smärtlindring under förlossning – en enkätundersökning. Lakartidningen 3 (1975) 129–136

11 Caldeyro-Barcia, R., J. J. Poseiro: Physiology of the uterine contraction. Clin. Obstet. Gynecol. 3 (1960) 386–408

12 Clement-Jones, V., G. M. Besser: Clinical perspectives in opioid peptides. Brit. med. Bull. 39 (1983) 95–100

13 Cole, P. V., R. C. Nainby-Luxmoore: Respiratory volumes in labour. Brit. med. J. 1962/I, 1118

14 Davis, A. A.: The innervation of the uterus. J. Obstet. Gynaecol. Brit. Emp. 40 (1933) 481–497

15 Fields, H.L., A. I. Basbaum: Brain stem control of spinal pain transmission neurons. Ann. Rev. Physiol. 40 (1978) 217–248

16 Fisher, A., C. Prys-Roberts: Maternal pulmonary gas exchange. A study during labour and extradural blockade. Anaesthesia 23 (1968) 350–355

17 Fletcher, J. E., F. A. Thomas, R. G. Hill: β-Endorphin and parturiton. Lancet 1980/I, 310

18 Floyd, K., V. E. Hick, J. F. B. Morrison: Afferent units in the cat hypogastric nerve. J. Physiol. (Lond.) 246 (1974) 86–87

19 Frederickson, R. C. A., L. E. Geary: Endogenous opioid peptides: review of physiological, pharmacological and clinical aspects. Progr. Neurobiol. 19 (1982) 19–69

20 Freedman, L. Z., V. S. Ferguson: The question of 'painless childbirth' in primitive cultures. Amer. J. Orthopsychiat. 20 (1950) 363–379

21 Goland, R. S., S. L. Wardlaw, R. I. Stark, A. G. Frantz: Human plasma β-endorphin during pregnancy, labour and delivery. J. clin. Endocrinol. 52 (1981) 74–78

22 Goldstein, A.: Endorphins: physiology and clinical implications. Ann. N. Y. Acad. Sci. 311 (1978) 49 –58

23 Guillemain, R., T. Vargo, J. Rossier, S. Minick, N. Ling, C. Rivier, W. Vale, F. Bloom: β-Endorphin and adrenocorticotropin are secreted concomitantly by the pituitary gland. Science 197 (1977) 1367–1369

24 Henry, J. L.: Circulating opioids: possible physiological roles in central nervous function. Neurosci. biobehav. Rev. 6 (1982) 229–245

25 Huch, A., R. Huch, H. Schneider, G. Roth: Continuous transcutaneous monitoring of foetal oxygen tension during labour. Brit. J. Obstet. Gynaecol. 84S (1977) 1–39

26 Hendricks, C. H., E. J. Quilligan: Cardiac output during labor. Amer. J. Obstet. Gynecol. 71 (1956) 953–972

27 Iggo, A.: Physiology of visceral afferent systems. Acta neuroveget. 28 (1966) 121–134

28 Javert, C. T., J. D. Hardy: Measurement of pain intensity in labor and its physiologic, neurologic and pharmacologic implications. Amer. J. Obstet. Gynecol. 60 (1950) 552–563

29 Kauppila, A., R. Tuimala, J. Haapalahti: Maternal adrenocorticotropic hormone and cortisol during labour and vaginal delivery. J. Obstet. Gynaecol. 81 (1974) 691–694

30 Klink, E. W.: Perineal nerve block, an anatomical and clinical study in the female. Obstet. and Gynecol. 1 (1953) 137–146

31 Lederman, R. P., E. Lerman, B. A. Work jr., D. S. McCann: The relationship of maternal anxiety, plasma catecholamines and plasma cortisol to progress in labor. Amer. J. Obstet. Gynecol. 132 (1978) 495–500

32 Lederman, R. P., D. S. McCann, B. Work, M. J. Huber: Endogenous plasma epinephrine and norepinephrine in last-trimester pregnancy and labor. Amer. J. Obstet. Gynecol. 129 (1977) 495–500

33 Lewis, J. W., G. W. Terman, Y. Shavit, L. R. Nelson, J. C. Liebeskind: Neuro, neurochemical, and hormonal bases of stress-induced analgesia. Advanc. Pain Res. 6 (1984) 277–288

34 Liotta, A. S., D. T Krieger: In vitro biosynthesis and comparative posttranslational processing of immunoreactive precursor corticotropin/β-endorphin by human placental and pituitary cells. Endocrinology106 (1980) 1504 –1511

35 Mayer, D. J., L. R. Watkins: Multiple endogenous opiate and nonopiate analgesia systems. Advanc. Pain Res. 6 (1984) 253–276

36 Melzack, R.: The McGill pain questionnaire: major properties and scoring methods. Pain 1 (1975) 277 –299

37 Melzack, R.: The myth of painless childbirth (John Bonica Lecture). Pain 19 (1984) 321–337

38 Melzack, R., P. Taenzer, P. Feldman, R. A. Kinch: Labour is still painful after prepared childbirth training. Canad. med. Ass. J. 125 (1981) 357–363

39 Moir, C.: The nature of pain in labour. J. Obstet. Gynaecol. Brit. Emp. 46 (1939) 409–425

40 Nettelblad, P., C. F. Fagerström, N. Uddenberg: The significance of reported childbirth pain. J. psychosom. Res. 20 (1976) 215–221

41 Odagiri, E., B. J. Sherrell, C. D. Mount, W. E. Nicholson, D. N. Orth: Human placental immunoreactive corticotropin, lipotropin and β-endorphin: evidence for a common precursor. Proc. nat. Acad. Sci. 76 (1979) 2027–2031

42 Pearson, J. F., P. Davies: The effect of continuous lumbar epidural analgesia on acid-base status of maternal clood during the first stage of labour. J. Obstet. Gynaecol. Brit. Cwlth. 80 (1973) 218–224

43 Pearson, J. F., P. Davies: The effect of continuous epidural analgesia on maternal acid-base balance and arterial lactate concentration during the second stage of labour. J. Obstet. Gynaecol. Brit. Cwlth. 80 (1973) 225 –229

44 Rust, M., M. Keller, M. Gessler, W. Zieglgänsberger: Endorphinerge Mechanismen bei der schwangerschaftsspezifischen Schmerzadaptation. Anaesthesist 33 (1984) 452

45 Sörenson, M. B., J. D. Korshin, A. Fernandes, O. Secher: The use of epidural analgesia for delivery in a patient with pulmonary hypertension. Acta anaesthesiol. scand. 26 (1982) 180–182

46 Ueland, K., J. M. Hansen: Maternal cardiovascular dynamics. II: Posture and uterine contractions. Amer. J. Obstet. Gynecol. 103 (1969) 1–7

47 Willis, W. D.: The Pain System. Karger, Basel 1985

5 Endogene Opiate und Schmerzmodulation unter der Geburt

W. Distler

1973 wurden Opiatrezeptoren im Zentralnervensystem durch Snyder (29) und Terenius (30) erstmals nachgewiesen. Schon 1975 gelang es, die ersten körpereigenen Liganden in Form von opiatartig wirkendem Material (endogene Opiate) aus verschiedenen Geweben zu isolieren und zu identifizieren (2, 12, 16, 21). Die analgetische Wirkung der endogenen Opiate wurde kurz nach der Entdeckung dieser Stoffe bekannt; sie ist inzwischen hinreichend untersucht (3, 18, 26, 27, 31). Damit konnte der Beweis erbracht werden, daß der Organismus „körpereigene Analgetika" bilden kann. Im Bestreben, die analgetischen Effekte der endogenen Opiate bei der Streß- und Schmerzdefensive des Organismus zu untersuchen, hat man sich vor allem des Geburtsvorgangs bedient. Im folgenden Kapitel sollen die Zusammenhänge mit klinischem Bezug dargestellt werden.

Einteilung der Opioidpeptide

Die Bezeichnung „endogene Opiate" wird auf körpereigene Stoffe angewandt, der Begriff „Opioidpeptid" gilt für endogene oder synthetische Peptide mit Opiatwirkung. Die Peptide mit opioider Wirkung lassen sich in die Enkephaline, Endorphine und Dynorphine unterteilen. Die Enkephaline, also Methionin- und Leucinenkephalin, sollen sich im wesentlichen vom Proenkephalin B ableiten, während für Dynorphin und Neoendorphin wahrscheinlich das Proenkephalin A der Präkursor ist (35). Die *Endorphine* lassen sich vom Proopiomelanocortin (POMC) ableiten. POMC hat ein Molekulargewicht von 31 000 und läßt sich im Hypothalamus, in der Hypophyse, aber auch in der Plazenta und im Nebennierenmark nachweisen (11, 19, 20). Durch enzymatische Spaltung entsteht aus POMC neben ACTH das β-Lipotropin, welches sich wiederum in β-MSH, Enkephalin und verschiedene Endorphine splittet (Abb. 5.1). Das β-Endorphin (β-EP) entsteht aus den 31 C-terminalen Aminosäuren des β-Lipotropins.

Der Organismus verfügt nicht nur über verschiedene opioiderge Systeme, sondern auch über unterschiedliche Klassen von *Opiatrezeptoren*, wobei letztere gewisse Liganden mit Vor-

rang binden (Tab. 5.1). Im Bioassay kann die Rezeptorbindung der Opioidagonisten bzw. -antagonisten am Vas deferens von Maus, Ratte oder Kaninchen und Ileum des Meerschweinchens überprüft werden (13, 33). Hierbei ließ sich z. B. eine spezifische Affinität des Opiatantagonisten Naloxon gegenüber den μ- und ε-Rezeptoren feststellen. Erwähnung finden muß auch das charakteristische *Verteilungsmuster* der endogenen Opioide im Zentralnervensystem. So sind die Endorphine besonders im periaquäduktalen Höhlengrau des Hirnstamms, Hypothalamus, Hypophysenvorderlappens und -zwischenlappens nachzuweisen, während die Enkephaline im wesentlichen in den Basalganglien und dem limbischen System bzw. die Dynorphine in der Substantia nigra und im Hypophysenhinterlappen vorkommen (13, 19).

Die *Aktivierung des POMC-Systems* läßt sich bei psychischem und körperlichem Streß, Schmerzen sowie psychologischen Einflüssen

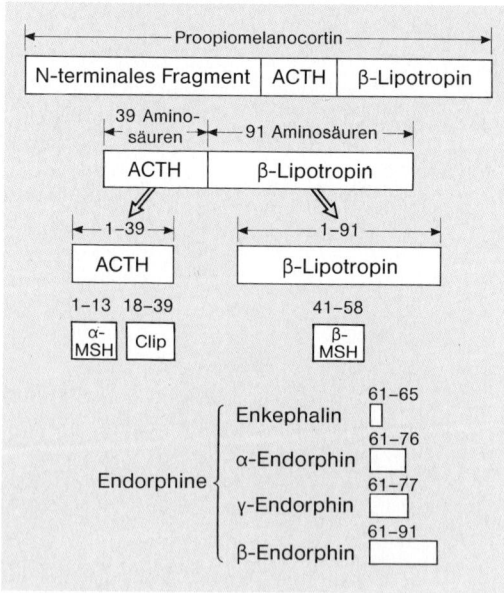

Abb. 5.1 Proopiomelanocortin (POMC), das Präkursormolekül von ACTH, MSH, Lipotropin und verschiedenen Endorphinen (nach Fritz u. Speroff).

Tabelle 5.1   Verhalten von Opioiden gegenüber den verschiedenen Opiatrezeptoren am Vas deferens von Maus, Kaninchen und Ratte sowie Ileum des Meerschweinchens (aus Grossman 1983)

Opiatrezeptoren	μ	δ	K	ε	σ
Bioassay	Ileum des Meerschweinchens	Vas deferens der Maus	Vas deferens des Kaninchens	Vas deferens der Ratte	–
Naloxon-Antagonist	sensitiv	resistent	resistent	sensitiv	hochresistent
Mögliche endogene Liganden	? Endorphin	Met/Leuenkephalin	Dynorphin	Endorphin	?
Lokalisation	periaquäduktales Höhlengrau des Hypothalamus	limbisches System, Basalganglien	Substantia nigra Hypophysenhinterlappen	?	?

beobachten. Bei der Streßreaktion des Organismus kommt es zu einer simultanen Ausschüttung von ACTH und β-EP aus dem Hypophysenvorderlappen, welches bei einem gemeinsamen Präkursor wie dem POMC verständlich ist (14). Allgemein kommt den endogenen Opioiden des POMC-Systems bei der Schmerz- und Streßdefensive des Organismus eine zentrale Bedeutung zu, denn zu den *physiologischen Wirkungen* der endogenen Opiate zählen: Schmerzmodulation (Analgesie), Atemdepression, Modulation des Verhaltens (Sedierung, Euphorie), thermoregulatorische und kardiovaskuläre Effekte (Bradykardie, Hypothermie) und endokrinologische Veränderungen (Prolactinanstieg, LH- und FSH-Senkung, Stimulation bzw. Suppression von CRF; 6, 8, 11, 13, 23).

Opioide und Geburtsvorgang

Analgesie durch Opioide

Durch tierexperimentelle Untersuchungen konnte nachgewiesen werden, daß es während der Schwangerschaft und unter der Geburt bei Ratten zu einer progredienten Erhöhung der *Schmerzschwelle* kommt (10). Der Schmerzschwellenanstieg war durch die Langzeitapplikation des Opiatantagonisten Naltrexon zu verhindern. Diese Befunde zeigen, daß opioiderge Mechanismen bei graviden Ratten eine antinozizeptive Rolle spielen. Beim Menschen lassen sich ebenfalls Hinweise für eine endorphinerge Schmerzmodulation während Gravidität und Geburt finden (27). Allerdings wird dabei den schwangerschaftsspezifischen Steroidhormonen auch eine Schlüsselrolle zugeschrie-

ben. Die hohen Steroidkonzentrationen während der Schwangerschaft sind möglicherweise dafür verantwortlich, daß es über eine erhöhte Opioidpeptid-Syntheserate im Zentralnervensystem zu einem verstärkten, inhibierenden Tonus opioidsensitiver Systeme kommt (27).

Oyama u. Mitarb. (26) verabreichten geburtshilflichen Patientinnen humanes β-Endorphin *intrathekal*. Sie konnten eine langfristige Analgesie ohne Beeinträchtigung des Neugeborenen durch β-EP beobachten. Nach *intravenöser* Gabe von Morphin unter der Geburt kann es bekanntlich beim Neugeborenen post partum zu Respirationsstörungen kommen (34). Nach *systemischer* Applikation führen endogene Opiate zu keinerlei Atemdepression, haben jedoch auch keine analgetische Wirkung, da sie die Blut-Hirn-Schranke nicht hinreichend passieren können (22). Hingegen läßt sich bei *intravenöser* bzw. *intraperitonealer* Applikation von gegen Degradierung geschützter Opiatanaloga, wie z. B. D-Ala-β-Endorphin oder D-Ala, MePhe-Met-Enkephalin (DAMME), eine Erhöhung der Schmerztoleranz erzielen (17).

Fetale und maternale Opioidspiegel

Zahlreiche Untersucher haben sich mit β-EP-Veränderungen während der *Schwangerschaft* und *unter der Geburt* beschäftigt (4, 9, 11, 15, 32). Zu der Frage, wie sich die β-EP-Werte im maternalen Plasma während der Gravidität verhalten, sind unterschiedliche Resultate erzielt worden (11). Einige Autoren kommen zu Ergebnissen wie von uns kürzlich beschrieben (5). Dabei liegen die β-EP-Spiegel in allen Schwangerschaftsmonaten im Durchschnitt tiefer als außerhalb der Gravidität (Tab. 5.2). Erst mit Wehenbeginn bzw. unter der Geburt kommt es im Rahmen einer Streßreaktion zu einer starken hypophysären β-EP-Sekretion. Die höchsten β-EP-Werte sind in der Austreibungsphase zu finden, ein deutlicher Abfall von β-EP läßt sich unmittelbar post partum feststellen.

Ein Teil der Opioide wird über einen Rückfluß des Bluts im Hypophysenstiel vom Hypophysenvorderlappen direkt zum Hypothalamus und anderen Hirnregionen gelangen, um dort eine „zentrale Analgesie", atemdepressive Wirkung und Beeinflussung der Herz-Kreislauf-Regulation hervorrufen zu können (25). Allerdings zeigen die peripheren β-EP-Spiegel eine große individuelle Variabilität, so daß eine Korrelation zu dem progredienten Schmerzschwellenanstieg während Schwangerschaft und Geburt nicht eindeutig möglich ist (27). Rust (27) folgert deshalb, daß bei der endogenen Schmerzmodulation unter der Geburt sowohl endorphinerge als auch plazentar-steroidale Mechanismen von Bedeutung sind.

Über die Wirkung von Opioidpeptiden auf die *Gebärmutter* direkt gibt es nur wenige Untersuchungen (6). Allerdings wird den Opioiden eine Hemmung der Oxytocinsekretion zugeschrieben, so daß indirekt eine Beeinflussung der Wehentätigkeit möglich ist (1). Die Belastungen der Geburt führen nicht nur zu erhöhten β-EP- und β-Lipotropinspiegeln im Blut der Gebärenden, sondern auch beim Fetus (11). Unmittelbar post partum sind im *Nabelschnurblut* hohe β-EP-Werte nachweisbar, wobei die Konzentrationen in der Nabelvene etwas höher liegen als in der -arterie (11, 28). Letzteres ist durch die β-EP-Synthese der Plazenta bedingt (11, 24). Ein maternofetaler Übertritt des Peptids ist nicht wahrscheinlich, da das Molekulargewicht von β-EP bei 3500 liegt und eine pla-

zentare Passage gewöhnlich nur bis zu einem Molekulargewicht von 600 möglich ist. Der wesentliche Anteil des β-EP und β-Lipotropins im Nabelschnurblut stammt aus der Hypophyse des Kindes (7, 11). Das plazentare β-EP stellt nur einen Bruchteil des fetalen β-EP-Pools dar, so daß letztlich β-EP-Messungen im Nabelarterien- und Nabelvenenblut über eine Streßreaktion des Fetus Auskunft geben. Nach Goebelsmann u. Mitarb. (11) unterscheiden sich die β-EP-Werte im Nabelschnurblut bei den verschiedenen Entbindungsverfahren nur unwesentlich, jedoch führt ein Fetal distress zu einem starken β-EP-Anstieg durch Aktivierung des POMC-Systems. Wir konnten berichten, daß bei Frühgeborenen sowohl nach vaginaler als auch abdominaler Entbindung die β-EP-Konzentrationen im Nabelvenenblut deutlich höher sind als bei reifen Neugeborenen (5). Dies setzt einen stärkeren Streß durch den Geburtsvorgang und eine vermehrte hypophysäre β-EP-Sekretion bei den Frühgeburten voraus. Auch beim Fetus bzw. Neugeborenen haben die Opioidpeptide folgende physiologische Wirkungen: Schmerzmodulation, Atemdepression, Sedierung, thermoregulatorische sowie kardiovaskuläre Effekte (6, 11, 13, 23).

Bedeutung der Opioide für den Geburtsvorgang

Mit Fortschreiten der Schwangerschaft und unter der Geburt läßt sich eine *Erhöhung der Schmerzschwelle* feststellen, welche durch eine Aktivierung opioiderger Systeme bedingt sein wird. Einerseits kommt dabei den hohen Konzentrationen der *fetoplazentaren Steroide* eine Bedeutung zu, da sie die Opioidpeptid-Syntheserate im Zentralnervensystem erhöhen; andererseits kann das bei der Mutter sowie beim Fetus sub partu infolge Streß vom Hypophysen-

Tabelle 5.2   β-Endorphinkonzentrationen (pg/ml) im Plasma bei Frauen während Schwangerschaft und Geburt oder 30−60 min post partum sowie bei einer Kontrollgruppe von nichtschwangeren Frauen

	x̄	± S E	n
Nichtschwangere Kontrollgruppe	65	10,5	25
1. Trimenon	50	5,6	15
2. Trimenon	29	2,3*	15
3. Trimenon	51	7,3	25
Geburtsbeginn	187	35,6	12
Austreibungsperiode	410	81,2	10
30−60 min post partum	156	25,1	15

* Signifikanter Unterschied zum 1. und 3. Trimenon

vorderlappen sezernierte β-Endorphin retrograd über den Hypophysenstiel spezifische Hirnregionen erreichen und wird somit für eine „zentrale Analgesie" in Frage kommen. Allerdings zeigen die *peripheren* β-EP-Spiegel starke individuelle Schwankungen und große Variabilität, so daß keine dosisabhängige pharmakologische Korrelation zwischen hypophysärer β-EP-Sekretion und progredienter Schmerzschwellenerhöhung besteht. Die Opioide können zur *Hemmung der Oxytocinsekretion* beitragen, so daß sie damit die Wehenaktivität beeinflussen. Der Organismus der Gebärenden verfügt durch die opioidergen Systeme letztlich über endogene Schutzmechanismen gegen zu starke Wehentätigkeit und Geburtsschmerzen.

Literatur

1 Baizman, E. R., B. M. Cox: Endorphin in rat pituitary glands; its distribution within the gland, and age related changes in gland contend in male and female rats. Life Sci. 22 (1978) 519

2 Bradbury, A. F.: C fragment of lipotropin has a high affinity for brain opiate receptors. Nature 260 (1976) 793

3 Cheng, R. S. S., B. Pomeranz: Electroacupuncture analgesia could be mediated by at least 2 pain relieve mechanisms – Endorphins and non-endorphin systems. Life Sci. 25 (1962) 1957

4 Csotons, K., M. Rust, V. Höllt, W. Mahr, W. Kromer, H. Teschemacher: Elevated plasma β-endorphin levels in pregnant women and their neonates. Life Sci. 25 (1979) 835

5 Distler, W.: Human plasma β-endorphin levels in pregnant women and in newborns. In Distler, W., L. Beck: Endorphins in Reproduction and Stress. Thieme, Stuttgart 1990 (p. 62)

6 Ehrenreich, H.: Bedeutung endogener Opiate im Rahmen des Fortpflanzungsgeschehens. Enke, Stuttgart 1982 (S. 293)

7 Facchinetti, F., F. Bagnoli, R. Bracci, A. R. Genazzani: Plasma opioids in the first hours of life. Pediat. Res. 16 (1982) 95–98

8 Fritz, M. A., L. Speroff: The endocrinology of the menstrual cycle: the interaction of folliculogenesis and neuroendocrine mechanisms. Fertil. Steril. 38 (1982) 509

9 Genazzani, A. R., F. Facchinetti, D. Parrini: β-lipotropin and β-endorphin plasma levels during pregnancy. Clin. Endocrinol. 14 (1981) 409

10 Gintzler, A. R.: Endorphin – mediated increases in pain threshold during pregnancy. Science 210 (1980) 193

11 Goebelsmann, U., T. K. Abboud, D. I. Hoffmann, T. T. Hung: Beta-endorphin in pregnancy. Europ. J. Obstet. Gynecol. 17 (1984) 77

12 Granat, M., M. Sharf, B. A. Weissman: Humoral endorphin in human body fluids during pregnancy. Gynecol. obstet. Invest. 11 (1980) 214

13 Grossman, A.: Brain opiates and neuroendocrine function. Clin. Endocrinol. Metabol. 12 (1983) 725

14 Höllt, V., O. A. Müller, R. Fahlbusch: β-endorphin in human plasma, basal and pathologically elevated levels. Life Sci. 25 (1979) 37

15 Hoffmann, D. I., T. K. Abboud, H. R. Haase, T. T. Hung, U. Goebelsmann: Plasma β-endorphin concentrations prior to and during pregnancy, in labor and after delivery. Amer. J. Obstet. Gynecol. 150 (1984) 492

16 Hughes, J.: Isolation of an endogenous compound from the brain with pharmacological properties similar to morphine. Brain Res. 88 (1975) 295

17 Kastin, A. J., M. T. Jemison, D. H. Coy: Analgesia after peripheral administration of enkephalin and endorphin analogues. Pharmacol. Biochem. Behav. 11 (1979) 713

18 Kosterlitz, H. W.: Endogenous opioid peptides and the control of pain. Psychol. Med. 9 (1979) 1

19 Krieger, D. T., J. B. Martin: Brain peptides. Part I: New Engl. J. Med. 304 (1981) 876

20 Krieger, D. T., J. B. Martin: Brain Peptides. Part II: New Engl. J. Med. 304 (1981) 944

21 Ling, N.: Isolation, primary structure and synthesis of alpha-endorphin and gamma-endorphin, two peptides of hypothalamic-hypophysial origin with morphinomimetic activity. Proc. nat. Acad. Sci. 73 (1976) 3942

22 Meisenberg, G., W. H. Simmons: Minireview. Peptides and the blood-brain barrier. Life Sci. 32 (1983) 2611

23 Millan, M. J., A. Herz: The endocrinology of the opioids. Int. Rev. Neurobiol. 26 (1985) 1

24 Nakai, Y., K. Nakao, S. Oki, H. Imura: Presence of immunoreactive β-lipotropin and β-endorphin in human placenta. Life Sci. 23 (1978) 2013

25 Oliver, C., R. S. Mical, J. C. Porter: Hypothalamic-pituitary vasculature: Evidence for retrograde blood flow in the pituitary stalk. Endocrinology 101 (1977) 598

26 Oyama, T., A. Matsuki, T. Taneichi, N. Ling, R. Guillemin: β-Endorphin in obstetric analgesia. Amer. J. Obstet. Gynecol. 137 (1980) 613

27 Rust, M.: Schmerzempfindung bei Schwangerschaft und Geburt. Anaesthesiol. u. Intensivmed. 209 (1989) 62

28 Shaaban, M. M., T. T. Hung, D. I. Hoffmann, R. A. Lobo, U. Goebelsmann: β-Endorphin and β-lipotropin concentrations in umbilical cord blood. Amer. J. Obstet. Gynecol. 144 (1982) 560

29 Snyder, S. H.: The opiate receptor. Neurosci. Res. 13 (1974) 1

30 Terenius, L.: Stereospecific uptake of narcotic analgesics by subcellular fraction of the guinea pig ileum. Upsala J. med. Sci. 78 (1973) 150

31 Teschemacher, H.: Endorphine – körpereigene Analgetika. Dtsch. Z. Akupunkt. 2 (1978) 34

32 Wardlaw, S. L., R. I. Stark, L. Bai, A. G. Frantz: Plasma β-endorphin and β-lipotropin in the human fetus at delivery: correlation with arterial pH and pO2. J. clin. Endocrinol. 49 (1979) 888

33 Wüster, M., R. Schulz, A. Herz: The direction of opioid agonists toward μ-, δ-, and ε-receptors in the vas deferens of the mouse and the rat. Life Sci. 27 (1980) 167

34 Yaksh, T. L., P. R. Wilson, R. F. Kaiko, C. E. Inturrisi: Analgesia produced by a spinal action of morphine and effects upon parturition in the rat. Anesthesiology 51 (1979) 386

35 Yen, S. S. C., M. E. Quigley, R. L. Reid, J. F. Ropert, N. S. Cetel: Neuroendocrinology of opioid peptides and their role in the control of gonadotropin and prolactin secretion. Amer. J. Obstet. Gynecol. 152 (1985) 485

6 Perinatale Pharmakologie

H. Pedersen, A. C. Santos und M. Finster

Es kann heute als gesichert gelten, daß die meisten Medikamente einschließlich der Anästhetika die Plazenta rasch überwinden. Die Kenntnisse dieser Zusammenhänge konnten durch die Entwicklung hoch sensitiver und spezifischer Techniken zur Medikamentenanalyse in Körperflüssigkeiten und Geweben und durch ein besseres Verständnis der fetalen Zirkulation erheblich gesteigert werden. Im Jahre 1944 nahm man z. B. an, daß nach einer i.v. Injektion von Thiopental die Substanz die fetale Zirkulation nicht vor Ablauf von 5 Minuten erreichte (28). 10 Jahre später wurden die Barbiturate mit Hilfe verbesserter analytischer Techniken im Nabelschnurblut schon innerhalb 1 Minute nachgewiesen (42).

1961 konnte erstmals Lidocain im Nabelschnurblut von Neugeborenen nachgewiesen werden, deren Mütter die Substanz zur Periduralanalgesie während der Geburt erhalten hatten (4). Schon bald darauf wurde das Bewußtsein dafür geschärft, daß unerwünschte neonatale Nebenwirkungen im Gefolge der Aufnahme großer Mengen von Lokalanästhetika durch den Fetus entstanden (46). Es konnte z. B. nachgewiesen werden, daß nach einer wiederholten periduralen oder kaudalen Injektion von Mepivacain die fetalen Lokalanästhetikakonzentrationen genügend hoch anstiegen, um zu einer neonatalen Depression zu führen, kenntlich an einem Apgar-Wert von 6 oder weniger. Heute ist allgemein bekannt, daß selbst geringe Konzentrationen einiger Lokalanästhetika subtile Veränderungen der adaptiven, neurologischen oder Verhaltensfunktionen des Neugeborenen verursachen können, ohne daß dies im Apgar-Wert erkennbar ist (66, 2).

Zu den am meisten verwendeten Medikamenten im Rahmen der geburtshiflichen Anästhesie gehören Lokalanästhetika; ihre pharmakokinetischen Eigenschaften sind sehr intensiv untersucht worden. Sie sollen dazu dienen, die Prinzipien der perinatalen Pharmakologie zu verdeutlichen.

Durchtritt von Medikamenten durch die Plazenta

Verschiedene Faktoren beeinflussen den Übertritt von Medikamenten über die Plazenta einschließlich deren physikochemische Eigenschaften, der Medikamentenkonzentration im Plasma der Mutter, der Eigenschaften der Plazenta und der hämodynamischen Vorgänge innerhalb der fetomaternalen Einheit.

Medikamente, die zur Anästhesie verwendet werden, überwinden die Plazenta durch einfache Diffusion – ein Vorgang, der hauptsächlich durch physikochemische Faktoren nach dem Fick-Prinzip abläuft. Dieses Prinzip besagt, daß die Diffusionsrate eine Funktion des Konzentrationsgradienten von freier (nichtionisierter, nicht an Plasma gebundener) Substanz zwischen mütterlichem und fetalem Blut, der Fläche, die für einen Transfer zur Verfügung steht und der Dicke der Plazentamembran ist. Diese Beziehung läßt sich durch folgende Gleichung ausdrücken:

$$\frac{Q}{t} = K \frac{A\,(Cm - Cf)}{D}$$

Dabei entspricht

- Q/t der Diffusionsrate,
- A der Oberfläche, die für den Transfer zur Verfügung steht,
- Cm der Konzentration der freien Substanz im mütterlichen Blut,
- Cf der Konzentration der freien Substanz im fetalen Blut,
- D der Dicke der Membran,
- K der Diffusionskonstanten des betreffenden Medikaments entlang der Membranen.

Die Diffusionskonstante (K) einer Substanz hängt von physikochemischen Eigenschaften wie Molekulargröße, Fettlöslichkeit und Ionisationsgrad ab.

Verbindungen mit einem Molekulargewicht unter 500 Dalton passieren die Plazenta ungehindert, solche mit einem Molekulargewicht zwischen 500 und 1000 Dalton kaum. Die meisten Substanzen, die gewöhnlich während einer Anästhesie verwendet werden, haben Molekulargewichte, die eine leichte Plazentapassage ermöglichen. So liegen z. B. die Molekulargewichte der üblicherweise verwendeten Lokalanästhetika zwischen 220 und 325 Dalton (Abb. 6.1).

Substanzen mit hoher Lipoidlöslichkeit überwinden biologische Membranen sehr leicht. Der Ionisationsgrad ist von Bedeutung, weil die nichtionisierte Form eines Medikaments besser fettlöslich ist als die ionisierte Form. Lokalanästhetika und Opioide sind schwache Basen mit einem relativ geringen Ionisationsgrad und gut lipoidlöslich. Im Gegensatz dazu sind Muskelrelaxanzien wenig lipophil und besitzen einen höheren Ionisationsgrad. Früher dachte man, daß wegen dieser Eigenschaften Muskelrelaxanzien die Plazenta nicht in größeren Mengen überwinden könnten. Später entwickelte Analysen zeigten jedoch bei der Entbindung nach der Anwendung klinisch üblicher Dosen dieser Medikamente meßbare, nichtsdestoweniger niedrige Konzentrationen von Pancuronium, Atracurium und Vecuronium im Blut (1, 13, 22, 10). Diese Befunde gaben zumindest Anlaß für die theoretische Überlegung, daß beim Neugeborenen eine Muskelschwäche entstehen könnte, wenn die Mutter größere Mengen der Muskelrelaxanzien erhalten hatte, um die endotracheale Intubation zu erleichtern. Ähnlich haben Untersuchungen an Rhesusaffen einen plazentaren Transfer von Succinylcholin gezeigt, der sowohl hinsichtlich der Geschwindigkeit als auch seines Ausmaßes höher war als bisher angenommen (12).

Beim Menschen kann Succinylcholin, wenn es einer Mutter mit atypischer Serumcholinesterase verabreicht wird, bei atypisch homozygoten Neugeborenen neonatale Muskelschwäche und Apnoe hervorrufen (3). Heterozygote Säuglinge scheinen hingegen nicht ernsthaft betroffen zu sein.

Vor nicht allzu langer Zeit wurde vorgeschlagen: Wenn die Durchblutung der fetalen Seite der Plazenta gemessen werden kann (wie in einigen tierexperimentellen Studien), ist die Berechnung der plazentaren Clearance die adäquatere Methode, um einen Medikamententransfer von der Mutter zum Fetus zu beschreiben (62). Unter Steady-state-Bedingungen ist

$$Cl = \frac{Qu\,(Cuv - Cua)}{Cma}$$

wobei
– Cl die Clearance in Volumen pro Zeiteinheit,
– Qu die Durchblutung der Nabelschnur,

Lokalanästhetikum	Mol.-Gew.	pKa
Procain 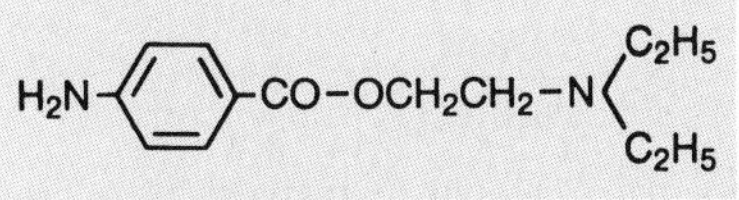	272	9,1
Nesacaine (2-Chloroprocain) 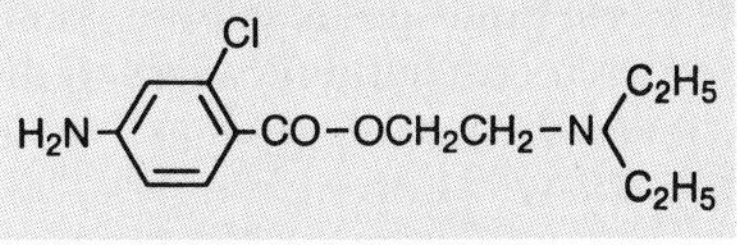	307	–
Lidocain 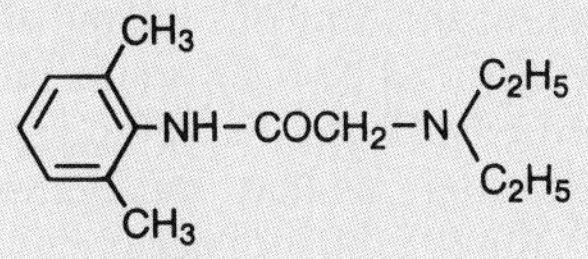	234	7,9
Etidocain 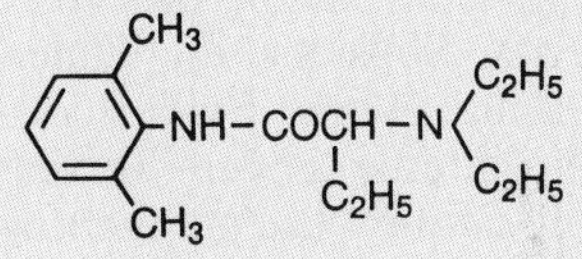	276	7,7
Mepivacain 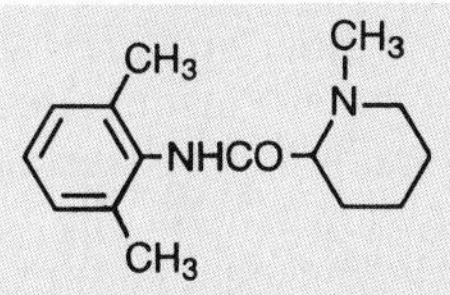	246	7,7
Bupivacain 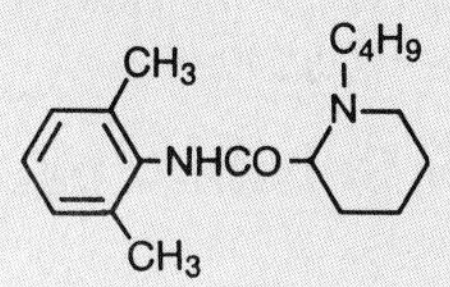	325	8,1
Prilocain 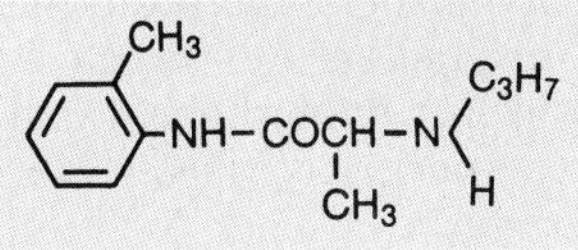	220	7,9

Abb. 6.1 Chemische Struktur, P_{Ka} und Molekulargewichte der üblichen Lokalanästhetika.

– Cuv die umbilikalvenöse,
– Cua die umbilikalarterielle,
– Cma die mütterliche arterielle Medikamentenkonzentration ist.

Die relative Konzentration einer Substanz, die in nichtionisierter bzw. ionisierter Form vorliegt, kann dann durch die Henderson-Hasselbalch-Gleichung berechnet werden:

$$pH = pKa + \log \frac{\text{Base}}{\text{Kation}}$$

Das Verhältnis von Base zu Kation erhält besondere Bedeutung bei der Lokalanästhesie, da die nichtionisierte Form eines Lokalanästhetikums die Gewebebarrieren durchdringt, während die ionisierte Form die pharmakologisch aktive für die Nervenblockade selbst ist.

Der pKa-Wert ist derjenige pH, bei dem die Konzentrationen von freier Base und Kation gleich sind. Für Amid-Lokalanästhetika sind die pKa-Werte (Abb. 6.**1**) genügend nah am physiologischen pH, damit Veränderungen im mütterlichen oder fetalen biochemischen Status das Verhältnis von ionisierter zu nicht ionisierter Substanz signifikant verändern können. Beim Äquilibrium ist die Konzentration der nichtionisierten Substanz im fetalen und mütterlichen Plasma gleich. Bei azidotischen Feten jedoch besteht eine größere Tendenz zur ionisierten Form, die die Plazenta nicht wieder in die Gegenrichtung – in Richtung auf das mütterliche Plasma – durchdringen kann. Daraus resultiert eine Kumulation einer größeren Menge der Substanz auf der fetalen Plasmaseite. Dies Phänomen wird als „Ionentrapping" bezeichnet (7). Es ist auch verantwortlich für die leichte Akkumulation von Lokalanästhetika im Gewebe azidotischer Feten. Die fetale Azidose erhöht zugleich auch die Aufnahme anderer basischer Substanzen wie z. B. Opioide.

Blutspiegel einer Substanz bei der Schwangeren

Wie bereits erwähnt, ist die treibende Kraft für die Passage einer Substanz durch die Plazenta der Konzentrationsgradient des freien Anteils der Substanz zwischen mütterlichem und fetalem Blut. Während andere Variablen der Fick-Gleichung außerhalb klinischer Kontrollmöglichkeiten liegen, kann die mütterliche Konzentration einer Substanz in erheblichem Umfang beeinflußt werden. Sie wird bestimmt durch das Zusammenwirken folgender Faktoren:

– Dosis,
– Art und Ort der Applikation,
– bei Lokalanästhetika die Verwendung oder Nichtverwendung von Vasokonstriktoren.

Offensichtlich ändert sich die mütterliche Konzentration einer Substanz auch mit der Verteilungsrate, dem Metabolismus und der Ausscheidung der Substanz. Diese können ihrerseits in verschiedenen Schwangerschaftsstadien erheblich schwanken. Die bekannte rasche Abnahme der Konzentration einer Substanz im Plasma nach i.v. Bolusinjektion (z. B. Thiopental) resultiert in einer entsprechend kurzen Zeit der Exposition des Fetus gegenüber hohen Blutkonzentrationen dieses depressiv wirkenden Agens (18, 33; Abb. 6.**2**). Im Gegensatz dazu ist die mehr gleichmäßige Aufrechterhaltung anästhetischer Konzentrationen der verschiedenen Inhalationsanästhetika bei der Mutter mit einem mehr kontinuierlichen Transfer dieser Substanzen zum Fetus verbunden (67).

Allgemein ausgedrückt führen höhere Dosen einer Substanz zu höheren mütterlichen Blutkonzentrationen. Dieser Effekt wird verdeutlicht durch Untersuchungen, bei denen Thiamylal Müttern i.v. verabreicht wurde, die sich einer Sectio caesarea in Allgemeinanästhesie unterziehen mußten (33). In der Gruppe, die 4 mg/kg Thiamylal erhielten, war die Spitzenkonzentration im mütterlichen arteriellen und im umbilikal-venösen Blut zum Zeitpunkt der Geburt ungefähr 50 mg/l bzw. 14 mg/l. Wenn die Dosis verdoppelt wurde, kam es auch zu einem nahezu doppelt so hohen Anstieg der mütterlichen Konzentration (84 mg/l) und zu einer Erhöhung der umbilikal-venösen Konzentration auf 18 mg/l. Unter den kontrollierten Bedingungen einer Steady-state-Infusion von Lidocain waren die mütterlichen und fetalen Blutkonzentrationen von Lidocain im Äquilibrium proportional der Menge der Substanz, die verabreicht worden war. Das Medikament war in 2 verschiedenen Infusionsraten chronisch instrumentierten schwangeren Schafen verabreicht worden. Unter Äquilibriumbedingungen wiesen die Tiere, die 0,1 mg/kg/min erhalten hatten, eine mittlere arterielle Blutkonzentration von 1,56 µg/ml (50) und die Feten von 0,8 µg/ml auf. Die Verdopplung der Infusionsrate auf 0,2 mg/kg/min resultierte in einer nahezu doppelt so hohen mütterlichen (2,5 µg/ml) und fetalen (1,5 µg/ml) Blutkonzentration von Lidocain (49).

Der Ort der Applikation ist ebenfalls von Bedeutung. Im Vergleich zu anderen Formen führt die i.v. Bolusinjektion zu den höchsten Konzentrationen einer Substanz. Das konnte durch eine Untersuchung nachgewiesen wer-

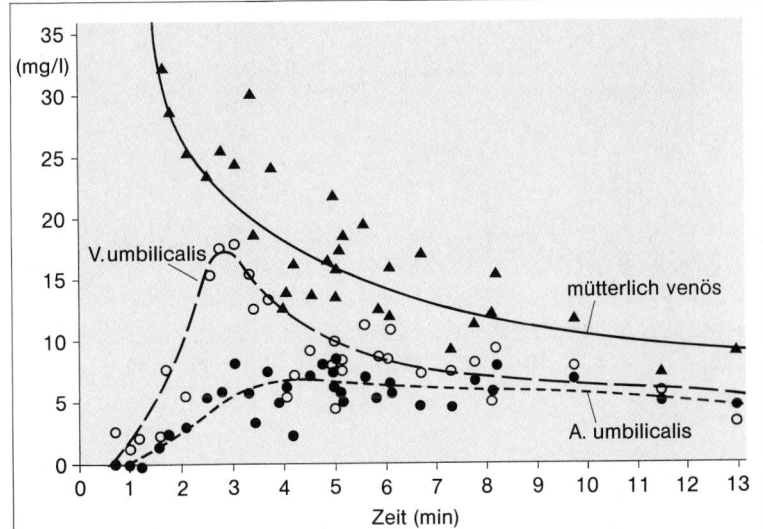

Abb. 6.**2** Thiopentalkonzentrationen im mütterlich-venösen, umbilikal-venösen und umbilikal-arteriellen Blut nach einer einzelnen i. v. Injektion von 8 mg/ kg während der elektiven Sectio caesarea (nach Kosaka u. Mitarb. 1969).

den, die die mütterlichen und fetalen Plasmaspiegel von Meperidin verglich. Nach i.v., i.m. und periduraler Injektion von 2 mg/kg über 60 Sekunden (21) wurden im mütterlichen Plasma mittlere Spitzenkonzentrationen von 1,623 ng/ ml 2 Minuten nach i.v. Injektion gemessen und von 500 ng/ml 15 Minuten nach i.m. Applikation. Die peridurale Applikation resultierte in einer mittleren Spitzenplasmakonzentration ähnlich der nach i.m. Injektion. Feten, deren Mütter die betreffende Substanz i.v. erhalten hatten, wiesen signifikant höhere Plasmakonzentrationen von Meperidin über die letzten 30 Minuten auf als solche, die die betreffende Substanz entweder i.m. oder peridural erhalten hatten. Es konnte auch gezeigt werden, daß im Anschluß an eine i.v. Injektion von Meperidin unter der Geburt ein größerer Anteil der applizierten Dosis auf den Fetus übergeht als nach einer i.m. Injektion (9).

Ganz allgemein ist die Absorptionsrate von einem bestimmten Applikationsort aus abhängig von der Vaskularisierung des Gewebes. Die Injektion von Lidocain z. B. für einen Parazervikalblock während der Geburt resultiert schon 1 Minute nach der Injektion in nachweisbaren mütterlichen Blutkonzentrationen, während die Spitzenplasmaspiegel erst nach 9–10 Minuten erreicht werden (59; Abb. 6.**3**). Ähnlich wird beim Affen die höchste Konzentration von Lidocain nach einem Parazervikalblock innerhalb von 8 Minuten erreicht (48).

Die Absorption aus dem Periduralraum scheint etwas langsamer zu verlaufen. Die Injektion von Mepivacain führt zu ersten mütterlichen

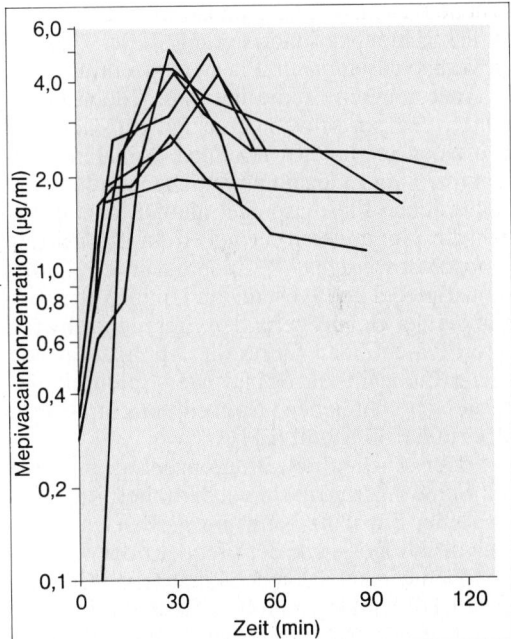

Abb. 6.**3** Mepivacainkonzentration im mütterlich-venösen Blut nach einer einzelnen epiduralen Injektion von 300–375 mg (nach Morishima u. Mitarb. 1966).

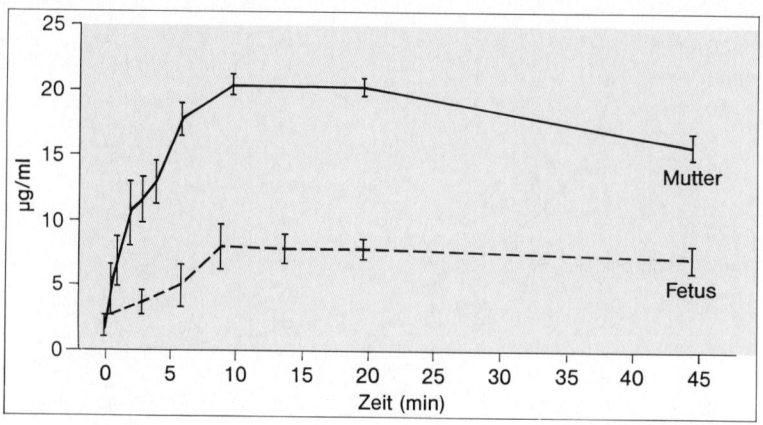

Abb. 6.**4**   Mittlere ($\pm$ SE) mütterliche und fetale Blutkonzentrationen von Lidocain nach Parazervikalblock (200 mg) (aus Petrie u. Mitarb. 1974).

Plasmaspiegeln nach 7 Minuten und zu Spitzenkonzentrationen nach 25–40 Minuten (46; Abb. 6.**4**). Die Injektion eines Lokalanästhetikums in den Kaudalraum kann unter Umständen zu höheren Konzentrationen führen (41). Diese Beobachtung besitzt jedoch möglicherweise nur geringe klinische Bedeutung.

Für die intrathekale Applikation eines Lokalanästhetikums hat man angenommen, sie resultiere wegen der geringen Dosen und der relativ schlechten Vaskularisierung dieser Gegend in vernachlässigbaren Plasmakonzentrationen. In einer neueren Studie hat man jedoch beobachtet, daß bei schwangeren Patientinnen, die sich einer Sectio caesarea unter Spinalanästhesie mit 75 mg Lidocain unterziehen mußten, die mütterlichen Plasmaspiegel ähnlich denen waren, die von anderen nach Periduralanästhesie beobachtet wurden (37). Zudem wurden signifikante Spiegel der Substanz im Umbilikalvenenblut bei der Geburt gefunden. Bei nichtschwangeren Patientinnen führte die Applikation von 75 mg Lidocain zur Spinal-oder Epiduralanästhesie zu ähnlichen Spitzenkonzentrationen (0,32 und 0,41 μg/ml [25]).

Der Anstieg der Blutkonzentrationen bei der Schwangeren nach wiederholter Applikation einer Substanz hängt im großen und ganzen von der Dosis und der Frequenz der Nachinjektionen wie auch von den kinetischen Charakteristika der Substanz ab. Die Eliminationshalbwertszeit der Amidlokalanästhetika ist relativ lang; so daß wiederholte Injektionen zur Akkumulation im mütterlichen Plasma führen können (46). Man könnte meinen, daß solche Amide mit einer höheren Clearance – wie z. B. Prilo-

cain – weniger kumulieren (5). Andererseits wird 2-Chloropocain, ein Estherlokalanästhetikum, schnell enzymatisch hydrolytisch gespalten, wenn Pseudocholinesterase vorhanden ist. In-vitro-Untersuchungen haben gezeigt, daß die Halbwertszeit dieser Substanz im mütterlichen Serum 21 Sekunden beträgt (56). Nach einer periduralen Injektion war die Halbwertszeit 2,94 Minuten (36). Nach Reinjektion konnte 2-Chloropocain im mütterlichen Plasma nur für 5–10 Minuten gemessen werden, keinerlei Akkumulation der Substanz war erkennbar (34). Die Diskrepanz zwischen Halbwertszeiten der In-vivo- und In-vitro-Untersuchungen kann erklärt werden durch die kontinuierliche Absorption von 2-Chloropocain aus dem Epiduralraum. Adrenalin reduziert die mütterlichen Spitzenkonzentrationen der Lokalanästhestika um 30–50% für Lidocain oder Mepivacain, jedoch ohne wesentliche Auswirkungen für Bupivacain und Etidocain (6). Die Schwangerschaft selbst ist verbunden mit physiologischen Veränderungen, die die mütterliche Pharmakokinetik und die Wirkung der Substanzen beeinflussen können. Zudem verstärken sich diese Veränderungen während des Schwangerschaftsverlaufs. Bekanntlich sind Herzzeitvolumen und Blutvolumen schon in der Frühschwangerschaft erhöht (38, 39). Der extravaskuläre Wassergehalt steigt ebenfalls an (30). Simultan mit dem Anstieg des mütterlichen Plasmavolumens und des Gesamtkörperwassers verringern sich die Konzentrationen von Plasmaalbumin und α_1-Giykoprotein (30, 68). Konsequenterweise sollte daraus ein Anstieg der freien Fraktion einer Substanz resultieren – ein Vorgang,

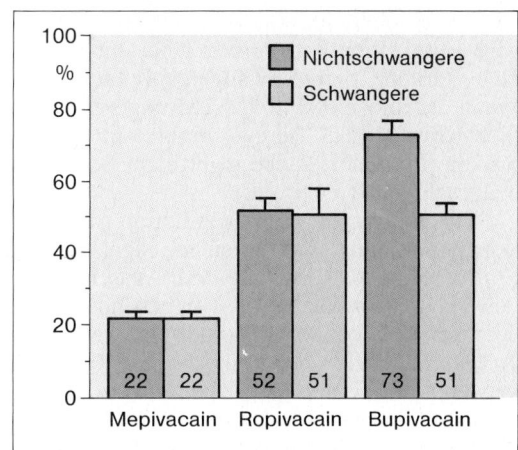

Abb. 6.**5** Serumeiweißbindung von Mepivacain, Ropivacain und Bupivacain bei nichtschwangeren und schwangeren Schafen. * Signifikanter Unterschied zu Nichtschwangeren. ± SE (nach Santos u. Mitarb. 1989, 1991).

der von besonderer Bedeutung für solche Substanzen ist, die in hohem Maße proteingebunden sind, wie z. B. Bupivacain. In der Tat reduziert die Schwangerschaft die Proteinbindung einiger Substanzen, z. B. ist die Proteinbindung von Bupivacain bei hohen Serumkonzentrationen bei schwangeren geringer als bei nichtschwangeren Tieren (64), während ein solcher Effekt für Mepivacain oder Ropivacain nicht nachweisbar ist (65; Abb. 6.**5**). Die Plasmaproteinbindung für Bupivacain ist auch beim Menschen reduziert (74).

Der Einfluß der mütterlichen Plasmaproteinbindung auf das Ausmaß und die Menge eines Substanztransfers zum Fetus ist noch nicht gut untersucht. Man könnte annehmen, daß stark gebundene Substanzen, die zum kleineren Teil in gebundener Form vorliegen, schlechter die Plazenta überwinden. Tierexperimentelle Studien haben in der Tat gezeigt, daß die Transferrate solcher Substanzen langsamer ist, die stark an mütterliche Plasmaproteine gebunden sind, wie z. B. Bupivacain (26). Der niedrige umbilikal-venöse bzw. mütterlich-venöse Konzentrationsgradient von Bupivacain und Etidocain ist eher bedingt durch die Differenz zwischen der fetalen und der mütterlichen Plasmabindung (sie ist höher bei der Mutter) als durch die mütterliche Plasmaproteinbindung alleine (32).

Wenn genügend Zeit für ein fetomaternales Gleichgewicht zur Verfügung steht, kann eine erhebliche Akkumulation beim Fetus stattfinden. Für den menschlichen Organismus wurden indirekte Hinweise dafür durch die Beobachtung erbracht, daß Neugeborene, die in utero der Substanz ausgesetzt waren, die zur Epiduralanästhesie verabreicht wurde, meßbare Plasmakonzentrationen und eine meßbare Urinausscheidung von Bupivacain über mindestens 3 Tage nach der Geburt aufwiesen (35). Tucker (70) vermutete, daß die Proteinbindung der Lokalanästhetika ihre Diffusion über die Plazenta nicht signifikant behindert, weil die Dissoziation der Substanz aus dem Protein ungleichmäßig ist. Dies konnte für Bupivacain nicht bewiesen werden, wohl aber für Fentanyl, ein Opioid, das an Plasmaalbumin gebunden ist (73).

Tierexperimentelle Daten deuten darauf hin, daß die Leberdurchblutung während der Schwangerschaft leicht erhöht ist, andererseits findet man aber in vitro eine zunehmende Depression der hepatischen mikrosomalen Enzymaktivität (55, 11).

Die Vorbehandlung mit H_2-Rezeptor-Antagonisten wie Cimetidin reduziert das Risiko der Aspirationspneumonie. Die Substanz kann aber auch den mütterlichen Metabolismus von Medikamenten verändern, da sie die Leberdurchblutung und die mikrosomale Enzymaktivität reduziert (15). Für Cimetidin wurde gezeigt, daß es die Clearance von Lidocain, nicht jedoch die von Bupivacain vermindert (57). Ranitidin, ein anderer H_2-Rezeptor-Antagonist, der keine Verminderung der hepatischen mikrosomalen Enzymaktivität herbeiführt, hat keinen Effekt auf den Metabolismus der Lokalanästhetika (57).

Kinetische Studien nach der Injektion von Thiopental zur Narkoseeinleitung bei der Sectio caesarea haben gezeigt, daß während der Schwangerschaft ein größeres Verteilungsvolumen, eine höhere Plasmaclearance und eine längere Eliminationshalbwertszeit besteht als bei einer Gruppe nichtschwangerer Frauen (44). Wenn Methohexital i.v. schwangeren bzw. nichtschwangeren Tieren verabreicht wurde, war die Plasmaclearance signifikant höher bei den trächtigen Tieren.

Veränderungen der Ventilation und der Lungenvolumina haben einen signifikanten Einfluß auf die Aufnahme und Ausscheidung von Inhalationsanästhetika. Von besonderer Bedeutung für den Anästhesisten ist dabei die 20%ige Reduktion der funktionellen Residualkapazität am Termin (60). Dadurch bedingt ist die Äquilibrationszeit zwischen alveolärer und inspiratorischer Konzentration der Inhalationsanästhetika verkürzt. Die Schwangerschaft ist auch verbunden mit einer Reduktion der minimalen alveolären Konzentration von 25% für Halothan, 40% für Isofluran und 32% für Methoxyfluran (58).

Die mütterliche Rückverteilung, die Metabolismen und die Ausscheidung führen zu einer Reduktion der Substanzkonzentrationen im intervillösen Raum, die auch den transplazentaren Diffusionsgradienten vermindert. Die Eliminationshalbwertszeit für die am meisten oder am häufigsten verwendeten Lokalanästhetika schwankt bei Versuchspersonen zwischen 1,5 Stunden für Lidocain und 3,5 Stunden für Bupivacain (71). Nach einer periduralen Applikation von Bupivacain zur Sectio caesarea konnte eine rasche Eliminationsphase (T/2 α= 47 s) und eine langsamere Eliminationsphase aus dem mütterlichen Blut (T/2 β= 9 Std.) beobachtet werden (40).

Substanzaufnahme der Plazenta

Die Reife der Plazenta selbst kann den Substanztransfer zum Fetus beeinflussen, da die Dicke des Trophoblastenepithels von 26 μmol auf 2 μmol am Termin absinkt. Bei trächtigen Mäusen durchdrangen Diazepam und seine Metaboliten in der Spätschwangerschaft schneller die Plazenta als in der Frühschwangerschaft (31).

Aufnahme und Biotransformation der Anästhetika durch die Plazenta würden die Mengen einer Substanz, die zum Fetus übergehen, vermindern. Ungeachtet dessen ist jedoch die plazentare Substanzaufnahme limitiert, und es besteht kein Anlaß dafür zu vermuten, daß dieses Organ signifikante metabolische Leistun-

gen für irgendeine der Substanzen erbringt, die zur Anästhesie oder Analgesie in der Schwangerschaft verwendet werden (19, 24). Eine In-vitro-Untersuchung hat gezeigt, daß für Phencyclidin (PCP) – ein Anästhetikum, das bei Tieren verwendet wird – eine plazentare Biotransformation stattfindet (61).

Hämodynamische Faktoren

Die Uterusdurchblutung steigt mit der Schwangerschaftsdauer an und beträgt am Termin 500–700 ml/min oder ungefähr 10% des mütterlichen Herzzeitvolumens in Ruhe. 80% perfundieren den intervillösen Raum, die restlichen 20% versorgen das Myo- und Endometrium. Alle Faktoren, die die Plazentadurchblutung vermindern, wie z. B. aortokavale Kompression, Hypotension durch eine Sympathikusblockade oder eine Blutung, können den Übergang einer Substanz auf den Fetus vermindern.

Studien zum Medikamententransfer bei Kaninchen, deren Plazenten in situ perfundiert wurden, haben gezeigt, daß eine Verminderung des Blutdrucks der Mutter um 35% die Plazentaclearance für Pethidin reduziert, nicht aber die für Bupivacain (23). Während der Geburt reduzieren die Wehen intermittierend die Plazentaperfusion. Wenn die einzelne Wehe im Anschluß an eine intravenöse Bolusapplikation zufällig mit einem raschen Abfall der Plasmamedikamentenkonzentration koinzidiert, dann wird zu dem Zeitpunkt, zu dem die Perfusion auf Normalwerte zurückkehrt, der Konzentrationsgradient über die Plazenta erheblich reduziert sein. Wenn Diazepam intravenös einer Gruppe von Frauen mit Beginn der Wehen und einer anderen in der Wehenpause verabreicht wird, wurden bei Neugeborenen der letzteren Gruppe weniger Medikamente gefunden als in der ersteren (27). Auf der Fetalseite der Plazenta stellt die Nabelschnurdurchblutung – geschätzt etwa 600 ml/min – mindestens 50% des gesamten fetalen Auswurfvolumens dar. Untersuchungen zum Medikamententransfer über die Kaninchenplazenta – wiederum in situ perfundiert – weisen darauf hin, daß eine Verminderung der Nabelschnurdurchblutung die fetomaternalen Konzentrationsgradienten erhöht, aber das Ausmaß des plazentaren Transfers für Bupivacain, Lidocain und Pethidin reduziert (26).

Die Richtung des mütterlichen und fetalen Blutflusses innerhalb der Plazenta kann ebenfalls die Effizienz des Gasaustausches, des Transfers von Medikamenten und anderen Substanzen zwischen Mutter und Fetus beeinflussen. In der menschlichen Plazenta sind die Austauschvorgänge offensichtlich an ein multivillöses Gefäßstrombett gebunden. Das mütterliche Blut passiert beim Durchgang durch den intervillösen Spalt sukzessive eine große Zahl von fetalen Zotten. Wenn der Sauerstoff aus dem mütterlichen Blutstrom das fetale Blut erreicht, werden die fetalen Kapillaren, die weiter stromabwärts im intervillösen Raum liegen, einer abnehmenden Sauerstoffkonzentration ausgesetzt. Ein vergleichbarer Abfall der Konzentration von Medikamenten im mütterlichen Blutstrom kann ebenfalls vermutet werden.

Verschiedene Charakteristika der fetalen Zirkulation verzögern die Äquilibrierung zwischen fetalarteriellem und venösem Blut und so auch die depressorischen Effekte von Anästhetika. Die Leber ist das erste fetale Organ, das mit umbilikal-venösem Blut durchströmt wird und das Medikamente zum Fetus befördert. Die Bedeutung dieses Organs für die Aufnahme von Medikamenten ist für eine Vielzahl von Substanzen, wie z. B. Thiopental (20), Lidocain (19) und Halothan (24), demonstriert worden. Während des Transports auf die arterielle Seite der fetalen Zirkulation werden die Substanzen zunehmend verdünnt, da Blut in der Umbilikalvene mit fetalvenösem Blut aus dem Gastrointestinaltrakt, den unteren Extremitäten, dem Kopf und den oberen Extremitäten und schließlich aus der Lunge gemischt wird. Wegen dieses einzigartigen Musters der fetalen Zirkulation kommt es nach der Applikation anästhetischer Konzentrationen von Lachgas oder Cyclopropan während der elektiven Sectio caesarea nur dann zur neonatalen Depression, wenn die Zeit zwischen Einleitung und Entwicklung des Kindes 5–10 Minuten überschreitet (54, 16). Auf der anderen Seite resultieren aus der Applikation von Thiopental oder Tiamylal von nicht mehr als 4 mg/kg fetalarterielle Konzentrationen des Barbiturats unterhalb einer Grenze, die zu einer neonatalen Depression führen würde (33; Abb. 6.**2**). Thiopental, während der Geburt 2 Frauen mit anenzephalen Feten bzw. trächtigen Meerschweinchen verabreicht, resultierte in extrem geringen Konzentrationen beim Neugeborenen bzw. im fetalen Zentralnervensystem, während sie in der Leber hoch waren (20).

Veränderungen in der regionalen Durchblutung im Fetus können ebenfalls die Menge einer Substanz beeinflussen, die durch die individuellen Organe aufgenommen wird. Z. B. konnte gezeigt werden, daß während Asphyxie und Azidose ein größerer Anteil des fetalen Herzzeitvolumens das fetale Hirn, das Herz und die Plazenta perfundiert. Die Infusion von Lidocain in einen asphyktischen Affenfetus war verbunden mit einer erhöhten Substanzaufnahme ins Herz, in die Leber und ins Hirn im Vergleich zu nichtasphyktischen Kontrollfeten (45).

Lokalanästhetika, die die Plazenta passiert haben, können die fetale hämodynamische Adaptation an eine Asphyxie ungünstig beeinflussen, inklusive die erhöhte plazentare Durchblutung. Beim chronisch instrumentierten trächtigen Tier wird eine Lidocaininfusion, die zu klinisch-relevanten mütterlichen und fetalen Plasmaspiegeln führt, vom partiell asphyktischen reifen fetalen Lamm gut toleriert (52). Im Gegensatz dazu verliert der unreife Fetus seine kardiovaskuläre Adaptation gegenüber einer Asphyxie, und sein Zustand verschlechtert sich (53).

Fetus und Neugeborenes

Jede Substanz, die die Plazenta passiert, wird in die fetalen Gewebe transportiert, wobei ihre Aufnahme von verschiedenen Faktoren abhängt inklusive Veränderungen in der Proteinbindung der fetalen Erythrozyten und des Plasmaproteins, der Lipoidlöslichkeit, dem Ionisationsgrad und der Verteilung der fetalen Zirkulation. Die Proteinbindungskapazität fetalen Plasmas für zahlreiche Medikamente, wie z. B. Lokalanästhetika, Phenol, Barbital und Meperidin, ist – wie gezeigt werden konnte – geringer als die des mütterlichen Plasmas. Daraus resultiert eine erhöhte Verfügbarkeit der freien Substanz für eine Verteilung in die Gewebe bei einer bestimmten Gesamtkonzentration im fetalen Plasma (72, 14, 69).

Die Aufnahme von Lidocain in fetales Gewebe wurde bei trächtigen Meerschweinchen nach einer i.v. Injektion von 10 mg/kg bei der Mutter untersucht (19). Meßbare Konzentrationen der Substanz traten im fetalen Blut und Gewebe schon 1 Minute nach der Injektion auf, mit einem Maximum nach 2 Minuten (Abb. 6.**6**). Die relativ hohen Konzentrationen in der fetalen Leber, dem Myokard und dem Hirn beweisen die schnelle Verteilung in gut durchblutete fetale Organe. Die Leber war das einzige

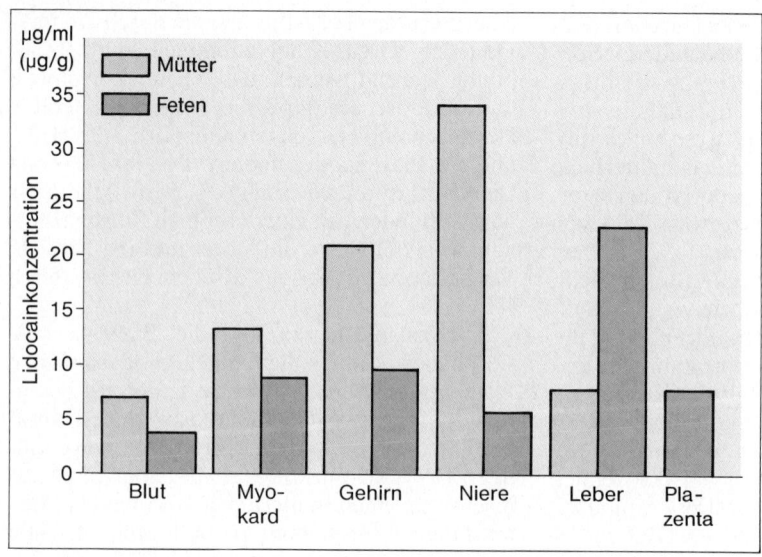

Abb. 6.**6**   Mittlere ($\pm$ SE)
Lidocainkonzentration im
mütterlichen und fetalen
Blut und Gewebe, 2 Minu-
ten nach i. v. Injektion
(10 mg/kg) bei schwange-
ren Meerschweinchen
(nach Finster u. Mitarb.
1972).

Organ, in dem die fetale Lidocainkonzentration höher war als die der Mutter. Hepatische Substanzkumulation anderer Anästhetika wie z. B. Thiopental (20) und Halothan (24) konnten ebenso nachgewiesen werden. Die strategische Situation der fetalen Leber im Hinblick auf die umbilikale Zirkulation wurde bereits erwähnt. Der hohe Lipidanteil der fetalen Leber erklärt weiter die höheren Konzentrationen lipoidlöslicher Substanzen in diesem Organ.

Jedes Medikament, das den Fetus erreicht, unterliegt der Verstoffwechslung und Ausscheidung. Insoweit ist der Fetus besser dran als das Neugeborene, da er die Substanz zurück zur Mutter ausscheiden kann, wenn sich der Konzentrationsgradient der freien Substanz entlang der Plazenta umkehrt. Bei der Anwendung von Lokalanästhetika kann dieser Mechanismus sogar dann funktionieren, wenn die Gesamtplasmakonzentration im mütterlichen Organismus

wegen der niedrigeren Proteinbindung im fetalen Plasma die des Fetus übersteigt (32). Eine Substanz, wie z. B. 2-Chloroprocain, wird im fetalen Blut so schnell metabolisiert (T/2 = 43 s), daß eine Substanzakkumulation beim Fetus selbst unter azidotischen Bedingungen verhindert wird (56, 34).

Beim reifen wie unreifen Neugeborenen enthält die Leber Enzyme, die essentiell für die Biotransformation der Amidlokalanästhetika sind (43). Eine Untersuchung, die sich mit der Pharmakokinetik von Lidocain bei erwachsenen Schafen und fetalen und neonatalen Lämmern beschäftigte, zeigte, daß die metabolische Clearance des Neugeborenen ähnlich und die renale Clearance sogar größer als die des Erwachsenen war (47; Tab. 6.**1**). Nichtsdestoweniger war die Eliminationshalbwertszeit bei Neugeborenen deutlich verlängert. Dies war dadurch bedingt, daß ein höheres Verteilungsvolumen

Tabelle 6.**1** Pharmakokinetik von Lidocain beim erwachsenen Schaf und neugeborenen Lämmern (nach Morishima u. Mitarb. 1979)	Erwachsene Schafe	Neugeborene Lämmer
Vd β (l/kg)	1,84	3,94
T/2 α (min)	5	5
T/2 β (min)	31	51
Clearance (ml/min/kg)	41	54
Renale Clearance (ml/min/kg)	1,0	9,2

vorhanden war und die Aufnahme der Substanz in die Gewebe ebenfalls erhöht war, so daß zu jeder Zeit neonatale Leber und Nieren einer geringeren Fraktion von Lidocain ausgesetzt waren, die im Organismus akkumulieren konnten. Ähnliche Befunde wurden in anderen Studien mit Lidocain erhoben, das Säuglingen auf einer neonatalen Intensivstation verabreicht wurde (43). Verlängerte Eliminationshalbwertszeiten bei den Neugeborenen sind auch für andere Amidlokalanästhetika im Vergleich zum Erwachsenen beobachtet worden.

Es bleibt die Frage, ob Fetus und Neugeborenes sensitiver oder empfindlicher gegenüber depressorischen und toxischen Effekten der einzelnen Medikamente sind als Erwachsene. Laboruntersuchungen haben gezeigt, daß das Neugeborene in der Tat sensibler gegenüber den depressorischen Effekten von Opioiden ist. Lokalanästhetika führten zu neonatalen Depressionen bei Blutkonzentrationen von Mepivacain oder Lidocain, die etwa 50% unter denen lagen, die sonst toxische Manifestationen beim Erwachsenen hervorrufen. Feten in utero, bei denen aus Versehen Mepivacain bei einer beabsichtigten Kaudalanästhesie der Mutter injiziert wurde, hatten keine Krämpfe mehr, wenn die Substanzkonzentration unter der Grenze lag, die bei Erwachsenen Krämpfe hervorrufen (17). Die relative Toxizität verschiedener Lokalanästhetika wurde bei erwachsenen Schafen, Feten und neugeborenen Lämmern im Hinblick auf die zentralnervösen und kardiorespiratorischen Störungen untersucht (49, 51). Alle drei Gruppen zeigten die gleiche Sequenz der toxischen Symptome: Krämpfe, gefolgt von Hypotension, Apnoe und Kreislaufzusammenbruch. Die Dosen, die benötigt wurden, um toxische Effekte beim Fetus und Neugeborenen zu produzieren, waren signifikant höher als die, die beim Erwachsenen erforderlich waren. Diese Differenz im Verhalten des Fetus wird der plazentaren Clearance der Substanzen in den mütterlichen Organismus und der besseren Aufrechterhaltung der Blutgaswerte während der Krämpfe zugeschrieben. Beim Neugeborenen ist möglicherweise das größere Verteilungsvolumen für die höheren Dosen verantwortlich, die zur Induktion von toxischen Effekten benötigt werden.

Schließlich haben Verhaltensuntersuchungen sehr subtile Veränderungen in den neurologischen und adaptiven Funktionen des Neugeborenen gezeigt. Für die meisten Anästhetika sind diese Veränderungen jedoch geringfügig und vorübergehend und halten bestenfalls zwischen 24 und 48 Stunden an (29, 2).

Literatur

1 Abouleish, E., L. B. Wingard jr., S. De La Vega, N. Uy: Pancuronium in caesarean section and its placental transfer. Brit. J. Anaesth. 52 (1980) 531–536

2 Amiel-Tison, C., G. Barrier, S. M. Shnider et al.: A new neurologic and adaptive capacity scoring system for evaluating obstetric medications in full term newborns. Anesthesiology 56 (1982) 340–350

3 Baraka, A., S. Haroun, M. Bassili, G. Abu-Haider: Response of the newborn to succinylcholine injection in homozygotic atypical mothers. Anesthesiology 43 (1975) 115–116

4 Bromage, P. R., J. G. Robson: Concentrations of lignocaine in the blood after intravenous, intramuscular, epidural and endotracheal administration. Anaesthesia 16 (1961) 461–478

5 Covino, B. G., H. G. Vassallo: Pharmacokinetic aspects of local anesthetic agents. In Covino, B. G., H. G. Vassallo: Local Anesthetics: Mechanisms of Action and Clinical Use. Grune & Stratton, New York (1976) (pp. 108–109)

6 Covino, B. G., H. G. Vassallo: Chemical aspects of local anesthetic agents. In Covino, B. G., H. G. Vassallo: Local Anesthetics: Mechanisms of Action and Clinical Use. Grune & Stratton, New York (1976) (p. 100)

7 Brown, W. U., G. C. Bell, M. H. Alper: Acidosis, local anesthetics and the newborn. Obstet. and Gynecol. 48 (1976) 27–30

8 Cohn, H. E., E. J. Sacks, M. A. Heymann, A. M. Rudolph: Cardiovascular responses to hypoxemia and acidemia in fetal lambs. Amer. J. Obstet. Gynecol. 120 (1974) 817–824

9 Crawford, J. S., S. Rudofsky: The placental transmission of pethidine. Brit. J. Anaesth. 37 (1965) 929–933

10 Dailey, P. A., D. M. Fisher, S. M. Shnider et al.: Pharmacokinetics, placental transfer and neonatal effects of vecuronium and pancuronium administered during cesarean section. Anesthesiology 60 (1984) 569–574

11 Dean, M. E., B. H. Stock: Hepatic microsomal metabolism of drugs during pregnancy in the rat. Drug Metab. Dispos. 3 (1975) 325–331

12 Drábková, J., J. F. Crul, E. van der Kleijn: Placental transfer of ^{14}C labelled succinylcholine in near-term Macaca mulatta monkeys. Brit. J. Anaesth. 45 (1973) 1087–1096

13 Duvaldestin, P., M. Demetriou, D. Henzel, J. M. Desmonts: The placental transfer of pancuronium and its pharmacokinetics during caesarean section. Acta anaesth. scand. 22 (1978) 327–333

14 Ehrnebo, M., S. Agurell, B. Jalling, L. O. Boreus: Age differences in drug binding by plasma proteins: studies on human foetuses, neonates, and adults. Europ. J. clin. Pharmacol. 3 (1971) 189–193

15 Feely, J., G. R. Wilkinson, C. B. McAllister, A. J. J. Wood: Increased toxicity and reduced clearance of lidocaine by cimetidine. Ann. intern. Med. 96 (1982) 592–594

16 Finster, M., P. J. Poppers: Safety of thiopental used for induction of general anesthesia in elective cesarean section. Anesthesiology 29 (1968) 190

17 Finster, M., P. J. Poppers, J. C. Sinclair, H. O. Morishima, S. S. Daniel: Accidental intoxication of the fetus with local anesthetic drug during caudal anesthesia. Amer. J. Obstet. Gynecol. 92 (1965) 922–924

18 Finster, M., H. O. Morishima, F. Moya, J. M. Perel, L. S. James, P. G. Dayton: Plasma thiopental concentrations in the newborn following delivery under thiopental nitrous oxide anesthesia. Amer. J. Obstet. Gynecol. 95 (1966) 621 –629

19 Finster, M., H. O. Morishima, R. N. Boyes, B. G. Covino: The placental transfer of lidocaine and its uptake by fetal tissues. Anesthesiology 36 (1972) 159–163

20 Finster, M., H. O. Morishima, L. C. Mark, J. M. Perel, P. G. Dayton, L. S. James: Tissue thiopental concentrations in the fetus and newborn. Anesthesiology 36 (1972) 155–158

21 Finster, M., H. O. Morishima, H. Pedersen, J. Balkon: Meperidine: placental transfer after epidural, intramuscular, and intravenous injection. Anesthesiology 55 (1981) A321

22 Flynn, P. J., M. Frank, R. Hughes: Use of atracurium in caesarean section. Brit. J. Anaesth. 56 (1984) 599–605

23 Gaylard, D. G., R. J. Carson, F. Reynolds: Effect of umbilical perfusate pH and controlled maternal hypotension on placental drug transfer in the rabbit. Anesth. and Analg. 71 (1990) 42–48

24 Geddes, T. C., L. Brand, M. Finster, L. C. Mark: Distribution of halothane-[82]Br in maternal and fetal guinea pig tissues. Brit. J. Anaesth. 44 (1972) 542–548

25 Giasi, R. M., E. D'Agostino, B. G. Covino: Absorption of lidocaine following subarachnoid and epidural administration. Anesth. and Analg. 58 (1979) 360–363

26 Hamshaw-Thomas, A., N. Rogerson, F. Reynolds: Transfer of bupivacaine, lignocaine and pethidine across the rabbit placenta: influence of maternal protein binding and fetal flow. Placenta 5 (1984) 61–70

27 Haram, K., O. M. Bakke, K. H. Johannessen, T. Lund: Transplacental passage of diazepam during labor: influence of uterine contractions. Clin. Pharmacol. Ther. 24 (1978) 590–599

28 Hellman, L. M., L. B. Shettles, C. P. Monahan, N. J. Eastman: Sodium pentothal anesthesia in obstetrics. Amer. J. Obstet. Gynecol. 48 (1944) 851–860

29 Hodgkinson, R., G. F. Marx, S. S. Kim, N. M. Miclat: Neonatal neurobehavioral tests following vaginal delivery under ketamine, thiopental and extradural anesthesia. Anesth. and Analg. 56 (1977) 548–553

30 Hytten, F. E., A. M. Thomson, N. Taggart: Total body water in normal pregnancy. J. Obstet. Gynaecol. Brit. Cwlth. 73 (1966) 553–561

31 Idanpaan-Heikkila, J. E., R. J. Taska, H. A. Allen, J. C. Schoolar: Placental transfer of diazepam-^{14}C in mice, hamsters and monkeys. J. Pharmacol. exp. Ther. 176 (1971) 752–757

32 Kennedy, R. L., R. P. Miller, J. U. Bell et al.: Uptake and distribution of bupivacaine in fetal lambs. Anesthesiology 65 (1986) 247–253

33 Kosaka, Y., T. Takahashi, L. C. Mark: Intravenous thiobarbiturate anesthesia for cesarean section. Anesthesiology 31 (1969) 489–506

34 Kuhnert, B. R., P. M. Kuhnert, A. L. Prochaska, T. L. Gross: Plasma levels of 2-chloroprocaine in obstetric patients and their neonates after epidural anesthesia. Anesthesiology 53 (1980) 21–25

35 Kuhnert, P. M., B. R. Kuhnert, B. S. Stitts, T. L. Gross: The use of a selected ion monitoring technique to study the disposition of bupivacaine in mother, fetus and neonate following epidural anesthesia for cesarean section. Anesthesiology 55 (1981) 611–617

36 Kuhnert, B. R., P. M. Kuhnert, E. H. Philipson, C. D. Syracuse, C. J. Kaine, Y. Chang-hyon: The half-life of 2-chloroprocaine. Anesth. and Analg. 65 (1986) 273–278

37 Kuhnert, B. R., E. H. Philipson, R. Pimental, P. M. Kuhnert, K. J. Zuspan, C. D. Syracuse: Lidocaine disposition in mother, fetus and neonate after spinal anesthesia. Anesth. and Analg. 65 (1986) 139–144

38 Lees, M. M., S. H. Taylor, D. B. Scott, M. G. Kerr: A study of cardiac output at rest throughout pregnancy. J. Obstet. Gynaecol. Brit. Cwlth. 74 (1967) 319–328

39 Lund, C. J., J. C. Donovan: Blood volume during pregnancy. Amer. J. Obstet. Gynecol. 98 (1967) 393 –403

40 Magno, R., A. Berlin, K. Karrlson, I. Kjellmer: Anesthesia for cesarean section. IV: Placental transfer and neonatal elimination of bupivacaine following epidural analgesia for elective cesarean section. Acta anaesth. scand. 20 (1976) 141–146

41 Mazze, R. I., R. W. Dunbar: Plasma lidocaine concentrations after caudal, lumbar epidural, axillary block and intravenous regional anesthesia. Anesthesiology 27 (1966) 574–579

42 McKechnie, F. B., J. G. Converse: Placental transmission of thiopental. Amer. J. Obstet. Gynecol. 70 (1955) 639–644

43 Mihaly, G. W., R. G. Moore, J. Thomas, E. J. Triggs, D. Thomas: The pharmacokinetics and metabolism of the anilide local anaesthetics in neonates. Europ. J. clin. Pharmacol. 13 (1978) 143–152

44 Morgan, D. J., G. L. Blackman, J. D. Paul, L. J. Wolf: Pharmacokinetics and plasma binding of thiopental. II: Studies at cesarean section. Anesthesiology 54 (1981) 474–480

45 Morishima, H. O., B. G. Covino: Toxicity and distribution of lidocaine in non-asphyxiated and asphyxiated baboon fetuses. Anesthesiology 54 (1981) 182–186

46 Morishima, H. O., S. S. Daniel, M. Finster, P. J. Poppers, L. S. James: Transmission of mepivacaine hydrochloride (carbocaine) across the human placenta. Anesthesiology 27 (1966) 147–154

47 Morishima, H. O., M. Finster, H. Pedersen et al.: Pharmacokinetics of lidocaine in fetal and neonatal lambs and adult sheep. Anesthesiology 50 (1979) 431–436

48 Morishima, H. O., B. G. Covino, M. N. Yeh, R. I. Stark, L. S. James: Bradycardia in the fetal baboon following paracervical block anesthesia. Amer. J. Obstet. Gynecol. 140 (1981) 775–780

49 Morishima, H. O., H. Pedersen, M. Finster et al.: Toxicity of lidocaine in adult, newborn and fetal sheep. Anesthesiology 55 (1981) 57–61

50 Morishima, H. O., H. Hiraoka, A. Tsuji et al.: Pharmacodynamics of lidocaine in the mature nonasphyxiated fetal lamb. Anesthesiology 59 (1983) A412

51 Morishima, H. O., H. Pedersen, M. Finster, H. S. Feldman, B. G. Covino: Etidocaine toxicity in the adult, newborn and fetal sheep. Anesthesiology 58 (1983) 342–346

52 Morishima, H. O., A. C. Santos, H. Pedersen et al.: Effect of lidocaine on the asphyxial responses in the mature fetal lamb. Anesthesiology 66 (1987) 502–507

53 Morishima, H. O., H. Pedersen, A. C. Santos et al.: Adverse effects of maternally administered lidocaine on the asphyxiated preterm fetal lamb. Anesthesiology 71 (1989) 110–115

54 Moya, F.: Relationship of anesthesia to mortality in elective cesarean section. N. Y. St. J. Med. 62 (1962) 2169–2172

55 Neale, M. G., D. V. Parke: Effects of pregnancy on the metabolism of drugs in the rat and rabbit. Biochem. Pharmacol. 22 (1973) 1451–1462

56 O'Brien, J. E., V. Abbey, O. Hinsvark, J. M. Perel, M. Finster: Metabolism and measurement of 2-chloroprocaine, an ester type local anesthetic. J. pharm. Sci. 68 (1979) 75–78

57 O'Sullivan, G. M., M. Smith, B. Morgan, D. Brighouse, F. Reynolds: H_2 antagonists and bupivacaine clearance. Anaesthesia 43 (1988) 93–95

58 Palahniuk, R. J., S. M. Shnider, E. I. Eger: Pregnancy decreases the requirements for inhaled anesthetic agents. Anesthesiology 41 (1974) 82–83

59 Petrie, R. H., W. L. Paul, F. C. Miller et al.: Placental transfer of lidocaine following paracervical block. Amer. J. Obstet. Gynecol. 120 (1974) 791–801

60 Prowse, C. M., E. A. Gaensler: Respiratory and acidbase changes during pregnancy. Anesthesiology 26 (1965) 381–392

61 Rayburn, W. F., E. F. Holsztynka, E. F. Domino: Phencyclidine: biotransformation by human placenta. Amer. J. Obstet. Gynecol. 148 (1984) 111–112

62 Reynolds, F., C. Knott: Pharmacokinetics in pregnancy and placental drug transfer. In Milligan, S. R.: Oxford Reviews of Reproductive Biology, Vol. 11. Oxford University Press, New York (p. 389)

63 Santos, A., H. O. Morishima, H. Pedersen et al.: Pharmacokinetics of methohexital in pregnant and nonpregnant ewes. Anesthesiology 63 (1985) A441

64 Santos, A. C., H. Pedersen, T. W. Harmon et al.: Does pregnancy alter the systemic toxicity of local anesthetics? Anesthesiology 70 (1989) 991–995

65 Santos, A. C., G. R. Arthur, H. Pedersen et al.: Systemic toxicity of ropivacaine during ovine pregnancy. Anesthesiology 75 (1991) 137–141

66 Scanlon, J. W., W. U. Brown, J. B. Weiss, M. H. Alper: Neurobehavioral responses of newborn infants after maternal epidural anesthesia. Anesthesiology 40 (1974) 121–124

67 Siker, E. S., B. Wolfson, J. Dubnansky, G. M. Fitting jr.: Placental transfer of methoxyflurane. Brit. J. Anaesth. 40 (1968) 588–592

68 Song, C. S., I. R. Merkatz, A. B. Rifkind, P. N. Gillette, A. Kappas: The influence of pregnancy and oral contraceptive steroids on the concentration of plasma proteins. Amer. J. Obstet. Gynecol. 108 (1970) 227–231

69 Szeto, H. H., L. I. Mann, A. Bhakthavathsalan, M. Liu, C. E. Inturrisi: Meperidine pharmacokinetics in the maternal-fetal unit. J. Pharmacol. exp. Ther. 206 (1978) 448–459

70 Tucker, G. T.: Plasma binding and disposition of local anesthetics. Int. Anesthesiol. Clin. 13 (1975) 33–59

71 Tucker, G. T., L. T. Mather: Pharmacokinetics of local anesthetic agents. Brit. J. Anaesth. 47 (1975) 213–224

72 Tucker, G. T., R. N. Boyes, P. O. Bridenbaugh, D. C. Moore: Binding of anilide-type local anesthetics in human plasma. II: Implications in vivo, with special reference to transplacental distribution. Anesthesiology 33 (1970) 304–314

73 Vella, M. L., C. Knott, F. Reynolds: Transfer of fentanyl across the rabbit placenta. Brit. J. Anaesth. 58 (1986) 49–54

74 Wulf, H., P. Münstedt, C. H. Maier: Plasma protein binding of bupivacaine in pregnant women at term. Acta anaesth. scand. 35 (1991) 129–133

7 Psychosomatische Geburtsvorbereitung

M. Stauber

Die Geburtsvorbereitung hat einen festen Platz in der modernen Geburtshilfe gefunden. Sie enthält – abhängig von den durchführenden Personen – mehr oder weniger psychosomatische Elemente. Ihr Ziel besteht aber stets in einem möglichst glückvollen Erleben von Schwangerschaft, Geburt und Wochenbett für die angehenden Eltern, damit diese ihr positives Gefühl wiederum in die äußerst wichtige frühe Eltern-Kind-Beziehung einbeziehen können (Abb. 7.1–7.3).

Die ersten Impulse zur Geburtsvorbereitung entstammen der psychosomatischen Denkweise. Als Basis diente vor allem die Erfahrung, daß Ängste den Schmerz ungünstig beeinflussen und daß gerade bei den Eröffnungswehen ein sich verstärkender Angst-Spannungs-Schmerz-Kreislauf zu einem negativen Geburtserlebnis führen kann. Die ersten geburtserleichternden Methoden versuchten deshalb vor allem eine Verminderung von Angst durch Entspannungsübungen und physiotherapeutische Maßnahmen. Dabei sind die englische Methode nach Dick-Read, die russisch-französische Methode nach Velvolvski u. Lamaze sowie suggestive Methoden wie autogenes Training besonders bekannt geworden.

In den letzten Jahren wurde vor allem durch die Arbeit in der Deutschen Gesellschaft für Psychosomatische Geburtshilfe und Gynäkologie eine erweiterte Geburtsvorbereitung empfohlen. Die Kombination von Aufklärung, Information, Entspannungsübungen und physiotherapeutischen Maßnahmen wurde zunehmend Inhalt der Vorbereitungskurse. So soll der Vater – soweit er seine Frau unterstützen kann – an der Geburtsvorbereitung teilnehmen. Andererseits darf die Empfehlung, die individuellen Wünsche der Patientin soweit wie möglich zu berücksichtigen, nicht zu Lasten der Sicherheit bei der Geburt gehen. Ideologien bei der Geburtsvorbereitung können – gleichgültig, ob sie vom Arzt oder von der Patientin stammen – schädlich sein, da jede Frau ihre eigene, also „individuelle" Geburt braucht.

Unter allen Phänomenen, die mit der Geburt zusammenhängen, wurde von jeher dem Geburtsschmerz die größte Beachtung geschenkt. Zwischen folgenden Extremen lagen die Ansichten:

- Der Schmerz gehöre wesensmäßig zur Geburt und solle nicht behandelt werden, nachdem es bereits in der Genesis heißt: Du sollst dein Kind unter Schmerzen gebären.
- Der Schmerz sei eine sinnlose und deshalb überflüssige Begleiterscheinung der Geburt und bedürfe der ärztlichen Behandlung.

Psychosomatische Forderungen während der Schwangerschaft
Ziel: Sicherheit in emotionaler Ausgewogenheit

- optimale medizinische Versorgung bei individueller psychischer Betreuung („holding", „tender loving care")
- Berücksichtigung der Ambivalenz im Schwangerschaftserleben (externe [soziale] und interne [intraindividuelle] Probleme sowie reale und neurotische Ängste)
- Geburtsvorbereitungskurs (keine Ideologie, individuelle Prioritäten berücksichtigen) (Information über Physiologie und Psychologie der Schwangerschaft, Hinweise auf Auswirkungen von Drogen, Streß und Medikamenten, soziale Hilfsmöglichkeiten, Erläuterung von Entspannungs- und Atemtechniken und schmerzlindernden Methoden, Säuglingskurs, Besichtigung der Geburtsklinik, des Kreißsaals usw.)

Abb. 7.1

Psychosomatische Forderungen an die Geburtshilfe
Ziel: sichere Geburtshilfe in emotionaler Ausgewogenheit – die individuelle Geburt –

- einfühlsame individuelle Betreuung während der Eröffnungswehen
  keine überflüssigen Medikamente, Bewegungsfreiheit, sofern kein Sicherheitsrisiko besteht, Berücksichtigung individueller Wünsche

- Möglichkeit der Anwesenheit einer Vertrauensperson (meist der Vater des Kindes) erhöht die Geborgenheit, verringert den Einsatz von Analgetika, dient der besseren Informationsvermittlung zwischen der Entbindenden und dem Personal

- individualisierte Schmerzerleichterung (keine Ideologie!)
  das natürliche Geburtserleben der Mutter möglichst erhalten

- Förderung des sofortigen Kontakts zwischen Mutter und Kind
  Bahnung des „bonding" und Stillens

Abb. 7.**2**

Psychosomatische Forderungen während des Wochenbetts
Ziel: Sicherheit für Mutter und Kind in emotionaler Ausgewogenheit

- Möglichkeit zum „rooming-in" und „self-demand-feeding"

- individuelle Betreuung zur Prävention von Schuldgefühlen und depressiven Reaktionen
  Aussprache über das Geburtserleben mit dem Vergleich von idealer und realer Geburt

- ermutigende Unterstützung der sich entwickelnden Mutter-Kind-Beziehung
  psychohygienische Aspekte: Hautkontakt, Stillen, „bonding"

- Möglichkeit der frühzeitigen Entlassung aus der Klinik
  „ambulante Geburt" möglich, sofern die Sicherheit von Mutter und Kind gewährleistet ist (Hebammenbetreuung der Wöchnerin, pädiatrische Vorsorgeuntersuchungen)

Abb. 7.**3**

Der Geburtsschmerz, der sich aus einem Kontraktions- und einem Dehnungsschmerz zusammensetzt, ist an Intensität und Dauer bei Gebärenden sehr unterschiedlich ausgeprägt. Das hängt einmal damit zusammen, daß die Geburt – auch wenn sie spontan beendet wird – in ihrem Ablauf sehr verschieden sein kann. Zum anderen wird die Schmerzreaktion von der emotionalen Verfassung der Gebärenden in starkem Maße mitbestimmt. Vor allem der Angst vor Komplikationen bei Mutter und Kind kommt hier eine zentrale Rolle zu. Meist steigt sie bei jeder Wehe kurzfristig an, klingt in der Wehenpause etwas ab, nimmt aber mit der Geburtsdauer zu. Die Art der auftretenden Reaktionen ist weiterhin persönlichkeits- und situationsbedingt.

Verschiedene geburtsvorbereitende Methoden

Eine Übersicht läßt sich durch die reichhaltige Literatur vermitteln, z.B. 3, 8, 16–19, 20, 22, 23, 25, 28, 32, 34, 43, 44.

Englische Methode

Der Angst-Spannungs-Schmerz-Kreislauf dient vor allem der englischen Geburtsvorbereitung nach Dick-Read als Arbeitshypothese. Es fehlen dieser Arbeitshypothese allerdings Differenzierungen wie Art der Angst, bewußte und unbewußte Ängste oder reale und neurotische Ängste. Durch deutsche Beiträge von Prill (26, 27), Lukas (18, 19), Hertz u. Molinski (8), Krebs (15), Richter (29, 30), Stauber (35,

36–42) u. a. wurden Ergänzungen für einen tieferen Sinn der psychosomatischen Geburtsvorbereitung gebracht. Die ursprüngliche Annahme von Dick-Read, daß die Geburt von Natur aus schmerzfrei sei, ließ sich nicht bestätigen. Seine Ausführungen über die Schmerzverstärkung wurden aber zu einem sehr brauchbaren pathogenetischen Konzept. So lassen sich psychogene Gebärstörungen im Laufe der Eröffnungsperiode mit dem Angst-Spannungs-Schmerz-Syndrom für den Geburtshelfer faßbarer verstehen und in den verschiedenen Phasen unterschiedlich beeinflussen.

Die Wehen werden oft angstvoll erlebt, was dann mit Spannung verbunden ist. Diese Spannung führt

– auf muskulärem Weg zu einer Verkrampfung,
– auf vegetativem Weg zu Atmungsstörungen und Vasokonstriktion,
– affektiv zu einer Überempfindlichkeit.

Der dadurch verstärkt auftretende Schmerz bedingt eine verzögerte und damit oft komplizierte Geburt. Dabei gibt es drei Möglichkeiten des ärztlichen Eingreifens in diesen Angst-Spannungs-Schmerz-Kreislauf:

– Die einfachste Methode ist der Ansatz am *Schmerz* direkt. Mit Analgetika oder Leitungsanästhesien lassen sich hier mehr oder weniger gute Erfolge erzielen. Es sind jedoch dabei durch Nebenwirkungen für die Mutter und vor allem für das Kind Grenzen gesetzt.
Besonders problematisch wurde der noch in den 70er und 80er Jahren häufig geübte „Durchtrittsrausch". Diese Allgemeinnarkose hat einen großen Nachteil für die Mutter, da sie die Geburt selbst nicht bewußt miterleben kann. Das Geburtserleben mit dem triumphalen Gefühl, es geschafft zu haben, wird dabei ohne wichtigen Grund unterbunden. Die ersten Momente der Mutterschaft, die auch eine sehr sensible Phase für die Anbahnung der Mutter-Kind-Beziehung darstellen (2, 13), können nicht gespürt werden.
– Die zweite Möglichkeit des Eingreifens in den Angst-Spannungs-Schmerz-Kreislauf ist der Ansatz vorwiegend an der *Spannung*, z. B. durch Gabe von Psychopharmaka. Husslein (9) konnte an einer großen Zahl von Patientinnen zeigen, daß durch den Einsatz mäßiger Dosen von Diazepam eine deutlich kürzere Eröffnungsperiode zu verzeich-

nen war. Er hatte auch mit Pethidin einen ähnlichen, wenn auch geringeren Effekt erzielen können. Die Nebenwirkungen dieser Präparate, wie z. B. lange Halbwertszeiten und Atemdepression, setzen einer solchen „medikamentösen Psychoprophylaxe", wie Husslein sie nannte, eine frühe Grenze. Es hat sich aber gezeigt, daß diese Methode doch sinnvoller erscheint als die ideologische Ablehnung jeglicher Schmerzerleichterung durch die Patientin. Bei einem rigiden Muttermund endet diese Ablehnung nicht selten in unkontrolliertem, angstvollem und verkrampftem Schreien.
– Schließlich bleibt der bereits frühe Ansatz in einer Aufarbeitung der *Angst* durch die psychologische Geburtsvorbereitung. In geeigneten Einzelfällen ist es für die Patientin von Vorteil, die individuellen Ängste aufzuarbeiten. Es handelt sich hierbei besonders um Geburtsängste, die sich auf mögliche Komplikationen bei Mutter und Kind beziehen. Die Angst der eigenen Verletzung bis hin zur Todesangst ist nicht selten zu finden. Auch die Angst vor einem körperlich oder mental geschädigten Kind beherrscht die Phantasien der Frauen im letzten Schwangerschaftsdrittel (36, 37).

Russische bzw. französische Methode

Die russische bzw. französische Methode, die vor allem unter dem Namen *Lamaze* bekannt geworden ist, umfaßt im klinischen Sinne folgende Behandlungsschritte:

1. Einleitend werden allgemeine Gesichtspunkte der Psychoprophylaxe dargelegt, wie z. B. die Abhängigkeit des Erfolgs von der Ausbildung und dem Können der zu erlernenden Übungen einerseits und den menschlichen und pflegerischen Qualitäten des geburtshilflichen Personals andererseits. Es folgt eine individuelle Anamnese über psychische Traumata, Geburtsängste und Einstellungen zu Schwangerschaft und Geburt. Die positiven Seiten von Schwangerschaft und Geburt werden akzentuiert, um die Motivation zu einer glückvollen Geburt zu verstärken. Diese Gespräche werden dem Alter, dem Bildungsgrad und dem Beruf der jeweiligen Frau angepaßt.
2. Dieser individuellen Vorbereitung folgen Gruppensitzungen. Dabei werden zuerst die

Phasen der Geburt erörtert. Parallel in den Sitzungen des letzten Schwangerschaftsmonats werden schmerzerleichternde Verfahren erlernt – so die rhythmische Atmung, die während der Wehen vertieft werden soll. Weiterhin eine leichte Massage des Unterleibs im Rhythmus der Atmung und schließlich ein Druck auf die Spinae iliacae anteriores superiores und auf die Mm. rhomboides.

3. In einer weiteren Sitzung wird die Austreibungsperiode geübt. Die Schwangeren werden darüber aufgeklärt, wie sie sich in dieser Phase hinlegen sollen und wie sie am besten aktiv mitarbeiten können.

Im klassischen Sinne werden diese Kurse in ca. 6 Sitzungen abgehalten. Es gibt auch sogenannte „Notvorbereitungen" für Frauen, die bisher keine Erfahrungen mit der französischen Methode der Psychoprophylaxe gemacht haben. Sie stützen sich nach Chertok auf einen guten Kontakt mit dem Pflegepersonal, auf die Schaffung einer Vertrauensbasis und auf eine kurze Aufklärung über das Verhalten während der Geburt. Um die Gebärende zu ermutigen, wird auch vorgeschlagen, sie in Kontakt mit Frauen zu bringen, die bereits erfolgreich nach der psychoprophylaktischen Methode geboren haben.

Im Rahmen dieser Methode wird auch auf eine hilfreiche Ausbildung des Personals – Ärzte, Hebammen, Schwestern – hingewiesen. Besonders akzentuiert wird dabei die Notwendigkeit einer ruhigen und freundlichen Atmosphäre in den Kreißsälen. Vom Moment ihrer Aufnahme an bis nach Beendigung der Geburt soll keine Frau sich selbst überlassen bleiben. Für die Eröffnungsperiode werden Atemübungen empfohlen, die kurz vor der Austreibungsperiode durch Streichmassagen des Abdomens ergänzt werden sollen. Bei verzögerter Eröffnung des Muttermunds wird der Druck auf die Spinae iliacae anteriores superiores und auf die Lendenmuskulatur vorgenommen. Auch teilweise suggestive Maßnahmen, wie Glucoseinjektionen und Sauerstoffmaske, gehören in das Repertoire der psychoprophylaktischen Methode.

Bei einer Literaturrecherche fallen vor allem immer wieder ältere Arbeiten auf, die kontroverse Diskussionen zwischen der englischen und russischen bzw. französischen Methode widergeben (21, 47). Im Inhalt werden die schwer nachweisbaren Wirkungsmechanismen dieser Methode aufgegriffen. Es fehlt auch nicht an Kritik in bezug auf die Exaktheit und die fehlende gleichbleibende Vorgehensweise dieser Methoden. Dieser Streit scheint jedoch am Ziel dieser psychosomatischen Geburtsvorbereitungsprogramme vorbeizugehen. Es besteht kein Zweifel daran, daß wenigstens dreiviertel der Frauen, die sich einer psychosomatischen Geburtsvorbereitung unterziehen, eine mehr oder weniger gute Schmerzerleichterung unter der Geburt erzielen (vgl. Sammelstatistik von 33; 5, 10, 45).

Sonderformen

Im deutschsprachigen Raum wurde an der Universitäts-Frauenklinik in Tübingen die englische Methode der Geburtsvorbereitung um das sogenannte „Tübinger Badegespräch" erweitert. Dies bedeutete eine Kurzschulung mit dem Ziel, eine ruhigere, angstfreiere und entspanntere Geburt zu erreichen.

Auch eine Reihe von wertvollen Neuerungen im Bereich der gymnastischen Geburtsvorbereitung, z. B. Schwimmübungen, ergänzte das Spektrum der erweiterten „Psychoprophylaxe".

Suggestive Methoden

Autogenes Training

Neuartig gegenüber den klassischen Methoden war die Einführung des autogenen Trainings (AT nach I. H. Schultz) in die Geburtshilfe durch Prill (25). Diese Methode der konzentrativen Selbstentspannung wurde von Prill (25) und Poettgen (24) in ein schrittweise sich entwickelndes Geburtsvorbereitungsprogramm einbezogen.

Das AT baut auf einer vegetativen Selbstumschaltung auf, deren schmerzerleichternde Wirkung gut nachweisbar ist. Da es sich bei dieser Methode um eine Art Selbsthypnose handelt, wird man unwillkürlich an die schon vor ca. einem Jahrhundert eingesetzte hypnotische Schmerzausschaltung bei der Geburt erinnert.

Salpetrière-Methode

Liebault (1860) hat nach einem Bericht von Chertok (1) mit Erfolg die hypnotische Analgesie nach der Schule der Salpetrière vorgenommen. Hier wurden die verschiedenartigsten Formen von Analgesie beschrieben, so z. B. ein bewußtes Erleben der Wehen ohne die geringste Schmerzempfindung oder eine Herabsetzung des Schmerzes oder ein Spüren des Wehenschmerzes, ohne unruhig oder verkrampft zu werden.

Da dieses Verfahren der Fremdhypnose aufgrund schwer überwindbarer organisatorischer Probleme nicht dauerhaft in die Geburtsvorbereitung einging, erhoffte man sich durch die leichte Erlernbarkeit des AT mehr Effekt. Die oben zitierten Autoren wiesen auch darauf hin, daß das AT nicht isoliert, sondern in einem Übungsprogramm mit Gruppengesprächen, Atemübungen und Aufklärungen eingebettet sein sollte.

Individuelle Vorbereitung

Wie bereits im Zusammenhang mit der englischen und russischen Methode der Geburtsvorbereitung angedeutet wurde, hat jede der aufgezeigten Methoden gute Erfolge, wenn sie richtig erlernt wird und wenn sich die Schwangere, mit ihr identifizieren kann. Aus dieser Erfahrung kann man rückschließen, daß alle geburtsvorbereitenden Methoden – so auch die englische und russische Methode – suggestive Aspekte beinhalten. Der Streit um die richtige Methode ist deshalb ohne große Hilfe für die Praxis in der Geburtshilfe. Man sollte hier vom psychosomatischen Standpunkt aus gesehen vor allem berücksichtigen, daß jede Frau ihre individuelle Geburtsvorbereitung braucht. So hilft auch ein reines Methodendenken nicht weiter. Es wird deshalb im folgenden Kapitel auf eine individuelle Geburtsvorbereitung hingewiesen, die umfassender ist und in neueren Arbeiten anklingt (12, 14, 30, 31, 36).

Erweiterte psychosomatische Geburtsvorbereitung

Die bisher beschriebenen geburtsvorbereitenden Methoden haben ihren Ursprung vor der Einführung bahnbrechender technischer Neuerungen in die Geburtsmedizin. In den Jahren von 1965–1975 wurde der Ausdruck „perinatale Medizin" zum Symbol der modernen Geburtshilfe. Die Mütter- und Säuglingssterblichkeit ließ sich durch neue und bessere Techniken (operatives Vorgehen, Mikroblutuntersuchung, Kardiotokographie, Ultraschall, Amnioskopie usw.) entscheidend senken.

Obwohl diese sicherer gewordene Geburtsmedizin für die Mutter einen zusätzlich positiven emotionalen Aspekt im Sinne einer Angstreduktion bedeuten konnte, waren doch viele Schwangere sehr unzufrieden über die weitgehende Zurückdrängung psychosomatischer Gesichtspunkte bei der Geburt. Verstärkt wurde dies auch noch durch die in einigen geburtshilflichen Kliniken einseitig bevorzugte Anwendung anästhesiologischer Methoden zur Geburtserleichterung.

Die erste Kritik einer unzureichenden emotionalen Ausgewogenheit beim Geburtserleben kam von den Frauen selbst. Der an apparativen Techniken orientierten Geburtsmedizin wurde vorgeworfen, daß sie auf wesentliche emotionale Werte der werdenden Mutter und des Vaters zu wenig Wert lege, die Eltern ungenügend informiere, sie an medizinischen Entscheidungen nicht beteilige. Das eigene intime Geburtserlebnis als ein seltenes, sehr wichtiges Lebensereignis, sollte nicht einer kühlen Klinikorganisation zum Opfer fallen. So läßt sich, von den Frauen selbst ausgehend und von der Richtung der psychosomatischen Geburtshilfe unterstützt, nach 1975 eine erneute Veränderung der Geburtshilfe beobachten (31, 39, 40).

Das Ziel dieser mehr psychosomatisch orientierten Geburtshilfe ist dabei die Verbindung von Sicherheit und emotionaler Ausgewogenheit. Durch die geforderte Basis einer sicheren Geburt schließen sich einige Tendenzen aus, die im Rahmen so mancher „Überpsychologisierungen" auftraten, wie z. B. der erneute Ruf nach der Hausgeburt. Eine an individuellen Gesichtspunkten orientierte Geburtshilfe ist dabei sicherlich auch in der Klinik möglich (12).

Die regelmäßig gewordene Schwangerenvorsorge leistet meist von Beginn der Schwangerschaft an einen relevanten Beitrag in der individuellen Geburtsvorbereitung. Im Rahmen einer vertrauensvollen Arzt-Patientin-Beziehung lassen sich eine Reihe von psychischen Problemen auffangen, die im Laufe der Schwangerschaft auftreten und die Geburt negativ beeinflussen können. Gemeint sind hier z. B. die realen und neurotischen Ängste, die im Zusammenhang mit der Geburt phantasiert werden. Durch ein „holding", ein „tender-loving care", eine vermehrte Bereitschaft, auf emotionale Probleme in der Schwangerenvorsorge einzugehen, wird ein zentraler geburtsvorbereitender Effekt erzielt. Auch die Hilfe bei sozialen Problemen muß als eine wichtige „psychohygienische" Maßnahme angesehen werden.

Der Frauenarzt selbst hat also bereits im Rahmen der Schwangerenvorsorge eine wichtige Funktion bei der Geburtsvorbereitung. Er wird neben der individuellen Beratung meist auch den Weg einer Informationsveranstaltung für schwangere Frauen wählen, um die vielen Fragen zur modernen Geburtshilfe systematischer beantworten zu können. Es lohnt sich hierbei, an der Geburt beteiligte Berufsgruppen wie Hebammen, Krankengymnastinnen und Kinderärzte an speziellen Fragestellungen zu beteiligen. Vor allem die Hebammen (4) können in der Geburtsvorbereitung eine wichtige Funktion übernehmen.

An dieser Stelle taucht natürlich die Frage auf, ob es sinnvoll ist, daß berufsfremde Personen Geburtsvorbereitungskurse leiten. Zeitungsanzeigen über Vorbereitungskurse zur Geburt weisen auf Gruppenleiter, die im Lehrberuf stehen, auf Sozialarbeiter, Psychologen oder Soziologen hin. Die postpartale Vorbereitung auf die Mutter-Kind-Beziehung erscheint hierbei akzeptabel und gut. Die direkte Vorbereitung auf die Geburt ist aber zu problematisieren. Obwohl das Interesse und der Einfluß berufsfremder Personen auch hier belebend sein kann, so ist doch eine solide praktische Erfahrung in der Geburtsmedizin für die korrekte Beantwortung der zahlreichen Fachfragen unverzichtbar. Die Deutsche Gesellschaft für Psychosomatische Geburtshilfe und Gynäkologie hat deshalb empfohlen, daß die Durchführung von Geburtsvorbereitungskursen von den Personen erfolgen soll, die auf diesem Gebiet hauptamtlich tätig sind, d. h. vor allem Frauenärzte und Hebammen. Von ihnen können auch eventuelle Kontraindikationen (habituelle Abort- und Frühgeburtsneigung) geklärt werden.

Tab. 7.**1** gibt einen Leitfaden für eine psychosomatische Geburtsvorbereitung.

Praxis der Geburtsvorbereitung

Eine Bestandsaufnahme der heutigen Geburtsvorbereitungskurse (4, 41) macht deutlich, daß eine Reihe von selbsternannten Geburtsvorbereiterinnen und Lehrerinnen, Sozialarbeiterinnen und Soziologinnen sehr unterschiedliche Schwerpunkte setzen, die nicht immer eine beruhigende Wirkung auf das werdende Elternpaar haben. Im Rahmen einer Studie in Österreich (46) wurden 108 Kliniken befragt. Dabei zeigte sich, daß 75% der Kliniken eine eigene Geburtsvorbereitung aufgebaut haben. Die Motivation hierfür steckt sicher nicht nur im Wunsch der Integration psychosomatischer Gedankengänge, sondern auch in einer Art versteckter und wahrscheinlich nicht vermeidba-

Tabelle 7.1   Psychosomatische Geburtsvorbereitung

Inhalate
– Physiologie und Psychologie der Schwangerschaft
– Hinweis auf Noxen (Nikotin, Medikamente, Streß)
– Angstabbau durch Aufklärung über den natürlichen Geburtsablauf
– Vorstellung der apparativ-technischen Überwachungsmethoden
– Information über Schmerzerleichterung und geburtshilfliche Operationen
– ambulante Geburt
– Geburtserleben
– Partneranwesenheit
– Möglichkeit der Besichtigung der für die Geburt ausgewählten Klinik
– Fragen des Wochenbetts
– Mutter-Kind-Beziehung, Stillen
– Darstellung des roten Fadens der hauseigenen Geburtshilfe
– Hinweis auf Flexibilität bei individuellen Wünschen
– Entspannungsübungen, Gymnastik
– Körperpflege
– Mutterschutzgesetz, soziale Hilfen
– Ernährung des Säuglings und des Kleinkindes
– körperliche und seelische Entwicklung des Kindes
– Vorsorgeuntersuchungen, Impfungen

Vorwiegend durchführende Personen
– Geburtshelfer
– Hebamme
– Krankengymnastin
– Kinderarzt
– Psychosomatiker

rer Werbung. Bei dieser Untersuchung wurde deutlich, daß die Tendenz besteht, sowohl werdende Mütter als auch werdende Väter in die Geburtsvorbereitung einzubeziehen. Dem werdenden Vater wird meist die Möglichkeit geboten, Informationen zu erhalten sowie Atem- und Entspannungstechniken seiner Partnerin zu verstehen, um unter der Geburt Beistand zu geben. Bei der Frage nach speziellen Methoden der Entspannung wurden folgende Zahlen mitgeteilt, die auf Mehrfachangaben beruhen: Entspannungsübungen wurden in 85% der Kurse angeboten, autogenes Training in 33%, sonstige Entspannungstechniken in 17,9%. In die Geburtsvorbereitungen waren Frauenärzte, Hebammen, Physiotherapeuten, Psychologen, Sozialarbeiter, Kinderärzte und Krankenschwestern involviert. An den ersten drei Stellen standen Hebammen mit 70%, Frauenärzte und -ärztinnen mit 60% und Physiotherapeutinnen mit 31%.

Rahmenbedingungen für den psychosomatischen Arbeitsansatz bei der Geburtshilfe

Eine psychosomatische Geburtsvorbereitung wird in ihrer Wirkung wenig effektiv sein, wenn das „emotionale Klima" im Kreißsaal nicht für eine patientenorientierte Betreuung vorhanden ist. Besonders wichtig ist hier die Kommunikation zwischen Ärzten und Hebammen. Unstimmigkeiten zwischen dem Kreißsaalpersonal wirken sich immer negativ auf die Mütter bzw. die Mutter-Kind-Beziehung aus. Freud (7) hat diese Probleme auf der 19. Fortbildungstagung für psychosomatische Geburtshilfe und Gynäkologie in München beleuchtet und Schlußfolgerungen aufgezeigt. Eine gemeinsame Linie, ein roter Faden, der sich durch die Anordnungen zieht, ist notwendig und hilft, Unsicherheiten bei der Patientin zu vermeiden. Darüber hinaus ist für ein psychosomatisches Vorgehen ein Spielraum notwendig, der die Verwirklichung individueller Wünsche zuläßt. So ist z. B. eine individuell angepaßte Schmerzerleichterung für viele Frauen sehr wichtig. Eine Kreißsaalbegehung vor der Geburt erleichtert es mancher Mutter auch, die Distanz zu den fremden medizinischen Einrichtungen abzubauen (Abb. 7.**1**–7.**3**). Wenn es gelingt, der einzelnen Mutter zu ihrem sicheren und glückvollen Schwangerschafts- und Geburtserleben zu verhelfen, dann ist eines der wesentlichen Ziele einer pschosomatischen Geburtsvorbereitung erfüllt. Hierdurch wird die Bereitschaft der Mutter, mehr „psychische Energie" in die Mutter-Kind-Beziehung einzubringen, gebahnt. Die hieraus meist resultierende gelungene frühe Mutter-Kind-Beziehung stellt wiederum die Weichen für eine gesunde körperliche und seelische Entwicklung des Kindes.

Literatur

1 Chertok, L.: Über die Entwicklung der psychologischen Analgesie in der Geburtshilfe. Psyche 11 (1959) 543

2 Deutsch, H.: Psychologie der Frau, Bd. II. Huber, Bern 1954

3 Dick-Read, G.: Natural Childbirth. Heinemann, London 1933; deutsch: Die natürliche Geburt. Mutterwerden ohne Schmerz. Hoffmann & Campe, Hamburg 1950; 1971

4 Dudenhausen, J. W.: Psychosomatische Geburtsvorbereitung. Vortrag auf dem 47. Kongreß der Deutschen Gesellschaft für Gynäkologie und Geburtshilfe. München, 6.9.–10.9.1988

5 Enkin, M. W., et al.: An adequately controlled study of the effectiveness of PPM training. In Psychosomatic Medicine in Obstetrics and Gynaecology. Karger, Basel 1972

6 Erbslöh, J.: Phänomenologie akuter Angstzustände unter der Geburt. Med. Welt 1968

7 Freud, E.: Das „Whose-Baby-Syndrom". Vortrag auf der 19. Fortbildungstagung für psychosomatische Geburtshilfe und Gynäkologie. München, 28.2.–3.3.1990

8 Hertz, D. G., H. Molinski: Psychosomatik der Frau. Springer, Berlin 1980

9 Husslein, H.: Drug psychoprophylaxis during labour. In Psychosomatic Medicine in Obstetrics and Gynaecology. Karger, Basel 1972

10 Huttel, F. A.: Eine quantitative Auswertung psychoprophylaktischer Geburtsvorbereitung. Diss., Hamburg 1973

11 Kentenich, H., M. Stauber: Die individuelle Geburt – Ergebnisse aus einer Longitudinaluntersuchung. Geburtsh. u. Frauenheilk. 45 (1985) 153

12 Kentenich, H., M. Stauber: Vortrag auf dem Weltkongreß für Gynäkologie und Geburtshilfe. Rio de Janeiro, 24.10.–28.10.1988

13 Klaus, M. H., J. H. Kenell: Auswirkungen früher Kontakte zwischen Mutter und Neugeborenem auf die spätere Mutter-Kind-Beziehung. In Jahrbuch der Psychohygiene. Reinhardt, München 1974

14 Krahmann, H.: Geburtsvorbereitung: Gestern – heute. Krankengymnastik 8 (1990) 902–906

15 Krebs, G.: Die Geburtsvorbereitung nach G. Dick-Read und ihre Weiterentwicklung bis in die Gegenwart. In Prill, H. J., D. Langen: Der psychosomatische Weg zur gynäkologischen Praxis. Schattauer, Stuttgart 1983

16 Lamaze, F., P. Vellay: L'accouchement sans douleur par la méthode psychophysique, premiers résultats portant sur 500 cas. Gaz. méd. Fr. 59 (1952) 1445

17 Lamaze, F., P. Vellay: Analgésie psychologique en obstétrique. Pergamon, Oxford 1956

18 Lukas, K. H.: Die psychologische Geburtserleichterung. Schattauer, Stuttgart 1968

19 Lukas, K. H.: Psychologische Aspekte der Geburtshilfe. Dt. Ärztebl. 10 (1972) 555

20 Molinski, H.: Die unbewußte Angst vor dem Kind. Kindler, München 1972

21 Müller, C.: Ist der Geburtsschmerz ein bedingter Reflex nach Pawlow? Schweiz. Rdsch. Med. Prax. 9 (1958) 1

22 Nikolajew, A. P.: zit. nach F. A. Huttel 1973

23 Perrez, M., et al.: Eine experimentelle Untersuchung zur psychologischen Geburtsvorbereitung. Z. Geburtsh. Perinatol. 182 (1978) 149–155

24 Poettgen, H.: Die Integration des autogenen Trainings in der geburtshilflichen Prophylaxe. Geburtsh. u. Frauenheilk. 31 (1971) 150–151

25 Prill, H. J.: Erfahrungen mit dem autogenen Training zur Geburtsschmerzerleichterung. Geburtsh. u. Frauenheilk. 18 (1957) 74

26 Prill, H. J.: Forderungen der Kreißenden an eine psychologische Geburtsleitung. Vortrag auf dem 2. Internationalen Kongreß für psychosomatische Geburtshilfe und Gynäkologie. Wien 1965

27 Prill, H. J.: Zur Kritik der Lehre Pawlows und der aus ihr entwickelten Psychoprophylaxe. Mater. Med. Nordmark 20 (1968) 9

28 Prill, H. J.: Das autogene Training in Gynäkologie und Geburtshilfe. In Prill, H. J., D. Langen: Der psychosomatische Weg zur gynäkologischen Praxis. Schattauer, Stuttgart 1983

29 Richter, D.: Geburtsvorbereitung – eine präventiv psychologische Aufgabe familienorientierter Geburtshilfe. Therapiewoche 30 (1980) 612

30 Richter, D.: Was bedeutet umfassende Geburtsvorbereitung? In Prill, H. J., D. Langen: Der psychosomatische Weg zur gynäkologischen Praxis. Schattauer, Stuttgart 1983

31 Richter, D., M. Stauber: Psychosomatik in Gynäkologie und Geburtshilfe. In Uexküll, Th. v.: Psychosomatische Medizin. Urban & Schwarzenberg, München 1990

32 Roemer, H.: Erfahrungen mit der psychologischen Geburtsvorbereitung nach Read. Geburtsh. u. Frauenheilk. 1960

33 Ruppin, E., et al.: Testpsychologische Untersuchungen über den Effekt der Psychoprophylaxe nach Read. Deutscher Kongreß für Perinatale Medizin 1977

34 Schultz, I. H.: Das autogene Training. Konzentrative Selbstentspannung, 19. Aufl. Thieme, Stuttgart 1991

35 Stauber, M.: Psychosomatische Aspekte der Perinatalen Medizin. Habilitationsvortrag an der Freien Universität Berlin 1977

36 Stauber, M.: Psychosomatische Aspekte in der Geburtshilfe. Dtsch. Ärztebl. 76 (1979) 797–802

37 Stauber, M.: Psychosomatische Forderungen an das Geburtsgeschehen. In Richter, D., M. Stauber: Psychosomatische Probleme in der Geburtshilfe und Gynäkologie. Kehrer, Freiburg 1983

38 Stauber, M.: Psychohygienische Forderungen an die heutige Geburtshilfe. In Hillemanns, H. G., H. Steiner, D. Richter: Die humane, familienorientierte und sichere Geburt. Thieme, Stuttgart 1983

39 Stauber, M.: Derzeitiger Stand einer sicheren, psychosomatisch orientierten Geburtshilfe. Frauenarzt 3 (1985) 45

40 Stauber, M.: Entwicklungen in der psychosomatischen Geburtshilfe und Gynäkologie in den letzten 15 Jahren. Eröffnungsvortrag auf der 15. Fortbildungstagung für psychosomatische Geburtshilfe und Gynäkologie, Berlin 19.2.–22.2.1986

41 Stauber, M., et al.: Psychosomatische Geburtshilfe. Sitzung auf dem Weltkongreß für Gynäkologie und Geburtshilfe. Rio de Janeiro 1988

42 Stauber, M.: Theorie und Praxis der Geburtsvorbereitung. Gynäkologe 22 (1989) 84–89

43 Velvolvski, I. S.: Erfahrungen mit der psychoprophylaktischen Methode zur Schmerzausschaltung bei der Geburt auf der Grundlage der Lehre I. P. Pawlows. In Schmerzausschaltung bei der Geburt. Volk und Gesundheit, Berlin 1953

44 Velvolvski, I. S., et al.: Painless Childbirth through Psychoprophylaxis. Foreign Languages, Moskau 1960

45 Walcher, W.: Geburtsvorbereitung und ihre Auswirkung. Vortrag auf dem 48. Kongreß der Deutschen Gesellschaft für Gynäkologie und Geburtshilfe. Hamburg 11.9.–15.9.1990

46 Wimmer-Puchinger, B., G. Bronneberg: Geburtsvorbereitung in Österreichs Spitälern – Angebote, regionale Verteilung – repräsentative Erhebung. Prakt. Arzt (Wien) (1988) 859

47 Winzeler, H.: Lamaze contra Read – Zur Diskussion über schmerzlose oder natürliche Geburt. Neue Zürich. Ztg. 20.7.1958

8 Emotionale und interpersonale Aspekte der Geburt

I. Lackinger und I. Rechenberger

Alle Erlebnisse im Leben, und möchten sie noch so verstandesgesteuert und -verarbeitet erscheinen, haben auch mit Emotionalität zu tun. Aspekte des Gefühls begleiten alle Lebensbewegungen.

So stehen auch – und besonders im Erleben von Fruchtbarkeit, Schwangerschaft, Entbindung und Elternschaft – die emotionalen Erlebnisse an prominenter Stelle. Affekte begleiten das Erleben der Entbindung, der Geburt des Kindes, können sie stützen und befördern und zu einem einmaligen und außerordentlichen Erlebnis machen. Durch negativ besetzte Erfahrungen kann es auch zu einer Behinderung der Geburtsabläufe kommen, sie können erschwert verlaufen, oder ihr natürlicher Ablauf kann unmöglich werden.

Hier sollen besonders die Erlebnisse und Gefühle der Frauen Thema der Darstellung sein. Die Affekte der Männer sind bisher kaum berücksichtigt worden, sind aber sicher ebenso interessant (2).

Veränderungen während Schwangerschaft und Geburt

Jede Frau erlebt ihre Schwangerschaft und die Geburt ihres Kindes auf dem Hintergrund ihrer Persönlichkeitsstruktur, individueller Erfahrungen, sozialer, kultureller und psychischer Umstände und aktueller Erlebnisse. Dennoch gibt es Ähnlichkeiten des Erlebens und Verhaltens, die im folgenden dargestellt werden sollen.

Schon vor Eintritt der Schwangerschaft machen sich die meisten Frauen Gedanken über ihre Fruchtbarkeit und ihr Verhältnis zum Kinderwunsch. Sie erleben in verschiedenen Partnerbeziehungen und Lebenslagen unterschiedliche Gefühle einer möglichen Schwangerschaft gegenüber und können heute dank kontrazeptiver Mittel aktiv entscheiden, ob sie ein Kind haben möchten oder nicht. Oftmals werden die Affekte auch sehr gegensätzlich erlebt. Verschiedene, oft widerstreitende Emotionen wechseln sich ab. Vor Eintritt einer Schwangerschaft sind dies vor allem solche von Angst vor Eingeschränktheit, Festgelegtheit, Verantwortung und Überforderung versus Autono-

mie, Selbstbestimmtheit, Selbstverantwortlichkeit und auch der Sehnsucht nach Hingabe an jemanden, von dem man unbedingt gebraucht wird – was im Fall des Kindes gegeben ist. Mit der Entscheidung zu einer Schwangerschaft werden die ablehnenden Gefühle zugunsten des Kinderwunsches aus vielerlei individueller Motivation verdrängt. Mit dem Eintreten der Schwangerschaft werden die zuvor verdrängten Gefühle erneut präsent. Manche Frau kann ins Zweifeln kommen, ob ihre Entscheidung zu einem Kind richtig war. Nun bekommen die zuvor einem phantasierten Zustand zugeordneten Gefühle realen Boden. So wird auch jede Schwangerschaft ambivalent erlebt.

Die Affekte beziehen sich nun allerdings nicht mehr auf die Frau allein und eventuell den Partner, sondern auf einen lebendigen Dritten, den die Schwangere wenn schon noch nicht spüren, so doch im Ultraschall meist schon sehen kann. Das Kind hat heute, in Zeiten, wo sehr früh Ultraschalluntersuchungen gemacht werden und aus technischen Gründen auch deutlich erkennbare Bilder geben, sehr viel früher auch eine greifbare, sichtbare Präsenz. Es ist nicht mehr bis zu seinen ersten spürbaren Bewegungen nur Objekt der angenehmen oder angstvollen Phantasie. So ist es der Schwangeren möglich, das Kind früh mit ihren Emotionen zu besetzen. Hoffnungen an das Kind, daß es sich beispielsweise schon intrauterin in bestimmter Weise verhalten, vielleicht sogar ein bestimmtes Aussehen haben möge, stehen vor ihrer Erfüllung, aber es können auch Enttäuschungen, z. B. das frühe Wissen um eine Krankheit des Kindes, viel konkreter erlebt werden.

Schwangere erleben gerade in der Frühschwangerschaft und dann in der Zeit vor der Geburt am intensivsten Schwankungen ihrer Emotionen. Gefühle von Angst und Sorge um das Wohlergehen des Kindes und der eigenen Person, der Partnerbeziehung und dem Wechsel, dem sie unterworfen ist, wechseln ab mit Ausgeglichenheit, Erfülltheit, die auch körperlich immer spürbarer wird und dem Gefühl, in sinnvoller und schöpferischer Weise in die Naturabläufe eingebettet zu sein. Angst vor Überforderung, Enttäuschungen über das Kind und sich selbst kann den Wunsch der Schwangeren nach Versorgtwerden, Hingabe und Passivität fördern. Das heranreifende Wissen darum, daß die Schwangerschaft nur vorübergehend ist, also sowohl die negativen wie auch die positiven Erlebnisse so wie jetzt nie mehr erlebt werden können, setzt allmählich einen Prozeß der inneren Loslösung vom Kind in Gang. Dieser ist durchaus mit Trauer verbunden und braucht seine Zeit zum Durchleben und der Verarbeitung. Viele dieser Emotionen und Prozesse laufen im Unbewußten oder Vorbewußten ab; angeregt von Gesprächen mit anderen Schwangeren und in den Kursen zur Geburtsvorbereitung sind sich aber zunehmend mehr Frauen auch der psychischen Ereignisse bewußt.

Besonders die innere Auseinandersetzung um die Beziehung zur eigenen Mutter, der Abnabelung von der Familie, dem mit der Gründung einer eigenen Familie endgültigen Erwachsenwerden, kann für viele Frauen eine sehr gewinnbringende, fruchtbare, wenn auch oftmals schwierige und schmerzliche Erfahrung bedeuten.

Die glückliche Schwangerschaft ist durch eine Ausgewogenheit im bewußten Erleben der widerstreitenden Gefühle und der positiven Hinwendung zum kommenden Kind, das als eigenständige Person erlebt wird, gekennzeichnet.

Erleben unter der Geburt

Die psychischen Erlebnisse und Veränderungen, die Frauen in der Schwangerschaft spüren, spiegeln sich komprimiert nochmals in der Zeit unter der Geburt.

In den Tagen vor dem Eintreten der ersten Geburtswehen spüren die meisten Frauen schon zunehmend Senkwehen. Sie erleben, wie sich der Leib senkt, und sind heute zumeist genügend darüber informiert zu wissen, daß dies die ersten Anzeichen der beginnenden Entbindung sind. Außerdem setzen diese Vorgänge um die Zeit des errechneten Geburtstermins ein, ein Zeitpunkt, zu dem die Schwangere auch Veränderungen erwartet. Die Schwere des Körpers wird mehr und mehr unangenehm empfunden. Auch wenn sie um diese Vorgänge wissen und sie verstehen und einordnen können, erleben die meisten Schwangeren in dieser Zeit auch eine psychische Umstellung. Das Gefühl der Zufriedenheit und Erfülltheit mit dem Kind in sich weicht einer inneren Unruhe, Unausge-

glichenheit und Ärgerlichkeit, daß es doch nun endlich „soweit sein" solle. Der Druck von außen durch Nachfragen von Freunden und Verwandten steigert diese Unruhe noch. Nur wenige Frauen können dann noch eine gleichschwebende Zuversicht bewahren, daß sich alles schon zu seiner Zeit ereignen werde.

Die Affekte, die Schwangere vor der Geburt spüren, leben sie oft in körperlicher Anspannung aus. Sie können nicht mehr längere Zeit ruhig bleiben, müssen sich viel bewegen, letzte Anordnungen treffen. Die körperliche Unrast drückt den seelischen Zustand aus und kann helfen, die innere Anspannung zu mindern, wenn der Affekt im Tun ausgelebt wird. Manches ist auch kein unbedingt sinnvolles oder dringend notwendiges Tun, sondern ein Agieren, mindert aber die innere Unausgeglichenheit ebenso.

Einige Frauen geraten kurz vor der Geburt wieder in ähnliche Zweifel wie vor der Schwangerschaft und in den ersten Wochen. Sie erleben ähnliche Befürchtungen vor Verantwortung und Überforderung, spüren den Zwiespalt in ihren Phantasien und Hoffnungen für das Kind. Sie können ihre Gefühle intensiv spüren, da sie noch nicht durch den Beginn der Geburt vereinnahmt sind. So können sich manche Affekte besser durchleben und verarbeiten lassen, aber auch ungebührlich steigern.

Bei Eintritt der Geburtswehen kann sich die Schwangere diesem Naturablauf nur hingeben. Sie weiß und merkt, daß es kein Ausweichen mehr gibt. Sie ist den in ihrem Körper ablaufenden Kräften ausgeliefert. Dieser Ausnahmezustand erzeugt in den meisten Frauen zunächst Angst vor dem Unbekannten, das da auf sie zukommt. Auch für die mehrgebärende Frau ist jede neue Entbindung ein neuer, ungekannter Zustand, der sich zwar vielleicht mit einer früheren Entbindung vergleichen läßt, ihr aber nie ganz gleicht.

Die Gebärende erlebt in sich einen Wechsel von austreibenden und zurückhaltenden Kräften, die ihrem Willen kaum unterworfen sind. Sie ist in einem Zustand von Kontrollverlust, auch dies erzeugt zunächst physiologischerweise Angst. Üblicherweise suchen die Frauen zu diesem Zeitpunkt die Klinik auf. Die Bestätigung ihres Zustands und die Versicherung, daß sie überwacht und versorgt sein werden, trägt zum Abbau der Angst bei. In dem Gefühl, umsorgt zu sein, auch vertraute Personen wie den Partner um sich zu haben, kann es der

Gebärenden dann möglich werden, sich in den Kontrollverlust zu geben, die Verantwortung für sich selbst den sie betreuenden Fachpersonen zu überantworten und sich aktiv dem Naturgeschehen hinzugeben. Psychologisch gesehen bedeutet dies die aktive Zurücknahme des *Ich* und seiner Funktionen; Hingabe ist also keine passive Tätigkeit.

Im Zustand der Hingabe an die an ihr ablaufenden Vorgänge der Geburt ihres Kindes können die meisten Frauen auch mit den Wehenschmerzen gut zurechtkommen. Sie haben psychische Erleichterung erfahren, als sie sich in die Entbindung schickten – im eigentlichen Wortsinne – und erleben einen Zustand der Ausgeglichenheit. Die Wehen sind meistens noch nicht so intensiv, sie lassen sich noch gut beatmen, auch dies ein aktives Tun zur Entspannung. Dieser psychische Zustand ist dem im mittleren Schwangerschaftsdrittel zu vergleichen, in dem die Schwangeren häufig sehr harmonisch mit sich im Einklang stehen.

Wenn die Schmerzen der Geburt bei zunehmenden Wehen im weiteren Verlauf stärker werden, kann es wieder zum Auftreten von Bedrängung und Angst kommen. Auch um die psychischen Symptome zu mildern, kann es dann sinnvoll werden, Schmerzmittel einzusetzen. Dies muß je nach Befinden der Kreißenden entschieden werden. Es ist auch möglich, daß die zunehmenden Schmerzen Appellfunktion haben und eher bedeuten, daß es der Frau an Zuwendung fehlt. Dies deckt sich mit der Beobachtung: Wenn eine Hebamme zwei Frauen unter der Geburt betreuen muß, geht es jeweils derjenigen schlechter, mit der sie sich gerade nicht beschäftigt, und umgekehrt. Solange die Angst im bewußten Erleben bleibt, kann die Schwangere damit umgehen. In gewisser Weise bedeutet Angst auch Bewußtwerdung: Nur wer sich seines Körpers bewußt ist, kann ihn auch als schmerzhaft erleben. Auch können Schmerzen zur Bewußtmachung führen. Im allgemeinen fördern bewußt erlebte Angst und Schmerzen den Ablauf der Geburt, denn sie unterstützen aktive Gegenregulierung und den Wunsch, durch den Zustand hindurch zu einem besseren zu gelangen.

Aus der Angst vor Schmerzen und der Angst, die die Schmerzen im Gefolge machen, kann dann Panik werden, wenn nicht noch ein Rest von Ich-Funktionen aktiv ist, wenn also Kontrolle noch möglich ist. Auch die Persönlichkeitsstruktur hat einen wichtigen Einfluß

auf die psychischen Möglichkeiten einer Frau, mit dem Geburtsschmerz umzugehen.

In der Phase weiter zunehmenden Wehenschmerzes, und vor allem in der Austreibungsphase, erleben sich die meisten Frauen in geminderter Bewußtseinslage. Ihre Wahrnehmung verändert sich, ihre Aufmerksamkeit für ihre Umgebung wird weniger, sie können die Affekte der sie umgebenden Personen nur erschwert spüren, es sei denn, sie richteten sich gegen sie. Auch die Übereinstimmung mit sich selbst verändert sich. Im nachhinein beschreiben sich entbundene Frauen oft so, als seien sie nur ein Teil von sich gewesen; es findet eine Spaltung im Sinne der Anpassung an eine psychische Ausnahmesituation statt. Weil das Geburtserleben so abgekapselt stattfindet, wird so viel davon wieder vergessen. Die meisten Frauen können sich oft schon am anderen Tag nicht mehr recht an das Ausmaß der Wehenschmerzen erinnern oder auch mangels Wahrnehmung einige Ereignisse nicht mehr beschreiben.

Das Unbewußte tritt allerdings unter der Geburt als Folge des Kontrollverlustes näher ans Bewußtsein. Das bedeutet sowohl eine weit empfindsamere und intensivere Erlebnisfähigkeit mit tieferen Spuren, die die Ereignisse hinterlassen. Aus dem Unbewußten können aber auch Erinnerungen oder Verletzungen nach oben treten, die über die Übertragung sich an den Personen festmachen, die bei der Geburt wichtig sind, Anwesende und auch Nichtanwesende. Es darf nicht vergessen werden, daß im Zustand eines so bewußtseinsnahen Unbewußten auch scheinbar unbedeutende Ereignisse für die Frau große Wichtigkeit erlangen können. Der rationale Filter, den die Ich-Funktionen sonst darstellen, die zwischen Wichtigem, Ernstzunehmenden und Nebenereignissen unterscheiden, ist geschwächt. Als Folge können auch Traumen die Folge der Entbindung sein, die den Außenstehenden nur schwer erklärlich sein mögen.

Die Erlebnisse der Entbindung kulminieren in dem für manche Frauen fast vernichtend erlebten und mit dem intensiven Affekt des Überwältigtwerdens verbundenen Durchtreten des kindlichen Kopfes. Druck- und Schmerzgefühle steigern sich in einem nie zuvor erlebten Ausmaß, und die Situation kann als sehr bedrohlich erlebt werden. Panik und Fluchtreflexe sind häufig die Folge. In den meisten Fällen schlägt dieses Gefühl dann plötzlich in Ärger, sogar Wut um und ermöglicht es der Frau, mit einer letzten Sammlung psychischer und physischer Kräfte, das Kind gegen ihre eigenen Bedürfnisse hinauszuschieben.

Mit der Geburt des Kindes tritt oft eine große Erleichterung, verbunden mit Verwirrung, Suche nach dem Kind und dem Wunsch auf, das Kind sofort in den Armen zu spüren. Dieser Wunsch ist Ausdruck des Verlustes, den die Frau erleben mußte: Sie hat das Kind aus ihrem Leib entlassen müssen, muß aber auch ihre Phantasien aufgeben und die Realität des Kindes anerkennen. Das kann manchmal auch mit Enttäuschung einhergehen, wenn das Kind z. B. nicht dem rosigen Prachtkind der Werbung ähnelt – wie es ja kein Neugeborenes tut – oder in besonderem Maß, wenn es krank ist und das zuvor nicht bekannt war. Die Kränkung, die eine Frau in diesem Moment erlebt, ist oft tiefer, als sie es sich später zugestehen möchte – auch dies Folge des ungeschützteren Unbewußten. Enttäuschung und Ablehnung werden sehr schnell verdrängt und sind oft erst Jahre später überhaupt wieder mobilisierbar und zu bearbeiten.

Auch ein nachträglicher Rest von Ärger über die Schmerzen und Mühen, die das Kind unter der Geburt verursachte, kann bei manchen Frauen in den ersten Lebensstunden des Kindes den Kontakt beeinflussen. Die positiven, „mütterlichen" Gefühle, die von Sorgfalt, Zuwendung und Verantwortung gekennzeichnet sind, entwickeln sich bei den meisten Frauen erst im Laufe der Zeit, schneller oder langsamer. Es bedeutet immer auch einen Lernprozeß, die Signale des einzelnen, individuellen Kindes zu verstehen und darauf im Sinne des Kindes adäquat zu reagieren. Persönlichkeitsmerkmale der Frau haben auch hier eine besondere Bedeutung. Die psychologische Säuglingsforschung hat gezeigt, daß es selbst im Bereich der Versorgung eines Neugeborenen kein Instinkt- oder Reflexverhalten gibt, sondern es immer um die Beziehung zweier Individuen mit ihren jeweiligen Eigenarten geht.

Besonderheiten im Gebärverhalten

Ungestörtes Gebärverhalten

Ungestörtes, glückhaftes Gebärverhalten zeigt sich in der Fähigkeit einer Schwangeren, wechselnde Gefühle trotz einer Ausnahmesituation im Gleichgewicht zu halten. Wenn es einer Frau gelingt, mit Angst und Schmerz in „produktiver" Weise umzugehen, also aus diesem Erleben heraus aktiv zu werden und gleichzeitig die Hingabe an unkontrollierbare Abläufe zu akzeptieren, kann sie sogar während des ganzen Geburtsablaufs Freude empfinden. Aus vielerlei Beobachtungen zeigt sich, daß besonders die Frauen, die selbstbewußt ihre Weiblichkeit in verschiedenen Rollen im Leben spüren können, also nicht allein auf die Mütterlichkeit festgelegt sind, über diese Fähigkeit verfügen. Solche Personen sind von ihrer Struktur her reife Persönlichkeiten, die mit Schwierigkeiten und Problemen umzugehen verstehen. Auch das Körpererleben dieser Frauen ist intensiv und in ihre Erlebnisfähigkeit integriert. Sie können, wenn sie sie benötigen, um Hilfe und Unterstützung fragen und diese auch annehmen. Insgesamt sind diese Frauen psychisch stabil und beziehen ihre Sicherheit aus der Stabilität ihrer inneren Einstellung (5).

Gestörtes Gebärverhalten

Molinski beschreibt verschiedene Formen des pathologischen Gebärverhaltens, die alle davon gekennzeichnet sind, daß es den Frauen nicht gelingt, all die verschiedenen und widerstreitenden Affekte, die unter der Geburt auftreten mögen, zu koordinieren (3, 4). Es gelingt ihnen nicht, einen einmal intensiv gespürten Affekt zugunsten eines anderen, situationsgerechteren, abklingen zu lassen. Manche dieser Frauen scheinen in der jeweils angepaßten Aktivität gehemmt zu sein. Es ist anzunehmen, daß bei manchen dieser Frauen auch aufsteigende unbewußte Geschehnisse einen großen Anteil am gestörten Gebärverhalten haben. Gerade frühere, schlimme Geburtserlebnisse, Erinnerungen an den Tod eines Kindes, Mißbrauch oder andere seelische Verletzungen werden unter der Entbindung reaktiviert. Die Überanstrengung, sich mit einer Erinnerung und der Entbindung gleichzeitig zu beschäftigen, kann die Frau verwirren und – wie in einer Art Totstellreflex – handlungsunfähig machen.

So können manche Frauen von der *Angst* unter der Geburt völlig überschwemmt und geradezu gelähmt werden. Es gelingt ihnen nicht, aus der Angst herauszukommen, sich auf Zuspruch oder Anweisung der Geburtshelfer einzustellen. Bei diesen Frauen ist auch der Kontakt zu den Hilfspersonen gestört, sie können weder selbst ihre Angst überwinden, noch haben sie genug Vertrauen in die anderen, um sich helfen zu lassen. Gerade bei Frauen, die schon einmal eine verletzende Situation erlebten, in der sie sich ausgeliefert und hilflos gefühlt haben, können unter der Geburt mit Angst reagieren.

Das Kind aus tiefen, persönlichen Gründen nicht hergeben zu wollen oder zu können, kann zu *retentivem Verhalten* führen. Dieses Verhalten kann aber auch aus anderen Quellen der individuellen Erfahrung stammen, kann Widerspenstigkeit und Auflehnung bedeuten oder aus einer narzißtischen Persönlichkeitsstruktur herkommen.

Manchen Frauen verhilft *ärgerlicher Antrieb* zur Förderung des Geburtsablaufs. Sie helfen sich damit über ihre Angst hinweg. Wenn der Ärger allein aber die Entbindung bestimmt, ist mit einem behinderten Fortkommen der Geburt zu rechnen. Molinski beschreibt die Zusammenhänge zwischen Rigidität des Muttermunds und Ärger (3, 4). Für manche Frauen, für die das Kind in ihrer Phantasie oder auch real eher eine Behinderung als eine Bereicherung darstellt, ist ärgerliches Verhalten sowohl in der Schwangerschaft wie unter der Geburt charakteristisch. Auch die depressive Persönlichkeit, die unter allzu starker Anspannung mit aggressiven Durchbrüchen reagiert, neigt zu diesem Gebärverhalten.

Für zwangshaft strukturierte Frauen kann das *perfektionistische Gebärverhalten* typisch sein. Solche Frauen kommen mit dem Widerstreit zwischen Aktivität und Passivität und vor allem nicht mit der notwendigen Hingabe unter der Geburt zurecht. Sie unterliegen ihren eigenen Kontrollmechanismen so stark, daß sie diese nicht in sinnvollem Maße aufgeben oder auch nur zurücknehmen können. Es gelingt ihnen nicht, den der Geburt immanenten Widerspruch im gleichzeitig aktiven und hingebungsvollen Verhalten zu akzeptieren, da sie darauf fixiert sind, eindeutige Verhältnisse zu schaffen und auch nur diese durchhalten und ertragen können. Oftmals haben sich solche Frauen eine möglichst natürliche Geburt gewünscht und sich innerlich ganz auf diese Möglichkeit eingestellt. Gerade diese Festlegung kann es aber dann oft unmöglich für sie machen, sich den unterschiedlichen Anforderungen der Entbindung auszusetzen, und der Handlungszwang wird auf die Geburtshelfer verschoben. Nicht selten enden solche Geburtsabläufe in der Sectio caesarea. Auch die Bitte um Hilfe und Unterstüt-

zung fällt diesen Frauen sehr schwer; sie haben sich manchmal unbewußt vorgenommen, „es allein zu schaffen", auch dieses Ausdruck ihres Bedürfnisses, alles unter eigener Kontrolle zu behalten.

Inaktives, planloses und *ratloses Gebärverhalten* können weitere Verhaltensweisen darstellen.

Anforderungen an die Geburtshelfer

Wie beschrieben, ist der Geburtsablauf nicht nur von individuellem Erleben, sondern in vielerlei Weise von Interaktionen gekennzeichnet.

Das Wissen um die Einflüsse der Persönlichkeit und Psyche der Gebärenden kann es den Geburtshelfern leichter machen, adäquat auf die Frau und ihre Verhaltensweisen zu reagieren. Wer sich einfühlen kann, kann die unausgesprochenen Gefühle verdeutlichen helfen, indem er sie entweder anspricht oder direkt, ohne „Absprache", auf sie reagiert und das tut, was die Schwangere sich wünschte, aber nicht formulieren konnte.

Die Beziehung zwischen der gebärenden Frau und ihrem Partner, aber auch die der Geburtshelfer unterliegen den Übertragungs- und Gegenübertragungsphänomenen zwischen allen beteiligten Personen (1).

Für die Geburtshelfer bedeutet dies auch die Konfrontation mit eigenen Affekten und Empfindungen. Besonders naheliegend zeigt sich dies in der Rührung und Befriedigung an vollbrachter Tat, die auch auf die Geburtshelfer übergreift, wenn das Kind gesund geboren ist. Aber auch negative, ablehnende und sogar feindlich gefärbte Gefühle können in der Situation von Anspannung entstehen, die die Geburt auch darstellt.

Für die Geburtshelfer ist es wichtig, sich über eigene Motive im Verhalten klarzuwerden, zu lernen, sich selbst zu fragen, warum er auch in einer bestimmten Situation auf eine bestimmte Weise reagiert hat. Das Unbewußte des Geburtshelfers ist gleichermaßen beteiligt, wenn er seine Arbeit tut, und kann durchaus bei einer bestimmten Verhaltensweise der Schwangeren in besonderer Weise getroffen werden. Erinnerungen und frühere Verletzungen können ebenso angerührt werden wie auch angenehme und die Zuwendung fördernde Erlebnisse.

Nachdenken über das eigene Verhalten macht es dem Geburtshelfer dann möglich, sich nicht persönlich betroffen zu fühlen und in vielleicht unangemessener Weise auf die Schwangere zu reagieren. Sich selbst mit seinen eigenen Bedürfnissen zurückzunehmen, nicht Eigenes an der Gebärenden auszuleben, kann in einer emotional so angefüllten Stimmung wie unter der Geburt sehr schwierig sein. Besonders wichtig ist dies für die Hebammen, die die meiste Zeit mit der Gebärenden verbringen. Sie sind der Übertragung und Gegenübertragung im allgemeinen stärker und länger ausgesetzt als das ärztliche Personal.

Die in vielen Kliniken üblich gewordenen Balint-Gruppen dienen der Reflektion und Einsichtnahme in eigene Motive, Verhalten und Reaktionen. Sie können helfen, ein tieferes Verständnis der Reaktion anderer, aber vor allem auch der eigenen Person zu erlangen und sind eine große Bereicherung für alle Beteiligten.

Literatur

1 Bullinger, H.: Wenn Paare Eltern werden. Rowohlt, Reinbek 1988
2 Döring, B., B. Kreß: Zeugungsangst und Zeugungslust. Luchterhand, Neuwied 1986
3 Hertz, D., H. Molinski: Psychosomatik der Frau, 3. Aufl. Springer, Berlin 1986
4 Molinski, H.: Emotionale und interpersonale Aspekte der Geburt. Gynäkologe 22 (1989)
5 Reim, D.: Frauen berichten vom Kinderkriegen. Deutscher Taschenbuch Verlag, München 1984

9 Akupunktur zur Schmerzerleichterung unter der Geburt

I. Lackinger

In den 60er Jahren begann die Technisierung in der Medizin sich auch in der Geburtshilfe breiten Raum zu verschaffen und führte letztlich zu dem, was wir heute als „moderne" Geburtshilfe kennen. Als Folge der Hinwendung zu teilweise recht rigiden und schematisierten Verfahrensweisen setzte dann in den 70er Jahren die bekannte Gegenbewegung der „alternativen" Geburtshilfe ein, die die natürlichen Abläufe wieder mehr in den Mittelpunkt der Betrachtungen rückte. Die althergebrachten Möglichkeiten der Geburtsleitung und -erleichterung sollten wieder zur Anwendung kommen. Den werdenden Eltern und ihrem Kind sollte mehr persönliche Zuwendung zuteil werden, sie sollten sich im mit aller modernen Technik ausgestatteten Kreißsaal nicht entfremdet fühlen, sondern auch zum Erleben ihrer Empfindungen mehr Raum und Zeit finden und hierin unterstützt werden. Die Atmosphäre, in der das Kind zur Welt kommt, sollte warm und ohne Angst sein und dem Kind das Gefühl vermitteln, willkommen zu sein.

Wichtige Vertreter dieser „sanften" Geburtshilfe sind neben anderen Leboyer, Odent und Kitzinger. Sie alle beziehen sich auf den von Dick-Read aufgezeigten Wirkungskreis von Angst-Spannung-Schmerz. Ihre Ansichten konnten sich deshalb schnell verbreiten, da Veränderungen in der Einstellung der Geburtshelfer von den betroffenen Paaren stark gewünscht war. So war es nur konsequent, sich auch nach anderen zusätzlichen Methoden umzusehen, die den Geburtshelfern in einem ihrer größten Probleme, der Schmerzbekämpfung und Geburtserleichterung, weiterhelfen könnten.

Parallel zu dieser Entwicklung öffnete sich China in den frühen 70er Jahren nach außen. So konnte die Akupunktur als eines der ältesten bekannten Verfahren der traditionellen chinesischen Medizin zur Schmerzbekämpfung im Westen bekannt werden (Tab. 9.**1**). Auch in der chinesischen Medizin wird die Akupunktur in der Geburtshilfe eingesetzt. Es lag nahe – trotz unterschiedlicher wissenschaftstheoretischer Ansätze – die Akupunktur nach den Regeln der „traditionellen Medizin" zu versuchen. Besonders verlockend stellte sich diese Methode auch deshalb dar, weil der Schwangeren keine Fremdstoffe zugeführt werden müssen. Somit bleibt das Risiko einer Nebenwirkung auf das Kind verschwindend klein. Die Akupunktur wirkt über eine Modulation körpereigener Vorgänge, die im weiteren genauer beschrieben werden sollen.

Tabelle 9.**1** Die fünf Elemente und ihre Entsprechung im Menschen und in der Natur (aus Essentials of Chinese Acupuncture 1980)

Die fünf Elemente	Im Menschen					In der Natur					
	Zang-organe	Fu-organe	Sinnes-organe	Gewebe	Gefühle	Jahres-zeiten	Umwelt-faktoren	Wachstum und Entwicklung	Farben	Ge-schmack	Himmels-richtung
Holz	Leber	Gallen-blase	Auge	Sehnen	Ärger	Frühling	Wind	Keim-stadium	grün	sauer	Ost
Feuer	Herz Perikard	Dünndarm	Zunge	Blutgefäße	Freude	Sommer	Hitze	Wachstum	rot	bitter	Süd
Erde	Milz Pankras	Magen	Mund	Muskeln	Nachdenk-lichkeit	Spät-sommer	Feuchtig-keit	Transfor-mation	gelb	süß	Mitte
Metall	Lunge	Dickdarm	Nase	Haut Haare	Melan-cholie	Herbst	Trocken-heit	Reifung	weiß	scharf	West
Wasser	Niere	Harnblase	Ohr	Knochen	Angst Furcht	Winter	Kälte	Speiche-rung	schwarz	salzig	Nord

Physiologische Grundlagen

Der Akupunkturpunkt zeichnet sich vom umgebenden Gewebe dadurch aus, daß an seiner Stelle besonders viele sensible Nervenendigungen liegen (6). Häufig bestehen an diesen Stellen auch Durchtrittsorte von Gefäß- und Nervenbündeln durch die Muskelfaszien. Nach jüngsten Erkenntnissen scheint das primäre Substrat des Akupunkturpunktes bzw. -areals die Funktionseinheit der sensiblen Nervenendigungen mit den muskulären und bindegewebigen Strukturen darunter zu sein (15). Bei der Nadelung des Akupunkturpunktes werden die Nozizeptoren des jeweiligen Hautareals gereizt, und über die Lokalreaktion durch den Nadelstich kommt dann die Wirkung auf den Rezeptor zustande. Eine direkte Nadelung eines Rezeptors ist sehr selten und eher unerwünscht, da die Schmerzwirkung viel zu stark ist.

Der Einstich der Akupunkturnadel löst eine Lokalreaktion des Gewebes aus. Hierbei werden Prostaglandine und andere Mediatoren freigesetzt, die die Nozizeptoren reizen. Diese Reaktion ist sowohl bei der Schmerzentstehung durch äußere Reize wie auch bei der gezielten Reizung durch die Akupunkturnadel die gleiche. Es werden zwei verschiedene Typen von Nozizeptoren betroffen, die oberflächlich gelegenen und die tieferen. Die oberflächlichen Rezeptoren leiten den Reiz über dicke, markhaltige, schnell leitende Aδ-Fasern und bewirken einen scharfen, umrissenen, rasch wieder abklingenden Schmerz. Die tiefer liegenden leiten ihre Erregung über dünne, marklose, langsam leitende C-Fasern und bewirken einen dumpfen, undeutlich umrissenen anhaltenden Schmerz, mit dem ein Wärmegefühl einhergehen kann. Letzteres Gefühl ist das, was die Chinesen als *De Qi* bezeichnen und welches die richtige Lage der Nadel anzeigt.

Je nach Ausgangssituation der behandelten Person bewirkt die Nadelung dann einen tonisierenden oder sedierenden Effekt, der aber wohl nicht durch eine spezielle Technik der Nadelung zu erreichen ist, wie die Chinesen meinen, sondern mit der Fähigkeit der Person zusammenhängt, sich auf die Behandlung einzustimmen und zu reagieren.

Schmerzreaktion

Nach der von Melzak u. Wall (11) entwickelten Gate-control-Theorie ist die Schmerzreaktion immer eine zugleich psychische und physische.

Besonders die psychische Einstellung ist eine wichtige Basis für die Wirkung der Akupunktur, denn durch eine positive Einstimmung dem eigentlich schmerzhaften Akupunkturreiz gegenüber kommt es zu einer deszendierenden Hemmung des Schmerzempfindens. Die gleichzeitige Ausschüttung von Streßhormonen bewirkt ebenfalls eine Hemmung des Schmerzempfindens sowohl lokal als auch generalisiert. So senkt sich durch ein Einschwingen schon vor Beginn der Behandlung bereits im Vorfeld die Schmerzschwelle – ein Prozeß, der durch ein Vertrauensverhältnis zwischen Patient und Therapeut gefördert wird.

Durch das Setzen der Akupunkturnadel treten aufeinander folgend und teilweise auch gleichzeitig ablaufend verschiedene Reaktionen ein, die in eine lokale, regionale und zentrale eingeteilt werden können. Das periphere und zentrale Nervensystem sind in diese Reaktionen ebenso eingebunden wie das endokrine, das Gefäß- und Immunsystem.

Die Mikroverletzung durch die Nadel trifft auch kleinste Gefäße. Es werden die Mediatoren Histamin, Serotonin, Kinin, Lymphokinine, Leukotriene und Prostaglandine freigesetzt, die vorwiegend lokal zu einer Gefäßerweiterung, Veränderung des Gewebs-pH und Erhöhung der Kapillardurchlässigkeit führen. An diesem Punkt der Reaktion kommt es zur Reizung der Nozizeptoren wie oben beschrieben. Des weiteren wird die unspezifische Immunabwehr durch Anlocken von Leukozyten aktiviert. In Abb. 9.**1** ist sehr stark vereinfacht der Reaktionsablauf sowohl des Schmerzreizes als auch der Nadelung dargestellt.

Vom Ort des Schmerzreizes aus wird die Erregung zu den Hinterhörnern des Rückenmarks geleitet (Abb. 9.**1** , 1), wo die Umschaltung auf ein zweites Neuron (Abb. 9.**1**, 2) erfolgt. Dieses leitet den Reiz zum Thalamus (Abb. 9.**1**, 3) und zur Hirnrinde (Abb. 9.**1**, 4). Dort wird der Schmerz bewußt wahrgenommen. Der Reiz der Nadelung wird wie der Schmerzreiz von den Hinterhörnern des Rückenmarks (Abb. 9.**1**, 2 und 6) geleitet, um nach mehrfacher Umschaltung eine segmentale Hemmung (Abb. 9.**1**, 7) zu bewirken, die über die Neurotransmitter Enkephalin und Dynorphin vermittelt wird. Interessanterweise kommen hierbei der Reiz der Nadel (Abb. 9.**1**, 5) und der zu bekämpfende Schmerzreiz aus demselben Segment. Neben anderen Afferenzen werden die Nadelreize auch zum Mittelhirn

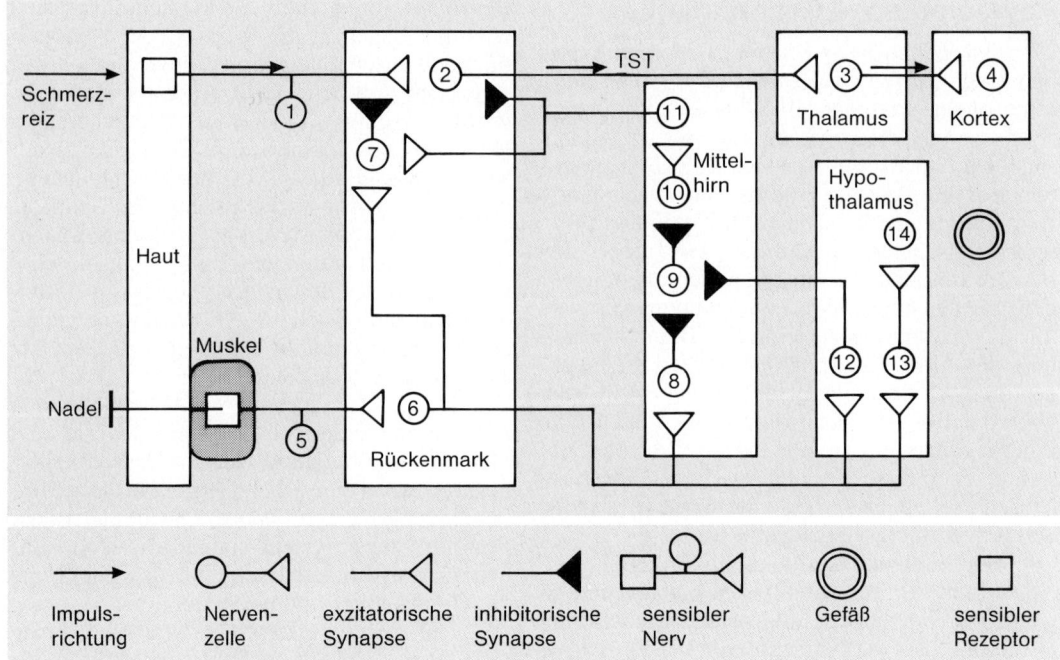

Abb. 9.1   Schematische Darstellung der Schmerzleitung und der Akupunkturwirkung. TST Tractus spinothalamicus (nach Stux u. Pomeranz).

(Abb. 9.**1**, 8 und 11) und zu den Zentren des Hypothalamus (Abb. 9.**1**, 13) geleitet. Nach der Umschaltung im periaquäduktalen Grau (Abb. 9.**1**, 8) und den Raphekernen (Abb. 9.**1**, 11) erfolgt die absteigende Leitung durch das Rückenmark, um die erste Station der Schmerzleitung zu blockieren. Letztere wird durch Serotonin vermittelt, die Umschaltung im Mittelhirn durch Enkephalin. Auch im Hypothalamusgebiet konnte eine Schmerzhemmung durch Endorphine (Abb. 9.**1**, 14) nachgewiesen werden. Diese Hinweise auf die Wirkung der Endorphine sind besonders interessant und aktuell (s. auch S. 73). Besonders die β-endorphinogenen Neurone des Hypothalamus sind hier wichtig. Sie stehen mit den Hirnstrukturen Corpus amygdaloideum, Habenula, N. accumbens und N. caudatus in Verbindung und können durch Mikroinjektionen von Naloxon nachgewiesen werden.

Die Mitwirkung des Kortex am Schmerzgeschehen ist individuell verschieden. Persönliche Vorerfahrungen mit Schmerzen – also psychische Faktoren – werden dabei ebenso wirksam wie die rein organischen. Durch die Verknüpfung der verschiedenen Hirnbereiche über hierarchische Ordnungen werden andere Körpersysteme mit beeinflußt. Vom Hirnstamm kommen Informationen zur Anpassung der Vitalfunktionen Atmung, Herzschlag und Kreislauf. Der Hypothalamus beeinflußt das Vegetativum und bezieht das Endokrinium mit ein. Der Thalamus vermittelt die Zuschaltung der emotionalen Faktoren und vermittelt die Einbeziehung des Bewußtseins aus dem Großhirn. Die endokrinen Faktoren sind die sog. Streßhormone ACTH, LH, FSH, ADH, Prolaktin, Sexualsteroide und NNR- und NNM-Hormone.

Schmerzmodulation

Durch das Zusammenwirken aller dieser Faktoren kommt es zu einer Schmerzmodulation und teilweise -aufhebung. Eine körpereigene Gegenregulation bewirkt die Dämpfung der Symptome; die Vorstellung der alten Chinesen von der Harmonisierung des Energieflusses in seinen Kanälen paßt in einem übertragenen Sinn auch zu den neurophysiologisch nachgewiesenen Abläufen.

Die wichtigste Wirkung der Akupunktur ist die Schmerzmodulation, die Aktivierung der Immunabwehr und unterschiedlicher hormonabhängiger Prozesse (Diabetes, Spermatogenese; 5). Eine individuell unterschiedlich starke Sedierung ist als Folge der Endorphinausschüttung zu verstehen. Wirkungen und Nebenwirkungen der Akupunktur können durch Gaben von Morphinanaloga aufgehoben werden, was die besondere Bedeutung der Endorphine beweist. Demzufolge sollte Akupunktur niemals zusammen mit Morphin angewendet werden, da dieses durch Besetzen der Rezeptoren Endorphine nicht wirken läßt und die Nadelung somit sinnlos wird.

Nebenwirkungen

Nebenwirkungen der Akupunktur erklären sich hauptsächlich aus überstarken Allgemeinreaktionen, die über die Lokalreaktion durch die Mediatoren des Gewebes vermittelt werden. Das Herz-Kreislauf-System kann angeregt oder deprimiert werden, ein orthostatischer Schock auftreten, die Darmperistaltik aktiviert werden. Durch überschießende Insulinausschüttung kann der Blutzucker absinken, die Magensaftsekretion kann sich vermindern, die Bronchialmuskulatur im Sinne einer Verengung oder Weitstellung beeinflußt werden. Auch die Kontraktionsbereitschaft des Uterus kann steigen. Im allgemeinen sind aber diese Nebenwirkungen nicht häufig und durch ein Absetzen der Behandlung und entsprechende Allgemeinmaßnahmen zu beheben.

Indikationen und Kontraindikationen

Jede Methode, die Wirkungen zeigt, erfordert eine genaue Indikationsstellung, da sie auch Nebenwirkungen haben kann (Tab. 9.2–9.4). Die Akupunktur wird besonders in der Geburtshilfe nicht als alleinige Behandlungsform angewendet werden, sondern die gültigen medizinischen Kriterien und die Möglichkeiten der modernen Geburtshilfe bilden die Basis der Therapie. Die technischen Voraussetzungen müssen gegeben sein, d.h. die Geburtshelfer müssen eine vor allem praktische Schulung in der Methode durchlaufen haben. Die notwendige Zuwendung zur behandelten Person sollte selbstverständlich sein.

Tabelle 9.2 Geburtshilfliche Indikationen zur Akupunktur (aus Schuler, W.: Akupunktur in Geburtshilfe und Frauenheilkunde. Hippokrates, Stuttgart 1989)

Indikationen vor der Geburt (im Verlauf der Schwangerschaft)

- Hyperemesis gravidarum
- leichte EPH-Gestose bzw. schwangerschaftsinduzierte Hypertonie (bei mittelgradigen Formen hat die Akupunktur den Stellenwert einer adjuvanten Maßnahme)
- schmerzhafte Zustände unterschiedlicher Art (somit Einsparung von Analgetika)
- Geburtsvorbereitung
- Raucherentwöhnung bei der schwangeren Frau (und dem werdenden Vater); ihr kommt wichtige präventive Bedeutung für die Gesundheit des ungeborenen Kindes zu
- Beeinflussung der pathologischen Lage des Kindes („sanfte Drehung" aus Beckenendlage oder Querlage)

Indikationen unter der Geburt

- Geburtserleichterung bei der ungestört verlaufenden Geburt (als mildes Sedativum bei ängstlicher Verspannung, vor allem in der Vorphase und frühen Eröffnungsphase, und/oder zur Linderung der Wehenschmerzen, solange diese einen bestimmten Grad nicht überschritten haben)
- protrahierte Geburt, sofern es sich um funktionelle Störungen handelt (Zervixdystokie und dysfunktionelle Wehenstörungen)
- verzögerte Lösung der Plazenta in der Nachgeburtsperiode
- familienorientierte Geburtshilfe: gelegentliche Mitbehandlung des geburtsbegleitenden Ehemanns oder Partners

Indikationen nach der Geburt (in Wochenbett und Stillzeit)

- verschiedene Schmerzzustände (z. B. Episiotomiebeschwerden, schmerzhafte Nachwehen, Wundschmerzen nach Kaiserschnitt)
- Probleme im Zusammenhang mit der Stilltätigkeit (schmerzhafter Milcheinschuß bzw. Milchstauung, beginnende Mastitis, Stillschwäche durch mangelhafte Laktation)
- verzögerte Rückbildung der Gebärmutter
- atonische Blasenschwäche nach der Geburt
- Obstipation im Wochenbett
- psychische Probleme im Wochenbett (depressive Verstimmung, Schlaflosigkeit)

Tabelle 9.3 Sicherheitskatalog für die Akupunkturtherapie (aus Schuler, W.: Akupunktur in Geburtshilfe
und Frauenheilkunde. Hippokrates, Stuttgart 1989)

– Strenge Befolgung von Asepsis und Antisepsis:
  Desinfektion der Haut; Verwendung von sterilen Ein-
  malnadeln.

– Reduzieren des Verletzungsrisikos auf ein Minimum:
  kein zu tiefes Einführen der Nadeln, es sei denn bei
  oberflächlicher Stichrichtung; gefährliche Regionen
  meiden; besondere Vorsicht über großen Gefäßen
  oder anderen gefährdeten Strukturen; Verwendung
  von möglichst wenig Nadeln.

– Keine rigorosen manuellen Stimulationen an den
  eingeführten Akupunkturnadeln:
  lediglich leichte Dreh- und Auf- und Abwärtsbewe-
  gungen; apparative Stimulation von Elektrostimula-
  tionsgeräten, Laser o. ä. sind hilfreich, bergen aber
  manchmal auch besondere Risiken.

– Sorgfältige Lagerung, besonders bei der ersten Aku-
  punktursitzung, und Beobachtung der Patientin während der gesamten Akupunkturbehandlung, um unerwünschte Reaktionen sofort begegnen zu können;
  bei orthostatischem Kollaps: sofortige Flachlagerung
  der Patientin und Entfernung der Nadeln;
  bei ungebührlichen Schmerzen: unverzügliches Zu-
  rückziehen oder gänzliches Entfernen der Nadel; ein
  Vena-cava-Syndrom in der Spätschwangerschaft ist
  durch Seitenlagerung leicht zu beheben bzw. zu
  vermeiden.

– Behutsame Entfernung der Nadeln am Ende der
  Behandlung und kurze Kompression der akupunk-
  tierten Stellen mit sterilem Alkoholtupfer, um Nach-
  blutungen und Infektionen des Stichkanals zu vermeiden.

Tabelle 9.4 Kontraindikationen der Akupunktur (nach
Schuler)

Absolute Kontraindikationen

– maligne Erkrankungen (außer in Fällen leichter
  Schmerzen oder Allgemeinerscheinungen)

– bei Indikationen zum chirurgischen Vorgehen

– akute Infektionen

– Blutungsneigung

– in Situationen, in denen andere Methoden erwiese-
  nermaßen besser sind

Relative Kontraindikationen

– sehr alte Menschen mit langsamen Allgemeinreaktionen

– Schwerkranke

– psychiatrisch Kranke, die den Sinn der Behandlung
  nicht einsehen können

– Schwangerschaft = bei Nadelung verbotener
  Punkte

– Verständigungsprobleme oder ablehnende Haltung
  des Patienten

Praktische Anwendung

Im allgemeinen werden die Nadeln bei der Akupunktur auf besondere Weise gesetzt: Sie werden schnell in die Haut eingestochen und dann
langsam bis dorthin vorgeschoben, wo das *De-
Qi*-Gefühl gerade noch tolerabel ist. Dabei sollten selbstverständlich anatomische Vorgaben
wie Organgrenzen oder Blutgefäße respektiert
werden. Die Ohrakupunkturpunkte werden nur
wenige Millimeter tief punktiert, was ebenfalls
den anatomischen Vorgaben entspricht.

Die heute verwendeten Nadeln sind meist
Einmalartikel und bestehen aus Stahl (Abb.
9.**2**). Die früher verwendeten wiederverwendba-
ren Nadeln werden mit der Zeit stumpf und können dann eher eine Belästigung darstellen.
Auch Materialien wie Gold und Silber haben

nur in der streng traditionellen Behandlungs-
weise ihren Platz. In klassischer Weise werden
die Nadeln für etwa 20–30 Minuten belassen
und dabei intermittierend manuell stimuliert,
also gedreht und vorsichtig auf- und abgescho-
ben. Unter der Geburt kann man mehrere solcher Behandlungsphasen mit Pausen alternie-
rend aufeinander folgen lassen. Die Stimulation der Nadeln ist auch über einen niederfre-
quenten Wechselstrom als Elektroakupunktur
möglich. In der Geburtshilfe sollte die manuelle Behandlung bevorzugt werden, da sie eine
kontinuierliche Hinwendung zur Patientin und
ununterbrochene Zuwendung bedeutet. Die apparative Stimulation könnte nur die Tendenz
zur Mechanisierung der Geburtshilfe – allerdings auf recht subtile Weise – negativ unterstützen.

Andere nichtinvasive Verfahren der Behandlung wie Moxa, Infrarot, Laser und TENS
bedeuten keine wesentliche Verbesserung der
klassischen Nadelung und sind eher aufwendig.

Akupunktur unter der Geburt

Es sind in der Traditionellen Chinesischen Medizin einige bestimmte Punkte als geburtser-
leichternd beschrieben, die auch heute noch
ihre Anwendung finden. Daneben gibt es eini-

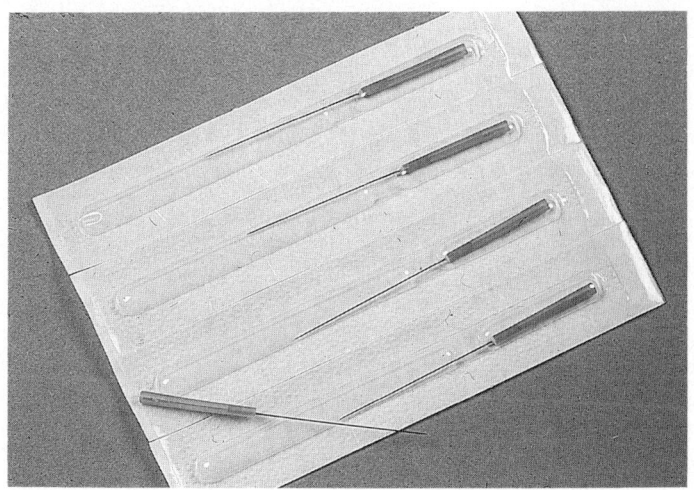

Abb. 9.**2**   Einmal-Akupunkturna-
deln.

ge Extrapunkte. Alle diese Punkte liegen auf
verschiedenen Meridianen und sind teilweise
sog. „Nahpunkte", also Punkte in der Region
des stärksten Schmerzes, und teilweise „Fern-
punkte", also solche, die über den Meridian,
auf dem sie liegen, aus der Peripherie des Körpers heraus ihre Wirkung auf den Ort der Beschwerden ausüben. Diese Punkte werden in
Tab. 9.**5** zusammengefaßt.

Die genaue anatomische Lage der Punkte
wird individuell an den jeweiligen Gegebenheiten bestimmt. Die Maßeinheit hierfür ist das
Cun, die Daumenbreite der behandelten Person. Eine Handbreit bedeuten in dieser Termi-
nologie 4 *Cun*. Im Anhang findet sich eine Li-
ste der geburtshilflich anwendbaren Punkte

und deren anatomische Beschreibung sowie die
im allgemeinen sinnvolle Nadelungstiefe.

Neben den Punkten zur Geburterleichte-
rung werden noch einige andere mit besonders
ausgeprägter Allgemeinwirkung eingesetzt.
Diese sind vor allem der am stärksten analgetisch wirkende Punkt Hegu (Di 4) auf dem Dau-
menballen, der bei jedem Schmerzzustand genadelt wird (Abb. 9.**3**). Außerdem nadelt man
den am stärksten beruhigend wirkenden Punkt
Baihui (Du Mai 20) auf der höchsten Scheitel-
spitze. Auf die speziellen Ohrakupunkturpunkte soll hier nicht eingegangen werden, da sie
eher selten verwendet werden und somit wenig
praxisrelevant sind.

Tabelle 9.**5** Traditionelle Akupunkturpunkte unter der Geburt (aus Schuler, W.: Akupunktur in Geburtshilfe und Frauenheilkunde. Hippokrates, Stuttgart 1989)		
Hauptpunkt	Baihui (LG 20)
Lokale Punkte	Guilai (Ma 29), Guanyuan (KG 4), Yaoshu (LG 2), Jizhong (LG 6), Ciliao (Bl 32)
Fernpunkte	Sanyinjiao (MP 6), Neima (U Ex), Neiting (Ma 44), Taichong (Le 3) Zusanli (Ma 36), Yanglingquan (Gb 34), Weima (U Ex), Zhiyin (Bl 67)
Spezifische Punkte	
– zur Sedierung	Shenmen (He 7), Neiguan (Pe 6), Shenmai (Bl 62)
– zur Analgesie	Hegu (Di 4), Neiting (Ma 44)
– bei Wehenschwäche	Yanglingquan (Gb 34), Jianjing (Gb 21), Zhiyin (Bl 67)

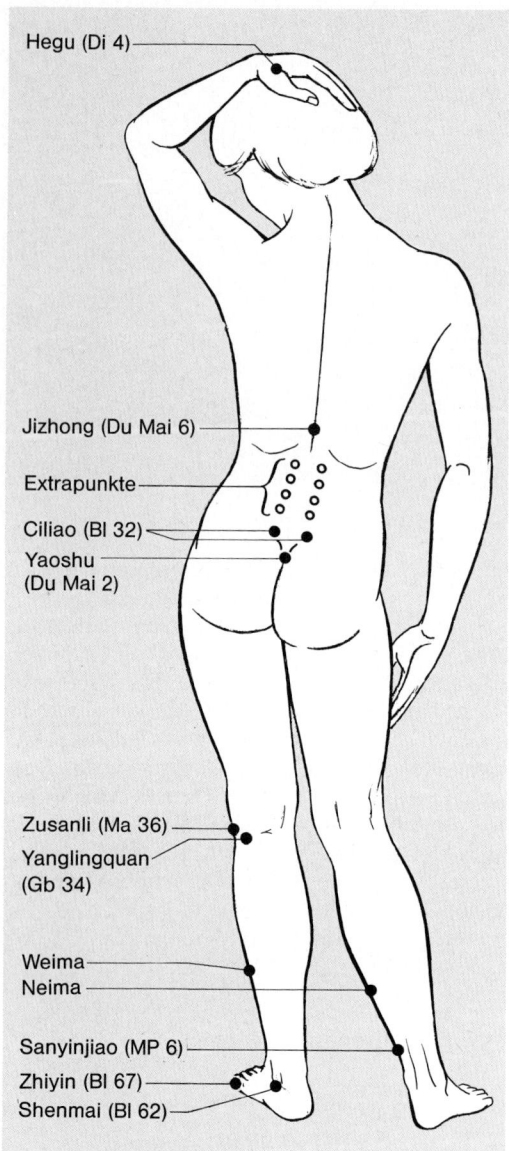

Hegu (Di 4)

Jizhong (Du Mai 6)

Extrapunkte

Ciliao (Bl 32)

Yaoshu
(Du Mai 2)

Zusanli (Ma 36)

Yanglingquan
(Gb 34)

Weima
Neima

Sanyinjiao (MP 6)

Zhiyin (Bl 67)

Shenmai (Bl 62)

Abb. 9.3 Die gebräuchlichsten Punkte zur Geburtserleichterung.

Von der Akupunktur unter der Geburt ist keinesfalls eine Wirkung wie von einer Periduralanalgesie zu erwarten. Auch die anderen lokal anästhesierenden Verfahren wirken deutlich stärker. Insgesamt ist die Schmerzempfindlichkeit jedoch deutlich herabgesetzt, und so kann ein leichterer Geburtsverlauf erwartet werden. Es ist nicht Sinn dieser Therapie, eine neue Analgesieform zu sein, sondern nach den Vorstellungen der „sanften Geburt" die natürlichen Abläufe leichter zu machen. Durch verschiedene Studien konnte nachgewiesen werden, daß sich die Eröffnungsphase signifikant verkürzen ließ, die Wehentätigkeit koordinierter verlief und ein schnelleres Weichwerden der Portio eintrat (10, 16). Auch ist die Akupunkturtherapie nicht als eine Alternative zur psychologischen Geburtsbegleitung zu verstehen. Sie hat einen nachweisbaren körperlichen Effekt, wirkt dadurch stärker als die rein psychischen Verfahren, kann aber deren positive Wirkungen nicht ersetzen. So sollten in der Leitung der normalen Geburt beide Verfahren sich ergänzen. Wenn die Akupunktur nicht ausreichend schmerzlindernd wirken sollte, ist die Umstellung auf eines der anderen schmerzstillenden Verfahren sinnvoll und unerläßlich.

Lagerung

Akupunktur unter der Geburt sollte im Liegen Anwendung finden. Dies beugt einem möglichen Kreislaufkollaps vor. Besonders in der Eröffnungsphase ist aber eine gewisse Mobilität der Schwangeren von Vorteil, so daß im Einzelfall entschieden werden muß, wann und wie die Akupunktur einzusetzen ist. Besonders günstig ist es, Phasen der Bewegung mit solchen der Ruhe abwechseln zu lassen und in letzteren die Akupunktur anzuwenden. Hierzu sollte sich die Schwangere in bequeme Seitenlage begeben, damit die Punkte am Rücken sowohl wie am Bauch erreichbar sind. Auch einem Vena-cava-Syndrom wird hierdurch vorgebeugt. Die Punkte an den Beinen sollten dann jeweils nur an einem Bein genadelt werden, also die an der Innenseite des Beins an dem einen und die an der Außenseite an dem anderen Bein. Wenn die Schwangere gern ein Bad nehmen oder einen längeren Zeitraum im Wasser verbringen möchte, kann man die Punkte auch in Abwandlung der Neuraltherapie mit einem Lokalanästhetikum quaddeln. Die Wirkung kommt der Nadelung gleich. Die Nadeln sollten spätestens in der Austreibungsphase entfernt werden, um der Schwangeren freie Beweglichkeit zu ermöglichen. Außerdem ist die Wirkung der Nadelung nicht sogleich mit Entfernen der Nadeln vorbei, sondern wirkt noch ein wenig nach.

Spezielle Indikationen

Eine wichtige Indikation zur Anwendung der Akupunktur stellt der Versuch der inneren Wendung bei Beckenendlage dar. In den bisher veröffentlichten Untersuchungen läßt sich zwar nicht eindeutig ein alleiniger Effekt der Akupunktur nachweisen, doch liegen immer wieder Einzelfallbeobachtungen vor, die der Akupunktur doch eine Wirkung nachsagen. Besonders in Kombination mit der „indischen Brücke" ist die Rate der induzierten Wendungen höher als die der spontanen. Hierzu wird der Punkt Zhijin (Bl 67) entweder genadelt oder mit Moxa erwärmt und so gereizt. Auch die nichtinvasiven Methoden können angewendet werden. Durch verstärktes tiefes Einatmen während der Anwendung und atemsynchronen Anheben des kindlichen unteren Pols kann es zur Wendung angeregt werden. Wenn die Nabelschnur ein Hindernis sein sollte, wird die Wendung nicht stattfinden. Es ist im Gegensatz zur äußeren Wendung keine Mangeldurchblutung des Kindes zu erwarten. Diese Kombinationsmethode stellt also eine wichtige Alternative zur äußeren Wendung oder Beckenendlagen-Sectio dar.

Anhang: Lage der traditionellen Akupunkturpunkte

Magenmeridian

Guilai (Ma 26). Lokalisation: 4 *Cun* senkrecht unter dem Nabel, 2 *Cun* seitlich. Nadelung: senkrecht, 1–2 cm tief.
Zusanli (Ma 36). Lokalisation: 1 *Cun* lateral der Tuberositas tibiae. Nadelung: senkrecht, 1 cm tief.
Neiting (Ma 44). Lokalisation: 0,5 *Cun* proximal der Interdigitalfalte zwischen 2. und 3. Os metatarsale. Nadelung: senkrecht, 1 cm tief.

Herzmeridian

Shenmen (He 7). Lokalisation: Beugefalte des Handgelenks, radial der Sehne des M. flexor carpi ulnaris. Nadelung: senkrecht, 0,5 cm tief.

Blasenmeridian

Ciliao (Bl 32). Lokalisation: über dem Foramen sacrale. Nadelung: senkrecht, 1–2 cm tief.
Shenmai (Bl 62). Lokalisation: 0,5 *Cun* unterhalb des Innenknöchels. Nadelung: senkrecht, 1 cm tief.

Zhiyin (Bl 67). Lokalisation: am lateralen Nagelwinkel der Kleinzehe. Nadelung: senkrecht, 0,5 cm tief.

Du-Mai-Meridian (Lenkergefäß)

Yaoshu (Du 2). Lokalisation: an der Grenze zwischen Os coccygis und Os sacrum. Nadelung: senkrecht, 1 cm tief.
Jizhong (Du 6). Lokalisation: unterhalb des Dornfortsatzes Th 11. Nadelung: schräg nach oben, 1 cm tief.
Baihui (Du 20). Lokalisation: Scheitelpunkt. Nadelung: schräg nach hinten, 0,5 cm tief.

Ren-Meridian

Guanyon (Ren 4). Lokalisation: in der Mittellinie 3 *Cun* unterhalb des Nabels. Nadelung: senkrecht, 2–3 cm tief.

Milz-Pankreas-Meridian

Sanyinjiao (MP 6). Lokalisation: auf der Innenseite des Unterschenkels, 3 *Cun* oberhalb des Innenknöchels an der dorsalen Tibiakante. Nadelung: senkrecht, 1–2 cm tief.

Lebermeridian

Taichong (Le 3). Lokalisation: 2 *Cun* proximal der Interdigitalfalte zwischen 1. und 2. Zehe. Nadelung: senkrecht: 1 cm tief.

Gallenblasenmeridian

Jianjing (GB 21). Lokalisation: an der höchsten Stelle der Schulter auf der Medioklavikularlinie. Nadelung: senkrecht, 1–2 cm tief.
Yanglingquan (GB 34). Lokalisation: am vorderen unteren Rand des Fibulaköpfchens. Nadelung: senkrecht, 1 cm tief.

Perikardmeridian

Neiguan (Pe 6). Lokalisation: 2 *Cun* proximal der Handbeugefalte zwischen den Sehnen der Mm. palmaris longus und flexor carpi radialis. Nadelung: senkrecht, 1 cm tief.

Dickdarmmeridian

Hegu (Di 4). Lokalisation: an der höchsten Stelle des M. adduktor pollicis. Nadelung: senkrecht, 1–2 cm tief.

Extrapunkte

Neima. Lokalisation: am hinteren Tibiarand, auf halber Strecke zwischen Innenknöchel und Kniegelenk. Nadelung: senkrecht, 1 – 2 cm tief. *Weima.* Lokalisation: auf gleicher Höhe wie Neima, 1 *Cun* lateral der Tibiakante.

Literatur

1 Chang, H. T.: Neurophysiological basis of acupuncture analgesia. Sci. sin., Ser. B 216 (1978) 829 – 846
2 Cheng, R. S. S., B. Pomeranz: Electroacupuncture analgesia could be mediated by at least 2 pain relieve mechanism – endorphins and non-endorphin systems. Life Sci. 25/23 (1979) 1957 – 1962
3 Colgrave, S.: Yin und Yang. Barth, München 1980
4 Fisch, G.: Akupunktur. Goldmann, München 1979
5 Fischl, F., et al.: Die Beeinflußbarkeit der Samenqualität durch Akupunktur bei subfertilen Männern. Geburtsh. u. Frauenheilk. 44 (1984) 510 – 512
6 Kellner, G.: Bau und Funktion der Haut. Dtsch. Z. Akupunkt. 15 (1966) 1 – 31
7 Kubista, E., H. Kucera: Über die Anwendung der Akupunktur in der Geburtsvorbereitung. Z. Geburtsh. Perinatol. 178 (1974) 224 – 229
8 Lackinger, I.: Akupunktur zur Geburtsvorbereitung. Gynäkologe 22 (1989) 90 – 94
9 Liu, M.: Die Rolle der Akupunktur in der chinesischen Medizin. Arzt u. Kr.-Haus 7 (1988) 244 – 246
10 Lyrenäs, et al.: Acupuncture before delivery, effect on labor. Gynecol. obstet. Invest. 24 (1987) 217 – 224
11 Melzak, R., P. D. Wall: Pain mechanisms: a new theory. Science 150 (1965) 971 – 979
12 Schuler, W.: Akupunktur in Geburtshilfe und Frauenheilkunde. Hippokrates, Stuttgart 1989
13 Stux, G., et al.: Akupunktur, Lehrbuch und Atlas. Springer, Berlin 1985
14 Stux, G.: Akupunktur bei Tumorschmerz. Manuskript.
15 Stux, G., B. Pomeranz: Acupuncture. Textbook and Atlas. Springer, Berlin 1988
16 Thöne, A.: Akupunktur unter der Geburt. Die Beeinflussung von Eröffnungsdauer, Angst und Wehenschmerz. Diss., Düsseldorf 1988
17 Wallis, L., et al.: An evaluation of acupuncture analgesia in obstetrics. Anaesthesiology 41 (1974) 596

10 Sedierung, Analgesie und Inhalationsanalgesie

W. Klockenbusch, I. Lackinger, W. Dick und L. Beck

Die Entbindung ist bei der Frau wahrscheinlich der einzige physiologische Vorgang, der natürlicherweise mit Schmerzen einhergeht. Am naheliegendsten ist die Deutung, daß die Schwangere durch die Schmerzen die herannahende Geburt erkennt und so in die Lage versetzt wird, die notwendigen Vorbereitungen zu treffen, denn eine unerwartete Geburt wäre für Mutter und Kind mit Gefahren verbunden.

Das Ausmaß der von der Gebärenden erlebten Schmerzen ist individuell unterschiedlich. Alle Frauen erleben unter der Entbindung die Wehen als krampfähnliche Kontraktionen. Die Intensität der Empfindung ist jedoch von persönlichen Faktoren abhängig; früher erlebte Wehenschmerzen, Angst oder Unsicherheit färben das Geburts- und Schmerzerleben.

Ziel einer medikamentösen Geburtsanalgesie ist es, Schmerzen zu vermindern oder auszuschalten, wie dies auch bei jeder Operation selbstverständlich ist. Die Geburtsanalgesie dient jedoch nicht nur dem Komfort der Gebärenden, sondern soll zur Minderung des Risikos einer Geburt und zur Gesundheit von Mutter und Kind beitragen. Der gleichzeitige Nutzen für beide ist dabei ausschlaggebend. Die geburtshilfliche Erfahrung zeigt, daß eine Linderung der Schmerzen die Häufigkeit uteriner Dysfunktionen vermindert, während ein Übermaß an Geburtsschmerzen in Verbindung mit Angst und nervöser Spannung zu Wehenstörungen und einer protrahierten Geburt führt und auch den fetalen Zustand beeinträchtigen kann (37, 49). Sicher muß es auch bei der medikamentösen Geburtserleichterung selbstverständliches Anliegen von Ärzten und Hebammen sein, die psychische Situation der Gebärenden zu berücksichtigen und sich entsprechend zu verhalten, da angstbetonte Affekte den Geburtsschmerz steigern und so den Geburtsvorgang erschweren. Dies ist in dem vorangegangenen Kapitel über psychologische Geburtserleichterung und emotionale Störungen unter der Geburt dargelegt. Doch wird auch in Kliniken, in denen eine optimale psychologische Geburtsvorbereitung gewährleistet ist, auf eine zusätzliche Verabreichung von Medikamenten oft nicht verzichtet.

Insgesamt kann man davon ausgehen, daß in den Industrieländern bei etwa 60–70% aller Geburten Medikamente zur Geburtserleichterung angewandt werden. Zu bedenken ist, daß alle in Frage kommenden Substanzen die Plazenta passieren und sich somit nachteilig auf Fetus und Neugeborenes auswirken können. Als häufigste Nebenwirkungen stehen Störungen der Atmung und der neurophysiologischen Adaptation im Vordergrund. Von Bedeutung ist dabei die gegenüber Erwachsenen erhöhte Medikamentenempfindlichkeit, die mit der größeren Permeabilität der fetalen Blut-Hirn-Schranke und der verzögerten Metabolisierung und Elimination der Substanzen zusammenhängt.

Bei der Sedierung und Analgesie unter der Geburt müssen daher mögliche Schädigungen des Fetus durch pharmakologische Einwirkungen berücksichtigt werden. Gleichzeitig muß die Auswahl und Dosierung der Medikamente so erfolgen, daß eine effektive Geburtsanalgesie gewährleistet ist. Um diese Ziele zu erreichen, stehen Sedativa, Analgetika und Inhalationsanästhetika zur Verfügung.

Sedativa

Eine Sedierung ist bei solchen Frauen indiziert, bei denen trotz psychologischer Betreuung die mit der Geburt verbundenen Ängste besonders groß sind. Durch das Lösen von Angst und Verspannung läßt sich ein günstiger Effekt auf den Geburtsverlauf erreichen. Diazepam (Valium) ist die von den Benzodiazepinen am meisten benutzte und am besten untersuchte Substanz. Sie passiert die Plazenta sehr rasch, und nach wenigen Minuten stellt sich ein ausgeglichenes fetomaternales Konzentrationsverhältnis ein (31). Bedingt durch stärkere Plasmaeiweißbindung in der fetalen Zirkulation können die Serumspiegel hier das doppelte mütterlicher Konzentrationen betragen (29). Die Halbwertszeit des Diazepams selbst beträgt etwa 30 Stunden (1), diejenige des kaum schwächer wirksamen Hauptmetaboliten n-Demethyldiazepam über 90 Stunden (38). Aufgrund der verlangsamten Elimination können beim Neugeborenen aktive

Metabolite bis zu einer Woche in pharmakologisch relevanter Konzentration vorliegen (13).

Diazepam übt keine direkte Wirkung auf die Wehentätigkeit aus (24). Nach den Erfahrungen der meisten Kliniken wird der Geburtsfortschritt bei erheblichen Angst- und Spannungszuständen durch die Gabe von 5 – 10 mg Diazepam jedoch günstig beeinflußt.

Die Herz-Kreislauf-Funktionen der Mutter sowie der Säure-Basen-Haushalt werden nicht beeinträchtigt. Durch schlafbegünstigende und amnestische Wirkungen kann das bewußte Erleben der Geburt jedoch eingeschränkt und die aktive Mitarbeit bei der Entbindung z. T. erheblich gestört werden (31, 39).

Unerwünschte Wirkungen bei Fetus und Neugeborenem sind durch zentralnervöse Effekte möglich. Ein Abfall der Körpertemperatur und eine eingeschränkte Variabilität der fetalen Herzfrequenz werden häufig nach intravenöser Gabe von 10 mg Diazepam beobachtet (20, 32, 38); schon 2,5 mg können einen herabgesetzten Muskeltonus beim Neugeborenen hervorrufen (16, 31). Eine neonatale Atemdepression ist sowohl nach i.v. wie nach i.m. Gabe von 5 – 10 mg Diazepam möglich (7, 10), wenngleich kontroverse Ansichten darüber herrschen, ob die Häufigkeit respiratorischer Insuffizienz dadurch insgesamt erhöht ist (1, 20, 31).

Nebeneffekte einer höheren Dosierung sind Hypotonie, Hypoaktivität und herabgesetzte Nahrungsaufnahme (1, 31, 41).

Weiterhin treten in einigen Fällen erhöhte Bilirubinspiegel mit der Gefahr eines Kernikterus auf. Dies hängt zum einen mit dem Konservierungsmittel der Injektionsform, dem Natriumbenzoat, zusammen, welches die Bilirubin-Albumin-Bindung entkoppelt (47). Zum anderen wird der Bilirubinabbau durch Verdrängung von der Glucuronsäure durch n-Demethyldiazepam verzögert (38).

Aus den genannten Gründen sollte die Anwendung von Diazepam nur nach eindeutiger Indikationsstellung erfolgen.

Aus pharmakologischer Sicht erscheint die Gabe kurzwirkender Benzodiazepine sinnvoll, um neonatale Nebenwirkungen zu begrenzen. Lorazepam (Tavor) beispielsweise hat eine Halbwertszeit von ca. 12 Stunden, beim Midazolam (Dormicum) beträgt diese sogar nur 2 Stunden. Zudem werden beide Substanzen zu inaktiven Metaboliten abgebaut (38). Nach klinischen Ergebnissen bietet Lorazepam jedoch keinen Vorteil gegenüber Diazepam. Es

sind sogar eher ZNS-Störungen zu erwarten als nach Diazepam in anxiolytisch äquieffektiver Dosierung (39).

Midazolam ist nicht nur durch die sehr kurze Halbwertszeit charakterisiert, sondern bietet sich in der Geburtshilfe auch aufgrund des minimalen fetomaternalen Konzentrationsverhältnisses von 0,15 an (38). Es wäre jedoch verfrüht, dieses Medikament generell zu empfehlen, da umfangreiche Erfahrungen bislang nicht vorliegen. So bleibt abzuwarten, ob der Anwendungsbereich aus mütterlicher Indikation nicht deutlich eingeschränkt sein wird, da das Geburtserlebnis durch retro-und anterograde Amnesie negativ beeinflußt werden kann (9).

Neuroleptika haben gegenüber Benzodiazepinen den Vorzug einer anxiolytischen und antiemetischen Wirkung. Bei der Verabreichung von Neuroleptika in der Geburtshilfe werden Dosierungen unterhalb der neurologisch wirksamen Schwelle angewandt. Häufig werden sie in Kombination mit Analgetika zu deren Potenzierungen verabreicht.

Die üblicherweise in der frühen Eröffnungsphase angewendete Dosis von 10 mg Triflupromazin (Psyquil) intramuskulär scheint keine Beeinträchtigung des Kindes zu verursachen. Erfahrungen mit Promethazin (Atosil), das die Plazenta gleichfalls rasch passiert (3, 20), weisen ebenso auf seine Eignung hin (38). In einer vergleichenden Studie, in der unter der Geburt entweder 50 mg Pethidin oder 50 mg Pethidin plus 50 mg Promethazin gegeben wurden, konnte gezeigt werden, daß der neonatale Zustand durch die gleichzeitige Gabe des Neuroleptikums unbeeinflußt blieb (42).

Chlorpromazin (Megaphen) ist hingegen nicht mehr gebräuchlich, da hypotensive Effekte, extrapyramidale Symptome und Gelbsucht auftreten können (31).

Bei der Gabe von Neuroleptika, also potenter Psychopharmaka, ist allerdings in noch stärkerem Maße als bei den Benzodiazepinen zu bedenken, daß ihre anxiolytische Wirkung durch psychische Distanzierung vom Geschehen entsteht. In der Geburtshilfe sollten sie daher nur in besonders belastenden Situationen eingesetzt werden.

Analgetika

Zur Schmerzausschaltung werden in der Geburtshilfe zentral wirksame Opioide verabreicht, von denen das Pethidin (Dolantin) in Nordamerika und Europa am häufigsten angewandt wird (1). Die analgetische Behandlung sollte in der Eröffnungsphase beginnen. Dabei empfiehlt sich die Gabe von 50 mg i.m., die nach 3 Stunden wiederholt werden kann, oder 25 mg i.v. alle 1–2 Stunden bis zu einer Gesamtdosis von 100–125 mg. Maximale Analgesie wird bei intravenöser Applikation nach 5–10 Minuten, bei intramuskulärer Gabe nach 40–50 Minuten erreicht (1).

Häufigste mütterliche Nebenwirkungen bestehen – wie bei allen Opioiden – in Übelkeit und Erbrechen bis zu 50% (6, 34). Diese unerwünschten Wirkungen können nach unseren Erfahrungen allerdings durch gleichzeitige Gabe eines Neuroleptikums gemildert werden.

Möglich sind weiterhin eine Steigerung des Bronchotonus (20) und – im Unterschied zum Morphin – eine Zunahme der Herzfrequenz (1), so daß Pethidin bei Asthmatikern und Patientinnen mit vorbestehender Herzerkrankung nicht gegeben werden sollte.

Umstritten ist, ob es zu einer direkten Herabsetzung des Uterotonus kommt (3, 18). Man kann bei erheblichen mütterlichen Schmerzen jedoch eine geburtsbeschleunigende Wirkung durch Verminderung der Schmerzen und schnellere Muttermunderöffnung erwarten wie auch eine günstige Beeinflussung unregelmäßiger uteriner Kontraktionen hin zu weniger häufigen, aber regelmäßigen Wehen (31).

Die atemdepressive Wirkung, die sich auch auf das Kind auswirkt, und stark sedierende Eigenschaften, die dosisabhängig zu einer eingeschränkten Wahrnehmung der Gebärenden führen und das Erlebnis der Geburt stark beeinträchtigen können, sind jedoch unerwünscht.

Auswirkungen auf das Kind betreffen pulmonale, kardiale und neurologische Funktionen. Infolge rascher Plazentapassage des Pethidins stellt sich innerhalb von 6 Minuten ein Gleichgewicht zwischen fetaler und maternaler Konzentration ein (31). Fetale Blutspiegel übertreffen die mütterlichen nach etwa 2 Stunden (8) und maximale Konzentrationen im fetalen Gewebe werden erst nach 2–3 Stunden erreicht (4). Beim Neugeborenen ist die Plasmahalbwertszeit mit ca. 23 Stunden mehr als siebenmal länger als beim Erwachsenen (8). Die noch mangelhaft ausgeprägte Fähigkeit zur Glukuronidierung trägt dazu bei, daß bis zu 6 Tage vergehen, bis das Medikament vollständig eliminiert ist (11).

Von Interesse ist weiterhin die Pharmakokinetik des Metaboliten Norpethidin, welches 2mal toxischer als Pethidin ist (33). Nach Gabe von 50 mg i.v. stellten verschiedene Arbeitsgruppen eine abfallende Pethidinkonzentration im mütterlichen Blut fest, während die Norpethidinspiegel bis 8 Stunden post partum anstiegen (26, 35).

Nach wiederholter Gabe (Gesamtdosis 125 mg) wurden in der fetalen Zirkulation besonders hohe Spiegel von Pethidin und vor allem von Norpethidin gemessen. Dabei zeigte sich eine signifikante Beziehung zwischen der Höhe der Norpethidinkonzentration im Fetalblut und dem Zeitintervall zwischen maternaler Applikation und Entbindung (27). Dies liefert, wie auch die zeitabhängige fetale Akkumulation von Pethidin, eine Erklärung dafür, daß eine neonatale Depression häufiger auftritt, wenn die Gabe des Medikaments bei der Geburt mehr als 1 Stunde zurückliegt (1, 3). In Übereinstimmung damit wurde eine erniedrigte Sauerstoffsättigung vorzugsweise bei den Neugeborenen festgestellt, deren Mütter 2–4 Stunden vor der Geburt 100 mg Pethidin erhalten hatten (50).

Die bedeutenste Nebenwirkung des Pethidins stellt die Atemdepression beim Kind dar (20, 22). Eine zentral bedingte Einschränkung der Atemtätigkeit kann nach intramuskulärer Gabe von 100–150 mg auftreten (5), während nach Verabreichung von 50 mg nicht mit einer Ventilationsstörung zu rechnen ist (6).

Kardiodepressive Effekte treten ebenfalls dosisabhängig auf. Eine wesentliche Beeinflussung von Herzfrequenz, Herzminutenvolumen und Blutdruck ist nach niedriger Dosierung (50–100 mg) jedoch nicht zu erwarten (20, 22).

Untersuchungen von Eichhorn u. Mitarb. bestätigen, daß kardiopulmonale Funktionen und Apgar-Werte durch niedrige Pethidindosen nicht signifikant verändert werden. Es ist allerdings fraglich, ob Pethidin deshalb als „das ungefährlichste Analgetikum in der Geburtshilfe" gelten kann (14).

So ist schon nach Verabreichung von 25–105 mg Pethidin ein verändertes neurophysiologisches Verhalten bis zu 3 Tagen nach der Geburt beobachtet worden (12, 21, 28). Die betreffenden Neugeborenen waren weniger lebhaft, zeigten im Rahmen subtiler neurologischer Untersuchungen inadäquate Reflexantworten und fielen insbesondere durch verminderten Muskeltonus auf. In einer umfangreichen kontrollierten Studie, bei der die Auswirkungen medikamentöser Analgesie mit denen einer Periduralanästhesie verglichen wurden, konnte gezeigt werden, daß die Gabe von durchschnittlich 163 mg Pethidin Störungen der neurophysiologischen Entwicklung nach sich zieht, die noch 6 Wochen nach der Geburt nachweisbar sind. In erster Linie sind hier abnorme Verhaltensreaktionen und eingeschränkte Aufmerksamkeit zu nennen (5). Eine daraus resultierende, vielleicht auch nur latente Irritation der Mutter-Kind-Beziehung erscheint naheliegend. So ist nicht auszuschließen, daß sich das veränderte neurophysiologische Verhalten des Neugeborenen über eine subtile Beeinflussung mütterlicher Affekte ungünstig auf die weitere Entwicklung auswirkt.

Nalbuphin (Nubain) bietet sich auf den ersten Blick als besser geeignetes Opioid zur Geburtsanalgesie an, da es im Gegensatz zu Pethidin zu inaktiven Metaboliten abgebaut wird und in geringerem Maße atemdepressorische Wirkungen entfaltet (43). Gastrointestinale Nebenwirkungen treten nach Nalbuphin auch seltener auf als nach Verabreichung von Pethidin in äquianalgetischer Dosierung. Die sedierende Wirkung ist jedoch ausgeprägter, es ist leichter plazentagäng, und die neurophysiologische Adaptation des Neugeborenen wird in den ersten Stunden nach der Geburt stärker gestört als nach Pethidin. Es bietet diesem gegenüber damit keine Vorteile (52).

Tramadol (Tramal) scheint den Zustand des Neugeborenen kaum zu beeinflussen. Eine Störung respiratorischer Funktionen wurde nach Gabe von 50 mg i.m. nicht beobachtet. Die Kooperationsfähigkeit der Gebärenden kann durch psychogene Nebenwirkungen jedoch eingeschränkt werden (6). Auswirkungen auf die neurophysiologische Adaptation sind bislang nicht untersucht worden. Aufgrund der sehr begrenzten Erfahrungen mit diesem Medikament kann es zur Zeit nicht generell zur geburtshilflichen Analgesie empfohlen werden.

Pentazocin (Fortral) übt nur mäßige gastrointestinale und sedierende Wirkungen auf die Mutter aus. 40 mg dieser Substanz entsprechen der analgetischen Potenz von 100 mg Pethidin (1). Bei höherer Dosierung kann es zu Angstzuständen, Halluzinationen und anderen psychotischen Symptomen kommen (40). Äquianalgetische Dosierungen von Pentazocin und Pethidin führen in gleicher Weise zu neonataler Depression (36).

Ein Verfahren, das für die kontinuierliche Analgesie in der Geburtshilfe geeignet sein könnte, bisher jedoch nur wenig Anwendung findet, ist das der patientengesteuerten Analgesie (PCA). Die Methode hat prinzipielle Ähnlichkeit mit der Inhalationsanalgesie, da Analgesie bedarfsgerecht appliziert wird. Sie wurde bereits 1964 von Scott beschrieben mit der Begründung, daß häufige kleine Dosen eines Analgetikums besser seien als seltene große (48).

Evans hat bei 42 Fällen 8,8 Anforderungen in 3,6 Stunden registriert, d. h. 2,2 mg/kg oder 150 mg Dolantin insgesamt (15). Robinson hat 1980 Dolantin i.m. und per PCA verglichen und für die PCA einen deutlich geringeren Verbrauch gefunden (171 gegen 159 mg), (45).

Eine vergleichende Studie mit Nalbuphin ergab bei repetierter intravenöser Applikation einen Verbrauch von 24 mg, bei PCA von nur 16 mg, wobei in der letzten Gruppe erheblich geringere Sedierungseffekte auftraten (17).

Barrier berichtet über vergleichende Untersuchungen mit der intramuskulären Applikation, der kontinuierlichen Infusion und der PCA. Verbraucht wurden bei i.m. Gabe 62 mg Dolantin, per infusionem 101 mg und per PCA 86 mg. Nach der i.m. Applikation entbanden 64% der Frauen spontan, bei der Infusion 76%, bei der PCA 76% und in der Plazebogruppe 72%. Die Apgar-Werte, die unter 1 lagen, waren nach 1, 5 und 10 Minuten: in der Placebogruppe 1-1-0, in der i.m. Gruppe 1-1-0, nach der Infusion 4-0-0 und nach der PCA 3-2-0. Die Unterschiede waren nicht signifikant. Die Beurteilung der Neugeborenen mittels NACS (neurologic and adaptive capacity score) 30 und 120 Minuten nach der Geburt ergaben einen signifikant schlechteren Ausfall der Werte nur nach der Infusionsbehandlung (2).

Falls es nach Einsatz eines Opioids zu Nebenwirkungen beim Neugeborenen kommt, werden Opiatrezeptorantagonisten unmittelbar post partum eingesetzt, um insbesondere atemdepressive Effekte auszuschalten. Bevorzugtes Medikament ist das Naloxon (Narcanti), das im Gegensatz zu Nalorphin und Levalorphan keine rezeptoragonistische Aktivität entfaltet und auch die zentralen Wirkungen von Pentazocin antagonisiert (3, 31). Bei deutlichen Nebenwirkungen werden vor der Abnabelung 40 µg Naloxon in die Nabelvene appliziert, um einen schnellen Wirkungseintritt zu erzielen. Da eine effektive Behandlung respiratorischer Depression so nur für etwa 30 Minuten gewährleistet ist, empfiehlt sich die gleichzeitige Gabe von 200 μg Naloxon i.m., wodurch eine Wirkdauer von 48 Stunden zu erzielen ist (1, 38). Es ist jedoch zu bedenken, daß die durch Norpethidin hervorgerufenen Effekte durch Naloxon nur teilweise antagonisiert werden (19).

Schädliche Folgen für das Kind durch Naloxon sind ebenfalls denkbar, weil dadurch nicht nur Wirkungen exogener Opiate, sondern auch die der physiologisch gebildeten Endorphine und Enkephaline gehemmt werden. Diese Substanzen beeinflussen u. a. wichtige Herz-Kreislauf-Funktionen. Im Tierversuch zeigten LaGamma u. Mitarb., daß Naloxon in einer Dosierung von 1 mg/kg bei vorbestehender Hypoxie zu einer Abnahme der Herzfrequenz und Durchblutung führt (30). Zwar wurden hier bei einer anderen Spezies hohe Dosen verabreicht, die in der Geburtshilfe nicht angewandt werden, doch ist grundsätzlich nicht auszuschließen, daß Naloxon bei hypoxischem Streß durch Antagonisierung endogener Opiate zu einer gestörten Regulation kardiovaskulärer Funktionen beim Neugeborenen führen kann.

Von den stark analgetisch wirksamen Medikamenten soll auch das Ketamin (Ketanest) in niedriger Dosierung von 0,25 mg/kg unter der Geburt geeignet sein (31). Wegen nur kurz dauernder Wirkung kommt es nur zur Schmerzausschaltung am Ende der Austreibungsperiode in Frage (38). Wiederholte Gaben sind zu vermeiden, da ansonsten mit hypnotischen Effekten zu rechnen ist. Atemdepressive Wirkungen sind sehr gering; vielmehr sind die bronchodilatierenden Effekte dieses Medikaments insbesondere bei asthmatischen Patientinnen erwünscht (23). Nach Verabreichung von weniger als 1 mg/kg i.m. oder i.v. ist eine Beeinträchtigung des Kindes nicht festgestellt worden (20, 23, 31). Der gewöhnlich zu beobachtende Blutdruckanstieg, der bis zur Entwicklung hypertensiver Krisen führen kann (31), ist jedoch unerwünscht.

Ein wesentlicher Einwand gegen den Gebrauch von Ketamin leitet sich aus der Amnesie der Gebärenden für die Geburt ab, zu der es oft schon nach niedriger Dosierung kommt (31). Darüber hinaus können sich Nebenwirkungen in Orientierungsstörungen, Alpträumen und Halluzinationen äußern. Es wundert daher nicht, daß Ketamin vor allem wegen psychomimetischer Wirkungen zur Analgesie des Geburtsschmerzes hierzulande nicht angewandt wird.

Inhalationsanästhetika

Durch Anwendung von Inhalationsanästhetika ist eine rasch einsetzende Analgesie und bei höherer Konzentration die z. B. für die Durchführung einer Sektio gewünschte Bewußtlosigkeit gewährleistet. Die Abatmung durch die Lunge ermöglicht eine unverzügliche Reversibilität der Effekte; beim Neugeborenen kommt es ebenfalls zur schnellen respiratorischen Elimination der schwer wasserlöslichen Substanzen (23).

Enfluran, Isofluran

Enfluran und Isofluran üben auch in niedriger Dosierung gute analgetische Wirkungen aus (38). Mögliche Nebenwirkungen bestehen in einer Verminderung des Muskeltonus, der Uterusaktivität und der Kontraktilität des Myokards (20). EEG-Veränderungen mit der Auslösung von Anfallspotentialen sind bei Enfluran beobachtet worden (23). Nicht zuletzt wegen des unangenehmen Geruchs spielen Enfluran und Isofluran im Kreißsaal kaum eine Rolle.

Lachgas

Lachgas stellt das klassische Inhalationsanästhetikum in der Geburtshilfe dar, welches bereits vor über 100 Jahren zur Behandlung von Wehenschmerzen angewandt wurde. Da es im Blut relativ unlöslich ist, kommt es zu einem schnellen Konzentrationsanstieg im Gehirn, so daß analgetische Wirkungen innerhalb einer Minute auftreten.

Eine komplette Schmerzfreiheit ist allerdings nicht zu erreichen, da die hierzu erforderliche Konzentration von über 70% mit einem erheblichen Risiko mütterlicher Bewußtlosigkeit und dem Verlust wichtiger Schutzreflexe verbunden wäre. Auch beim Einsatz subanästhetischer Konzentrationen sind unerwünschte zentrale Wirkungen nicht selten, die sich in mangelnder Erlebnis- und Kooperationsfähigkeit der Gebärenden äußern können (23).

Schädliche Wirkungen für das Kind sind bei Verwendung niedriger Dosierung in der Regel nicht zu beobachten (20, 23). Beträgt der Lachgasanteil jedoch 50% und mehr, ist beim Neugeborenen unmittelbar post partum mit einer Diffusionshypoxie zu rechnen. Lachgas diffundiert schnell in die sich entfaltende Lunge, vermindert dadurch den alveolären Sauerstoffanteil und reduziert somit den arteriellen Sauerstoffpartialdruck. Ferner kann es schon unter der Geburt zu einer verminderten Sauerstoffversorgung kommen, da Lachgas konzentrationsabhängig eine Tonisierung uteroplazentarer Gefäße bewirkt. Eine Oxygenierung per Maske empfiehlt sich daher in jedem Fall, um hypoxische Effekte beim Neugeborenen zu vermindern (20).

Neuere experimentelle Befunde legen eine zurückhaltende Einstellung gegenüber der Anwendung von Lachgas in der Geburtshilfe nahe. Im Tierversuch konnte bereits nach 15minütiger Exposition von 50%igem Lachgas ein Abfall der Methionin-Synthase-Aktivität auf 45% der Kontrollwerte registriert werden (51). Dieses Enzym spielt eine wichtige Rolle bei der DNA-Synthese, da es für die Bildung von Methionin und Tetrahydrofolsäure verantwortlich ist und somit für die Bereitstellung der DNA-Base Thymin sorgt. Dadurch wird die nach Lachgasexposition beobachtete Hemmung hämopoetischer Stammzellen erklärbar (25).

Eine gehemmte DNA-Synthese scheint auch an der Neurotoxizität von Lachgas beteiligt zu sein. So konnte nach Verabreichung am 2. postpartalen Tag eine reduzierte Hirnzellproliferation festgestellt werden (46), wie es auch nach mütterlicher Gabe zu ZNS-Störungen des Fetus kommen kann, die sich noch 3 Monate nach der Geburt in einer verminderten Reflexaktivität zeigen (44).

Auch wenn diese Ergebnisse nicht direkt auf den Menschen und die Situation in der Geburtshilfe zu übertragen sind, lassen sie Lachgas für die Behandlung von Wehenschmerzen doch nicht mehr akzeptabel erscheinen.

Zusammenfassende Beurteilung

Die medikamentöse Geburtserleichterung ist durch folgende Sachzusammenhänge gekennzeichnet:

– Wehenschmerzen erreichen die Schmerzintensität von Koliken, so daß in der Geburtshilfe zentral wirksame Medikamente im Vordergrund stehen, während schwächer wirksame Analgetika, die zur Schmerzausschaltung bei chronischen Erkrankungen angewandt werden, unter der Geburt nicht ausreichen.

– Alle stärkeren Analgetika, die sich vom Morphin ableiten, können zur Bewußtseinseinschränkung führen und haben dosisabhängig atemdepressorische Effekte, die sich auf das Kind auswirken können.

– Alle der Mutter zur Geburtserleichterung verabreichten Medikamente passieren die Plazenta, werden vom Neugeborenen nur langsam metabolisiert und eliminiert und können die normale Entwicklung des Kindes beeinträchtigen.

Eine medikamentöse Geburtsanalgesie ist somit in vielen Fällen nicht optimal lösbar, da bei adäquater Schmerzausschaltung die mütterliche Erlebnisfähigkeit stark eingeschränkt wird, mit einer Atemdepression von Mutter und Kind zu rechnen ist und bei Neugeborenen oft noch Wochen nach der Geburt ein abnormes Verhalten und eine gestörte neurophysiologische Adaptation resultieren.

Diese Überlegungen sprechen für eine weitere Verbreitung der Regionalanästhesie in der Geburtshilfe. Insbesondere erfolgt im Fall der Periduralanästhesie eine sehr wirkungsvolle Analgesie ohne wesentliche Nebenwirkungen für das Kind. Dieses Verfahren erfordert anästhesiologische Erfahrung; der personelle Aufwand steht oft als limitierender Faktor einer noch häufigeren Anwendung entgegen.

Die Ausführungen über unerwünschte Wirkungen der in Frage kommenden Medikamente unterstreichen weiterhin die Forderung nach breiter und intensiver Anwendung psychoprophylaktischer Methoden zur Geburtserleichterung. Zwar reichen diese allein in vielen Fällen nicht aus, reduzieren aber Häufigkeit und Dosierung einer systemischen Medikation.

An erster Stelle stehen die Sedativa vom Benzodiazepintyp, welche die Psychoprophylaxe unterstützen, aber an sich keine Schmerzmittel sind.

Zur Behandlung intensiver Schmerzen können zentral wirksame Analgetika vom Opioidtyp hilfreich angewandt werden; diese erfordern aber wegen stärkerer Nebenwirkungen eine sorgfältige Indikationsstellung und genaue Überwachung von Mutter und Kind.

Von Neuroleptika sollte bis auf die Verwendung bei besonders schweren Fällen Abstand genommen werden.

Inhalationsanästhetika haben in den letzten Jahren wegen möglicher Umweltbelastung und Störung der DNA-Synthese an Bedeutung verloren und spielen in einer modernen familienorientierten Geburtshilfe kaum noch eine Rolle.

Ob die patientenkontrollierte Analgesie (PCA) in der Geburtshilfe einen Stellenwert erreichen wird, bleibt abzuwarten.

Literatur

1 Albright, G. A., T. H. Joyce, D. K. Stevenson: Systemic Medication. In Albright, G. A., J. E. Ferguson, T. H. Joyce, D. K. Stevenson: Anesthesia in Obstetrics. Maternal, Fetal and Neonatal Aspects. Butterworth, London 1986

2 Barrier, G., M. Harmer: Patient-controlled analgesia in obstetrics. In Harmer, M. M. Rosen, M. D. Vickers: Patient-Controlled Analgesia. Blackwell, Oxford 1985

3 Beck, L., H. Albrecht: Analgesie und Anästhesie in der Geburtshilfe. Thieme, Stuttgart 1982

4 Belfrage, P., L. O. Boreus, P. Hartvig, L. Irestedt, N. Rabe: Neonatal depression after obstetrical analgesia with pethidine: the role of the injection-delivery time interval and of the plasma concentrations of pethidine and norpethidine. Acta. obstet. gynecol. scand. 60 (1981) 43

5 Belsey, E. M., D. B. Rosenblatt, B. A. Lieberman, M. Redshaw, J. Caldwell, L. Notarianni, R. L. Smith, R. W. Beard: The influence of maternal analgesia on neonatal behaviour. I: Pethidine. Brit. J. Obstet. Gynaecol. 88 (1981) 398

6 Bitsch, M., J. Emmrich, J. Hary, G. Lippach, W. Rindt: Geburtshilfliche Analgesie mit Tramadol. Fortschr. Med. 16 (1980) 632

7 Braunstein, M. C.: Apnea and maintenance of consciousness following intravenous diazepam. Anesth. and Analg. 58 (1979) 52

8 Caldwell, J.: Maternal and neonatal disposition of pethidine in childbirth – a study using quantitative gas chromatography-mass spectrometry. Life Sci. 22 (1978) 589

9 Camann, Q., M. B. Cohen, G. W. Ostheimer: Is midazolam desirable for sedation in parturients? Anesthesiology 65 (1986) 441

10 Catchlove, F. H., E. R. Kafer: The effects of diazepam on the ventilatory response to carbon dioxide and on steady-state gas exchange. Anesthesiology 34 (1971) 9

11 Cooper, L. V., G. W. Steven, P. J. A. Aggett: Elimination of pethidin and bupivacaine in the newborn. Arch. Dis. Childh. 52 (1977) 638

12 Corke, B. C.: Neurobehavioural responses of the newborn. The effect of different forms of maternal analgesia. Anaesthesia 32 (1977) 539

13 Cree, I. E., J. Meyer, D. M. Hailey: Diazepam in labour: Its metabolism and effect on the clinical condition and thermogenesis of the newborn. Brit. med. J. 1973/IV, 251

14 Eichhorn, K. H., I. Sander, I. Frenzel, W. Krause, H. Nöschel: Auswirkungen der Pethidinapplikation auf den transkutanen Sauerstoffdruck des Feten und die pulmonale Adaptation post natum. Zbl. Gynäkol. 106 (1984) 126

15 Evans, J. M., J. MacCarthe, M. Rosen, M. I. Hogg: Apparatus for patient-controlled administration of intravenous narcotics during labour. Lancet 1976/I, 17

16 Flowers, C. E., A. J. Rudolph, M. Desmond: Diazepam as an adjunct in obstetrical analgesia. Obstet. and Gynecol. 34 (1969) 68

17 Frank, M., E. J. McAteer, R. Cattermole, B. Loughnan, L. B. Stafford, A. M. Hitchcock: Nalbuphine for obstetric analgesia. Anaesthesia 42 (1987) 697

18 Friedman, E. A.: The functional divisions of labour. Amer. J. Obstet. Gynecol. 109 (1971) 274

19 Gilbert, M. S., W. R. Martin: Antagonism of the convulsant effects of heroin, d-propoxyphene, meperidine, normeperidine and thebaine by naloxone in mice. J. Pharmacol. exp. Ther. 192 (1975) 538

20 Hempelmann, G., F. Salomon: Allgemeinanästhesie, Spinalanästhesie und Periduralanästhesie unter der Geburt. In Künzel, W., K. H. Wulf: Physiologie und Pathologie der Geburt. Klinik der Frauenheilkunde und Geburtshilfe, Bd. 7/II. Urban & Schwarzenberg, München 1990

21 Hodgkinson, R., F. J. Husain: The duration of effect of maternally administered meperidine on neonatal neurobehavior. Anesthesiology 56 (1982) 51

22 Jenkins, V. R., P. V. Dilts: Some effects of meperidine hydrochloride on maternal and fetal sheep. Amer. J. Obstet. Gynecol. 109 (1971) 1005

23 Joyce, T. H., G. A. Albright, S. Longmire: Inhalation anesthetics and ketamin. In Albright, G. A., J. E. Ferguson, T. H. Joyce, D. K. Stevenson: Anesthesia in Obstetrics. Maternal, Fetal and Neonatal Aspects. Butterworth, London 1986

24 Jung, H.: Untersuchungen zur Wirkungsquantität von Valium am Uterus. Fortschr. Geburtsh. Gynäkol. 19 (1964) 70

25 Konno, M., T. Kirikae, K. S. Suzuki, M. Yoshida, K. J. Mori, R. Wakusawa: Increased lethality and delay in the recovery of hemopoietic stem cells after irradiation in mice exposed to nitrous oxide. Acta anaesthesiol. scand. 32 (1988) 213

26 Kuhnert, B. R.: Meperidine and normeperidine levels following meperidine administration during labor. I: Mother. Amer. J. Obstet. Gynecol. 133 (1979) 904

27 Kuhnert, B. R., P. M. Kuhnert, E. H. Philipson, C. D. Syracuse: Disposition of meperidine and normeperidine following multiple doses during labor. Amer. J. Obstet. Gynecol. 151 (1985) 410

28 Kuhnert, B. R., P. L. Linn, M. J. Kennard, P. M. Kuhnert: Effects of low doses of meperidine on neonatal behavior. Anesth. and Analg. 64 (1985) 335

29 Kunz, W., H. Nau: Differences in in vitro binding of diazepam and n-desmethyldiazepam to maternal and fetal plasma proteins at birth: relation to free fatty acid concentration and other parameters. Clin. Pharmacol. Ther. 34 (1983) 221

30 LaGamma, E. F., J. Itskovitz, A. M. Rudolph: Effects of naloxone on fetal circulatory responses to hypoxemia. Amer. J. Obstet. Gynecol. 143 (1982) 933

31 Levinson, G., S. M. Shnider: Systemische Medikation für Wehen und Entbindung. In Shnider, S. M., G. Levinson: Anästhesie in der Geburtshilfe. Fischer, Stuttgart 1984

32 McAllister, C. M.: Placental transfer and neonatal effects of diazepam when administered to women just before delivery. Brit. J. Anaesth. 52 (1980) 423

33 Miller, J. W., H. H. Anderson: The effect of N-demethylation on certain pharmacologic actions of morphine, codeine, and meperidine in the mouse. J. Pharmacol. exp. Ther. 112 (1954) 191

34 Moore, J., H. G. Ball: A sequential study of intravenous analgesic treatment during labour. Brit. J. Anaesth. 46 (1974) 365

35 Morrison, J. C., E. L. Todd, J. Lipshitz, G. D. Anderson, J. M. Schneider, P. V. Dilts: Meperidine metabolism in the parturient. Obstet. and Gynecol. 59 (1982) 359

36 Mowat, J., M. M. Garrey: Comparison of pentazocine and pethidine in labour. Brit. med. J. 1970/II, 757

37 Myers, R. E.: Maternal psychological stress and fetal asphyxia: A study in the monkey. Amer. J. Obstet. Gynecol. 122 (1975) 47

38 Neumark, J.: Systemische Analgesie, Sedierung und Inhalationsanalgesie. In Dick, W.: Klinische Anästhesiologie und Intensivtherapie, Bd. 37. Springer, Berlin 1989

39 Ong, B. Y., B. G. Pickering, R. J. Palahniuk, M. Cumming: Lorazepam and diazepam as adjuncts to epidural

anaesthesia for caesarean section. Canad. anaesth. Soc. J. 29 (1982) 31

40 Paddock, R., E. G. Beer, J. W. Bellville: Analgesic and side effects of pentazocine and morphine in a large population of postoperative patients. Clin. Pharmacol. Ther. 10 (1969) 355

41 Pelzer, V., H. P. Diemer: Die medikamentöse Geburtserleichterung. Gynäkologe 22 (1989) 104

42 Powe, C. E., I. M. Kiem, C. Fromhagen: Propiomazine hydrochloride in obstetrical analgesia. J. Amer. med. Ass. 181 (1962) 290

43 Ramagnoli, A., A. S. Keats: Ceiling effect for respiratory depression by nalbuphine. Clin. Pharmacol. Ther. 27 (1980) 478

44 Rice, S. A., D. P. Millan: Behavioral effects of in utero nitrous oxide exposure in adult SM mice. Teratology 31 (1985) 68

45 Robinson, J. O., M. Rosen, J. M. Evans, S. I. Revill, H. David, G. A. Ress: Selfadministered intravenous and intramuscular pethidine. A controlled trial in labour. Anaesthesia 35 (1980) 763

46 Rodier, P. M., M. Aschner, L. S. Lewis, H. B. W. M. Kroeter: Cell proliferation in developing brain after brief exposure to nitrous oxide or halothane. Anesthesiology 64 (1986) 680

47 Schiff, D., G. Chan, L. Stern: Fixed drug combinations and the displacement of bilirubin from albumin. Pediatrics 48 (1971) 139

48 Scott, J. S.: Obstetric analgesia. A consideration of labor pain and a patient-controlled technique for its relief with meperidine. Amer. J. Obstet. Gynecol. 106 (1970) 959

49 Shnider, S. M., R. G. Wright, G. Levinson: Uterine blood flow and plasma nor-epinephrine changes during maternal stress in the pregnant ewe. Anesthesiology 50 (1979) 30

50 Taylor, E. S., H. H. von Fumetti, L. L. Essig: The effects of demerol and trichloroethylene on arterial oxygen saturation in the newborn. Amer. J. Obstet. Gynecol. 69 (1955) 348

51 Van Tonder, S. V., A. Ruck, J. Van Der Westhuyzen, F. Fernandes-Costa, J. Metz: Dissociation of methionine synthetase (EC 2.1.1.13) activity and impairment of DNA synthesis in fruit bats (Rousettus aegyptiacus) with nitrous oxide-induced vitamin B12 deficiency. Brit. J. Nutr. 55 (1986) 187

52 Wilson, C. M., E. McClean, J. Moore, J. W. Dundee: A double-blind comparison of intramuscular pethidine and nalbuphine in labour. Anaesthesia 41 (1986) 1207

11 Pudendusanästhesie und Parazervikalblockade

W. Klockenbusch und T. Somville

Die Analgesie unter der Geburt dient zunächst der Verminderung des Geburtsschmerzes und damit der Geburtserleichterung. Zum anderen kann auch der Fetus von dieser Therapie profitieren, da Schmerz und Angst mögliche Ursachen fetaler Depression sind. So führen Wehenschmerzen oft zu erhöhten Adrenalinserumspiegeln der Mutter, die an der Entwicklung uteroplazentarer Zirkulationsstörungen beteiligt sein können (20). Zur Schmerzausschaltung bieten sich die transvaginalen Leitungsanästhesien an, da sie eine gute analgetische Wirkung entfalten, einfach durchzuführen sind und die aktive Teilnahme der Kreißenden am Geburtsprozeß erlauben. Breite Anwendung findet insbesondere die Pudendusanästhesie, während die Parazervikalblockade in den letzten Jahren an Bedeutung verloren hat (6).

Pudendusanästhesie

Die Pudendusanästhesie wird in Deutschland bei etwa 39% (26), in Schweden bei 62% aller vaginalen Entbindungen eingesetzt (17). Sie eignet sich zur Schmerzausschaltung in der Austreibungsphase und wird meist bei vollständig geöffnetem Muttermund durchgeführt. Dabei wird ein Lokalanästhetikum in den Bereich der Spina ischiadica injiziert und so der N. pudendus blockiert. Dieser entspringt den sakralen Wurzeln von S2–S4, zieht durch das Foramen intrapiriforme, dann dorsal um die Spina ischiadica, gelangt durch das Foramen ischiadicum minus zur Fossa ischiorectalis und verläuft durch den Alcock-Kanal zum Damm und dem äußeren Genitale. Endäste sind die Nn. rectales inferiores, Nn. perineales, Nn. labiales posteriores und der N. dorsalis clitoridis. So erfolgt durch den Pudendusblock eine Analgesie des unteren Scheidendrittels, der Vulva und des Perineums. Der M. levator ani wird nicht ausreichend ausgeschaltet, da es nur zum Teil vom N. pudendus versorgt wird.

Die analgetische Wirksamkeit der Pudendusanästhesie wird durchweg als gut bis sehr gut beurteilt, wobei Erfolgsquoten von 90% und darüber angegeben werden (27, 33, 42). Dies steht im Einklang mit den Erfahrungen in unserer Klinik.

Indikationen

Der Anwendungsbereich der Pudendusanästhesie umfaßt die einfache Spontangeburt, die Frühgeburt, Geburten aus Beckenendlage, Geminientbindungen und vaginaloperative Entbindungen (31). Das Anlegen und die Naht einer Episiotomie sind meist schmerzfrei durchführbar. Hier ist in Einzelfällen jedoch eine zusätzliche Infiltrationsanästhesie erforderlich, da die Labia majora durch sensible Fasern des N. ilioinguinalis und des N. genitofemoralis mitversorgt werden und der Damm auch durch die Rr. perineales des N. cutaneus femoris posterior innerviert wird.

Bei der einfachen Geburt ermöglicht die Pudendusanästhesie der Patientin, das Ende der Geburt ohne stärkere Schmerzen, aber dennoch wach und aktiv mitzuerleben. Bei Frühgeburten ist die Pudendusanästhesie von Vorteil, weil sie frühzeitig das Anlegen einer großen Episiotomie zur schonenden Entwicklung des Kopfes erlaubt. Auch für die Vakuumextraktion und die Forzepsentbindung vom Beckenausgang bietet der Pudendusblock ausreichende Analgesie. Eine eingeschränkte Indikation gilt für Beckenendlage- und Geminientbindungen, da hier eine vollständige Relaxierung des Beckenbodens günstigere Voraussetzungen für eine komplikationslose Geburt schafft (26).

Technik

Die Pudendusblockade erfolgt etwa 5 mm unterhalb der Spina ischiadica. Zur Applikation des Lokalanästhetikums sind zwei Zugänge möglich.

Transperineale Technik

Die Einstichstelle liegt 2–3 cm medial des Tuber ischiadicum auf einer von diesem zum Anus verlaufenden Linie. Nach Hautdesinfektion wird unter Kontrolle des in die Scheide gelegten Zeigefingers eine etwa 10 cm lange Injektionsnadel in Richtung Spina ischiadica geführt und bis 5 mm an diese vorgeschoben. Nach Aspiration zum Ausschluß einer Gefäßpunktion werden 10–15 ml eines Lokalanästhetikums injiziert. Danach erfolgt das gleiche Vorgehen auf der Gegenseite.

Transvaginale Technik

Der transvaginale Zugang wird durch die Anwendung von Führungshülsen erleichtert. Diese sind meist an der Spitze abgerundet, um beim Einführen Scheidenverletzungen zu vermeiden, und mit einem Metallring für den Daumen versehen (z. B. Iowa-Trompete, PP-Nadel Woelm; Abb. 11.**1**).

Zunächst wird mit Zeige- und Mittelfinger die Spina ischiadica palpiert. Dabei liegt die

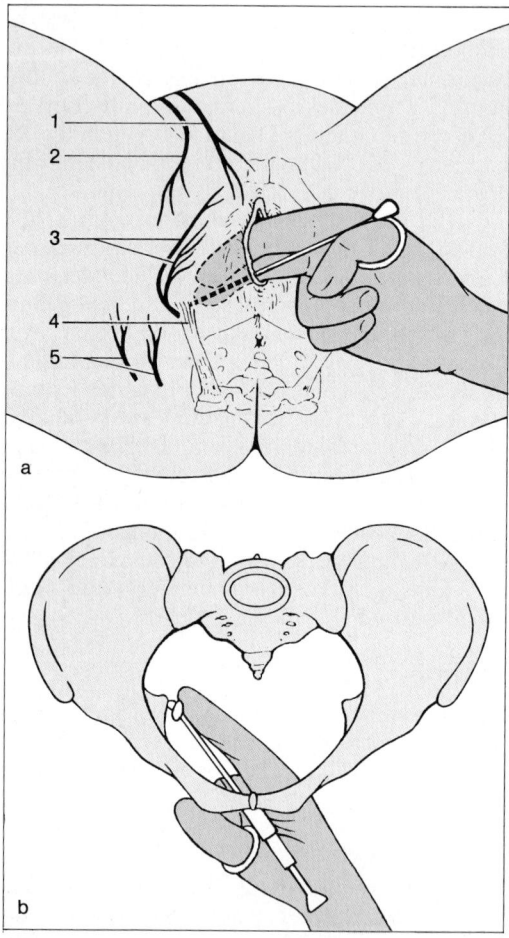

a

b

Abb. 11.1   Anatomie und Technik der Pudendusanästhesie.
1 sensible Äste des N. ilioinguinalis
2 sensible Äste des N. genitofemoralis
3 mittlerer und ventraler Ast des N. pudendus
4 Lig. sacrospinale
5 sensible Endäste des N. cutaneus femoris posterior

Spitze der Führungshülse den Fingerkuppen dicht an und wird an die Einstichstelle geführt, die unmittelbar mediodorsal der Spina ischiadica liegt. Mit der innerhalb der Führungshülse liegenden Injektionsnadel wird die Scheidenhaut und das Lig. sacrospinale in laterodorsaler Richtung durchstochen. Die Nadelspitze dringt dabei, durch die Führungshülse vorgegeben, etwa 1 cm in das Gewebe ein und liegt dann in unmittelbarer Nähe des N. pudendus. Nach Aspiration werden 8–10 ml eines Lokalanästhetikums injiziert. Diese Technik wird dann auf der Gegenseite wiederholt.

Der transvaginale Zugang hat den früher häufiger benutzten transperinealen heute nahezu verdrängt (32). Dies liegt an der einfacheren und exakteren Applikationsmöglichkeit von der Scheide aus. Bei diesem Verfahren ist die Erfolgsquote höher, die erforderliche Lokalanästhesiemenge kleiner und die Gefahr einer versehentlichen Punktion von Rektum oder Fetus geringer (4, 13, 26). Höher als nach transperinealer Technik ist allein die Gefahr der insgesamt nur selten beobachteten Lokalinfektion (26, 31).

Lokalanästhetika

Grundsätzlich sind alle Lokalanästhetika zur Durchführung des Pudendusblocks geeignet. Unterschiede bestehen jedoch in der Wirkdauer sowie in möglichen Auswirkungen auf den Fetus und das Neugeborene.

Chloroprocain (in Deutschland nicht zugelassen) ist ein Lokalanästhetikum vom Estertyp, welches in der Blutbahn durch die Cholinesterase schnell hydrolysiert wird. Es zeichnet sich so durch eine sehr kurze Halbwertszeit und eine damit fast fehlende Toxizität aus (36, 47). Die Anwendung wird durch die kurze Wirkdauer von 30 Minuten eingeschränkt. Da nur Spuren dieser Substanz den Fetus erreichen, wird 1- bis 2%iges Chloroprocain bei fetaler Gefährdung empfohlen (2, 36). Hinsichtlich neurophysiologischer Nebenwirkungen bei Neugeborenen ist eine Überlegenheit gegenüber Bupivacain oder Mepivacain allerdings nicht nachgewiesen worden (35).

Prilocain wird in 1%iger Lösung angewandt und ist etwa 45 Minuten analgetisch wirksam. Gegenüber Mepivacain und Lidocain weist es eine deutlich geringere relative Toxizität auf (0,5 vs. 1,4 bzw. 1,9, bezogen auf die Procaintoxizität von 1,0) (26). Die Proteinbindung im mütterlichen Plasma ist jedoch geringer als bei anderen Lokalanästhetika, so daß ein vergleichsweise hohes fetomaternales Konzentrationsverhältnis resultiert (28, 36). Hohe fetale Blutspiegel von Prilocain können von pathologischer Bedeutung sein, da sein Metabolit o-Toluidin das Hämoglobin zu Methämoglobin oxidiert und damit die Sauerstofftransportkapazität bei Fetus und Neugeborenem herabgesetzt wird (14). Nach Gabe von 1%igem Prilocain (20 ml) gemessene Plasmakonzentrationen von 0,29 µg/ml bei Neugeborenen scheinen jedoch ungefährlich zu sein (24).

Lidocain passiert die Plazenta nach durchgeführter Pudendusblockade rasch. Fetale Blutspiegel betragen etwa die Hälfte der in mütterlichem Plasma gemessenen Konzentrationen, und die postpartale Lidocainelimination des Neugeborenen ist gegenüber Erwachsenen verzögert (36, 39, 49). Dies birgt das Risiko kardialer Intoxikationserscheinungen, die durch chinidinartige Wirkungen gekennzeichnet sind. Außerdem kann es zu zerebralen Adaptationsstörungen des Neugeborenen kommen (8). Deshalb sollte aus Sicherheitsgründen ein Injektionsvolumen von jeweils 10 ml einer 1%igen Lösung nicht überschritten werden (32, 47).

Mepivacain ist in gleicher Dosierung mit etwa 45 Minuten ebenso lange wirksam wie Lidocain. Es ist mit diesem verglichen weniger toxisch, weist aber mit 9 Stunden eine dreifach längere Halbwertszeit beim Neugeborenen auf (26, 47). Untersuchungen von Schierup u. Mitarb. zeigen, daß durch Pudendusanästhesie mit 20 ml 1%igen Mepivacains weder in der mütterlichen noch in der fetalen Zirkulation toxische Spiegel erreicht werden (42). Nach unseren klinischen Erfahrungen der letzten 10 Jahre ist Mepivacain in der oben angegebenen Dosierung für Mutter und Kind als ungefährlich anzusehen.

Bupivacain hat den Vorteil einer länger anhaltenden Wirkung und kann daher bereits bei einer Muttermundweite von 6–8 cm injiziert werden. Günstig ist weiterhin das sehr niedrige fetomaternale Konzentrationsverhältnis von 0,25–0,3 (28, 36), das durch eine geringe Plazentapassage infolge 95%iger Bindung an mütterliche Plasmaproteine zu erklären ist (38, 47). Durch Anwendung von 0,5%igem Bupivacain wird ein sicher analgetischer Effekt erreicht, während nach Gabe 0,25%iger Lösungen unterschiedliche Ergebnisse erzielt worden sind (7, 29).

Epinephrin wird in der Lokalanästhesie oft wegen seiner vasopressorischen Eigenschaften zugesetzt, um zirkulierende Blutspiegel zu vermindern und die Verweildauer am Applikationsort zu erhöhen. Mütterliche Plasmakonzentrationen von Mepivacain und anderen Substanzen vom Amidtyp werden nach Pudendusblock durch gleichzeitige Epinephringabe wie zu erwarten gesenkt. Dies gilt jedoch nicht für die fetalen Blutspiegel (36, 42), so daß das Risiko einer fetalen Intoxikation nicht reduziert wird.

Widersprüchliche Ergebnisse liegen zu der Frage vor, ob der analgetische Effekt durch Zugabe von Epinephrin verbessert wird (29, 42, 49).

Eine β-Rezeptor-vermittelte Hemmung des Uterotonus und eine Verzögerung der Geburt durch Epinephrin sind mehrfach beobachtet worden (29, 37, 38, 42, 49). Auch wegen anderer sympathomimetischer Wirkungen, die sich in verminderter uteriner Durchblutung und erhöhter Herzfrequenz äußern können, sollte auf die Zugabe von Epinephrin bei der Pudendusanästhesie verzichtet werden (13, 36).

Komplikationen

Mögliche Nebenwirkungen der Pudendusanästhesie bestehen nach Beobachtung mehrerer Autoren in einer Hemmung der myometralen Aktivität und einem Ausfall des Preßreflexes (29, 37, 48, 49), obgleich dies von anderen nicht bestätigt wird (18, 45). Umstritten ist ebenfalls eine geburtsverlängernde Wirkung (4, 42, 49). Bindende Schlüsse hinsichtlich des Geburtsfortschritts zu ziehen ist insgesamt problematisch, da Entbindungsverläufe auch ohne Analgesie sehr variabel sind. Eine klinisch bedeutsame Wirkung der Pudendusanästhesie auf den Verlauf der Geburt ist nicht gesichert (11).

Gefährliche Komplikationen bei der Anwendung der Pudendusanästhesie werden durch toxische Reaktionen hervorgerufen. Diese können insbesondere nach Überdosierung oder intravasaler Injektion auftreten, welche in weniger als 0,1% der Fälle versehentlich erfolgen soll (47). Angriffspunkte sind in erster Linie Herz und ZNS. Einzelfälle maternaler Konvulsionen sind nach Überdosierung von Lidocain beschrieben (23). Mütterliche Todesfälle im Zusammenhang mit dem Pudendusblock stellen allerdings eine absolute Rarität dar (12).

Der Fetus scheint gegenüber den unerwünschten Wirkungen der Lokalanästhetika

empfindlicher zu sein (28). Zwischenfälle bei
Feten oder Neugeborenen wurden nach umfangreichen Studien aber nicht beobachtet (25, 33).
Dennoch sollte die Möglichkeit einer toxischen
Reaktion bei neonatalen Komplikationen in Betracht gezogen werden. So berichten Bozynski
u. Mitarb. von einer nach Pudendusblock nachgewiesenen Lidocainintoxikation bei einem
Neugeborenen, das unmittelbar post partum einen Atemstillstand und eine schwere Bradykardie entwickelte (8).

Das Risiko einer durch Prilocain induzierten Methämoglobinämie wird unterschiedlich
beurteilt. Während Kirschbaum u. Mitarb. nach
der Untersuchung von 17 Fällen keine Kontraindikation für die Anwendung dieser Substanz sehen (24), rät Hrgovic von der Pudendusanästhesie mit Prilocain (20 ml, 1%) ab. Diese führte
bei einem genetisch gesunden Neugeborenen
unmittelbar nach Spontanpartus zu einer ausgeprägten Zyanose. Ursächlich konnte eine Methämoglobinämie nachgewiesen werden (20).
Da umfangreichere Untersuchungen zu dieser
Problematik fehlen, ist eine schlüssige Beurteilung sicher unzulässig. Angesichts der geringen Redoxkapazität fetaler Erythrozyten und
der Tatsache, daß ein Sauerstoffmangel unter
der Geburt zu neurologischen Störungen führen kann, erscheint Prilocain jedoch zur Pudendusanästhesie weniger geeignet als beispielsweise Bupivacain, welches die neurophysiologische Entwicklung offenbar kaum beeinflußt
(41).

Eine durch Lokalanästhetika verursachte
Vasokonstriktion mit Verminderung der uterinen Durchblutung und Veränderungen des fetalen Kardiogramms, wie sie bei parazervikaler
Blockade auftreten können, sind unter Pudendusanästhesie nicht beobachtet worden (25, 28).

Komplikationen bei der Mutter, die durch
das Punktionsverfahren auftreten können, sind
insgesamt geringfügig. Nach einer 28 270 Entbindungen umfassenden Darstellung der Wup-
pertaler Landesfrauenklinik tritt beim Pudendusblock in 5% eine reversible Ausschaltung
des N. ischiadicus auf, die sich in sensorischen
und motorischen Störungen der unteren Extre-
mität äußert. In derselben Studie wird die Häufigkeit lokaler Abszeßbildungen mit 0,06% angegeben, welche wahrscheinlich auf versehentliche Durchstechung des Rektums zurückzuführen sind (33). Bei der engen Nachbarschaft zur
A. und V. pudenda kann es auch zu Hämatom-
bildungen kommen, die allerdings auch ohne
Pudendusanästhesie in etwa 0,1% auftreten (6).

Kontraindikationen

Bei bestehender lokaler Infektion sollte auf die
Pudendusanästhesie verzichtet werden. Eine absolute Kontraindikation besteht bei bekannter
Allergie gegenüber Lokalanästhetika. Da Kreu-
zallergien selten vorkommen, kann bei Sensibi-
lisierung z. B. gegenüber Vertretern des Ester-
typs (einschl. Procainpenicillin) auf ein Lokalanästhetikum des Amidtyps zurückgegriffen
werden.

Infiltration des Damms

Kann eine Pudendusanästhesie nicht mehr ange-
legt werden, da der vorangehende Teil fest auf
dem Beckenboden steht, so ist durch eine Dam-
minfiltration mit einem Lokalanästhetikum
eine schmerzfreie Durchführung der Episiotomie möglich. Dies gilt ebenso für die anschlie-
ßende Naht wie auch für die Versorgung eines
Dammrisses I. und II. Grades.

In das Gebiet der geplanten Episiotomie
werden etwa 15 ml einer 1%igen Lidocain-
oder Mepivacainlösung injiziert. Zur Vermeidung kindlicher Verletzungen wird dabei die Position der Nadel mit dem Finger kontrolliert,
der zwischen vorangehendem Teil und dem
Beckenboden eingeführt wird.

Parazervikalblockade

Die Parazervikalblockade wurde in Schweden
in den Jahren 1983–1986 bei 12% aller vaginalen Entbindungen durchgeführt (17). Häufig-
keitsangaben in Deutschland schwanken in den
80er Jahren zwischen 0,3 und 6,6% bei insgesamt abnehmender Tendenz (6, 26, 47). Ziel
der Behandlung ist eine Analgesie in der Eröffnungsperiode. Durch Blockade des Plexus pel-
vinus, der sensorische Fasern von Uterus und
oberer Vagina aufnimmt, werden der zervikale
Dehnungsschmerz und ein großer Teil der uterinen Kontraktionsschmerzen ausgeschaltet. Die
analgetische Wirksamkeit wird überwiegend
als gut angesehen (6, 10, 15, 19, 22, 30, 33, 47).

Technik

Bei einer Muttermundweite von 5–6 cm bei
Erstgebärenden und 3–5 cm bei Mehrgebären-
den wird mit dem Ende einer Führungshülse
zwischen Zeige- und Mittelfinger das laterale
Scheidengewölbe aufgesucht (Abb. 11.**2**).
Dann wird die innerhalb der Schutzhülse liegen-

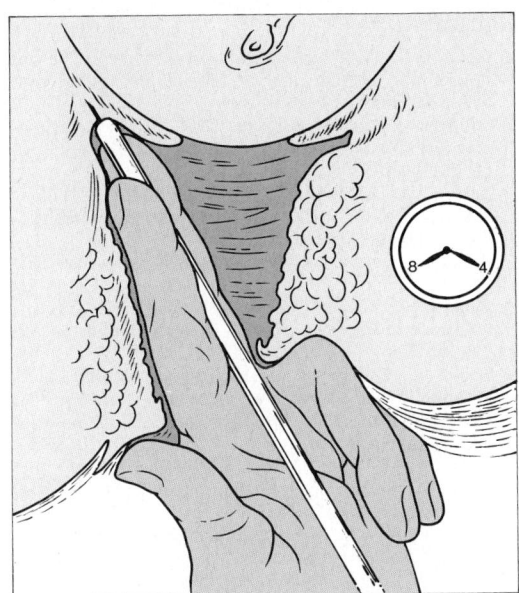

Abb. 11.**2**   Technik der Parazervikalblockade.

de Nadel bei 4 bzw. 8 Uhr in kraniolateraler Richtung 2–3 mm vorgeschoben. Nach Aspiration werden 5–10 ml eines Lokalanästhetikums submukös neben den Gebärmuttermund eingebracht.

Lokalanästhetika

Lidocain, Mepivacain und Prilocain werden in 1%igen Lösungen angewandt und bewirken eine Analgesie von 45–90 Minuten (2). Bei 1,5%igem Chloroprocain hält die Schmerzerleichterung etwa 40 Minuten an (43). Mit 0,25%igem Bupivacain ist eine Analgesiedauer von 90–150 Minuten zu erzielen, perinatale Komplikationen sind dabei seltener zu erwarten als mit 0,5%igen Lösungen (1, 22).

Komplikationen

Toxische Reaktionen der Mutter sind selten, wahrscheinlich trotz negativer Blutaspiration durch intravasale Injektion bedingt und in weniger als 0,2% zu erwarten (1, 22, 47). Parazervikale Hämatome, Abszesse und neurologische Ausfallerscheinungen im Sinne einer lumbosakralen Plexopathie können in Einzelfällen auftreten (33, 34, 40).

Fetale Komplikationen äußern sich in innerhalb einer halben Stunde nach Parazervikal-

block auftretenden pathologischen Veränderungen des Kardiogramms, wie eingeschränkte Oszillationen, ausbleibende Akzelerationen sowie späte und variable Dezelerationen (6, 19, 22). Größte Bedeutung kommt den fetalen Bradykardien zu, deren Inzidenz mit einer Streubreite von 0–70% angegeben wird (15, 26, 32, 33). Sie sind mit einer erhöhten neonatalen Morbidität und Mortalität verbunden; dabei sind mehr als 50 Todesfälle von Kindern bekannt geworden (2, 5, 43).

Berücksichtigt man nur die seit 1986 veröffentlichten Untersuchungen, die insgesamt 1464 Fälle erfassen, so ist nach normalem Schwangerschaftsverlauf und bei fehlenden fetalen Asphyxiezeichen in 5% mit dem Absinken der fetalen Herzfrequenz unter 100/min nach parazervikaler Blockade zu rechnen (1, 9, 10, 19, 22, 30).

Diese Bradykardien treten unabhängig von der Erfahrung der Geburtshelfer auf und sind oft mit fetaler Azidose und neonataler Depression vergesellschaftet (3, 6, 43, 46).

Eine ursächliche Rolle spielt dabei möglicherweise das schnelle Eindringen der Lokalanästhetika in die Blutgefäße. So wurden von Grenman u. Mitarb. deutlich früher maximale Bupivacainkonzentrationen im mütterlichen Plasma nach Parazervikalblockade als nach epiduraler Anästhesie nachgewiesen (19).

Darüber hinaus scheint die fetale Resorption die maternale zu übertreffen. Mehrfach wurden nach parazervikaler Blockade höhere Lokalanästhetikaspiegel im fetalen Blut als im mütterlichen gemessen (3, 38, 44). Eine denkbare Folge wäre das Auftreten fetaler Bradykardien durch kardiotoxische Effekte der applizierten Lokalanästhetika.

Da diese nach Parazervikalblockade auch Konzentrationen erreichen, die den Uterotonus erhöhen (16, 21, 33), ist durch nachfolgende uteroplazentare Minderperfusion und fetale Hypoxie ebenfalls ein Abfall der kindlichen Herzfrequenz erklärbar. Erhärtet wird diese Hypothese durch Untersuchungen von Achiron u. Mitarb., die in 11 von 14 Fällen einer durch Parazervikalblockade ausgelösten Bradykardie gleichzeitig eine deutliche Zunahme des Uterotonus beobachteten (1).

Als bedeutende Ursache akuter Bradykardien gilt weiterhin eine reduzierte uteroplazentare Durchblutung infolge direkter Vasokonstriktion bei hohen fetalen Konzentrationen der Lokalanästhetika (38, 43, 47). Die daraus resultierende fetale Hypoxie erhöht wiederum die Toxizität der Lokalanästhetika (26).

Somit sind wahrscheinlich Interaktionen und synergistische Effekte der genannten Mechanismen für die Entwicklung fetaler Bradykardien verantwortlich.

Kreislaufdepressive Wirkungen der Parazervikalblockade konnten Lindblad u. Mitarb. auch bei Geburten nachweisen, bei denen bis 35 Minuten nach Gabe von niedrig dosiertem Bupivacain eine normale fetale Herzfrequenz zu registrieren war. Dopplersonographisch zeigte sich in 2 von 3 Fällen aber eine reduzierte Durchblutung der fetalen Aorta, während die aortale Perfusion in der Kontrollgruppe wie auch in der Gruppe mit epiduraler Analgesie signifikant anstieg (30).

Dies weist darauf hin, daß unerwünschte Wirkungen nach parazervikaler Blockade wahrscheinlich häufiger auftreten, als sie durch das CTG erfaßt werden können.

Kontraindikationen

Die Parazervikalblockade ist bei jeglichem Verdacht auf vorbestehende fetale Gefährdung ein sicher ungeeignetes Verfahren. Zu den Kontraindikationen zählen Plazentainsuffizienz, schwangerschaftsinduzierte Hypertonie, Diabetes mellitus, grünes Fruchtwasser, pathologisches CTG, Geminigravidität, Übertragung, Frühgeburtlichkeit und intrauterine Wachstumsretartierung (5).

Beurteilung

Die Parazervikalblockade weist eine hohe Rate fetaler Depressionen im Vergleich mit anderen Anästhesieverfahren in der Geburtshilfe auf. Selbst nach Beachtung der zahlreichen Kontraindikationen, einer korrekten Durchführung und Verwendung niedrig dosierter Lokalanästhetika sind in etwa 5% Gefahrenzustände für das Kind zu erwarten. Da mit der Periduralanästhesie eine risikoärmere und zudem analgetisch wirksamere Alternative zur Verfügung steht, erscheint die Durchführung der Parazervikalblockade nicht gerechtfertigt. In der Praxis wird dieses Verfahren nicht mehr zur Anwendung kommen, wenn man die werdende Mutter darüber aufklärt, daß die Parazervikalblockade von allen anästhesiologischen Techniken mit dem größten Risiko für das Kind verbunden ist.

Literatur

1 Achiron, R., N. Rojansky, H. Zakut: Fetal heart rate and uterine activity following paracervical block. Clin. exp. Obstet. Gynecol. 14 (1987) 52

2 Albright, G. A., J. E. Ferguson, T. H. Joyce, D. K. Stevenson: Anesthesia in Obstetrics. Maternal, Fetal, and Neonatal Aspects. Butterworth, London 1986

3 Asling, J. H., S. M. Shnider, A. J. Margolis, G. L. Wilkinson, E. L. Way: Paracervical block anaesthesia in obstetrics. Amer. J. Obstet. Gynecol. 107 (1970) 626

4 Beck, L.: Geburtshilfliche Anästhesie und Analgesie. Thieme, Stuttgart 1968

5 Beck, L., K. Martin: Über das Risiko beim parazervikalen Block in der Geburtshilfe. Geburtsh. u. Frauenheilk. 29 (1969) 961

6 Beck, L.: Pudendusanästhesie, Parazervikalblockade, Periduralanästhesie und Spinalanästhesie aus der Sicht des Geburtshelfers. In Dick, W.: Klinische Anästhesiologie und Intensivtherapie, Bd. 37. Springer, Berlin 1989

7 Belfrage, P., A. Berlin, M. Lindsted, N. Raabe: Plasma levels of bupivacaine following pudendal block in labour. Brit. J. Anaesth. 45 (1973) 1067

8 Bozynski, M. E., L. B. Rubarth, J. A. Patel: Lidocaine toxicity after maternal pudendal anesthesia in a term infant with fetal distress. Amer. J. Perinatol. 4 (1987) 164

9 Carlsson, B. M., M. Johansson, B. Westin: Fetal heart rate before and after paracervical anesthesia. Acta obstet. gynecol. scand. 66 (1987) 391

10 Day, T. W.: Community use of paracervical block in labor. J. Fam. Pract. 28 (1989) 545

11 DeVore, J. S.: Die Wirkungen der Anästhesie auf die Uterusaktivität und die Geburt. In Shnider, S. M., Levinson, G.: Anästhesie in der Geburtshilfe. Fischer, Stuttgart 1984

12 Dick, W., E. Traub, H. Baur, D. Konietzke: Anästhesiebedingte mütterliche Mortalität während der Geburt. Anästhesist 34 (1985) 481

13 Duda, D., G. Hoffmann: Pudendusblock. In Dick, W., V. Friedberg, E. Lanz: Geburtshilfliche Regionalanästhesie. Wissenschaftliche Verlagsgesellschaft, Stuttgart 1988

14 Duncan, P. G., N. Kobrinsky: Prilocaine-induced methemoglobinemia in a newborn infant. Anesthesiology 59 (1983) 75

15 Ellmauer, S., R. E. Herzog: Parazervikalblock. In Dick, W., V. Friedberg, E. Lanz: Geburtshilfliche Regionalanästhesie. Wissenschaftliche Verlagsgesellschaft, Stuttgart 1988

16 Evans, J. A., G. M. Chastain, J. M. Philips: The use of local anesthetic agents in obstetrics. Sth. med. J. 62 (1969) 519

17 Gerdin, E., S. Cnattingius: The use of obstetric analgesia in Sweden 1983–1986. Brit. J. Obstet. Gynaecol. 97 (1990) 789

18 Gottschalk, W., L. A. Hamilton: Regional anaesthesia II: Pudendal and paracervical blocks in obstetrics. Obstet. Gynecol. Ann. 4 (1975) 237

19 Grenman, S., R. Erkkola, J. Kanto, M. Scheinin, O. Viinamäki, R. Lindberg: Epidural and paracervical blockades in obstetrics. Acta obstet. gynecol. scand. 65 (1986) 699

20 Hrgovic, Z.: Methämoglobinämie bei einem Neugeborenen nach Pudendus-Anästhesie der Gebärenden mit Prilocain. Anästh. Intensivther. Notfallmed. 25 (1990) 172

21 Jenssen, H.: The shape of the amniotic pressure curve before and after paracervical block during labour. Acta obstet. gynecol. scand., Suppl. 42 (1975) 1

22 Kangas-Saarela, T., R. Jouppila, J. Puolakka, P. Jouppila, A. Hollmen, M. Puukka: The effect of bupivacaine paracervical block on the neurobehavioural responses of newborn infants. Acta anaestesiol. scand. 32 (1988) 566

23 Killian, H.: Lokalanästhesie und Lokalanästhetika, 2. Aufl. Thieme, Stuttgart 1973

24 Kirschbaum, M., J. Biscoping, B. Bachmann, W. Künzel: Fetale Met-Hämoglobinämie durch Prilocain – Ist der Einsatz von Prilocain zur Pudendusblockade noch gerechtfertigt? Geburtsh. u. Frauenheilk. 51 (1991) 228

25 Klöck, F. K., G. Lamberty, C. Sticherling: Zur Frage einer eventuellen Gefährdung des Kindes durch die Pudendus-Anästhesie. In Jung, H.: Methoden der pharmakologischen Geburtserleichterung und Uterusrelaxation. Thieme, Stuttgart 1972

26 Knitza, R., H. Hepp: Geburtshilflich-lokale Anästhesieverfahren. In Künzel, W., K. H. Wulf: Physiologie und Pathologie der Geburt. Klinik der Frauenheilkunde und Geburtshilfe, Bd. 7/II. Urban & Schwarzenberg, München 1990

27 Kobak, A. J., E. F. Evans, R. G. Johnson: Tansvaginal pudendal nerve block. Amer. J. Obstet. Gynecol. 71 (1956) 981

28 Köhler, G.: Die Beeinflussung des Feten und Neugeborenen durch die Regionalanästhesie. In Dick, W., V. Friedberg, E. Lanz: Geburtshilfliche Regionalanästhesie. Wissenschaftliche Verlagsgesellschaft, Stuttgart 1988

29 Langhoff-Roos, J., G. Lindmark: Analgesia and maternal side effects of pudendal block at delivery. Acta obstet. gynecol. scand. 64 (1985) 269

30 Lindblad, A., J. Bernow, K. Marsal: Obstetric analgesia and fetal aortic blood flow during labour. Brit. J. Obstet. Gynaecol. 94 (1987) 306

31 Matthiessen, H. v., L. Beck: Transvaginale Leitungsanästhesien. In Beck, L., H. Albrecht: Analgesie und Anästhesie in der Geburtshilfe. Thieme, Stuttgart 1982

32 Matthiessen, H. v.: Transvaginale Leitungs- und Infiltrationsanästhesien. Gynäkologe 22 (1989) 108

33 Meinrenken, H., K. Rüther, H. Stockhausen: Transvaginale Leitungsanästhesien in ihrer praktischen Anwendung. Gynäkologe 9 (1976) 193

34 Mercado, A. O., J. F. Naz, K. M. Ataya: Postabortal paracervical abscess as a complication of paracervical block anesthesia. J. reprod. Med. 34 (1989) 247

35 Merkow, A. J., G. A. McGuinness, A. Erenberg, R. L. Kennedy: The neonate neurobehavioral effects of bupivacaine, mepivacaine and 2-chloroprocain used for pudendal block. Anesthesiology 52 (1980) 309

36 Nau, H.: Clinical pharmacokinetics in pregnancy and perinatology. I: Placental transfer and fetal side effects of local anaesthetic agents. Develop. Pharmacol. Ther. 8 (1985) 149

37 Poppers, P. J.: Evaluation of local anaesthetic agents for regional anaesthesia in obstetrics. Brit. J. Anaesth. 47 (1975) 322

38 Ralston, D. H., S. M. Shnider: The fetal and neonatal effects of regional anesthesia in obstetrics. Anesthesiology 48 (1978) 34

39 Sakuma, S., T. Oka, A. Okuno, H. Yoshioka, T. Shimizu, H. Ogawa: Placental transfer of lidocaine and elimination from newborns following obstetrical epidural and pudendal anesthesia. Pediat. Pharmacol. 5 (1985) 107

40 Sanchetee, P. C., V. S. Madan, R. M. Dhamija, S. Venkataraman: Lumbosacral plexopathy following regional paracervical block anaesthesia. J. Ass. Phycns India 38 (1990) 302

41 Scanlon, J. W., G. W. Ostheimer, A. O. Lurie, W. U. Brown, J. W. Weiss, M. H. Alper: Neurobehavioral responses and drug concentrations in newborn after maternal epidural anaesthesia with bupivacaine. Anesthesiology 45 (1976) 400

42 Schierup, L., J. F. Schmidt, A. T. Jensen, B. A. O. Rye: Pudendal block in vaginal deliveries. Mepivacaine with and without epinephrine. Acta obstet. gynecol. scand. 67 (1988) 195

43 Shnider, S. M., G. Levinson, D. H. Ralston: Regionalanästhesie für Wehen und Entbindung. In Shnider, S. M., G. Levinson: Anästhesie in der Geburtshilfe. Fischer, Stuttgart 1984

44 Sinclair, J. C., H. A. Fox, J. F. Lenz, G. L. Fuld, J. Murphy: Intoxication of the fetus by a local anesthetic. New Engl. J. Med. 273 (1965) 1173

45 Stockhausen, H.: Die transvaginalen Leitungsanästhesien in der Geburtshilfe. Gynäkol. Prax. 6 (1982) 633

46 Teramo, K.: Fetal acid-base balance and heart rate during labour with bupivacaine paracervical block anaesthesia. J. Obstet. Gynaecol. Brit. Cwlth 76 (1969) 881

47 Traub, E.: Pudendusanästhesie, Parazervikalblockade, Periduralanästhesie und Spinalanästhesie aus anästhesiologischer Sicht. In Dick, W.: Klinische Anästhesiologie und Intensivtherapie, Bd. 37. Springer, Berlin 1989

48 Willdeck-Lund, G., B. A. Nilsson: The effect of local anaesthetic agents on the contractility of human myometrium in pregnancy. Acta anaesthesiol. scand. 23 (1979) 78

49 Zador, G., G. Lindmark, B. A. Nilsson: Pudendal block in normal deliveries. Acta obstet. gynecol. scand., Suppl. 34 (1974)

12 Lumbale Periduralanästhesie

M. Segeth, L. Beck und J. Tarnow

Die Periduralanästhesie in der Geburtshilfe wurde erstmalig 1935 von Graffagnino u. Seyler (17) in der angloamerikanischen Literatur erwähnt. Erst 14 Jahre danach (1949) führte Anselmino (3) die Periduralanästhesie zur gezielten Ausschaltung des Geburtsschmerzes in Deutschland ein.

Heute hat die Periduralanästhesie einen festen Platz in der Geburtshilfe und stellt, technisch weiterentwickelt, ein sicheres und wirksames Verfahren zur Schmerzerleichterung unter der Geburt dar. Zu dieser Entwicklung haben der Einsatz neuer Lokalanästhetika und die Anwendung der Kathetermethode beigetragen, die eine Dosierung nach Wirkung, subjektivem Bedarf und Dauer ermöglicht. So verwundert es nicht, daß die Periduralanästhesie als weltweit anerkannte Methode zur Schmerzausschaltung, zur Beendigung der Geburt sowie zur Sectio angewandt wird. Ihre führende Stellung in der Geburtshilfe errang sie aber auch durch die Wertschätzung der Gebärenden. Der Wunsch nach einer angstfreien, schmerzarmen und möglichst komplikationslosen Geburt nimmt bei der werdenden Mutter einen breiten Raum ein. Damit kann der Geburtsverlauf in eine neue Dimension gerückt werden. Eine Schmerzerleichterung unabhängig von der psychischen Ausgangssituation der Gebärenden fördert die Beliebtheit und die Durchsetzung der Methode. So wurde sie zum Maßstab, an der andere Methoden gemessen werden.

Die Parazervikalblockade führt zwar ebenfalls zu einer Schmerzminderung in der Eröffnungsperiode und besticht zudem durch einfache Anwendung und effektive Schmerzerleichterung. Gefürchtet sind jedoch bei diesem Verfahren im Gegensatz zur Periduralanästhesie schwere fetale Bradykardien und Azidosen, die zur Konsequenz hatten, daß diese Methode kaum noch angewandt wird.

Auch der Pudendusblock als oft angewandtes Verfahren bietet Schmerzerleichterung unter der Geburt, dies jedoch nur in der unmittelbaren Austreibungsphase. Außerdem führt er nicht zur Erschlaffung des M. levator ani (4, 32).

Die Katheter-Periduralanästhesie ist somit die einzige Methode, die sowohl in der Eröffnungs- als auch in der Austreibungsphase Schmerzen beheben kann. Ein gleichwertiges Verfahren zur Schmerzausschaltung in der Geburtshilfe gibt es nicht (4).

Indikationen für den Einsatz

In der überwiegenden Mehrzahl der Fälle wird als Motiv zur Durchführung einer Periduralanästhesie die Ausschaltung von Schmerzen während des Geburtsverlaufs genannt. Darüber hinaus existieren relevante medizinische Indikationen für den Einsatz der Periduralanästhesie bei der Gebärenden.

Eine wichtige Indikation stellt der starke Wehenschmerz mit ausgeprägter Hyperventilation dar. Die konsekutive respiratorische Alkalose mit niedrigem Kohlendioxidpartialdruck (P_{CO_2}) im Blut der Mutter führt zu einer Engstellung der uteroplazentaren Gefäße und vermindert so die Perfusion der fetoplazentaren Einheit. Dies führt zu einer fetalen Hypoxämie mit Begleitazidose (14). Jede Azidose kann jedoch für den Fetus verhängnisvoll sein und über eine verminderte Herzfrequenz (HF), ein vermindertes Schlagvolumen (SV) zur Senkung der Sauerstofftransportkapazität im fetalen Kreislauf führen. In tierexperimentellen Untersuchungen ging eine Hypokapnie bei trächtigen Schafen stets mit einer Uterusminderdurchblutung einher (27).

Diese fetale Hypoxie wird zusätzlich verstärkt durch Apnoephasen der Mutter, die sich als Folge der Hyperventilation einstellen. Der Sauerstoffpartialdruck (P_{O_2}) kann hierbei auf bis zu 50% des Normalwertes im mütterlichen Blut abfallen.

Die Konsequenz dieser Ergebnisse kann nur sein, die exzessive Hyperventilation der Gebärenden durch Schmerzausschaltung zu normalisieren und somit den Fetus vor schmerzbedingter Hypoxie zu schützen.

Hierin liegt die Indikation und der große Vorteil der Periduralanästhesie sowohl für die Gebärende als auch für den Fetus und das Neugeborene.

Eine vorbestehende Plazentainsuffizienz mit fetoplazentarer Austauschstörung kann die beschriebenen Effekte verstärken und stellt hiermit ein bevorzugtes Indikationsgebiet der Periduralanästhesie dar.

Kardiale Vorerkrankungen

Die ungestörte normale Schwangerschaft ist charakterisiert durch ein erhöhtes Plasmavolumen, ein erhöhtes Herzzeitvolumen (HZV), eine geringfügig erhöhte Herzfrequenz (HF) und eine Abnahme des peripheren Gefäßwiderstands (TPR) als Folge der Bildung eines zusätzlichen Kreislaufsystems mit sehr niedrigem Widerstand (Plazenta).

Im letzten Trimenon sind bei der normalen Schwangerschaft das HZV um etwa 40%, das Schlagvolumen um 35%, die HF um 15% erhöht, der periphere Gefäßwiderstand vermindert. Angst, Schmerzen, Pressen, die das Schlagvolumen (SV) und die Herzfrequenz (HF) unter der Geburt zusätzlich steigern, erhöhen die Herzarbeit und gleichzeitig den myokardialen Sauerstoffverbrauch (V_{O_2}). Die Uterusdurchblutung steigt dann auf das 20fache der Norm an (21, 22).

Für die Gebärende mit eingeschränkter kardialer Leistungsfähigkeit sind die schwangerschaftsspezifischen kreislaufdynamischen Veränderungen von entscheidener Bedeutung. Denn die kardiale Reserve ist durch diese Herz- und Kreislaufbelastung ausgeschöpft. Hyper- und Hypotensionen, Tachykardien und Arrhythmien werden daher nur schlecht toleriert.

In diesem Fall kann die Gebärende von der Periduralanästhesie zur Schmerzbekämpfung profitieren. Durch strenge Anwendung der segmentalen Blockadetechnik (ausreichende analgetische Wirkung bei nur geringfügig beeinträchtigter Motorik) lassen sich hämodynamische Nebenwirkungen, wie ein Anstieg der Herzfrequenz, des Herzzeitvolumens und eine Erhöhung des Sauerstoffverbrauchs, vermindern. Die geringfügige Beeinträchtigung der normalen kardialen Adaptationsmechanismen schafft eine günstige hämodynamische Ausgangssituation, die das Risiko der kardialen Dekompensation erheblich reduziert. Voraussetzung ist jedoch, daß die Periduralanästhesie die Hämodynamik per se nur gering beeinflußt.

Diese Voraussetzung kann die Periduralanästhesie trotz ihrer unbestrittenen Vorzüge für die operative Entbindung bei der kardial gefährdeten Gebärenden nicht erfüllen.

Höhere Volumina von Lokalanästhetika (größere segmentale Ausdehnung) verstärken das Ausmaß der Sympathikusblockade und führen über eine verminderte Ventrikelfüllung mit Hypotension und Tachykardie zu einer uteroplazentaren Minderdurchblutung mit möglicher Minderversorgung des Fetus. Für die operative Schnittentbindung ist deshalb die Allgemeinanästhesie indiziert, ja sogar die Methode der Wahl, da sie mit einer möglichst geringen Beeinträchtigung der kardialen Adaptationsmechanismen einhergeht.

Pulmonale Vorerkrankungen

Bei der normalen Schwangerschaft ist im letzten Trimenon die funktionelle Residualkapazität (FRC) um 20% vermindert. Das Lungenverschlußvolumen (closing volume), ein Wert, unterhalb dessen es zum Bronchiolenverschluß mit Atelektasenbildung kommt, sowie die Dehnbarkeit der Lunge (compliance) bleiben unverändert. Zusätzlich ist der Sauerstoffverbrauch (V_{O_2}) um 25% erhöht. Rückenlage, Steinschnittlage, Adipositas und Schmerzen können die Oxygenierung weiter verschlechtern.

Liegt bei der Schwangeren zusätzlich eine pulmonale Grunderkrankung vor, kann im Zusammenspiel mit der eingeschränkten Lungenfunktion, der Lagerung und dem Geburtsschmerz hier schnell die Hypoxiegrenze für den Fetus erreicht werden.

Um den Gasaustausch in dieser Situation aufrechtzuerhalten, ist vermehrte Atemarbeit, sichtbar an Tachypnoe, forcierter Inspiration, interkostalen und substernalen Einziehung, erforderlich. In dieser Phase zeigt die Blutgasanalyse eine Verschlechterung der Oxygenation bei gleichzeitigem Abfall des arteriellen Kohlendioxidpartialdrucks (P_{aCO_2}) durch Hyperventilation. Eine ausgeprägte Hypokapnie birgt immer die Gefahr einer fetalen Hypoxämie mit begleitender Azidose in sich. 30% aller schweren perinatalen Störungen sind durch Hypoxie bedingt (15).

Eine Periduralanästhesie kann in dieser Situation aufgrund der Minderung des Geburtsschmerzes und der Entspannung der Gebärenden zu einem Absinken des Sauerstoffbedarfs führen und damit die Oxygenierung des Fetus verbessern.

Diabetes mellitus

In der Schwangerschaft wird der Diabetes mellitus durch die verminderte Glucosetoleranz, den erhöhten Insulinbedarf und die verstärkte Tendenz zu einer azidotischen Stoffwechsellage belastet. Auftretende Störungen korrelieren direkt mit der Güte der Stoffwechseleinstellung. Die Untersuchungen von Karlsson u. Kjellmer (20) weisen auf einen Zusammenhang zwischen einem schlecht eingestellten Diabetes und der fetalen und neonatalen Morbidität bzw. Letalität hin.

Die Folge ist eine typische diabetische Fetopathie mit Übergewicht und postnatalen Stoffwechseladaptationsstörungen. Erst die Qualitätsverbesserung der Stoffwechseleinstellung führte zu einem Rückgang der kindlichen Letalitätsrate.

So sehen wir bei Gebärenden mit schlechter Stoffwechseleinstellung trotz höherer Insulindosierung eine Tendenz zur Hyperglykämie.

Es wird verständlich, daß jede zusätzliche Störung unter der Geburt wie Hyper- und Hypoventilation oder Vasokonstriktion den ohnehin gefährdeten Fetus belastet und folglich vermieden werden muß. Hier ist die Periduralanästhesie als den Geburtsstreß verminderndes Verfahren indiziert und somit die Methode der Wahl.

Präeklampsie, Eklampsie

Bei Patientinnen mit Präeklampsie oder Eklampsie spricht die Aufhebung der Vasokonstriktion mit nachfolgender Verbesserung der Organdurchblutung sowie konsekutiver Reduzierung des Blutdrucks mit Minderung der Gefahr einer zerebralen Blutung für den Einsatz der Periduralanästhesie. Sollte die Zeit kein limitierender Faktor sein und liegt keine Gerinnungsstörung vor, ist die Periduralanästhesie für die vaginale und operative Entbindung die Methode der Wahl. Es gibt Hinweise, daß bei rechtzeitigem Einsatz der Periduralanästhesie auch die uteroplazentare Durchblutung verbessert und somit die fetale Situation günstig beeinflußt wird (16).

Kontraindikationen

Die Kontraindikationen für die Periduralanästhesie in der Geburtshilfe sind:

– Ablehnung der Methode durch die Mutter,
– Dringlichkeit des operativen Eingriffs (Plazentalösung, Nabelschnurvorfall, Fetal distress),
– Gerinnungsstörungen,
– Hypovolämie,
– Sepsis.

Hämodynamische Veränderungen

Die Sympathikusblockade führt über die Vasodilatation zur Blutvolumenumverteilung in die Skelettmuskulatur und die Haut. Der so verminderte venöse Rückfluß reduziert die Auswurfleistung des Herzens (preload). Kompensatorisch versucht der Organismus über Barorezeptoren den Gefäßtonus der oberen Körperhälfte zu erhöhen und somit den venösen Rückfluß zu steigern. Greifen diese Kompensationsversuche nicht oder bleiben sie unzureichend, steigt die Herzfrequenz an. Je niedriger die Vorlast, desto höhere Herzfrequenzen sind dann zur Stabilisierung der Hämodynamik notwendig. Zusätzlich kann eine Lagerung der Patientin auf den Rücken, die besonders bei Adipositas häufig zum Vena-cava-Kompressionssyndrom mit den klinischen Symptomen Übelkeit, Schwindel und Kreislaufkollaps führt, die Kreislaufsituation dramatisch verschlechtern. Denn diese beiden Risikofaktoren bergen die Gefahr einer Minderperfusion der fetoplazentaren Einheit mit nachfolgender Hypoxie des Fetus in sich, die im Kardiotokogramm (CTG) durch eine Bradykardie erkennbar ist.

Die prophylaktische Gabe von 1000 bis 1500 ml kristalloider Lösung vor Anlage der Periduralanästhesie ist zur Korrektur einer Flüssigkeitskarenz sinnvoll. Eine durch Vasodilatation ausgelöste Hypotonie kann sie jedoch nicht zuverlässig verhindern. Wenn ein Blutdruckabfall eintritt, ist nicht die weitere Volumengabe, sondern der Einsatz eines kreislaufstimulierenden Medikaments indiziert (28). Da Ephedrin als Pharmakon der ersten Wahl in Deutschland nicht erhältlich ist, erfolgt in unserer Klinik die Gabe von Akrinor zur weitgehenden Verbesserung der Herzfüllung und damit Stabilisierung der Kreislaufsituation. Akrinor wirkt positiv inotrop und chronotrop. Da eine vasokonstriktorische Komponente fehlt, wird die Uterusperfusion vermutlich nicht beeinträchtigt.

Medikamente mit überwiegend α-adrenerger Aktivität sollten wegen ihrer Minderung der Uterusdurchblutung mit konsekutiver Beeinträchtigung der fetalen Sauerstoffversorgung nicht zur Korrektur hypotoner Kreislaufsituationen eingesetzt werden (19). Zusätzlich wird die Patientin in Linksseitenlage gebracht und erhält zur Erhöhung der inspiratorischen Sauerstoffkonzentration und damit zur Sicherstellung der Oxygenation eine Sauerstoffmaske.

Bei hoher Ausdehnung der Periduralanästhesie (Sympathikusblockade) dominiert der Parasympathikus am Herzen und es können Bradykardien und Herzrhythmusstörungen verbunden mit abrupten Blutdruckabfällen auftreten.

Überwachungsmethoden

Die Sicherheit der Periduralanästhesie wird entscheidend mitbestimmt von der Qualität der Überwachung von Mutter und Fetus. Auftretende Probleme können so schon im Vorfeld erkannt und einer adäquaten Behandlung zugeführt werden.

Die Grundpfeiler der Überwachung sind die kontinuierliche EKG-Ableitung und regelmäßige Blutdruckmessungen. Der vor allem für den Fetus gefährliche Abfall der arteriellen Sauerstoffsättigung der Mutter kann jedoch mit diesen Methoden nur unzureichend und oft erst spät erkannt werden.

Die Pulsoximetrie, als eine nicht invasive und einfache Methode zur Bestimmung der arteriellen Sauerstoffsättigung (S_{aO_2}) der Mutter, optimiert in dieser Hinsicht die Überwachung. Sie wird in Zukunft aus der geburtshilflichen Anästhesie nicht mehr wegzudenken sein.

Am Ende der Schwangerschaft ist die funktionelle Residualkapazität (FRC) um 20% vermindert. Zusätzlich wird sie durch Rückenlage, Steinschnittlage und Adipositas der Schwangeren weiter eingeschränkt und führt zu erhöhtem intrapulmonalen Shunt mit Abfall des arteriellen Sauerstoffpartialdrucks. Angst und Schmerzen können zusätzlich den Sauerstoffverbrauch (V_{O_2}) der Schwangeren um bis zu 100% steigern.

Wenn der Organismus diesen Anforderungen nicht mehr genügen kann, sind die Voraussetzungen für eine Minderversorgung der fetoplazentaren Einheit gegeben. Aus diesem Grunde ist der Stellenwert der Pulsoximetrie als so hoch anzusehen.

Unabdingbar ist eine enge Kooperation mit den geburtshilflichen Kollegen, die bereits präpartal einsetzen sollte. Sie dient der medikamentösen Vorbereitung und der Abschätzung des individuellen Geburtsrisikos von Mutter und Kind.

Die intrauterine Kindesüberwachung ist dagegen die Domäne des Geburtshelfers. Der Fetus wird unter der Geburt im allgemeinen kontinuierlich kardiotokographisch (CTG) überwacht. Ungünstige fetale Herzfrequenzmuster und ein Abfall der fetalen Herzfrequenz sind Ausdruck fetaler Hypoxie und Azidose und müssen sofort behoben werden. Denn dieser fetale Notstand signalisiert eine akute uteroplazentare Minderdurchblutung und erfordert zur Rettung des Kindes oft die sofortige operative Entbindung.

Komplikationen

Zu den Komplikationen der Periduralanästhesie zählen:
- mütterliche Hypotension durch zu hohe Ausbreitung der Periduralanästhesie,
- Duraperforation,
- totale Spinalanästhesie mit Hypotonie und evtl. Schock der Mutter mit fetaler Hypoxämie.

Duraperforation

Die Duraperforation ist für die Gebärende die unangenehmste Komplikation der Periduralanästhesie. Die Häufigkeit der unbeabsichtigten Duraperforation als Folge einer Periduralanästhesie sehen wir an unseren Patientinnen bei im Bereitschaftsdienst wechselnden Anästhesisten bei unter 2% der Gebärenden.

Leitsymptom der Duraperforation ist der äußerst heftige, lageabhängige Kopfschmerz. Der Schmerz verstärkt sich durch aufrechte Position. Da die Kopfschmerzen durch Liquorunterdruck verursacht werden, sind sie abhängig von der Perforationsgröße, der Druckdifferenz über der Perforationsstelle und der Liquorproduktionsrate (9).

Erfahrungsgemäß setzen die Schmerzen 36–48 Stunden nach der Perforation ein und dauern ungefähr 5–7 Tage, können aber auch 14 Tage anhalten. Die äußerst quälenden Kopfschmerzen zwingen die Patientin durch Flachliegen zu Immobilität, bergen dadurch die Gefahr tiefer Beckenvenenthrombosen, setzen die Stillfähigkeit herab und machen bei der Patientin alle Vorteile der Periduralanästhesie zunichte. Nicht selten führen sie zur Ablehnung künftiger Periduralanästhesien.

Bei erfolgloser konventioneller Therapie wie Bettruhe, Bauchlage, Bauchbinde, Kopftieflage und Analgetikagabe wird die Applikation einer Blutplombe (periduraler Blood patch) empfohlen (12, 13). Diese Methode konnte in vielen Fällen die Patientinnen von den quälenden Kopfschmerzen befreien (13).

Die Blutplombe führt meist in Minutenfrist zu einem Sistieren der Schmerzen. Studien über eine mögliche partielle oder totale Obliteration des Periduralraums durch das injizierte Blut, die dieses Verfahren in Frage stellen, stehen jedoch noch aus (24, 30). Die beste Prophylaxe gegen die Perforation ist die adäquate Ausführung der Periduralanästhesie.

Einfluß auf die Uterusaktivität

Einen entscheidenden Faktor in bezug auf die Wechselwirkungen zwischen Periduralanästhesie und Geburtsverlauf stellt die Wirkung der Periduralanästhesie auf die Uterusaktivität dar. Diese ist jedoch nicht vorhersehbar (14, 15).

Einzelfällen mit Sistieren der Uteruskontraktionen stehen überwiegend Verläufe mit normaler Aktivität gegenüber. Starke Schmerzen, Erschöpfung und Ermüdung der Gebärenden führen nach Untersuchungen von Crawford u. Finster (14, 15) zu einer deutlichen Hemmung der Uterusaktivität. Diese Minderung der Wehentätigkeit geht mit einer exzessiven Catecholaminausschüttung der Gebärenden einher. Konsekutiv stellen sich die peripheren arteriellen Gefäße eng. Diese Vasokonstriktion kann nicht nur zur fetalen Asphyxie führen, sondern ist auch für eine unkoordinierte Uterusaktivität oder sogar den Geburtsstillstand verantwortlich.

Der Einsatz der Periduralanästhesie kann hier – besonders bei der Erstgebärenden – durch Wegfall von Schmerz und Erschöpfung wieder den Anstoß zu koordinierter Wehentätigkeit geben und die Hypoxiegefahr für den Fetus abwenden.

Nach Crawford (15) wird in der Eröffnungsphase der Geburtsverlauf nicht beeinflußt. Erst das Zusammenspiel zumindest zweier Komponenten kann in der Eröffnungsphase zum Nachlassen der Uteruskontraktionen führen. Zum einen scheint eine hypotone Kreislaufsituation, verursacht durch das Vena-cava-Kompressionssyndrom, der auslösende Faktor zu sein. Zum anderen spielt die Vena-cava-

Kompression auch ohne mütterliche Hypotension die entscheidende Rolle.

Es steht außer Diskussion, daß das Vena-cava-Kompressionssyndrom mit der mütterlichen Hypotonie in Zusammenhang steht. Deshalb sollte aus schwangerschaftsphysiologischen Gründen die Schwangere unter der Geburt stets Seitenlagerung einhalten.

In der Austreibungsphase führt der Einsatz der Periduralanästhesie vielfach zu einer Verlängerung des Geburtsverlaufs. Motorik und Druckgefühl sind nicht mehr voll ausgebildet, und damit ist die Mitarbeit der Gebärenden eingeschränkt.

Die Austreibungsphase liegt in unserer Klinik bei den Gebärenden mit Periduralanästhesie durchschnittlich bei 30–80 Minuten gegenüber einer Austreibungsperiode ohne Periduralanästhesie von 10–40 Minuten. Unter Umständen besteht auch ein Zusammenhang zwischen dem Auftreten von dorsoposterioren Lageanomalien und dem vermehrten Einsatz der Periduralanästhesie im Kreißsaal. Diese Feststellungen beruhen bisher nur auf Einzelbeobachtungen. Eine endgültige Bewertung muß offen bleiben.

Kontrovers wird bis heute diskutiert, ob zwischen dem Einsatz der Periduralanästhesie im Geburtsverlauf und dem erhöhten Risiko einer vaginalen operativen Entbindung eine kausale Beziehung besteht. Faktoren, wie eingeschränkte Beinmotorik, Abschwächung der Bauchpresse, Verlust des Druckgefühls, Fehlen des Preßreflexes, mangelnde Mitarbeit der Gebärenden und evtl. Fehleinstellung des Fetus, sind möglicherweise für die Zunahme vaginal-operativer Entbindungen mitverantwortlich. Deutlich ist die Dosisabhängigkeit. Man vermutet eine Korrelation zwischen der Intensität der Erschlaffung der Beckenbodenmuskulatur und der applizierten Lokalanästhetikadosis.

Das Lokalanästhetikum sollte aus diesem Grund in der Austreibungsphase in einer Dosierung gegeben werden, die der Patientin maximale Schmerzerleichterung bei möglichst geringer Beeinträchtigung ihrer muskulären Funktionen verschafft.

Eine Reihe von Studien zu diesem Thema sind bisher durchgeführt worden, die aber insgesamt sehr zurückhaltend bewertet werden müssen. Zu viele Faktoren variieren zu stark voneinander, als daß man die Ergebnisse miteinander vergleichen könnte. Dazu gehören die Auswahl der Patientinnen („elektiv" oder „indizierte" vaginale operative Entbindung), die Technik des periduralen Anästhesieverfahrens (kontinuierliche Infusion, Bolusinjektion), das verwendete Analgetikum (Lidocain, Bupivacain, Opiate) sowie unterschiedliche Konzentrationen. Es konnte jedoch insgesamt festgestellt werden, daß gerade diese Faktoren die Austreibungsperiode der Geburt entscheidend beeinflussen. Eine umfassende Darstellung der in den einzelnen Studien angewandten Techniken würde an dieser Stelle den Rahmen sprengen. Hier sei deshalb auf die Übersichtsarbeit von Chestnut verwiesen (10). Keine der bisher publizierten Studien konnte jedoch zeigen, daß eine effektive Analgesie während der Austreibungsphase der Geburt erzielt werden kann, ohne das Risiko einer vaginalen operativen Entbindung zu erhöhen.

Auch der peridurale Einsatz einer Kombination von Lokalanästhetika und Opiaten hat hier nicht den erwünschten Erfolg gebracht. Bei guter Analgesie, stabiler Kreislaufsituation, nur geringer motorischer Blockade und verminderter Gesamtdosis an Lokalanästhetikum konnte die Inzidenz für vaginal-operative Entbindungen zwar gesenkt werden. Opiatnebenwirkungen wie Hautjucken, Atemdepression und Depression des Neugeborenen sind jedoch Unsicherheitsfaktoren, die diese Technik belasten. Zusätzlich kann die unter Periduralanästhesie mit Opiaten verstärkt vorkommende Verzögerung der Magenentleerung das Risiko der Aspiration bei einer evtl. notwendig werdenden Allgemeinanästhesie erhöhen (33).

Widersprüchliche Befunde gibt es bezüglich des epiduralen Einsatzes von Opiaten und einer möglicherweise erhöhten Sectiofrequenz (25, 29, 34), wobei systemische Nebenwirkungen der Opiate bei Mutter und Kind nicht ausgeschlossen werden (6, 35).

Viele Fragen bleiben noch offen, und weitere Untersuchungen müssen zeigen, welche Technik der Periduralanästhesie im Kreißsaal ihren Aufgaben am besten gerecht wird. Ziel sollte immer sein, eine befriedigende Analgesie während der Eröffnungs- und Austreibungsphase der Geburt zu gewährleisten, ohne den natürlichen Geburtsablauf zu beeinflussen und ohne größere Risiken für Mutter und Kind in Kauf zu nehmen.

Einfluß auf das Kind

Die Periduralanästhesie muß nicht nur Gesundheit und Leben der Mutter sicherstellen, sondern auch das Wohl des Kindes berücksichtigen. Denn nicht nur die Mutter, sondern auch das Kind soll von der Leistungsfähigkeit der Periduralanästhesie profitieren. Die Wirkungen auf Mutter, Fetus und Kind sind allerdings nicht voneinander zu trennen.

Unmittelbar profitiert das Kind von der Beseitigung des Wehenschmerzes und der damit einhergehenden Unterbindung der schmerzbedingten Hyperventilation der Gebärenden. Indirekt werden Hypoxie- und Azidosegefährdung reduziert. Eine unerwünschte Wirkung auf den klinischen Status des Kindes übt besonders die Hypotension aus. Wird der Blutdruckabfall jedoch sofort korrigiert, unterscheiden sich die Apgar-Werte nicht von einem Kontrollkollektiv ohne stattgefundene Hypotension. Bei einem Vergleich mit einer Kontrollgruppe konnte gezeigt werden (5), daß die Zustandsdiagnostik durch Nabelvenen- und Nabelarterien-pH-Messung, Apgar-Werte und den Neugeborenenindex von unter Periduralanästhesie geborenen Kindern auch dann keine Unterschiede aufwies, wenn die Feten vorübergehend auffällige CTG-Befunde zeigten. Es bestand kein signifikanter Unterschied bei den 5-Minuten-Apgar-Werten und der Qualität der Eigenatmung des Neugeborenen.

Brown u. Mitarb. (1, 8) fanden bei detaillierten neurophysiologischen Untersuchungen in der Gruppe der Kinder, deren Mütter zur Periduralanästhesie Lidocain oder Mepivacain erhielten, pathologische Verhaltensmuster. Sowohl die Reflextätigkeit als auch der Muskeltonus waren herabgesetzt. Aussagen über die weitere Entwicklung dieser Kinder sind nur durch langjährige Verlaufsbeobachtungen zu erstellen. Wurden die Periduralanästhesien mit Bupivacain ausgeführt, traten die genannten Schädigungen nicht auf.

Zu ähnlichen Ergebnissen kamen Kuhnert u. Mitarb. (23) bei Applikation von Chloroprocain. Sie beobachteten sowohl 12 Stunden post partum als auch am 3. Lebenstag auffällige neurophysiologische Verhaltensänderungen. Hinsichtlich der neurophysiologischen Effekte verschiedener Lokalanästhetika sind mithin noch viele Fragen offen und bedürfen einer eingehenden Klärung.

Auswahl des Lokalanästhetikums in der geburtshilflichen Anästhesie

Die Geburtshilfe ist die einzige Disziplin, in der Sicherheit für zwei Patienten gleichzeitig gegeben sein muß. Deshalb fließt in die Überlegungen für die Wahl des geeigneten Lokalanästhetikums stets das Wohl des Kindes mit ein.

Wünschenswert wäre demnach ein Lokalanästhetikum, das sich durch folgende Eigenschaften auszeichnet:

- geringe Systemtoxizität und damit Sicherheit für die Mutter,
- schnelle Anschlagzeit bei effektiver analgetischer Potenz,
- lange Wirkungsdauer,
- Differentialblockade, d. h. ausreichende analgetische Wirkung und nur geringfügig beeinträchtigte Motorik bei vaginaler, jedoch ausreichende motorische Blockade bei operativer Entbindung,
- minimale Plazentapassage und damit Sicherheit für den Fetus.

Derzeit wird kein Lokalanästhetikum all diesen Kriterien gerecht. Die Auswahl wird jedoch erleichtert durch die Kenntnis physikochemischer Eigenschaften, die das Wirkprofil eines Lokalanästhetikums bestimmen.

Lokalanästhetika werden nach dem Aufbau ihrer Zwischenkette in Ester (CO) und Amide (NHC) unterteilt.

Diese Zwischenkette, die für den Abbau der Substanz wesentlich ist, verbindet den aromatischen Ring mit der tertiären Stickstoffgruppe (Löfgren-Schema). Der aromatische Ring bestimmt die Lipophilie, die tertiäre Stickstoffgruppe die Polarität des Moleküls. Lokalanästhetika sind schwache Basen, die erst als saure Salze wasserlöslich werden. Der pH-Wert der Injektionslösung liegt daher im sauren Bereich.

Für die Wirkung der Lokalanästhetika ist die tertiäre Stickstoffgruppe am wichtigsten. Denn durch Anlagerung eines H^+-Ions entsteht aus dieser nichtionisierten freien Basenform die ionisierte sog. Kationenform. Als freie Base ist das Molekül lipophil, als Kation polar, also wasserlöslich.

Die Dissoziationskonstante pKa und der herrschende pH-Wert entscheiden, ob der kationische (d. h. der lokalanästhetisch aktive) oder der basische Anteil überwiegt.

Da der pKa aller klinisch gebräuchlichen Lokalanästhetika größer als der physiologische pH-Wert ist, liegen bei pH 7,4 alle Lokalanästhetika überwiegend als Kationen vor. Je saurer der pH-Wert wird, desto stärker wächst der Anteil der kationischen Form. Für einen gegebenen pH-Wert ist der kationische Anteil eines Lokalanästhetikums um so größer, je höher der pKa-Wert ist. Nur die nichtionisierte freie Base vermag aufgrund ihrer Lipoidlöslichkeit – 90% der Membranen bestehen ja aus Lipoidgewebe – zum Wirkort in der Nervenmembran vorzudringen. Für die Unterbrechung der Erregungsleitung ist im wesentlichen die kationische Form, die den Natriumeinstrom und damit die Depolarisation behindert, verantwortlich.

Neben der Lipophilie bestimmt auch der Grad der Proteinbindung (der Proteinanteil in der Nervenmembran liegt bei 10%) die Anreicherung in den Nervenstrukturen.

Die Ausbreitung, d. h. die Zahl der beeinflußten Segmente ist vom Volumen, die Qualität der Blockade von der Konzentration, die Geschwindigkeit des Wirkungseintritts vom Anteil an freier Base und von der Konzentration abhängig.

Für die systemische Kumulation der Lokalanästhetika ist die Abbaurate entscheidend. Lokalanästhetika vom Amidtyp werden in der Leber abgebaut, Lokalanästhetika vom Estertyp durch Cholinesterasen in Plasma hydrolisiert (11).

Infolge der hohen Vaskularisierung des Periduralraums sind bereits wenige Minuten nach der periduralen Applikation die Lokalanästhetika im mütterlichen und fetalen Blut nachweisbar. So konnten Morishima u. Mitarb. (26) bereits 7 Minuten nach einmaliger periduraler Injektion Mepivacain im mütterlichen Blut bestimmen. Die maximale Plasmakonzentration wurde 25 –40 Minuten nach periduraler Injektion gemessen. Wiederholungsdosen führten infolge verzögerten Abbaus zu Kumulation im mütterlichen und fetalen Blut. Untersuchungen von Bromage (7) haben gezeigt, daß bei einem Drittel der Frauen in der Schwangerschaft der Periduralraum durch Erweiterung der periduralen Venenplexus eingeengt sein soll und folglich mit einer weiteren Ausbreitung des Lokalanästhetikums im Periduralraum gerechnet werden müsse. Daraus läßt sich seine Empfehlung ableiten, das injizierte Volumen an Lokalanästhetikum zu reduzieren. Spätere Untersuchungen von Grundy u. Mitarb. (18) konnten diese

Ergebnisse und Empfehlungen nur bedingt im Rahmen eines V.-cava-Kompressionssyndroms bestätigen.

Nach dieser letztgenannten Untersuchung wie auch nach eigenen Erfahrungen ist eine Dosisreduktion nicht zu empfehlen.

Plazentapassage der Lokalanästhetika

Lokalanästhetika passieren nach ihrer Verteilung im mütterlichen Kreislauf wie nahezu alle Medikamente die Plazenta.

Der diaplazentare Übertritt wird nach dem Fick-Diffusionsgesetz vom Konzentrationsgradienten zwischen mütterlichem und kindlichem Blut, der Diffusionsoberfläche, Membrandicke und Durchblutung der Plazenta bestimmt.

Begünstigend auf den diaplazentaren Übertritt wirkt ein niedriges Molekulargewicht, eine starke Lipoidlöslichkeit, niedrige Eiweißbindung und ein geringer Ionisationsgrad.

Wie aus den physikochemischen Eigenschaften ableitbar, liegt bei einer Azidose der Gebärenden ein höherer Prozentsatz des Lokalanästhetikums in der kationischen Form vor. Die Folge ist eine verminderte Bindung des Lokalanästhetikums an Plasmaproteine mit einem begünstigenden Plazentatransfer. Es kommt so zu einem Anstieg des Lokalanästhetikums im Blut des Fetus. In Einzelfällen kann zumindest der ungebundene Plasmaanteil im Fetus höher sein als im mütterlichen Blut (sog. Acid-trapping across the placenta).

Die Korrektur der intrauterinen Azidose normalisiert diesen für den Fetus verhängnisvollen Schritt. Der Vorgang ist also reversibel.

Lokalanästhetika mit einer hohen Lipoidlöslichkeit passieren nach Alper (2) stets schneller die Plazenta als Lokalanästhetika mit geringer Lipoidlöslichkeit.

Die hohe Plasmaproteinbindung von Bupivacain erschwert die Plazentapassage und minimiert somit die toxischen Wirkungen beim Fetus. Die Plasmaproteinbindung beeinflußt also als ein weiterer Faktor die Plazentapassage des Lokalanästhetikums. Je höher die Plasmaeiweißbindung des Lokalanästhetikums im mütterlichen Blut, desto geringer ist der freie Anteil, der über die Plazenta in den fetalen Kreislauf übertritt.

Lipophilie, Vaskularisierung des Periduralraums sowie Begleiterkrankungen der Mutter wie Herz-Kreislauf-Leiden oder Leberfunktionsstörungen sind Faktoren, die die Höhe des Blutspiegels bestimmen.

Gebräuchliche Lokalanästhetika in der geburtshilflichen Anästhesie

In der geburtshilflichen Anästhesie werden zur Schmerzerleichterung folgende Lokalanästhetika angewandt:

- Bupivacain 0,25 – 0,5%,
- Lidocain 1%,
- Mepivacain 1%,
- selten Prilocain, Etidocain oder der Ester Chloroprocain.

Bupivacain

Die hohe Plasmaproteinbindung und somit geringe Plazentapassage, das günstige Wirkdauer-Elimination-Verhältnis und somit die große therapeutische Breite und die zuverlässige Differentialblockade (ausreichende analgetische Wirkung und nur geringfügig beeinträchtigte Motorik bei vaginaler, jedoch ausreichende motorische Blockade bei operativer Entbindung) haben dazu geführt, daß Bupivacain als Lokalanästhetikum der ersten Wahl zur Periduralanästhesie in der Geburtshilfe eingesetzt wird.

Wie alle Lokalanästhetika wirkt auch Bupivacain konzentrationsabhängig negativ inotrop. Seit zu Beginn der achtziger Jahre in den USA über Todesfälle unter Bupivacain berichtet wurde (31), wird Bupivacain darüber hinaus mit Kardiotoxizität in Verbindung gebracht. Diesen Todesfällen waren ventrikuläre Herzrhythmusstörungen vorausgegangen, wobei Reentry-Mechanismen bei verzögerter kardialer Erregungsleitung ursächlich gewesen sein mögen. Dabei muß mit einer verlängerten Reanimationsphase gerechnet werden, da das Bupivacainmolekül verzögert vom Rezeptor dissoziiert. Eine intrazelluläre Azidose, die Lokalanästhetika vermehrt am Wirkort festhält (Ionentrapping), ist zu vermeiden. Ungünstige Tachykardien mit ihrer Potenzierung des Bupivacaineffekts am Erregungsleitungssystem wie auch Hypoxie und Hyperkaliämie mit deren negativem Einfluß auf die Membranstabilität sollten ausgeschaltet werden.

Es ist zwar nicht sicher, inwieweit diese Zwischenfälle auf mangelnde Erfahrung mit dieser noch relativ neuen Substanz zurückzuführen sind. Denn nach entsprechenden Vorsichtsmaßnahmen (u. a. Verbot von Bupivacain 0,75% in der Geburtshilfe) wurde z. B. im Jahr 1985 über keine weiteren schweren Komplikationen bei der Anwendung von Bupivacain berichtet. Trotzdem gilt, daß Bupivacain die Erregungsleitung stärker beeinträchtigt als z. B. Lidocain. Diese experimentell gewonnenen Erfahrungen schmälern jedoch nicht den Stellenwert von Bupivacain in der Klinik als sicheres, weit verbreitetes Lokalanästhetikum.

Lidocain

Lidocain besitzt ähnlich günstige Eigenschaften. In niedriger Konzentration (1%) ist Lidocain ein exzellentes Lokalanästhetikum zur Schmerzerleichterung unter der Geburt. Höhere Konzentrationen schränken jedoch die Motorik der Gebärenden ein, vermindern das Druckgefühl und wirken somit negativ auf den Geburtsverlauf.

Mepivacain

Die Plazentagängigkeit ist bei Mepivacain noch ausgeprägter als bei Lidocain. Zusätzlich führt eine protrahierte Metabolisierung im Neugeborenen (Halbwertszeit ≈ 9 Std.) zu einer relativen Kontraindikation.

Prilocain

Der hohe Plazentatransfer und die Tendenz zu Methämoglobinämie mit Zyanose des Neugeborenen verdrängten Prilocain aus dem geburtshilflichen Repertoire.

Etidocain

Der Einsatz von Etidocain ist in der geburtshilflichen Analgesie wegen der unzureichenden sensorischen bei ausgeprägter motorischer Blockade nicht sinnvoll.

Chloroprocain

Der Ester Chloroprocain galt bis zum Ende der achtziger Jahre als das sicherste Lokalanästhetikum in der Geburtshilfe. Die hohe Metabolisierungsrate schloß bei Mutter und Fetus jede Kumulationsgefahr aus. Mit der Entdeckung auffälliger neurophysiologischer Verhaltensmuster beim Neugeborenen wird Chloroprocain jedoch nicht mehr angewandt.

Der Schädigungsmechanismus (wirksamer Metabolit?) ist nicht bekannt (23).

Keines der genannten Lokalanästhetika bietet einen entscheidenden Vorteil gegenüber Bupivacain. Jedes Lokalanästhetikum erfüllt nur teilweise die Anforderungen, die an ein ideales Lokalanästhetikum gestellt werden, wobei Bupivacain diesen Anforderungen am nächsten kommt.

Fazit

Geburtshilfliche Anästhesie erfordert nicht nur bei der Gebärenden gute Wirksamkeit mit geringen Nebenwirkungen, sondern auch stets die Sicherung der fetoplazentaren Einheit. Das Therapiekonzept der Periduralanalgesie, bestehend aus segmentaler Analgesie und geringer motorischer Blockade, erfüllt weitgehend auch bei Risikofällen die Anforderungen, die an ein Verfahren zur Geburtserleichterung gestellt werden.

Als einzige kontinuierliche Methode schaltet sie individuell steuerbar Schmerzen in der Eröffnungs- und Austreibungsphase aus und ist somit allen anderen Verfahren in der Schmerzbekämpfung überlegen. Mutter, Fetus, Kind und letztlich auch Anästhesist, Geburtshelfer und Hebamme profitieren vom Einsatz der Periduralanästhesie.

Technische und anatomische Anmerkungen

Der Periduralraum liegt im Wirbelkanal zwischen der Dura mater des Rückenmarks und dem Lig. flavum. Er verläuft vom Foramen magnum der Schädelbasis zum Hiatus sacralis und ist mit Bindegewebe, Fett sowie zahlreichen Venenplexus ausgefüllt. In der Geburtshilfe erfolgt die Punktion des Periduralraums im Lendenwirbelbereich zwischen den Wirbelkörpern L2/L3 oder L3/L4 mit einer Tuohy-Kanüle des Kalibers 16 G bis 18 G und einer mit 0,9% NaCl gefüllten 5-ml-Spritze. Die Identifikation des Periduralraums erfolgt durch abruptes Nachlassen des Punktionswiderstands beim Eindringen der Kanülenspitze in den Periduralraum. Dieser Widerstandsverlust ist durch die schwangerschaftsbedingte hormonelle Auflockerung des Gewebes oft nur sehr diskret spürbar. Der Periduralkatheter wird 3–5 cm kranial vorgeschoben. Er sollte höchstens 2–3 cm weit im Periduralraum liegen, um die Häufigkeit von Katheterfehllagen, wie seitliches Abweichen in das Foramen intervertebrale, Schlingen- oder Knickbildungen, zu reduzieren und damit einer einseitigen oder einzelnen Dermatomblokkade vorzubeugen. Die Injektion sollte stets in der Wehenpause erfolgen, um eine zu hohe Ausbreitung des Lokalanästhetikums zu verhindern.

Alternativ zur konventionellen Technik mit intermittierender Nachinjektion wird auch die kontinuierliche Gabe des Lokalanästhetikums mittels Perfusorpumpe favorisiert, um ein schwankungsfreies Analgesieniveau sowie eine größere Kreislaufstabilität zu erreichen.

Periduralanalgesie für die vaginale Entbindung

Geburtshilfliche Analgesie orientiert sich am Fortschritt des Geburtsverlaufs und damit an den unterschiedlichen anatomischen Afferenzen des Geburtsschmerzes in der Eröffnungs- und Austreibungsperiode. So können in der Eröffnungsphase die aufsteigenden Schmerzimpulse von Zervix und Uterus blockiert werden, die über afferente Sympathikusanteile die Rückenmarksebene im Bereich Th10, Th11, Th12 und L1 erreichen. Während der Austreibungsperiode müssen dagegen Schmerzimpulse der Perineumregion und des Geburtskanals weitgehend ausgeschaltet sein, die über den Pudendusnerv im 2., 3. und 4. Sakralsegment in das Rückenmark eintreten. Diese anatomischen Gegebenheiten sind die Basis für die segmentale Blockadetechnik. Allein Volumen und Konzentration des Anästhetikums steuern die Ausbreitung und Qualität der Blockade. So wird in der Eröffnungsperiode Schmerzfreiheit durch selektive thorakolumbale Blockade der Segmente Th10–L1 mit einer verhältnismäßig geringen Dosierung (1 bis 1,5 ml 0,25% Bupivacain pro Segment) erreicht. Der für einen normalen Geburtsablauf so wichtige Muskeltonus des Beckenbodens bleibt bei segmentalen Blockaden unbeeinflußt. Die selektive Blockade der Sakralsegmente S2–S4 während der Austreibungsperiode ermöglicht eine ausreichende analgetische Wirkung bei nur geringfügig beeinträchtigter Motorik. Druckgefühl, Bauchpresse und Preßdrang bleiben weitgehend erhalten. Die Dosierung nach Bedarf ermöglicht so eine beliebig lange Ausschaltung der notwendigen Segmente.

Periduralanalgesie für die Sectio caesarea

Voraussetzung für eine optimale Wirkung der Periduralanalgesie ist ein stabiles Analgesieniveau von Th4–S5. Wird dieses Niveau nicht erreicht, ist die Periduralanalgesie zur Sectio caesarea ungeeignet. Um Fehlerquellen im Vorfeld auszuschalten, sollte die initiale Frage stets sein: Ist das gewählte Volumen, ist die gewählte Konzentration optimal für die Ausbreitung und Qualität der Blockade? Erreicht die Blockade nämlich nicht das Segment Th4, lösen Irritationen im Oberbauch sowie Zug am Peritoneum Übelkeit, Brechreiz, Erbrechen und Schmerzattacken aus. Erstreckt sich der sensorische Block kaudal nicht bis S5, sind Schmerzen bei Manipulationen im Beckenbereich unvermeidlich. Für eine Blockade von Th4–S5 sind im allgemeinen 20–25 ml 0,5% Bupivacain (100–125 mg) ausreichend.

Literatur

1 Abboud, T. K., S. S. Khoo, F. Miller, T. Doan, E. H. Henriksen: Maternal, fetal and neonatal responses after epidural anesthesia with bupivacaine, 2-chloroprocaine or lidocaine. Anesth. and Analg. 61 (1982) 638

2 Alper, M. H.: Drugs from mother to newborn. American Society of Anesthesiologists. Ann. Refr. Course Lect. 1–5 (1976)

3 Anselmino, K. J., G. Plaskuda, R. Stewens: Über ein neues Verfahren der protrahierten Leitungsanästhesie des Wehenschmerzes; die segmentäre peridurale Plombe. Klin. Wschr. 27 (1949) 104

4 Beck, L.: Geburtshilfliche Anästhesie und Analgesie. Thieme, Stuttgart 1968

5 Brizgys, R. V., P. A. Dailey, S. M. Schnider, D. M. Kotelko, G. Levinson: The incidence and neonatal effects of maternal hypotension during epidural anesthesia for cesarean section. Anesthesiology 67 (1987) 782–786

6 Brockway, M. S., D. W. Noble, G. H. Sharwood-Smith, J. H. McClure: Profound respiratory depression after extradural fentanyl. Brit. J. Anaesth. 64 (1990) 243–245

7 Bromage, P. R.: Continuous lumbar epidural analgesia for obstetrics. Cand. med. Ass. J. 85 (1961) 1136

8 Brown jr., W. U., G. C. Bell, A. O. Lurie, et al.: Newborn blood levels of lidocaine and mepivacaine in the first day of age following maternal epidural anesthesia. Anesthesiology 42 (1975) 698

9 Brownridge, P.: The management of headache following accdidental dural puncture in obstetric patients. Anesth. intens. Care 11 (1983) 4

10 Chestnut, D. H.: Epidural anesthesia and instrumentel vaginal delivery. Anesthesiology 74 (1991) 805–808

11 Cousins, M. J., P. O. Bridenbangh: Neural Blockade in Clinical Anesthesia and Management of Pain. Lippincott, Philadelphia 1988

12 Crawford, J. S.: Experiences with epidural blood patch. Anaesthesia 35 (1980) 513

13 Crawford, J. S.: Epidural blood patch. Anesth. intens. Care 11 (1983) 384

14 Crawford, J. S.: Principles and Practice of Obstetric Anaesthesia. Blackwell, Oxford 1984

15 Finster, M.: Obstetric anaesthesia and analgesia. Anesthesiology 2 (1989) 275–277

16 Friedberg, V.: Spätgestosen. In Käser, O., K. G. Ober, V. Friedberg, K. Thomsen, J. Zander: Gynäkologie und Geburtshilfe, Bd. II/2. Thieme, Stuttgart 1981 (S. 8.183–8.223)

17 Graffagnino, P., L. W. Seyler: Epidural anesthesia in obstetrics. Amer. J. Obstet. Gynecol. 35 (1938) 597

18 Grundy, E. M., A. M. Zamora, A. P. Winnie: Comparison of spread of epidural anesthesia in pregnant and nonpregnant women. Anesth. and Analg. 57 (1978) 544

19 Hood, D. D., D. M. Dewan, J. C. Rose, F. M. James: Maternal and fetal effects of intravenous epinephrine containing solutions in gravid ewes. Anesthesiology 59 (1983) 393

20 Karlsson, K., K. Kjellmer: The outcome of diabetic pregnancies in relation to the mother's blood sugar level. Amer. J. Obstet. Gynecol. 112 (1972) 213

21 Käser, O., V. Friedberg, K. G. Ober, K. Thomsen, J. Zander: Gynäkologie und Geburtshilfe, Bd. II, Teil 1 und Teil 2. Thieme, Stuttgart 1981

22 Katz, R., J. S. Karliner, R. Resnik: Effects of a natural volume overload state (pregnancy) on left ventricular performance in normal human subjects. Circulation 58 (1978) 434

23 Kuhnert, B. R., M. J. Kennard, P. L. Linn: Neonatal neurobehavior after epidural anesthesia for cesarean section: a comparison of bupivacaine and chloroprocaine. Anesth. and Analg. 67 (1988) 64–68

24 Lyons, M. D. G.: Epidural blood patch. Anaesthesia 38 (1983) 1230

25 Lysak, S. Z., J. C. Eisenach, C. E. Dobson: Patient-controlled epidural analgesia during labor: A comparison of three solutions with a continuous infusion control. Anesthesiology 72 (1990) 44–49

26 Morishima, H. O., S. S. Daniel, M. Finster, et al.: Transmission of mepivacaine hydrochloride (carbocaine) across the human placenta. Anesthesiology 27 (1966) 147

27 Morishima, H. O., H. Pedersen, M. Finster, H. Hiraoka, A. Tsuji, H. S. Feldman, G. R. Arthur, B. G. Covino: Bupivacaine toxicity in pregnant and nonpregnant ewes. Anesthesiology 63 (1985) 134

28 Murray, A. M., M. Morgan, J. G. Whitwam: Crystalloid versus colloid for circulatory preload for epidural caesarean section. Anaesthesia 44 (1989) 463–466

29 Naulty, J. S., R. Smith, R. Ross: Effects of changes in labor analgesic practice on labor outcome (abstract). Anesthesiology 69 (1988) A660

30 Rainbird, A., J. Pfitzner: Restricted spread of analgesia following epidural blood patch. Anaesthesia 38 (1983) 481

31 Reiz, S., S. Nath: Cardiotoxicity of local anaesthetic agents. Brit. J. Anaesth. 58 (1986) 736–746

32 Shnider, S. M., G. Levinson: Anesthesia for Obstetrics. Williams & Wilkens, Baltimore 1987

33 Thoren, T., H. Tanghöj, M. Wattwil, G. Järnerot: Epidural morphine delays gastric emptying and small intestinal transit in volunteers. Acta anaesthesiol. scand. 33 (1989) 174–180

34 Vertommen, J. D., E. Vandermeulen, H. Van Aken, L. Vaes, M. Soetens, A. Van Steenberge, P. Mourisse, J. Willaert, H. Noorduin, H. Devlieger, A. F. Van Assche: The effects of the addition of sufentanil to 0.125% bupivacaine on the qualitiy of analgesia during labor and on the incidence of instrumental deliveries. Anesthesiology 74 (1991) 809–814

35 Viscomi, C. M., D. D. Hood, P. J. Melone, J. C. Eisenach: Fetal heart rate variability after epidural fentanyl during labor. Anesth. and Analg. 71 (1990) 679–683

13 Kaudal- und Spinalanästhesie

K. Strasser

Kaudalanästhesie

Die Geschichte der Kaudalanästhesie begann zu einem früheren Zeitpunkt als die der Periduralanästhesie. Schon um die Jahrhundertwende (1901) wandten Sicard (23) u. Cathelin (7) sie in Paris an. Zur Ausschaltung des Geburtsschmerzes wurde sie erstmals 1909 von Stoekkel (26) in Marburg eingesetzt. Hingson u. Edwards (15) führten 1942 die kontinuierliche Kaudalanalgesie zur Schmerzausschaltung unter der Geburt ein.

Definition

Bei der Kaudalanästhesie wird das Anästhetikum über den Hiatus sacralis in den periduralen Raum injiziert. Sie ist also die Periduralanästhesie von kaudal her.

Anatomie

Die Form des Kreuzbeins entspricht etwa der eines gleichschenkligen Dreiecks, an dessen kranialer Basis die Verbindung zum 5. Lendenwirbel und an dessen kaudaler Spitze sich der Hiatus sacralis befindet (Abb. 13.**1**). Dieser ist durch das Lig. sacrococcygeum bedeckt, das die Verbindung zum Steißbein bildet. Das aus der Verschmelzung der 5 Sakralwirbel gebildete Kreuzbein enthält beiderseits 4 ventrale und 4 dorsale Öffnungen sowie die vorderen und hinteren Foramina sacralia. Durch sie ziehen die ventralen und dorsalen primären Äste der Sakralnerven. Die aus den verschmolzenen Gelenkfortsätzen beiderseits gebildeten intermediären longitudinalen Cristae enden beiderseits in der Cornua sacralia direkt seitlich neben dem Hiatus sacralis.

Sakralkanal

Der im Kreuzbein liegende Wirbelkanal wird als Sakralkanal bezeichnet (Abb. 13.**2**). Er ist kaudal begrenzt durch das Lig. sacrococcygeum und setzt sich nach kranial in den lumbalen Anteil des Wirbelkanals fort. Der Sakralkanal ist etwa 10 cm lang. Der sagittale Durchmesser verjüngt sich von kranial ca. 2 cm auf kaudal 2–3 mm. Der nach kaudal, ventral und dorsal geschlossene Raum des Sakralkanals wird durch die vorderen und hinteren Foramina sacralia unterbrochen.

Der Hiatus sacralis entsteht durch ein fehlendes Zusammenschmelzen des Bogens des 5. Sakralwirbels und hat die Form eines umgekehrten V. Seine Länge beträgt normalerweise ca. 2 cm, seine breiteste Stelle ist etwa 1,5 cm. In etwa 10% liegen z. T. erheblich von der Norm abweichende anatomische Variationen vor, die die Orientierung erschweren. Gelegentlich kann der Hiatus sacralis auf wenige Millimeter eingeengt bzw. knöchern ganz verschlossen sein. In seltenen Fällen fehlt eine dorsale Verknöcherung des Sakralkanals, so daß der gesamte Bereich dorsal knöchern nicht abgedeckt ist.

Außer den vom Rückenmark kommenden Sakral- und Kokzygealnerven enthält der Sakralkanal den Durasack. Dieser endet in der Höhe des 2. Sakralsegments. Normalerweise beträgt die Entfernung zwischen Hiatus sacralis und dem Liquorraum etwa 4,5 cm. Sie kann jedoch zwischen 2–7,5 cm schwanken, so daß versehentlich Duraperforationen möglich sind.

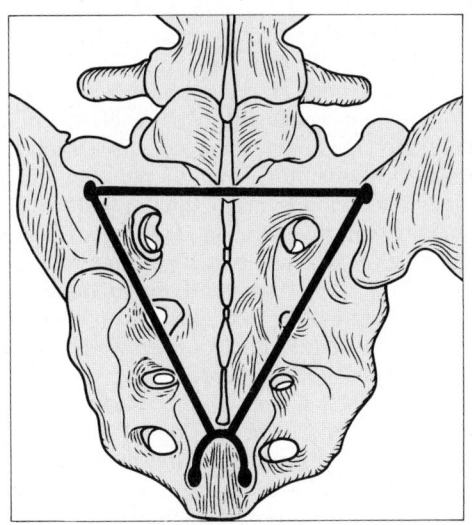

Abb. 13.**1** Kreuzbein. Die Verbindungslinien der Spinae iliacae dorsales craniales und des Hiatus sacralis bilden ein gleichschenkliges Dreieck.

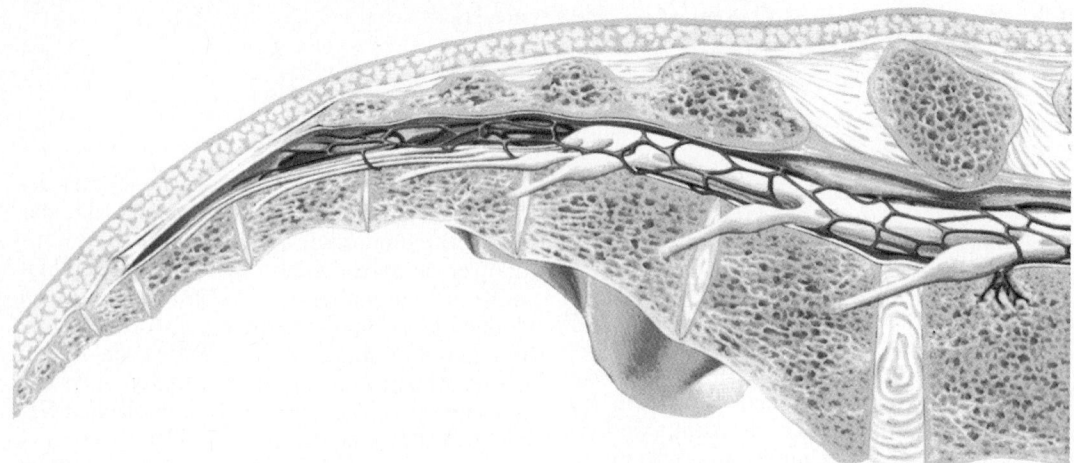

Abb. 13.2 Längsschnitt durch das Kreuzbein und den Hiatus sacralis (aus Eriksson, E.: Atlas der Lokalanästhesie. Thieme, Stuttgart 1970).

Daneben enthält der Sakralkanal das sog. Filum terminale, Blut- und Lymphgefäße sowie Fettgewebe.

Technik der Kaudalanästhesie

Vorbedingungen und Vorbereitung entsprechen denen zur Periduralanästhesie.

Lagerung

Die Patientin wird auf *die* Seite gelagert, die der die Nadel führenden Hand des Arztes entgegengesetzt ist: also beim Rechtshänder auf die linke Seite und umgekehrt. Beide Beine werden angebeugt, oder das unten liegende Bein wird gestreckt und das obere Bein gebeugt auf einer Rolle gelagert. Der Körper der Patientin wird etwas bauchwärts gedreht (sog. modifizierte Sims-Position). Diese für die Schwangere bequemere Lagerung hat jedoch den Nachteil, daß der Glutäalmuskel des gestreckten Beins angespannt und so die Orientierung etwas erschwert ist.

Punktionstechnik

Nach gründlicher Reinigung und Desinfektion wird die Punktionsgegend mit Tüchern steril abgeklebt. Es werden die Cornua sacralia getastet, um zwischen ihnen den Hiatus sacralis auszumachen. Dieser liegt etwa 5 cm kranial von der Steißbeinspitze entfernt und meist am oberen Ende der Analfalte. Es wird eine kleine intradermale Quaddel mit 0,2 ml Lokalanästhetikum und anschließend der Punktionsweg von der Haut bis zum Durchtritt durch das Lig. sacrococcygeum mit einer möglichst geringen Menge Lokalanästhetikum infiltriert, damit die anatomischen Verhältnisse möglichst nicht verändert werden.

Als Punktionskanüle können 18 G Kaudalnadeln mit stumpfem Schliff oder auch die für die axilläre Plexusblockade vorgesehenen Kunststoffverweilkanülen mit stumpf angeschliffenem Metallmandrain genommen werden. Die Kanüle wird unter einem Winkel von 60–70° bis zum Durchdringen des Ligamentes vorgeschoben, wobei Zeigefinger oder Daumen der tastenden Hand durch leichten perkutanen Druck ein versehentliches Abgleiten in das subkutane Gewebe verhindern. Das Durchdringen des Ligamentum kann als plötzlich einsetzender Widerstandsverlust mit einem Klickphänomen bemerkt werden. Jetzt wird der Einstichwinkel der Nadel auf etwa 20° geändert und die Nadel bzw. die Kunststoffverweilkanüle um etwa 1–2 cm in den Sakralkanal vorgeschoben. Über die Kunststoffnadel kann entweder ein Katheter vorgeschoben werden oder die Kunststoffkanüle selbst mit einem Perfusorsystem verbunden und so für die Durchführung einer kontinuierlichen Kaudalanästhesie benutzt werden. Falls nach Vorschieben der Nadel kein Blut oder Liquor abtropft oder zu aspirieren ist, werden 3–5 ml Kochsalzlösung in den Sakralraum injiziert. Die tastende Hand liegt dabei auf der Haut in Höhe der Nadelspitze.

Eine richtige Nadellage kann angenommen werden, wenn sich die Flüssigkeit leicht injizieren läßt und kein subkutanes Kissen zu tasten ist. Im Zweifelsfall empfehlen einige Autoren die Injektion von 3–5 ml Luft, wobei subkutanes Luftknistern falsche Nadellage anzeigt.

Nach Aspiration wird eine Testdosis injiziert (z.B. 5 ml 0,25% Bupivacain). Wenn nach 5 Minuten eine Spinalanästhesie ausgeschlossen ist, wird die Gesamtdosis von etwa 20 ml Lokalanästhetikum langsam injiziert. Der Effekt einer richtigen Kaudalanästhesie zeigt sich zunächst in einem Nachlassen des Preß- bzw. des Analreflexes. Danach tritt eine Hypalgesie des Perineums ein sowie Wärme der Füße und der Unterschenkel. Danach erfolgt eine Reduktion der Wehenschmerzen, und nach ca. 20–30 Minuten kann die kraniale Analgesiegrenze mittels Kalt-warm-Test oder Pin-Prick erfaßt werden.

Vergleich zwischen Peridural- und Kaudalanästhesie

Als Katheterverfahren ist die *Periduralanästhesie* der Kaudalanästhesie vorzuziehen, da die Analgesie dem Geburtsverlauf angepaßt werden kann.

Dagegen werden bei der *Kaudalanästhesie* auch schon in der Eröffnungsperiode nicht nur die für diese Phase erforderlichen Segmente Th10–L1, sondern auch die weiter kaudal gelegenen Abschnitte blockiert. Dies führt zu einer nicht notwendigen großen Analgesieausbreitung mit entsprechender Sympathikusblockade und möglicher negativer Kreislaufreaktion. Außerdem wird die Relaxierung der Beckenbodenmuskulatur zu einem Zeitpunkt erzielt, bei dem diese noch nicht erforderlich und unter Umständen sogar nachteilig ist. Es kann dadurch zu einer Zunahme von Kopfrotationsstörungen und dorsoposterioren Lagen kommen.

Vergleicht man beide Verfahren als sog. Single-Shot-Methode, so bietet die Kaudalanästhesie einige Vorteile. Die Rückbildung der Analgesie verläuft bei der Periduralanästhesie entgegengesetzt dem Geburtsverlauf, bei der Kaudalanästhesie dagegen gleichgerichtet mit der Geburt. Dies bedeutet, daß am Ende der Regression bei der Kaudalanästhesie noch eine Schmerzfreiheit im Sakralbereich und damit für die Austreibungsperiode gegeben ist, während bei der Periduralanästhesie die Sakralbe-

zirke frühzeitiger nicht mehr ausreichend blockiert sind.

Komplikationen der Kaudalanästhesie

Es können die gleichen Komplikationen auftreten wie bei der Periduralanästhesie. Schwere Komplikationen der ersten 30 Minuten sind toxische Reaktionen durch versehentlich intravasale Injektionen, totale Spinalanästhesie, Periduralanästhesie bis zum Halsbereich. Da gelegentlich die Auffassung vertreten wird, bei der Kaudalanästhesie sei das Risiko der totalen Spinalanästhesie geringer bzw. nicht gegeben, soll auf diese Komplikation besonders hingewiesen werden.

Der Durasack endet in Höhe des 2. Sakralsegments, und der Hiatus sacralis beginnt beim 3.–4. Sakralwirbel. Eine Annäherung beider Punkte durch einen weiter kaudalwärts reichenden Durasack oder einen sich weiter kranialwärts erstreckenden Hiatus sacralis ist möglich. Moore u. Mitarb. (20) berichten bei 3506 Periduralanästhesien und 3223 kaudalen Anästhesien über einen Fall totaler Spinalanästhesie nach Kaudalanästhesie. Dawkins (11) gibt die Häufigkeit der totalen Spinalanästhesie nach Kaudalanästhesie mit 0,1% an.

Wegen der Nähe der Punktionsstelle zur Analregion ist eine größere Gefahr der Infektion gegeben. Eine korrekte Beachtung der Regeln der Asepsis und hygienisch einwandfreie Durchführung der Vorbereitung und Punktion einschließlich sterilen Abklebens der Punktionsstelle ist deshalb besonders wichtig.

Hypotension, Zittern und – wenn auch selten – die Duraperforation sind bei der Kaudalanästhesie ebenfalls möglich und bedürfen der gleichen Aufmerksamkeit und ggf. Therapie, wie sie bei der Periduralanästhesie erwähnt werden.

Indikation und Kontraindikation

Es gelten die gleichen Bedingungen wie für die Periduralanästhesie.

Kaudalanästhesie für die Sectio caesarea

Im Regelfall wird die Kaudalanästhesie wegen der relativ hohen Dosis an Lokalanästhetikum nicht eingesetzt.

Sollte jedoch die Punktion von lumbal weder vom medialen noch vom lateralen Zugang her möglich sein, kann man sich im Einzelfall auch für die Kaudalanästhesie entscheiden. Diese Situation macht allerdings das Katheterverfahren erforderlich, um mit kleinen Einzeldosen von 6–8 ml die kraniale Analgesiegrenze von Th5 zu erreichen.

Eine Gesamtmenge von 30 ml 0,5% Bupivacain (150 mg) sollte nicht überschritten werden.

Spinalanästhesie

Definition

Die Spinalanästhesie (Subarachnoidalblock) erfolgt durch Einbringung des Lokalanästhetikums in den Liquorraum und bewirkt eine direkte Blockade der Rückenmarksnerven.

Anatomie

Beim Erwachsenen endet das Rückenmark in der Regel in Höhe des 1. –2. Lendenwirbels. Der Dura mater spinalis folgt die von ihr durch einen kapillaren Spalt getrennte Subarachnoidea, darauf der Liquorraum, der das Rückenmark bzw. die vom Rückenmark abgehenden Nervenanteile enthält.

Indikation

Sectio caesarea mit Ausschaltung der Segmente Th5–S5, Austreibungsperiode und evtl. vaginal operative Entbindung vom Beckenboden. Dazu reicht in der Regel die Sattelblockanästhesie aus, bei der die Segmente S2–S4 ausgeschaltet werden.

Durchführung der Spinalanästhesie

Wie bei der Peridural-und Kaudalanästhesie müssen als *Vorbedingung* alle technischen und personellen Voraussetzungen einer modernen Geburtshilfe einschließlich der anästhesiologischen Möglichkeiten zur Herz-Lungen-Wiederbelebung vorhanden sein (Narkosegerät, Intubationsbesteck, Endotrachealtuben, verschiedene Medikamente wie Antihypotensiva, Sedativa, Muskelrelaxanzien).

Es muß eine Venenverweilkanüle gelegt sein, über die eine ausreichende Infusion vor Anlegen der Leitungsanästhesie gegeben werden kann. Es sollten kleinlumige Kanülen (≤ 24 G) verwendet werden, wobei den Kanülen mit konischer Spitze und seitlicher Öffnung (13, 24) wegen der geringeren Kopfschmerzrate der Vorzug zu geben ist.

Punktionstechnik

Nach gründlicher, großflächiger Reinigung und Desinfektion der Punktionsgegend erfolgt die Lokalanästhesie der Haut mittels einer kleinen Hautquaddel und des Punktionsweges bis in etwa 3 cm Tiefe. Mit Hilfe einer Introducer-Nadel wird die Spinalkanüle mit Daumen und Zeigefinger beider Hände langsam vorgeschoben, wobei die restlichen Finger sich am Patientenrücken abstützen.

Das Durchdringen des Lig. flavum und wenig später das der Dura mater spinalis kann auch mit der dünnen Spinalnadel deutlich als Überwindung zweier Widerstände empfunden werden. Spinalkanülen mit Quincke-Schliff werden so gehalten, daß der Schliff parallel zur Durafaserrichtung liegt. Dadurch ist die Verletzung der Dura mater spinalis und der Liquorverlust sowie das dadurch bedingte Kopfschmerzrisiko deutlich geringer als bei querer Durchtrennung der Dura.

Ein zu weites Vorschieben der Nadel sollte unbedingt vermieden werden, um nicht Nerven oder gar die Bandscheibe zu verletzen. Bei richtiger Nadellage wird nach Entfernen des Metallmandrains Liquor abtropfen oder zu aspirieren sein. Nur bei deutlichem Liquorabgang darf das Lokalanästhetikum injiziert werden. Nach Aspiration von etwa 0,2 ml Liquor – was zu Schlierenbildung in der Lokalanästhesielösung führt – wird eine geeignete Menge Lokalanästhetikum langsam injiziert. Der Injektionswiderstand ist bei kleinlumigen Nadeln sehr groß. Um ein Verschieben der Kanüle zu vermeiden, wird diese mit Daumen und Zeigefinger der freien Hand, die am Rücken der Patientin abgestützt wird, fixiert. Die Nadel wird anschließend entfernt und die Punktionsstelle mit einem kleinen Verband steril abgedeckt.

Wirkungsweise der Spinalanästhesie

Die Wirkung des Lokalanästhetikums tritt rasch innerhalb der ersten 3–5 Minuten ein. Dies hängt mit der kurzen Diffusionszeit zusammen, für die die fehlende Nervenscheide ursächlich ist.

Die Weitstellung der Blutgefäße in den blockierten Bereichen erhöht das Risiko des Blutdruckabfalls mit mütterlicher und kindlicher Gefährdung. Eine ausreichende Volumensubstitution und die Seiten- bzw. Linksschräglage der Patientin sind geeignete prophylaktische Maßnahmen.

Ausdehnung der Analgesie

In der Regel wird man bei isobarem und bei hyperbarem Bupivacain *nach 20minütiger Flachlagerung* mit einer *Fixierung des Lokalanästhetikums* und einer stabilen Analgesieausdehnung rechnen können, nicht dagegen schon nach 15 Minuten (27). Unter besonderen Umständen können jedoch auch nach längerer Zeit eine weitere Ausdehnung und Komplikationen eintreten (10, 17, 21). So wurde nach der Injektion von hyperbarem Bupivacain in sitzender Position noch nach 60minütigem Aufrechtsitzen der Patientin und anschließender Horizontallagerung innerhalb der nächsten 20 Minuten eine Ausdehnungder Anästhesie um 9 Segmente kranialwärts gefunden (21).

Am ehesten läßt sich dieses Phänomen dadurch erklären, daß bei Injektion im Sitzen ein Teil des Lokalanästhetikums noch nicht aus dem Liquor resorbiert ist.

Die Ergebnisse von Povey u. Mitarb. (21) werden durch die Beobachtungen von Crawford (10) bestätigt, der nach Sattelblock die Notwendigkeit zur Intubation in einer Häufigkeit von 1,4‰ wegen zu großer Ausbreitung des Lokalanästhetikums fand.

Vaginale Entbindung in Spinalanästhesie

In ihrer Sonderform, dem Sattelblock, findet die Spinalanästhesie vor allem im angloamerikanischen Raum häufiger Anwendung als Analgesieverfahren für die Geburtsbeendigung. Die Punktion und Injektion des Lokalanästhetikums erfolgt bei sitzender Patientin. Diese sollte anschließend mit schräg erhöhtem Oberkörper gelagert werden.

Es werden hyperbare Lösungen eingesetzt mit einem Volumen von 0,5–1 ml.
Folgende Medikamente kommen in Frage:
– Mepivacain 4% hyperbar,
– Xylocain 5% hyperbar,
– Bupivacain 0,5% hyperbar,
– Tetracain 0,5% hyperbar (durch Zusatz von 10%iger Glucose zu gleichen Teilen).

Sectio caesarea in Spinalanästhesie

Anästhetikum. Als Lokalanästhetikum wird heute üblicherweise Bupivacain 0,5% in isobarer bzw. hyperbarer Form eingesetzt. Infolge des erhöhten intraabdominellen Durcks kommt es am Ende der Schwangerschaft zu einer Verminderung der Liquormenge im Lumbal- und Thorakalbereich (25). Daher ist die erforderliche Menge an Lokalanästhetikum bei Schwangeren niedriger als bei Nichtschwangeren (4).

Die Dosierungsempfehlungen bewegen sich von 2,25–3,0 ml. In der Regel wird man bei einer Patientin mit normaler Schwangerschaft mit einer Dosierung von 2,5 ml eine ausreichende Analgesieausbreitung erzielen. Alternativ können Mepivacain 4% hyperbar 1,5–2,0 ml oder Tetracain 0,5% 10–15 mg unter Zusatz von 1 ml 10% Dextrose eingesetzt werden. Auf den Zusatz von Adrenalin wird in der Regel bei Anwendung dieser Medikamente verzichtet, da sie lang genug wirken und das Risiko einer Vasokonstriktion im Rückenmarksbereich vermieden wird.

Lagerung. Bei der Verwendung isobarer Lösungen wird die Patientin nach der Injektion in der Regel mit flachem Oberkörper und nach links gekipptem Tisch gelagert.

Bei der Verwendung hyperbarer Lösungen erfolgt die Punktion in der Regel in Rechtsseitenlagerung. Nach der Injektion wird die Patientin auf den Rücken gelagert und der Tisch schräg nach links gekippt. Die Ausdehnung des Lokalanästhetikums kann durch Veränderung der Tischposition (Kopf hoch bzw. Kopf tief) beeinflußt werden. Eine ausreichende Analgesie ist gegeben, wenn die kraniale Analgesiegrenze mindestens im Bereich von Th5 liegt.

Spinalanästhesie versus Periduralanästhesie zur Sectio caesarea

Nachdem die Spinalanästhesie lange Zeit im deutschsprachigen Raum nur selten angewandt wurde, ist das Interesse an diesem Verfahren in jüngster Zeit wieder größer geworden und in der Literatur das Für und Wider z. T. heftig und kontrovers diskutiert (10, 22).
Folgende Aspekte sind bei der Gegenüberstellung zu berücksichtigen:
– Qualität der Anästhesie und Versagerquote,
– Hypotensionsrisiko,
– übermäßig große Analgesieausbreitung.

Qualität der Anästhesie

Wie die Tab. 13.**1** verdeutlicht, haben beide Verfahren eine hohe Erfolgsrate und müssen nur selten (≤ 5%) durch eine Allgemeinnarkose ersetzt werden. Von den wenigen direkt vergleichenden Untersuchungen sei auf die Arbeit von

Tabelle 13.**1** Intubationshäufigkeit wegen unzureichender Analgesie bei rückenmarksnaher Leitungsanästhesie zur Sectio caesarea

Autoren	Art der Anästhesie	Anzahl	Anzahl ITN
Russel (22)	PDA	502	20 (4%)
Crawford u. Mitarb. (9)	PDA	993	39 (4%)
Thorburn u. Moir (28)	PDA	92	2 (2%)
Russel (22)	SpA	559	10 (1,8%)
Michie u. Mitarb. (19)	SpA	40	2 (5%)
Eckstein u. Vicente-Eckstein (12)	SpA	647	7 (1,1%)

Helbo-Hansen u. Mitarb. (14) verwiesen, die in einer randomisierten Studie bei 16 Spinal- und 19 Periduralanästhesien zur Sectio caesarea keinen Unterschied in der Versagerfrequenz fanden. In der Spinalanästhesiegruppe traten 3 und in der Periduralanästhesiegruppe 1 Versager auf.

Häufig wird als Argument für die Spinalanästhesie angeführt, die Analgesiequalität sei besser als bei der Periduralanästhesie und das Empfinden für viszeralen Schmerz sei weniger ausgeprägt. Alahuta u. Mitarb. (3) gingen dieser Frage in einer randomisierten Studie bei insgesamt 46 Kaiserschnitten nach. Die Analgesiegrenze war bei allen Patientinnen Th4–Th5. Viszeraler Schmerz wurde bei 12 von 23 Spinalanästhesien und bei 13 von 23 Periduralanästhesien empfunden.

Bei einer ausreichenden Analgesiehöhe von Th4–Th5 haben beide Verfahren eine hohe analgetische Qualität und Erfolgsrate.

Hypotension

Die bei beiden Methoden infolge Sympathikusblockade hervorgerufene Weitstellung der Gefäße in den blockierten Bereichen erhöht das Risiko des Blutdruckabfalls. Die Angaben über die Häufigkeit variieren in der Literatur von 6% – $\geq$ 60% (Tab. 13.**2**). Ein wichtiger Grund für die unterschiedlich hohen Angaben über die Inzidenz der Hypotension liegt sicher in den verschiedenen prophylaktischen und therapeutischen Maßnahmen zur Verminderung des Hypotensionsrisikos. In den oben zitierten Untersuchungen fanden Alahuta u. Mitarb. (3) einen Blutdruckabfall in der Spinalanästhesiegruppe bei 39% und in der Periduralanästhesie bei 35%. Nach Helbo-Hansen u. Mitarb. (14) lagen die Werte in der Spinalanästhesiegruppe bei 31% und in der Periduralanästhesie bei 37%.

Zu den wichtigsten prophylaktischen Maßnahmen gegen einen Blutdruckabfall gehören eine ausreichende Infusion von 1500 ml zuckerfreier Elektrolytlösung *vor* Anlegen der Anästhesie und die Linksseiten- bzw. Schräglage der Patientin. Bei der Spinalanästhesie haben sich kurz vor der intrathekalen Gabe des Lokalanästhetikums 10–20 mg Ephedrin oder 30–40 mg Akrinor i.v. zur Stabilisierung des Blutdrucks bewährt.

Tabelle 13.**2** Häufigkeit des Blutdruckabfalls bei rückenmarksnaher Leitungsanästhesie zur Sectio caesarea

Autoren	Anästhesieart	Anzahl	Blutdruckabfall
Crawford (10)	PDA	1080	6,3%
Thornburn u. Moir (28)	PDA	92	16%
Laishley u. Morgan (18)	PDA	40	28%
Abouleish (2)	SpA	63	49,2%
Michie u. Mitarb. (19)	SpA	40	57,5%
Eckstein u. Vicente-Eckstein (12)	SpA	647	62,4%

Eine zusätzliche, sehr effektive prophylaktische Maßnahme gegen den Blutdruckabfall ist das Wickeln der Beine. Bhagwanjee (6) konnte nachweisen, daß das Risiko der Hypotension durch das Wickeln der Beine von 83% auf 16% gesenkt werden konnte.

Da die Sympathikusblockade bei der Spinalanästhesie wesentlich schneller und dramatischer eintritt als bei der Periduralanästhesie und der Kreislauf daher weniger Kompensationsmöglichkeiten hat, ist mit einem abrupteren Eintreten des Blutdruckabfalls zu rechnen. Aus diesem Grunde empfiehlt sich die prophylaktische i.v. Gabe von Ephedrin oder Akrinor.

Übermäßige Analgesieausbreitung

Gelegentlich breitet sich die Analgesie über die erwünschte Analgesiegrenze von Th5 weiter nach kranial, z. T. in den zervikalen Bereich aus. Infolge der Blockade der Nn. accelerantes muß mit einer stärkeren negativen Kreislaufreaktion gerechnet werden. Darüber hinaus ist bei Blockade der motorischen Nervenanteile im Zervikalbereich das Risiko der muskulären Ateminsuffizienz mit der Notwendigkeit zur Intubation gegeben. Die in Tab. 13.3 gegebene Übersicht zeigt für beide Methoden eine vergleichsweise niedrige Inzidenz für ein ungewollt hohes Analgesieniveau.

Unter Berücksichtigung der analgetischen Qualität und des Risikos für Hypotension und eine zu große Analgesieausbreitung haben beide Methoden vergleichbar gute Ergebnisse.

Bei besonderer Dringlichkeit und gegebener Indikation zur rückenmarksnahen Leitungsanästhesie kann man sich aus Zeitgründen für die Spinalanästhesie entscheiden.

Bei einer elektiven Sectio ist die Periduralanästhesie unter fraktionierter Gabe des Lokalanästhetikums in Einzelgaben von 4–6 ml einer 0,5%igen Konzentration von Bubivacain alle 5 Minuten zu empfehlen.

Komplikationen der Spinalanästhesie

Hohe Spinalanästhesie

Bei der Sectio caesarea ist die Ausdehnung des Lokalanästhetikums bis in den Zervikalbereich und höher möglich; eine Intubation mit künstlicher Beatmung ist notwendig.

Wie zuvor unter „Ausdehnung der Anästhesie" dargelegt, ist auch beim Sattelblock die Ausbildung einer hohen Spinalanästhesie beschrieben; es muß mit dieser Komplikation gerechnet werden. Neben der Ateminsuffizienz kommt es zur Kreislaufdepression mit Blutdruckabfall und Bradykardie, evtl. begleitet von Miosis und Ptosis, Atemnot und Flüsterstimme.

Therapie. Sauerstoffatmung, evtl. *Intubation und Beatmung*, Kreislauftherapie mit Antihypotensiva (Ephedrin 10–20 mg, 30–40 mg Akrinor), Infusion von 1000 ml Vollelektrolytlösung bzw. 500 ml kolloidaler Substanz, evtl. Sedierung mit geringen Dosen von Diazepam.

Postspinaler Kopfschmerz

Bei Verwendung dünner Spinalnadeln, besonders mit rundgeschliffener „Bleistiftspitze", kann die Kopfschmerzrate auf 1–2% und niedriger gesenkt werden.

Sollte in Einzelfällen eine schwere Kopfschmerzsymptomatik länger als 2 Tage bestehen, kann eine Indikation zum Blood patch gegeben sein (1, 8). Hierbei werden unter sterilen Bedingungen 10 ml Eigenblut entnommen und in den Epiduralraum nahe der Punktionsstelle injiziert.

Tabelle 13.**3** Intubationshäufigkeit wegen zu großer Analesieausbreitung bei rückenmarksnaher Leitungsanästhesie

Autoren	Anästhesieart	Anzahl	ITN
Crawford (10)	SpA zur vaginalen Geburt	1477	1,4%
Crawford (10)	PDA zur vaginalen Geburt	31 548	0,3%
Crawford (10)	PDA zur Sectio	1111	2,7%
Bembridge u. Mitarb. (5)	SpA zur Sectio	30	0%
Eckstein u. Vicente-Eckstein (12)	SpA zur Sectio	647	0%

Hypotonie

Die pathophysiologischen Zusammenhänge des Blutdruckabfalls unter Spinalanästhesie entsprechen denen bei Peridural- oder Kaudalanästhesie. Im Unterschied zu diesen Verfahren, bei denen die Ausbreitung der Anästhesie relativ langsam erfolgt, ist diese Komplikation infolge des schnellen Wirkungseintrittes bei der Spinalanästhesie drastischer, da dem Kreislauf eine geringere Möglichkeit zur Gegenregulation gegeben ist. Dieses Phänomen muß besonders berücksichtigt werden, wenn wie bei der Sectio caesarea ein größerer Segmentbereich (Th5 –S5) blockiert wird. Prophylaxe und Therapie sind in diesem Fall wie bei der Periduralanästhesie zu handhaben.

Neurologische Störungen

Ebenso wie bei den extraduralen Leitungsanästhesien sind neurologische Störungen nach Spinalanästhesie sehr selten. In einer Übersicht von mehr als 65 000 Fällen sind 31 neurologische Störungen aufgeführt (16). Bei 13 dieser 31 Patienten bestanden allerdings schon neurologische Erkrankungen, so daß als Ursache die Spinalanästhesie alleine nicht in Frage kommt. Berichte über schwere Komplikationen im Zusammenhang mit Spinalanästhesien fallen überwiegend in die Zeit vor 20–30 Jahren und stehen meist im Zusammenhang mit den heute nicht mehr üblichen Reinigungs- und Desinfektionsmethoden.

Zur Vermeidung von neurologischen Komplikationen sollten für die Spinalanästhesie folgende Regeln beachtet werden:

– aseptisches Vorgehen,
– atraumatische Punktion,
– keine Punktion oberhalb von L1, um direkte Schädigungen des Rückenmarks zu vermeiden,
– Vermeidung starker Blutdruckabfälle.

A.-spinalis-anterior-Syndrom

Eine Durchblutungsstörung der unpaarig angelegten A. spinalis anterior infolge Hypotonie, besonders in Kombination mit venöser Stauung, kann zu neurologischen Ausfällen führen. Venöse Stauungen sind bei Schwangeren besonders in Rückenlage möglich, was bei Gebärenden zu vermeiden ist. Zusätze von Adrenalin zum Lokalanästhetikum können bei der Entstehung dieser Komplikation eine Rolle spielen.

Indikation der Spinalanästhesie in der Geburtshilfe

Bei der vaginalen Entbindung findet die Spinalanästhesie zur Schmerzausschaltung am Ende der Geburt – einschließlich der vaginal operativen Entbindung – Anwendung. Ihre häufigste Indikation ist bei der Sectio caesarea gegeben. Hier gilt das gleiche Indikationsspektrum wie für die Periduralanästhesie, wobei der Vorteil des geringeren Zeitaufwandes in Betracht gezogen werden muß.

Gelegentlich gibt es Situationen, in denen wegen Zeichen kindlicher Gefährdung eine dringliche Indikation zur Sectio besteht, aber die Zeit für die Durchführung einer Periduralanästhesie nicht mehr gegeben ist. Hier bietet die Spinalanästhesie alle Vorteile der rückenmarksnahen Leitungsanästhesie für Mutter und Kind bei einem evtl. vertretbaren Zeitaufwand von etwa 15–20 Minuten.

Kontraindikationen der Spinalanästhesie

Es gelten die gleichen Kontraindikationen wie für die Periduralanästhesie.

Literatur

1 Abouleish, E., S. de la Vega, I. Blendinger: Long-term follow-up of epidural blood patch. Anesth. and Analg. 54 (1975) 459–463
2 Abouleish, E.: Epinephrine improves the quality of spinal hyperbaric bupivacaine for caesarean section. Anesth. and Analg. 66 (1987) 395–400
3 Alahuta, S., T. Kangas-Saarela, A. I. Hollmen, H. H. Edstrom: Visceral pain during caesarean section under spinal and epidural anaesthesia with bupivacaine. Acta anaesthesiol. scand. 34 (1990) 95–98
4 Barclay, D. L., O. J. Renegar, E. W. Nelson: The influence of inferior vena cava compression on the level of spinal anesthesia. Amer. J. Obstet. Gynecol. 101 (1968) 792–800
5 Bembridge, M., R. Mac Donald, G. Lyons: Spinal anaesthesia with hyperbaric lignocaine for elective caesarean section. Anaesthesia 41 (1986) 906–909
6 Bhagwjanjee, S., D. A. Rocke, C. C. Rout, R. V. Koovarjee, R. Brijball: Prevention of hypotension following spinal anaesthesia for elective caesarean section by wrapping of the legs. Brit. J. Anaesth. 65 (1990) 819–822
7 Cathelin, M. F.: Une novelle voie d'injection racbidienne. Méthode des injections épidurales par le procédé du canal sacré. Applications à l'homme. C. R. Soc. Biol. 53 (1901) 452–455
8 Crawford, J. S.: Experiences with epidural blood patch. Anaesthesia 35 (1980) 513–515
9 Crawford, J. S., P. Davies, M. Lewis: Some aspects of epidural block provided for elective caesarean section. Anaesthesia 41 (1986) 1039–46
10 Crawford, J. S.: Arguments against: Spinal is better than epidural anaesthesia for elective caesarean section. In

Morgan, B.: Controversies in Obstetric Anaesthesia, Nr. 1. Arnold-Hodder & Stoughton, London 1990 (pp. 12–19)

11 Dawkins, C. J. M.: An analysis of the complications of extradural and caudal block. Anaesthesia 24 (1969) 554–563

12 Eckstein, K. L., A. Vicente-Eckstein: Klinischer Erfahrungsbericht über 11 Jahre. Kaiserschnittnarkosen (n = 721) – besonders Spinalanaesthesien (n = 648) – an einer Belegaußenklinik. Region.-Anästh. 13 (1990) 47–53

13 Hart, J. R., R. J. Whitacre: Pencil-point needle in prevention of postspinal headache. J. Amer. med. Ass. 147 (1951) 657–658

14 Helbo-Hansen, S., U. Bang, R. S. Garcia, A. S. Olesen, L. Kjeldsen: Subarachnoid versus epidural bupivacaine 0.5% for caesarean section. Acta anaesthesiol. scand. 32 (1988) 473–476

15 Hingson, R. A., W. B. Edwards: Continuous caudal anesthesia during labour and delivery. Anesth. Analg. Curr. Res. 21 (1942) 301

16 Kane, R. E.: Neurologic deficits following epidural or spinal anesthesia. Anesth. and Analg. 3 (1981) 150–161

17 Klöss, T., K. van Deyck, V. Hempel: Später Atemstillstand nach Spinalanaesthesie. Region.-Anästh. 7 (1984) 98–100

18 Laishley, R. S., B. M. Morgan: A single dose epidural technique for caesarean section: a comparison between 0.5% bupivacaine plain and 0.5% bupivacaine with adrenaline. Anaesthesia 43 (1988) 100–103

19 Michie, A. R., R. M. Freeman, D. A. Dutton, H. B. Howie: Subarachnoid anaesthesia for elective caesarean section: a comparison of two hyperbaric solutions. Anaesthesia 43 (1988) 96–99

20 Moore, D. C., L. D. Bridenbaugh, G. E. Thompson, R. I. Baldour, W. G. Horton: A study of 11080 regional blocks for surgical, obstetrical, diagnostic, or therapeutic procedures using bupivacain as the local anesthetic agent. Anesth. and Analg. 57 (1978) 42–53

21 Povey, H. M. R., J. Jacobsen, J. Westergaard-Nielsen: Subarachnoid analgesia with hyperbaric 0.5% bupivacaine: effect of a 60-min period of sitting. Acta anaesthesiol. scand. 33 (1989) 295–297

22 Russell, I. F.: Arguments for: Spinal is better than epidural anaesthesia for elective caesarean section. In Morgan, B.: Controversies in Obstetric Anaesthesia, Nr. 1. Arnold-Hodder & Stoughton, London 1990 (pp. 1–11)

23 Sicard, M. A.: Les injections médicamenteuse extradurales par voie sacrococcygienne. C. R. Soc. Biol. 53 (1901) 396–398

24 Sprotte, G., R. Schedel, H. Pajunk, H. Pajunk: Eine „atraumatische“ Universalkanüle für einzeitige Regionalanaesthesien. Region.-Anästh. 10 (1987) 104–108

25 Stienstra, R., N. M. Greene: Factors affecting the subarachnoid spread of local anesthetic solutions. Region.-Anästh. 16 (1991) 1–6

26 Stoeckel, W.: Über sakrale Anästhesie. Zbl. Gynäkol. 1 (1909) 1–15

27 Tecklenburg-Weier, E., F. Quest, H. Nolte, J. Meyer: Der Einfluß der Lagerung des Patienten auf die Ausbreitung der sensorischen Blockade bei hyperbarer und isobarer Spinalanaesthesiae mit Bupivacain. Region.-Anästh. 13 (1990) 163–167

28 Thorburn, J., D. D. Moir: Epidural analgesia for elective caesarean section: technique and its assessment. Anaesthesia 35 (1980) 3–6

14 Allgemeinnarkose

K.-H. Leyser und W. Dick

Die Zahl der Kaiserschnittentbindungen in der Bundesrepublik Deutschland hat in den letzten Jahren deutlich zugenommen. In geburtsmedizinischen Zentren mit häufigen pathologischen Schwangerschaften liegt sie bei 25–30%. Die Sectio erfordert wie andere geburtshilfliche Eingriffe eine enge Kooperation zwischen Geburtshelfer und Anästhesist und setzt voraus, daß dazu ein Anästhesist zur Verfügung steht.

Gerade für die geburtshilfliche Allgemeinanästhesie ergeben sich besondere Risiken für Mutter und Kind aus den physiologischen Veränderungen des mütterlichen Organismus, der Dringlichkeit des operativen Eingriffs sowie der oft kurzen Zeitspanne zur präoperativen Voruntersuchung und Vorbereitung.

Substanzen zur Allgemeinanästhesie

Injektionsanästhetika

Zur i. v. Einleitung einer Allgemeinanästhesie in der Geburtshilfe werden unterschiedliche Substanzen verwendet – am häufigsten Barbiturate, aber auch Etomidat oder Ketamin, neuerdings Propofol.

Nach ihrer chemischen Struktur lassen sich Barbiturate in Thiobarbiturate (z. B. Thiopental) und Oxybarbiturate (z. B. Methohexital) unterteilen.

Thiopental

Thiopental ist seit seiner Einführung 1934 in die klinische Praxis das am häufigsten benützte Einleitungsanästhetikum auch in der Geburtshilfe. Thiopental findet in Form seines Natriumsalzes Anwendung. Die 2,5%igen bzw. 5%igen Lösungen sind stark basisch mit einem pH-Wert von 10,5. Nach der i. v. Injektion von Thiopental 3–5 mg/kg kommt es zu einem raschen Anstieg der Barbituratkonzentration im Gehirn, was bereits 8–15 Sekunden nach Injektionsende im EEG zu erkennen ist. Für dieses schnelle Einsetzen des hypnotischen Effekts ist die extrem hohe Lipidaffinität verantwortlich, die bestimmend für die Durchdringung der Blut-Hirn-Schranke ist. Bereits 1 Minute nach einer

einmaligen Injektion von Thiopental befinden sich 55% der Ausgangsmenge in den gut durchbluteten Organsystemen wie Gehirn, Herz, Splanchnikusgebiet und Nieren. Durch weitere Umverteilung in weniger gut durchblutete Gewebe wie Muskel, Haut, Skelett und schließlich Fettgewebe kommt es zum Abfall der Konzentration des Barbiturats im Gehirn. Die verhältnismäßig kurze Wirkdauer der Barbiturate Thiopental und Methohexital ist bedingt durch schnelle Umverteilungsprozesse, nicht durch eine rasche Metabolisierung (81).

Aufgrund seiner guten Lipidlöslichkeit, seines pKa-Wertes und damit seines hohen Anteils an nichtionisierter Substanz bei physiologischem pH-Wert passiert Thiopental die Plazenta rasch und erscheint in signifikanten Konzentrationen im umbilikalvenösen Blut. Bereits 1 Minute nach einer Dosis von 4 mg/kg werden im umbilikal-venösen Blut maximale Konzentrationen gemessen, welche denen im mütterlichen venösen Blut entsprechen, während die umbilikal-arteriellen ihr Maximum erst nach 2–3 Minuten erreichen (49). Das zeitlich verzögerte Auftreten der umbilikal-arteriellen Spitzenwerte weist auf eine Speicherung des Thiopentals in den fetalen Geweben hin. Das hauptsächliche Speicherorgan ist die fetale Leber (34). Obwohl die fetale Leber im Vergleich zum Erwachsenen eine verminderte Enzymaktivität besitzt, erfolgt der Abfall der umbilikal-arteriellen Thiopentalkonzentration durch transplazentare Rückverteilung in den mütterlichen Kreislauf (48).

Thiopental wird in der mütterlichen Leber durch Oxidation der Seitenketten metabolisiert, und die Abbauprodukte werden über die Nieren ausgeschieden. Die Metabolisierungsrate beträgt 15%/Std. Die Eliminationshalbwertszeit von Thiopental liegt bei 6 Stunden.

Methohexital

Methohexital ist wie Thiopental ein relativ kurz wirksames Barbiturat, das 1955 in die Klinik eingeführt wurde. Seine pharmakodynamischen Eigenschaften sind denen des Thiopentals ähnlich. Verglichen mit Thiopental ist es dreimal stärker hypnotisch wirksam und von einer kürzeren Aufwachzeit gefolgt. Methohexital bietet Vorteile hinsichtlich geringerer Herz-Kreislauf-Depression und ist weniger gewebereizend als Thiopental. Seine pharmakokinetischen Eigenschaften sind denen des Thiopentals ähnlich. Allerdings hat Methohexital aufgrund seiner etwa vierfach höheren Plasmaclearance eine Eliminationshalbwertszeit von nur 70–125 Minuten (19).

Barbiturate wirken im klinisch gebräuchlichen Dosisbereich atemdepressiv und negativ inotrop. Unmittelbar nach der Injektion kann es zu einer Stimulierung parasympathischer Reflexaktivität mit Bradykardie und Singultus kommen, bei Methohexital auch zu Myoklonien.

Ketamin

Ketamin, ein Cyclohexanonderivat, ist das einzige zur Verfügung stehende Medikament, das eine dissoziative Anästhesie hervorruft. Innerhalb von weniger als 60 Sekunden nach i. v. Injektion setzt eine ausgeprägte Analgesie sowie Katalepsie ein. Katalepsie ist ein charakteristischer akinetischer Zustand mit Verlust des Körperaufrechtreflexes bei Beeinträchtigung des Bewußtseins. Die Extremitäten scheinen motorisch und sensorisch paralysiert zu sein. Versuchspersonen, denen eine Ketamindosis appliziert wurde, berichten, daß sie sich bei vollem Bewußtsein nicht bewegen konnten. Typische psychopathologische Phänomene bei Ketaminpsychose sind Störungen der Körperfühlsphäre, motorische Unruhe, optisch-akustische Halluzinationen, Doppelbilder, Derealisation, Gleichgewichtsstörungen, Amnesie, Ataxie, Hyperakusis (6, 78). Nach einer Dosierung von 1–2 mg/kg Körpergewicht kehrt das Bewußtsein nach 10–15 Minuten wieder zurück. In der Nachphase ist der Patient für weitere 20–30 Minuten gegenüber Schmerzreizen unempfindlich, teilnahmslos und döst vor sich hin. Die oben beschriebenen psychopathologischen Phänomene können mehrere Stunden anhalten.

Die hämodynamischen Wirkungen von Ketamin beruhen auf einer zentralen sympathomimetischen Stimulation. Nach i. v. Gabe einer anästhetischen Ketamindosis kommt es zu einem kurzfristigen Anstieg des systolischen und diastolischen Blutdrucks sowie der Herzfrequenz. Die durchschnittliche Steigerung dieser Größen beträgt etwa 25%, wobei das Maximum bereits nach 3–5 Minuten und das Ausgangsniveau nach ca. 15–20 Minuten wieder erreicht wird.

Ketamin verursacht keine Muskelrelaxation. Die Schutzreflexe werden normalerweise nicht beeinträchtigt. Meistens besteht eine Hypersalivation.

In Versuchen an trächtigen Schafen kurz vor dem Geburtstermin fand sich nach i. v. Gabe von 5 mg/kg Ketamin eine Zunahme des mütterlichen Blutdrucks um etwa 15% sowie eine Zunahme der Uterusdurchblutung um etwa 10%. Intrauterin wurde an den Feten ein etwa 10%iger, 5–10 Minuten anhaltender Blutdruckanstieg gemessen (58). Dies steht im Gegensatz zur Thiopentalwirkung bei Schafen, bei denen die Injektion von 3,5 mg/kg zu einer kurzen, aber deutlichen Minderung des fetalen Blutdrucks führte.

Die Wirkung von Ketamin auf Uterustonus und Uterusaktivität ist abhängig von der applizierten Dosis sowie vom Schwangerschaftsstadium. Im 1. und frühen 2. Trimenon erhöht Ketamin den uterinen Ruhetonus und löst Kontraktionen aus (30a, 37, 58, 76). Am Termin bleibt der Ruhetonus nach Dosen bis zu 2 mg/kg KG unbeeinflußt (63, 76). Andere Untersucher fanden bei Dosen von 2 mg/kg eine Zunahme des Uterustonus um 40% (37). Aus diesem Grund sollte Ketamin in der geburtshilflichen Anästhesie nicht in einer Dosierung von mehr als 1 mg/kg verabreicht werden.

Swartz untersuchte an 15 instrumentierten Schafen nach Anlegen einer Nabelschnurokklusion die Wirkung von Ketamin auf Blutdruck und Herzfrequenz der asphyktischen Feten. Nach i. v. Ketamingabe normalisierte sich der asphyxiebedingte erhöhte Blutdruck, ebenso verschwand die Bradykardie (97).

Ketamin passiert aufgrund seiner physikochemischen Eigenschaften die Plazenta sehr schnell.

Propofol

Propofol ist eine 1%ige Emulsion von Disoprivan in Sojaöl und Eiphosphatid und wird seit 1983 in der Anästhesie angewandt. Propofol wird als i. v. Anästhetikum sowohl zur Narkoseeinleitung als auch zur Aufrechterhaltung der Narkose durch Bolusgabe oder kontinuierliche Zufuhr eingesetzt. Die Einleitungsdosis beträgt 2–2,5 mg/kg. 98% des Propofols sind an Plasmaeiweiß gebunden. Nach rascher Verteilung vom Blut ins Gewebe erfolgt ein relativ langsamer Abbau und Ausscheidung. Die Eliminationshalbwertszeit beträgt 7–9 Stunden. Propofol wird größtenteils in der Leber zum Glucuronid abgebaut. Die Metaboliten sind inaktiv und werden zum überwiegenden Teil über die Niere ausgeschieden (41, 42, 50).

Die Einschlafzeiten hängen ab von der Dosis und der Geschwindigkeit der Injektion und sind mit etwa 20–30 Sekunden vergleichbar mit denen von Thiopental, Methohexital und Etomidat (3). Die mittlere Schlafdauer nach einer 30 Sekunden dauernden Injektion beträgt etwa 3 Minuten.

Nach reinen Propofolnarkosen mit oder ohne Lachgasinhalation erwachen die Patienten innerhalb von 3–7 Minuten nach Operationsende. Für Propofol ergeben sich signifikant kürzere Aufwachzeiten als nach einer Kombinationsnarkose (N$_2$O/Enflurane) und Einleitung mit Thiopental, Methohexital und Etomidat (25).

Narkoseeinleitung mit Propofol und Fortführung der Anästhesie mit Lachgas und Isofluran führt bei Patienten zur schnelleren Wiederkehr des Orientierungsvermögens als nach Einleitung mit Thiopental und Methohexital (102). Ähnliches gilt für Reaktionsvermögen, Gleichgewichtsverhalten und motorische Funktionen.

Nach hypnotisch wirksamer Dosierung von Propofol kommt es zu einem signifikanten Abfall des systolischen, diastolischen und mittleren arteriellen Durcks. Als Ursache dafür ist vor allem die Abnahme des Schlagvolumens und des peripheren Gefäßwiderstands anzusehen. Als weitere kardiale Nebenwirkungen sind Bradykardien beschrieben.

Propofol ist wie Thiopental gut plazentagängig. Zahlreiche Untersuchungen zeigen eine direkte Korrelation der fetalen zu den mütterlichen Blutspiegeln. Zwischen Apgar-Werten und fetalen Blutspiegeln besteht keine Korrelation. Ein Einfluß von Propofol auf die Neugeborenen konnte bisher nicht nachgewiesen werden (24, 25, 41, 42, 102).

Fentanyl, Alfentanil

Fentanyl und Alfentanil werden in der geburtshilflichen Anästhesie nur selten angewandt. Ihr Einsatz zur Narkoseeinleitung ist dann sinnvoll, wenn eine ausgeprägte Herz-Kreislauf-Reaktion der Mutter vermieden werden soll, wie bei Patientinnen mit kardiovaskulären oder intrakraniellen Erkrankungen oder Eklampsie (15). Alfentanildosen von 10–15 µg/kg führen zur signifikanten Verminderung der Streßreaktion bei der Intubation. Das Neugeborene wird

nicht negativ beeinflußt (26). Bei Gabe von höheren Fentanyldosen (0,005 mg/kg) muß allerdings mit einer Beeinträchtigung des Neugeborenen gerechnet werden.

Es lassen sich signifikant niedrigere 1-Minuten-Apgar-Werte feststellen. Je länger das Einleitungs-Entwicklungs-Intervall, desto niedriger ist die zu erwartende umbilikal-venöse Fentanylkonzentration und um so geringer die Gefahr einer Atemdepression des Neugeborenen (67) (s. auch S. 122).

Muskelrelaxanzien

Muskelrelaxanzien sind mono- oder biquarternäre Ammoniumverbindungen. Sie sind schlecht fettlöslich, haben ein hohes Molekulargewicht, sind aufgrund ihres pKa-Wertes bei physiologischem pH stark ionisiert und passieren die Plazenta daher schlecht. Dennoch lassen sich sowohl depolarisierende als auch nichtdepolarisierende Muskelrelaxanzien zum Zeitpunkt der Entbindung im umbilikal-venösen bzw. umbilikal-arteriellen Blut nachweisen.

Muskelrelaxanzien verhindern durch ihre Affinität zu nikotinartigen Rezeptoren an der subsynaptischen Membran die Bildung eines Acetylcholin-Rezeptor-Komplexes und blockieren damit die neuromuskuläre Überleitung. Nach ihrer Wirkungsweise an der motorischen Endplatte werden sie in 2 Gruppen eingeteilt:

– depolarisierende Muskelrelaxanzien,
– kompetitive oder stabilisierende Muskelrelaxanzien.

Suxamethoniumchlorid

Hauptvertreter der depolarisierenden Muskelrelaxanzien und einzige noch gebräuchliche Substanz ist das Suxamethoniumchlorid = Succinylcholin. In seiner chemischen Struktur ist es dem Acetylcholin so ähnlich, daß es sowohl dessen Affinität zu den cholinergischen Rezeptoren als auch dessen deplorisierende Wirkung besitzt. Nach Gabe einer ausreichenden Dosis (von 1–2 mg/kg) erfolgt eine Dauerdepolarisation der subsynaptischen Membran, wodurch die Rezeptoren für Acetylcholin refraktär werden. Es entsteht ein Depolarisationsblock oder Phase-I-Block. Die Inaktivierung des Succinylcholin erfolgt 40 000mal langsamer als die des Acetylcholins. Die unspezifische Pseudocholinesterase spaltet das Succinylcholinmolekül zunächst in das 10mal schwächer relaxierend wirkende Succinylmonocholin.

Succinylcholin passiert die Plazenta rasch. Nach Injektion niedriger Dosen von Succinylcholin in die mütterliche V. femoralis erreicht die Konzentration beim Fetus ein Maximum nach 5–10 Minuten und beträgt dann etwa 4% der mütterlichen Konzentration (31). Die Einzeldosis von 1 mg/kg Succinylcholin ist bei Narkosen in der Geburtshilfe für den Fetus unproblematisch. Untersuchungen beim Menschen ergeben erhebliche Succinylcholinmengen im Blut der V. umbilicalis, wenn die injizierte Dosis 300 mg überschreitet (55).

Bei Schwangeren am Termin ist die Pseudocholinesteraseaktivität um 20–30% vermindert, was gelegentlich zu einer verlängerten Succinylcholinwirkung führen kann (94).

Kompetitive oder stabilisierende Muskelrelaxanzien haben mit dem Acetylcholin die Affinität zu den Rezeptoren gemeinsam, können diese aber nicht depolarisieren. Sie sind reine Antagonisten. Durch kompetitive Verdrängung von Acetylcholin verhindern sie eine Depolarisation der Endplattenmembran und damit die Muskelkontraktion. Erst wenn 75% der Rezeptoren mit Antagonisten besetzt sind, tritt eine klinisch wirksame Muskelrelaxation ein (54).

In der geburtshilflichen Anästhesie eingesetzte *nichtdepolarisierende Muskelrelaxanzien* sind das mittellang wirkende Alcuronium, das langwirkende Pancuronium sowie die beiden kurz- bis mittellang wirkenden Muskelrelaxanzien Vecuronium und Atracurium, wobei den beiden letzteren eindeutig der Vorzug zu geben ist.

Alcuronium

Bei einer Dosierung von 0,1–0,2 mg/kg Alcuronium besteht keine feste Relation zwischen mütterlich-venöser und umbilikal-venöser Konzentration. Die fetale Plasmakonzentration scheint von der mütterlichen Plasmakonzentration zum Zeitpunkt der Entbindung unabhängig zu sein, steht aber in Beziehung zu der Geschwindigkeit, mit der Alcuronium injiziert wird. Hinweise auf eine neuromuskuläre Beeinträchtigung beim Neugeborenen bestehen nicht (98).

Pancuronium

Nach Anwendung verschiedener Dosen von Pancuronium blieben bei nur 10% der Neugeborenen geringe Mengen der Substanz (0,1 μg/ml) im Nabelvenenblut (39). Geringe Mengen von Pancuronium lassen sich im Urin bei etwa der Hälfte der Neugeborenen nachweisen (95).

Die Pancuroniumkonzentration im mütterlichen venösen Blut ist abhängig von der injizierten Menge und beträgt im Mittel zwischen 0,2–0,6 μg/ml. Das Verhältnis von umbilikal-venöser zu mütterlich-venöser Konzentration zum Zeitpunkt der Entbindung liegt zwischen 0,2 und 0,3. Mit zunehmender Dauer des Injektions-Entwicklungs-Intervalls nimmt das Cu-Cm-Verhältnis zu. Die umbilikal-arterielle Konzentration beträgt etwa 50% der umbilikal-venösen, was auf eine Speicherfunktion der fetalen Gewebe hinweist. Bezogen auf Apgar-Werte sowie Säure-Basen- und Blutgasstatus gibt es keine Hinweise auf negative Wirkungen auf das Neugeborene (2, 33, 46).

Bereits 3 Minuten nach Injektion ist Pancuronium im Nabelschnurblut nachweisbar (umbilikal-venös zwischen 0,04–0,1 μg/ml). Je länger das Zeitintervall zwischen der Injektion von Pancuronium und Abklemmen der Nabelschnur ist, desto höher die Plasmakonzentration im Nabelschnurblut. Zeichen einer neuromuskulären Blockade wurden nicht gefunden (18).

Vecuronium

Vecuronium passiert die Plazenta innerhalb weniger Minuten. Die mittleren venösen mütterlichen Blutspiegel lagen nach Gabe von 60–80 μg/kg KG bei 0,39 μg/ml. Die mittleren umbilikalvenösen Konzentrationen betragen 0,04 μg/ml. Das Verhältnis beider Größen beträgt 11%. Die Dauer des Injektions-Entwicklungs-Intervalls hat keinen Einfluß auf das feto-maternale Konzentrationsverhältnis. Die mittlere Konzentration in der Umbilikalarterie liegt bei 0,023 μg/ml. Bei einigen Neugeborenen konnte überhaupt keine Substanz im arteriellen Nabelschnurblut festgestellt werden.

Demetriou schließt daraus auf einen schnellen Abbau von Vecuronium in der Plazenta sowie Speicherung in den fetalen Geweben und Metabolisierung in der fetalen Leber (28). Vecuronium hat keinen Einfluß auf die Apgar-Werte oder auf das neuromuskuläre Verhalten der Neugeborenen (8).

Der plazentare Übertritt von Vecuronium ist nur halb so groß wie derjenige von Pancuronium (23). Der Grund für das Fehlen einer neuromuskulären Blockade bei Neugeborenen liegt in den niedrigen arteriellen Konzentrationen von maximal 0,05 μg/ml. Bei Erwachsenen führt eine Konzentration von 0,14 μg/ml zu einer 50%igen neuromuskulären Blockade

(103). Die motorische Endplatte bei Neugeborenen ist noch unreif. Ab dem 5. postnatalen Tag wird die subsynaptische Membran eingefältelt und strukturiert, wodurch die terminalen Aufzweigungen der Axone an Größe und Komplexität gewinnen (96).

Atracurium

Atracurium wird als kurz- bis mittellang wirksames Muskelrelaxans in der geburtshilflichen Anästhesie eingesetzt. Die Substanz ist innerhalb von 2 Minuten nach Injektion im Nabelschnurblut nachweisbar. Die mittleren mütterlichen Konzentrationen betragen 1,32 µg/ml, die umbilikal-venösen Konzentrationen werden mit 0,11 µg/ml angegeben. Das UV-MV-Verhältnis beträgt demnach 0,12 (36).

Inhalationsanästhetika

Sämtliche heute gebräuchlichen Inhalationsanästhetika wie Lachgas, Halothan (Fluothane), Enfluran (Ethrane), Isofluran (Forane) passieren aufgrund ihres niedrigen Molekulargewichts sowie ihrer guten Fettlöslichkeit die Plazentamembran innerhalb weniger Minuten. In Abhängigkeit von der Dauer des Einleitungs-Entwicklungs-Intervalls sowie der Höhe der inspiratorischen Konzentration führen sie zu fetaler Depression.

Gasförmige Anästhetika

Lachgas

Lachgas (Stickoxydul, N_2O) ist das älteste gasförmige Analgetikum (Anästhetikum). Es wurde zuerst von Klikowitsch in Rußland 1880 unter der Geburt angewandt. Es führt in alveolären Konzentrationen zwischen 45–65% zu fast vollständiger Analgesie, Amnesie und Somnolenz (Stadium der Analgesie I). Bei höheren Konzentrationen von 66–79% kommt es zu kompletter Analgesie, Amnesie, verwaschener Sprache, Träumen sowie motorischer Unruhe (Stadium der Analgesie II). Die Kommunikations- und Kooperationsfähigkeit sowie die Schutzreflexe der Patientin gehen verloren. Es kommt zu mütterlicher und fetaler Hypoxie (9).

Ein Anästhesiestadium läßt sich auch mit höchsten Lachgaskonzentrationen nicht erreichen.

Die analgetische Wirkung von Lachgas beruht auf einer direkten agonistischen Wirkung am µ-Opiatrezeptor (9, 40).

Lachgas passiert aufgrund seines niedri-

gen Molekulargewichts (44 kD) die Plazenta rasch. Bereits nach 3–4 Minuten beträgt die umbilikal-venöse Konzentration 70% der mütterlichen arteriellen Konzentration (61, 62).

Aufgrund seines niedrigen Blut-Gas-VK (0,47; Verteilungskoeffizienz nach Ostwald) sowie niedrigen Öl-Gas-VK (1,4) ist Lachgas eine gut und schnell steuerbare Substanz mit geringer Speicherkapazität im Fettgewebe.

Aufgrund der im Vergleich zu Stickstoff 30fach höheren Affinität des Lachgases zu Blut ist bei der Narkoseeinleitung der Stickstoff innerhalb von 3 Minuten aus den Alveolen ausgewaschen.

In der geburtshilflichen Analgesie sollte Lachgas in alveolären Konzentrationen von weniger als 50% angewandt werden. Dabei können mögliche Nebenwirkungen von Lachgas wie zerebrale Depression des Neugeborenen, Diffusionshypoxie sowie negative inotrope Wirkungen am Herzen und periphere Vasokonstriktion durch Sympathikusaktivierung vernachlässigt werden (84, 85, 90).

Dampfförmige Inhalationsanästhetika

Halothan (Fluothane), Enfluran (Ethrane), Isofluran (Forane) sind klare, nicht brennbare Flüssigkeiten mit einem Siedepunkt im Bereich von etwa 50 °C.

Halothan

Halothan hat einen geringen analgetischen Effekt und führt in narkotisch wirksamer Konzentration zur Atemdepression durch Hemmung der CO_2-Antwort des Atemzentrums. Am Myokard wirkt Halothan negativ inotrop und vermindert den peripheren Gefäßtonus durch Lähmung der glatten Gefäßmuskulatur. Außerdem kommt es unter Halothan zur Stimulation des Parasympathikus. Das Erregungsleitungssystem wird sensibilisiert gegenüber Katecholaminen, was unter zur Tokolyse verwendeten β_2-Sympathomimetika (Fenoterol) zu ventrikulären Arrhythmien, Tachykardien und Kammerflimmern führen kann. Halothan ist bei tokolytisch vorbehandelten Patientinnen kontraindiziert.

Halothan wird bis zu 20% durch oxidativen und reduktiven Abbau unter Bildung von Trifluoressigsäure, Chlorid und Bromid metabolisiert (75). Die Substanz geriet wegen seltenen Leberversagens auf der Basis einer Antigen-Antikörper-Reaktion in Mißkredit (74, 105).

Enfluran

Enfluran führt im Gegensatz zu Halothan zu stärkerer Muskelrelaxation. Es wirkt wie Halothan atemdepressiv, negativ inotrop und blutdrucksenkend. Der Parasympathikus wird weniger stark beeinflußt. Ethrane löst charakteristische EEG-Veränderungen aus, besonders bei Hyperventilation und hohen Konzentrationen (Spike-Dom-Komplexe). Enfluran sollte bei Patientinnen mit zerebralem Krampfleiden eher nicht verabreicht werden. Die Metabolisierungsrate von Enfluran von weniger als 3% ist im Vergleich zu Halothan niedrig. In der Niere auftretende Metaboliten wie F-Ionen erreichen in der Regel nicht den für dieses Organ toxischen Schwellenbereich. Wiederholte Anwendungen in kurzen Zeitabständen sollten dennoch eher unterbleiben. Bei vorbestehenden Nierenerkrankungen ist Enfluran kontraindiziert (64).

Isofluran

Isofluran wirkt wie Enfluran und Halothan atemdepressiv und wirkt am kardiovaskulären System negativ inotrop. Die Senkung des peripheren Gefäßwiderstands ist stärker ausgeprägt als bei Enfluran und Halothan. Isofluran verstärkt wie die beiden anderen Substanzen die Wirkung von nichtdepolarisierenden Muskelrelaxanzien. Die Metabolisierungsrate ist mit weniger als 0,2% gering.

Aufgrund des niedrigen Blut-Gas-Verteilungskoeffizienten flutet Isofluran am schnellsten an und ab, während sich Halothan am trägsten verhält. Ähnliches gilt für die Öl-Gas-Verteilungskoeffizienten und die Speicherfähigkeit im Fettgewebe.

Alle volatilen Inhalationsanästhetika sind gut fettlöslich und innerhalb weniger Minuten nach Beginn der Inhalation der Mutter im Nabelschnurblut nachweisbar (66).

Je höher die Konzentration der Inhalationsanästhetika im mütterlichen Blut zum Zeitpunkt der Geburt ist, desto höher ist die Konzentration im umbilikal-venöser Blut. Das Verhältnis zwischen umbilikal-venösen Konzentration und mütterlich-arterieller Konzentration des Inhalationsanästhetikums beträgt etwa 0,5. Die Höhe der umbilikal-arteriellen Inhalationsanästhetikum-Konzentrationen verlaufen mit geringer zeitlicher Verzögerung direkt proportional zu den umbilikal-venösen. Nach Untersuchungen von Abboud beträgt das Verhältnis von umbilikal-venöser Konzentration zu umbilikal-ar-terieller Konzentration zum Zeitpunkt der Geburt etwa 0,5. Die Höhe der Konzentration im umbilikal-venösen Blut und damit mögliche Beeinflussung des Neugeborenen wird hauptsächlich bestimmt durch die mütterliche Konzentration des Inhalationsanästhetikums, aber auch durch die Dauer des Einleitungs-Entwicklungs-Intervalls – EE-Intervall (1, 29, 95).

In äquipotenten, ansteigenden alveolären Konzentrationen führen Halothan, Enfluran und Isofluran zu einer Verminderung der Kontraktionskraft des Myometriums. Bereits bei Konzentrationen von 0,5 MAC (minimale alveoläre Konzentration) kommt es zu einer Unterdrückung der uterinen Aktivität. Das Myometrium einer Schwangeren scheint empfindlicher auf Inhalationsanästhetika zu reagieren als das einer Nichtschwangeren (72, 73).

Bei Schwangeren ist die MAC für Inhalationsanästhetika je nach Substanz um 25–40% vermindert. Als Ursache dafür ist die erhöhte Sekretion von β-Endorphinen aus der Hypophyse anzusehen. Am Ende der Schwangerschaft liegt die Plasmakonzentration von β-Endorphinen um das 5- bis 10fache höher als bei Nichtschwangeren (82, 86).

Durchführung der Allgemeinanästhesie

Vorbereitung

Bei dringlicher oder Notfallindikation zur Sectio caesarea bzw. bei eiligen Eingriffen in der unmittelbar postpartalen Phase ist die Allgemeinanästhesie die Methode der Wahl. Zur Anlage einer Periduralanästhesie ohne Gefährdung von Mutter und Kind verbleibt kaum Zeit.

Andererseits bleibt dem Anästhesisten – je nach Dringlichkeit des operativen Eingriffs – kaum die Möglichkeit der Anamneseerhebung, Voruntersuchung, Erfassung von Risikofaktoren und Aufklärung der Patientin.

Die überwiegende Mehrzahl anästhesiebezogener Komplikationen bei der Mutter ereignet sich bei der Notfallsectio (30). Die Zeit von der Narkoseeinleitung bis zur regelrechten endotrachealen Intubation ist am häufigsten mit Komplikationen behaftet. Unter diesen ist besonders fatal die Aspiration von saurem Mageninhalt mit toxischer Schädigung des Bronchialsystems und des Lungenparenchyms.

Die Schwangere am Geburtstermin ist aus mehreren Gründen besonders aspirationsgefährdet und damit immer als nichtnüchterne Patientin zu behandeln. Der große Uterus verlagert den Magen nach kranial mit Achsenverlagerung von vertikal nach horizontal. Der Tonus des unteren Ösophagussegments wird vermindert. Die Magenmotilität und -entleerung wird mechanisch und hormonell durch Progesteron sowie medikamentös (Opiatanalgetika) vermindert. Peripartaler Streß und Schmerz erhöhen die ohnehin gesteigerte Gastrinsekretion.

Die Schwere des Krankheitsbilds ist abhängig von pH-Wert und der Menge des aspirierten Magensaftes. Als besonders gefährlich hat sich die Aspiration von Magensaft mit einem pH-Wert kleiner als 2,5 und einer Menge von mehr als 0,4 ml/kg (ca. 25 ml) erwiesen. Bei 44% aller Gebärenden liegt der Magensaft-pH unter 2,5 (80, 89). Die Aspirationsinzidenz wird mit 1 : 200 angegeben (53).

Ziel der *präoperativen Vorbereitung* der Patientin muß daher sein:

– Verminderung der Magensaftmenge,
– Anhebung des Magensaft-pH über den kritischen Grenzwert 2,5.

Als wirkungsvollste Prophylaxe des Aspirationssyndroms gilt heute die präoperative Gabe von H$_2$-Rezeptor-Antagonisten. Sie setzen die Säuresekretion durch kompetitive Hemmung der Histaminwirkung an den Belegzellen der Magenschleimhaut herab. Zur Verfügung stehen Präparate wie Cimetidin und Ranitidin. H$_2$-Rezeptor-Antagonisten sind gut plazentagängig, führen aber kaum zur Beeinträchtigung des Neugeborenen in bezug auf Apgar-Werte und ENNS (47).

Folgendes Vorgehen empfiehlt sich (47, 69, 87, 100, 101):

– Für *geplante Operationen* werden am *Vorabend* Cimetidin 400 mg oder Ranitidin 150 mg oral verabreicht. Die Wirkung tritt nach etwa 4 Stunden ein.
– Am *Operationstag* werden 200 mg Cimetidin oder 50 mg Ranitidin 2–3 Stunden vor Operationsbeginn i. v. oder i. m. injiziert.
– Bei *dringlichen Operationen* wird 1 Stunde präoperativ ein H$_2$-Rezeptor-Antagonist i. v. injiziert und zusätzlich eine flüssige Puffersubstanz 10 Minuten vor Operationsbeginn oral verabreicht. Das 0,3molare Natriumcitrat hat einen pH-Wert von 7,8. Der säureneutralisierende Effekt setzt sehr schnell ein und ist nach 3 Minuten abgeschlossen. Die Wirkdauer beträgt im Mittel 30–40 Minuten. Bei Noteingriffen wird 20–30 ml 0,3molares Natriumcitrat unmittelbar vor Narkosebeginn oral appliziert.

Narkoseeinleitung

Lagerung

Aus den genannten Gründen wird die Narkose zur Sectio caesarea unter den Kriterien einer *Ileuseinleitung* von einem erfahrenen Anästhesisten und einer Anästhesieschwester eingeleitet.

Um Regurgitation zu vermeiden, liegt die Patientin in 30–40° Oberkörperhochlage. Eine Linksseitenlage von 15–20° verhütet bei 97% der Patientinnen eine aortokavale Kompression, welche mit einem Abfall des Herzzeitvolumens und des arteriellen Blutdrucks sowie einer Minderperfusion der uteroplazentaren Gefäße einhergehen würde (12, 27).

Präoxygenation

Nach Anlegen einer Infusion wird die Patientin mit 100% O$_2$ präoxygeniert. Ziel dieser Präoxygenation ist es, die pulmonalen Sauerstoffspeicher aufzufüllen, um mütterliche und fetale Hypoxie während der intubationsbedingten Apnoephase zu vermeiden. Nach Untersuchungen von Archer und Marx fällt die mütterliche arterielle Sauerstoffspannung während einer Apnoephase von 1 Minute um mehr als 100 mmHg ab. Ursache dafür ist der um 20% erhöhte mütterliche O$_2$-Verbrauch (43). Die höchsten mütterlichen arteriellen Sauerstoffspannungen werden erzielt bei dicht aufsitzender Maske und einem Frischgasflow von 6–10 l/min bei einer Mindestdauer von 3 Minuten und normalem Atemzugvolumen. Nach 3 Minuten beträgt die endexspiratorische Stickstoffkonzentration weniger als 4% (11).

Vergleichbare Ergebnisse, gemessen am P$_{O_2}$, lassen sich erzielen, wenn die Patientinnen 4 maximal tiefe Atemzüge eines 100% O$_2$-gesättigten Gasgemisches über 30 Sekunden einatmen (44, 45, 71, 83). Dies ist eine Alternative, wenn wenig Zeit für die Narkoseeinleitung zur Verfügung steht und eine zusätzliche hypoxische Gefährdung von Mutter und Kind in jedem Fall verhindert werden müssen. Alle Präoxygenationsverfahren mit nicht dicht sitzender Maske sind selbst bei hohem O$_2$-Flow deutlich weniger effektiv (32).

Präkurarisieren

Zur Vermeidung von durch Succinylcholin induzierten Muskelfaszikulationen, die mit einer Erhöhung des intraabdominellen Drucks einhergehen, sowie postoperativer Muskelschmerzen wird die Patientin mit dem nichtdepolarisierenden Muskelrelaxans in niedriger Dosis präkurarisiert, das auch später zur Relaxierung benutzt wird (z. B. Alcuronium 0,03 mg/kg, Pancuronium 0,01 mg/kg, Vecuronium 0,01–0,015 mg/kg, Atracurium 0,05 mg/kg; 16, 60).

Injektionsanästhetika

Nach Ende der Latenzzeit von etwa 3 Minuten wird die Narkose eingeleitet. Als Injektionsanästhetika stehen verschiedene Medikamente zur Verfügung:
- Thiopental 4,0 mg/kg
- Methohexital 1,5 mg/kg
- Etomidate 0,3 mg/kg
- Ketamin 1,0 mg/kg
- Thiopental+ 2,0 mg/kg
  Ketamin 0,5 mg/kg
- Propofol 2,0 mg/kg
- Fentanyl 0,0025 mg/kg
- Alfentanil 0,015 mg/kg

Intubation

Sobald der Lidreflex erloschen ist, wird der Krikoiddruck nach Sellick von einer darin erfahrenen Person angewandt, um Regurgitationen zu verhüten (Abb. 14.**1**). Zur Intubation wird die Patientin mit Succinylcholin in einer Dosis von 1,5–2,0 mg/kg relaxiert. Die Latenzzeit von Succinylcholin (45–60 s) ist bei Schwangeren aufgrund des um 30–50% erhöhten Herzzeitvolumens verkürzt. Trotz seiner Nebenwirkungen sollte Succinylcholin zur Intubation beim Kaiserschnitt bevorzugt eingesetzt werden. Im Vergleich zu Vecuronium, Atracurium und Pancuronium bietet es in kürzerer Zeit gute bis sehr gute Intubationsbedingungen (8, 35, 60, 88).

Die Intubation wird mit einliegendem, nicht über die Tubusspitze vorstehenden Führungsstab unter Beibehaltung des Krikoiddrucks durchgeführt. Nach Prüfung der korrekten Tubuslage durch Auskultation kann die Operation beginnen.

Monitoring zur Narkose

Ein sinnvolles Monitoring zur Kaiserschnittnarkose umfaßt:

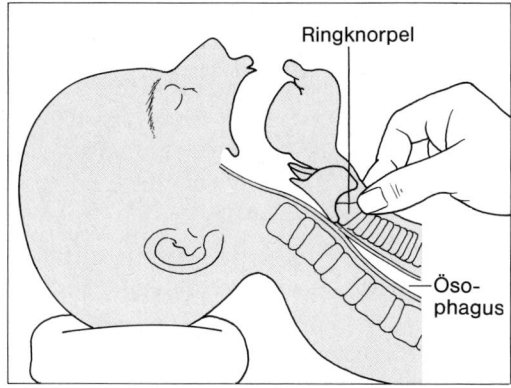

Abb. 14.1 Krikoiddruck (Sellick-Handgriff). Durch Druck auf den Ringknorpel wird der Ösophagus verschlossen und damit eine Regurgitation von Mageninhalt verhindert.

- EKG-Registrierung,
- nichtinvasive Blutdruckmessung,
- Pulsoximetrie,
- Kapnometrie,
- Relaxometrie.

Pulsoximetrie. Sie ermöglicht die Beurteilung des O_2-Angebotes, gibt Hinweise auf Hypoxygenation durch kardiozirkulatorische Störungen und überwacht die Mutter somit respiratorisch und kardiozirkulatorish (5).

CO_2-Gehalt. Die kontinuierliche Registrierung des *endexspiratorischen* CO_2-Gehalts stellt eine äußerst wertvolle Überwachungsmethode dar. Sie gibt insbesondere Auskunft über das Ausmaß der Bedarfshyperventilation, aber auch über die Verminderung der Lungenperfusion sowie über die regelrechte Tubuslage.

Relaxometrie. Dieses Verfahren erlaubt mit der einfachen Viererreizung (Train of four) über die TOF-Ratio und die T1-Zahl eine Beurteilung der Relaxationstiefe und damit die Möglichkeit, Relaxansüberdosierungen zu vermeiden (14).

Narkoseführung bis zur Entwicklung des Kindes

Atemminutenvolumen. Aufgrund einer zentralen Stimulierung des Atemzentrums durch Progesteron in der Spätschwangerschaft ist das Atemminutenvolumen um bis zu 50% gesteigert. Die vermehrte alveoläre Ventilation gleicht den um 20% gesteigerten Sauerstoffbedarf aus und führt trotz eines Kohlendioxidpartialdrucks von 30–32 mmHg nicht zu einer respiratorischen Alkalolose, da kompensatorisch Bicarbonat renal eliminiert wird. Während der Narkose muß diese Bedarfshyperventilation fortgeführt werden. Um dies zu erreichen, ist ein Atemminutenvolumen von 100–120 ml/kg notwendig (52). Eine kontinuierliche Kontrolle und Steuerung der Beatmung über Messung des endexpiratorischen CO_2-Gehalts – Kapnometrie – während der Narkose zur Sectio caesarea ist daher sinnvoll. Bei Nichtschwangeren liegt die Differenz zwischen dem arteriellen P_{CO_2} und dem endexpiratorischen P_{CO_2} bei etwa 5 mmHg. Bei Schwangeren scheint diese Differenz deutlich geringer zu sein (93). Hypoventilation führt aufgrund der guten Plazentagängigkeit von CO_2 zu fetaler Azidose. Unkontrollierte Hyperventilation mit Pa_{CO_2}-Werten unter 25 mmHg führt zu Verminderung des uterinen Blutflusses sowie zur Reduktion des plazentaren O_2-Transfers aufgrund des Bohr-Effekts (7, 39).

Beatmung. Die Beatmung der Patientin erfolgt mit einem Gasgemisch aus 50% O_2, 50% N_2O und jeweils 0,5 MAC Halothan, Enfluran oder Isofluran. Erhöhung der inspiratorischen O_2-Konzentration auf 100% und Gabe von 1,5 MAC volatilen Inhalationsanästhetikums führen zwar zu signifikant höheren O_2-Partialdrücken in der Umbilikalvene, nicht aber zu einer Verbesserung der Apgar-Werte nach 1 und 5 Minuten sowie Adaption der Spontanatmung des Neugeborenen (17, 57).

Hohe inspiratorische O_2-Konzentrationen können sinnvoll bei Notfallsektionen mit fetaler Asphyxie angewandt werden (17).

Um die kontrollierte Beatmung der Mutter zu erleichtern und ihren Sauerstoffverbrauch weiter zu senken sowie zur Begünstigung guter operativer Verhältnisse wird die Mutter mit einem nichtdepolarisierenden Muskelrelaxans nach Abklingen der neuromuskulären Blockade durch Succinylcholin (Relaxometrie) relaxiert. Prinzipiell können dazu alle heute üblichen nichtdepolarisierenden Muskelrelaxanzien benutzt werden.

Dosierung zur Relaxation:

– (Alcuronium 0,1 mg/kg),
– (Pancuronium 0,05 mg/kg),
– Vecuronium 0,05 mg/kg,
– Atracurium 0,3 mg/kg.

Wachphasen. Die mütterlichen Kreislaufverhältnisse bis zur Entwicklung des Kindes sind gekennzeichnet durch die relativ flache Narkose. Folge der mütterlichen Streßreaktion sind deutliche Anstiege der Katecholamine und des ACTH (4, 99). Nach Narkoseeinleitung und Gabe von niedrig konzentrierten Inhalationsanästhetika kommt es zu einem signifikanten Abfall des Schlagvolumens sowie Anstieg der Herzfrequenz. Systolischer und diastolischer Blutdruck nehmen signifikant zu und gehen erst nach der Entbindung auf das Ausgangsniveau zurück. Der periphere Gefäßwiderstand bleibt bis zur Entbindung weitgehend unbeeinflußt und sinkt danach deutlich ab (68). Bei Narkoseeinleitung mit Thiopental kommt es allerdings initial zu einem Abfall des systolischen und diastolischen Blutdrucks im Gegensatz zu Etomidate und Ketamin (51). Neben den hämodynamischen Veränderungen treten als Ausdruck einer flachen Narkose häufig intraoperative Wachphasen der Mutter bis zur Geburt des Kindes mit akustischen Wahrnehmungen, Schmerzempfindung und Bewegung der Extremitäten auf. Die Wachphasen sind besonders häufig bei hohen inspiratorischen Sauerstoffkonzentrationen sowie Verzicht auf ein volatiles Inhalationsanästhetikum. Bei Beatmung der Mutter mit einem Gemisch aus 50% O_2 und 50% N_2O und 0,5 MAC eines volatilen Inhalationsanästhetikums evtl. in Kombination mit Ketamin kommen mütterliche Wachphasen praktisch nicht vor (22, 77, 83).

Intervalleinfluß auf das Neugeborene. Der Einfluß des Einleitungs-Entwicklungs-Intervalls auf den Zustand des Neugeborenen ist nach wie vor umstritten. Neben dem plazentaren Transfer von Anästhetika spielt eine optimale uteroplazentare Perfusion eine wichtige Rolle. Ein EE-Intervall von 10–20 Minuten gilt vielfach als ideal. Bei kürzerem Intervall kann es zur Beeinträchtigung des Neugeborenen durch das Einleitungsanästhetikum kommen, bei einem EE-Intervall von mehr als 20 Minuten zu einer Depression des Neugeborenen durch das Inhalationsanästhetikum (10, 79). Andererseits sind bei einem Einleitungs-Entwicklungs-Intervall bis zu 30 Minuten keine signifikanten Veränderungen im Säure-Basen-Haushalt und Apgar-Score des Neugeborenen beobachtet worden, sofern hypotone Blutdruckphasen verhütet wurden und der Sauerstoffgehalt im inspiratorischen Narkosegasgemisch 65–70% betrug (20, 21).

Narkoseführung nach Entwicklung des Kindes

Nach Entwicklung und Abnabelung des Neugeborenen wird die Anästhesie vertieft durch Gabe von Fentanyl, Alfentanil, Midazolam oder Thiopental. Die inspiratorische Lachgaskonzentration wird auf 65 – 70 Vol%, die Konzentration des Inhalationsanästhetikums auf 0,8 – 1,0 MAC erhöht. Die Bedarfshyperventilation wird beibehalten.

Narkoseausleitung

Die Extubation sollte erst erfolgen, wenn die Patientin wach und ansprechbar ist, eine ausreichende Spontanatmung hat und die Schutzreflexe des oberen Respirationstrakts sicher vorhanden sind. Etwaige Relaxanzienwirkungen können antagonisiert werden.

Narkosekomplikationen in der Geburtshilfe

Intubationsschwierigkeiten

Neben der Aspiration von saurem Mageninhalt gehören Intubationsschwierigkeiten oder fehlgeschlagene Intubationsversuche, gefolgt von hypoxischem Herz-Kreislauf-Stillstand, zu den schwerwiegendsten Komplikationen in der geburtshilflichen Anästhesie. Eine Intubation wird dann als schwierig definiert, wenn Schwierigkeiten beim Einstellen des Larynx, beim Einführen der Tubusspitze zwischen die Stimmbänder oder beim Vorschieben des Tubus in die Trachea bestehen. Bei 20% der mütterlichen anästhesiebedingten Todesfälle sind Intubationsschwierigkeiten ursächlich beteiligt (70). Die Inzidenz einer erschwerten Intubation in der Geburtshilfe liegt bei 1 : 300 (59). Als Ursachen gelten Schleimhautschwellungen im Nasopharynxbereich, Kehlkopf, Trachea und Bronchien, Larynxdislokation durch Krikoiddruck. Zu den nicht schwangerschaftsbedingten Ursachen rechnen Gesichtsanomalien, Zustand nach Verbrennungen, Kiefersperren, Störungen der Beweglichkeit der Halswirbelsäule, Makroglossie, kurzer Unterkiefer, Zahnfehlstellungen, ausgeprägte Struma sowie kurzer dicker Hals.

In Anbetracht der schwerwiegenden Folgen für Mutter und Kind, die sich aus fehlgeschlagenen Intubationsversuchen ergeben können, muß deren Vermeidung schon bei der Vorbereitung der Patientin zur Narkose Rechnung getragen werden. In ca. 95% der Fälle kann eine schwierige Intubation durch sorgfältige Voruntersuchung vorhergesagt werden. Nur selten gelingt eine Intubation, bei der vor der Nar-

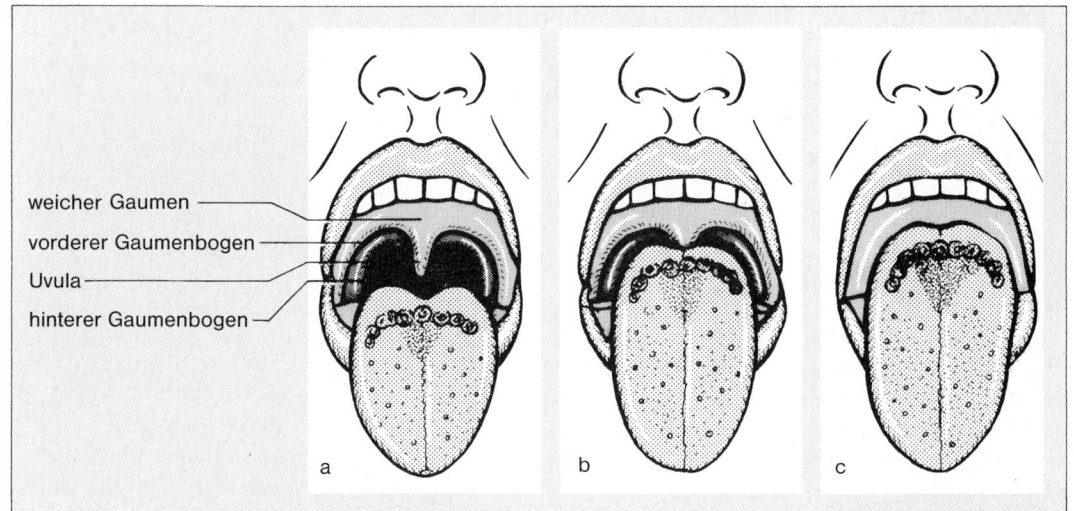

weicher Gaumen

vorderer Gaumenbogen

Uvula

hinterer Gaumenbogen

Abb. 14.**2**   Oropharyngeale Inspektion bei weit geöffnetem Mund und herausgestreckter Zunge. **a** Einfache Intubation zu erwarten. Uvula, vorderer und hinterer Gaumenbogen, weicher Gaumen voll erkennbar. **b** Schwierige Intubation möglich. Nur vorderer Gaumenbogen, weicher Gaumen und Basis der Uvula erkennbar. **c** Schwierige Intubation wahrscheinlich. Nur weicher Gaumen erkennbar (nach Mallampati [59a]).

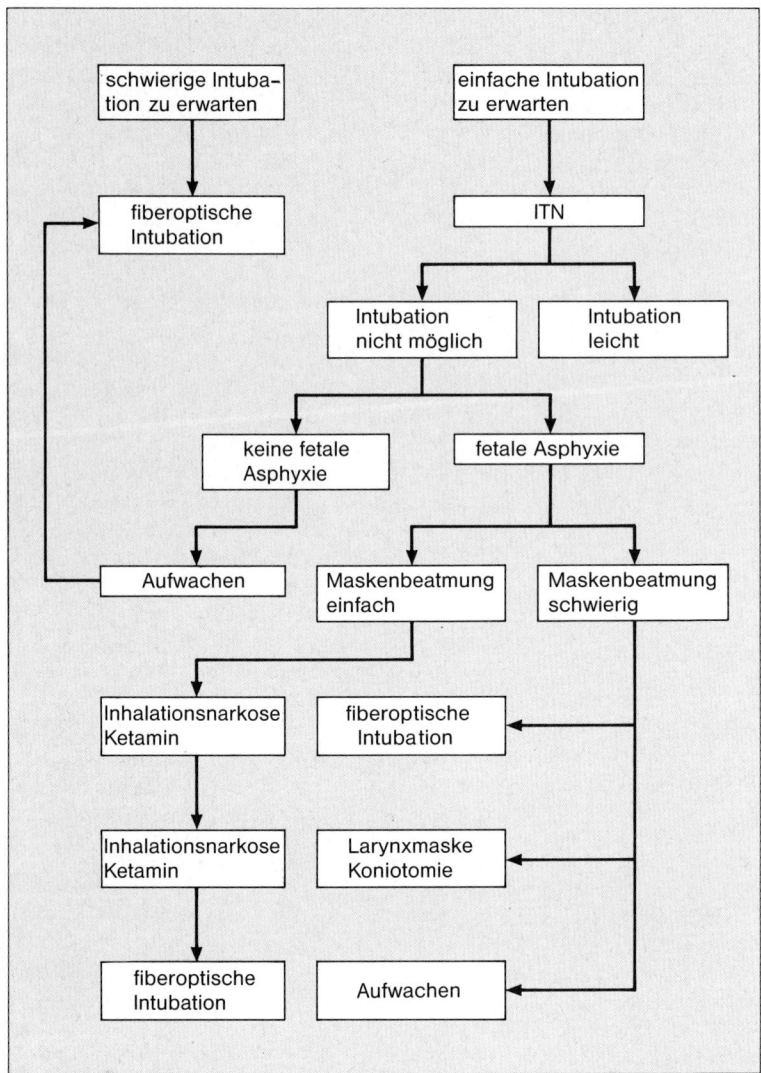

Abb. 14.**3**   Krisenkonzept bei schwieriger Intubation.

koseeinleitung ernsthafte Warnzeichen bestanden. Zur Voruntersuchung gehört die Verwertung anamnestischer Hinweise, z. B. schwierige Intubation bei früheren Narkosen, die Prüfung der Beweglichkeit des Kopfes und der Halswirbelsäule, der Breite der Mundöffnung, die Klassifikation der oropharyngealen Inspektion nach Mallampati (59a) sowie Beurteilung des Abstands zwischen der Inzisur des Schildknorpels und der Mandibulaspitze. Ist dieser Abstand bei maximal überstrecktem Kopf kleiner als 6,5 cm, muß mit Intubationsschwierigkeiten gerechnet werden (65; Abb. 14.**2**).

Diese Untersuchungen erfordern nur wenig Zeit und sollten vor jeder Allgemeinanästhesie durchgeführt werden. Ergeben sich eindeutige Hinweise auf eine schwierige Intubation, so sollte die Patientin auch in der Geburtshilfe fiberoptisch intubiert werden (56).

Auch ohne irgendwelche Warnzeichen können plötzlich unerwartet Intubationsschwierigkeiten auftreten. Gerade in der Geburtshilfe sollte für solche Situationen rechtzeitig ein Krisenkonzept entwickelt werden.

Patientinnen versterben nicht am Scheitern einer schwierigen Intubation, sondern am häufigen Unvermögen, eine schwierige Intubation rechtzeitig abzubrechen.

Sollte die Intubation bei Narkoseeinleitung zur Sectio caesarea undurchführbar sein, dann muß unter korrekt angewandtem Krikoiddruck zur Vermeidung von Regurgitation und Mageninsufflation durch Beatmung mit Maske vorsichtig ventiliert werden, bis sich die Spontanatmung wieder einstellt. Auch dies ist ein Grund dafür, zur Narkoseeinleitung das Muskelrelaxans Succinylcholin zu benutzen. Die Allgemeinanästhesie kann dann mit einem Inhalationsanästhetikum oder entsprechenden Ketamindosen aufrechterhalten werden (92). Nach Entwicklung des Kindes kann nach erneuter Relaxierung mit einem depolarisierenden Muskelrelaxans ein zweiter Intubationsversuch unternommen werden. Mißlingt dies, muß die Narkose unter Spontanatmung zu Ende geführt werden (Abb. 14.**3**).

Massive Blutung

Die massive Blutung ist bei der geburtshilflichen Patientin eine der häufigsten Ursachen der Sterblichkeit. Die Blutung tritt oft unerwartet ein und kann trotz der Erhöhung des Gesamtblutvolumens um 35–50% zu einer schweren Gefährdung der Mutter führen.

Der normale intraoperative Blutverlust bei Sectio caesarea beträgt 500–1000 ml, was etwa 10–20% des zirkulierenden Blutvolumens entspricht. Durch Verwachsungen, Varikosis des Uterus, Ruptur einer Narbe, Einriß großer Gefäße kann es intraoperativ zu weit größeren Blutverlusten kommen.

Der Flüssigkeitsersatz bei normalem Blutverlust erfolgt mit Vollelekrolytlösung. Die zu infundierende Menge entspricht etwa der dreifachen Menge des geschätzten Blutverlustes. Vollelektrolytlösungen haben den Nachteil der schnellen Verteilung im intravasalen und extrazellulären Raum. Bei größeren Blutverlusten ist die Gabe von kolloidalen Volumenersatzmitteln wie z.B. 6% Hydroxyäthylstärke angezeigt, die zu einem etwa 3–4 Stunden anhaltenden isoonkotischen Volumeneffekt führt. Hydroxyäthylstärke vermindert die Thrombozytenaggregation, beeinträchtigt bei Gabe größerer Mengen die Blutgruppenbestimmung und kann – wie andere Kolloide – zu anaphylaktischen Reaktionen führen.

Blutverluste von mehr als 25–30% des Blutvolumens sollten durch Vollblut ersetzt werden. Bei starker Blutung sollte möglichst Frischblut transfundiert werden, denn bereits nach 24 Stunden sind nur noch 12% funktionsfähige Thrombozyten vorhanden. Die plasmatischen Gerinnungsfaktoren werden durch die Lagerung weniger stark beeinträchtigt. Nach einer Woche Lagerung sind die Konzentrationen der Faktoren V und VIII auf etwa 50% des Ausgangswerts reduziert.

Literatur

1 Abboud, T. K., S. H. Kim, E. H. Henriksen, T. Chen, R. Eisenman, G. Levinson, S. M. Shnider: Comparative maternal and neonatal effects of halothane and enflurane for cesarean section. Acta anaesthesiol. scand. 29 (1985) 663 –668

2 Abouleish, E., L. B. Wingard, S. De La Vega, N. Uy: Pancuronium in caesarean section and its placental transfer. Brit. J. Anaesth. 52 (1980) 531–536

3 Abraham, E. C., M. J. Gold, C. A. Herrington: A comparison of propofol, thiopental and methohexital as induction agents. Anesth. and Analg. 65 (1986) 52–55

4 Adams, H. A., J. Biscoping, P. Baumann, A. Börgmann, G. Hempelmann: Mütterliche und kindliche Streß-Parameter bei Schnittentbindungen in Allgemein- und Periduralanästhesie. Region.-Anästh. 12 (1989) 87–94

5 Altemeyer, K. H., J. Mayer, S. Berg-Seiters, T. H. Fösel: Die Pulsoxymetrie als kontinuierliches nichtinvasives Überwachungsverfahren. Anaesthesist 35 (1986) 43–46

6 Baer, G., P. Parkas: Von Ketamin verursachte psychopathologische Veränderungen unter den für eine experimentelle Psychose üblichen Versuchsbedingungen. Anaesthesist 30 (1981) 251–256

7 Baraka, A.: Correlation between maternal and foetal PO_2 and CO_2 during caesarean section. Brit. J. Anaesth. 42 (1970) 434–437

8 Baraka, A., R. Noueihed, H. Sinno, N. Wahid, S. Agoston: Succinylcholine-Vecuronium (Org NC 45) sequence for cesarean section. Anesth. and Analg. 62 (1983) 909–913

9 Barth, L., L. G. Büchel: Klinische Untersuchungen über die narkotische Effektivität von Stickoxydul. Anaesthesist 24 (1975) 49–52

10 Bernstein, K., L. Gisselsson, L. Jacobsson, S. Ohrlander: Influence of two different anaesthetic agents on the newborn and the correlation between foetal oxygenation and induction-delivery time in elective caesarean section. Acta anaesthesiol. scand. 29 (1985) 157–160

11 Berthoud, M., D. H. Read, J. Norman: Pre-oxygenation – how long? Anaesthesia 38 (1983) 96–102

12 Bieniarz, J., J. J. Crottogini, E. Curuchet: Aortocaval compression by the uterus in late human pregnancy. Amer. J. Obstet. Gynecol. 100 (1968) 203–217

13 Bissinger, U., K. F. Rothe, G. Lenz: Grundlagen der Muskelrelaxation. Anästh. u. Intensivmed. 29 (1988) 243–250

14 Bissinger, U., K. F. Rothe, G. Lenz: Überwachung der neuromuskulären Funktion. Anästh. u. Intensivmed. 30 (1989) 164–167

15 Black, T. E., B. Kay, T. E. J. Healy: Reducing the haemodynamic responses to laryngoskopy and intubation. A comparison of alfentanyl with fentanyl. Anaesthesia 39 (1984) 883–887

16 Blitt, C. D., G. L. Carlson, C. D. Rolling, S. R. Hammeroff, C. W. Otto: A comparable evaluation of pretreatment with non-depolarizing neuromuscular blockers prior to the administration of succinylcholine. Anesthesiology 55 (1981) 687–689

17 Bogod, D. G., M. Rosen, G. A. D. Rees: Maximum FiO_2 during caesarean section. Brit. J. Anaesth. 61 (1988) 255–262

18 Booth, P. M., M. J. Watson, K. Mc Leod: Pancuronium and the placental barrier. Anaesthesia 32 (1977) 320–323

19 Breimer, D. D.: Pharmacokinetics of methohexitone following intravenous infusion in humans. Brit. J. Anaesth. 48 (1976) 643–648

20 Crawford, J. S., F. M. James, M. Crawley: A further study of general anaesthesia for caesarean section. Brit. J. Anaesth. 48 (1976) 661–667

21 Crawford, J. S., P. Davies: Study of neonates delivered by elective caesarean section. Brit. J. Anaesth. 54 (1982) 1015–1022

22 Crawford, J. S., P. Carl, V. Bach, O. Ravlo, B. Mikkelson, M. Werner: A randomized comparison between midazolam and thiopental for elective caesarean section anaesthesia. Anaesth. and Analg. 68 (1989) 229–233

23 Dailey, P. A., D. M. Fischer, S. M. Shnider: Pharmacokinetics, placental transfer, and neonatal effects of vecuronium and pancuronium administered during cesarean section. Anesthesiology 60 (1984) 569–574

24 Dailland, P. H., J. D. Lirzin, J. D. Cockshott, J. C. Jorrot, C. H. Conseiller: Placental transfer and neonatal effects of propofol administered during cesarean section. Anesthesiology 67 (1987) 454–457

25 Dailland, P. H., J. D. Cockshott, J. D. Lirzin, P. Jacquinot, J. C. Jerrot, J. Devrey, J.-L. Harmey, C. H. Conseiller: Intravenous propofol during cesarean section: placental transfer, concentrations in breast milk, and neonatal effects. Anesthesiology 71 (1989) 827–834

26 Dann, W. L., A. Hutchinson, D. P. Cartwright: Maternal and neonatal responses to alfentanyl administered before induction of general anaesthesia for caesarean section. Brit. J. Anaesth. 59 (1987) 1392–1396

27 Datta, S., H. Milton, H. Alper: Anaesthesia for caesarean section. Anaesthesiology 53 (1980) 142–160

28 Demetrion, M., J. P. Depoix, B. Diakite, M. Franentin, P. Duvaldestin: Placental transfer of ORG NC 45 in women undergoing caesarean section. Brit. J. Anaesth. 54 (1982) 643–645

29 Dick, W., E. Knoche, E. Traub: Klinisch-experimentelle Untersuchungen zur Anwendung von Ethrane bei geburtshilflichen Eingriffen. J. perinatal Med. 7 (1979) 125–133

30 Dick, W., E. Traub, H. Baur, D. Konietzke: Anästhesiebedingte mütterliche Mortalität während der Geburt. Ergebnisse einer Befragung in der Bundesrepublik Deutschland 1971–1980. Anaesthesist 34 (1985) 481–484

30a Dick, W., R. Borst, L. Fodor, H. Hang, P. Milewski, E. Traub: Ketamin in obstetrical anaesthesia. J. perinatal Med. 1 (1973) 252

31 Drabkova, J., J. F. Crul, E. Van der Kleijn: Placental transfer of 14 C tabelled succinylcholine in near-term macaca mulatta monkeys. Brit. J. Anaesth. 45 (1973) 1087–1096

32 Duda, D., L. Brandt, F. Rudlof, F. Mertzlufft, W. Dick: Der Einfluß unterschiedlicher Präoxygenationsverfahren auf den arteriellen Sauerstoffstatus. Anaesthesist 37 (1988) 408–412

33 Duvaldestin, P., M. Demetrion, D. Henzel, J. M. Desmonts: The placental transfer of pancuronium and its pharmacokinetics during caesarean section. Acta anaesthesiol. scand. 22 (1978) 327–333

34 Finster, M., O. H. Morishima, L. C. Mark, J. M. Perel, P. G. Dayton, L. S. James: Tissue thiopental concentrations in the fetus and newborn. Anesthesiology 36 (1972) 155–158

35 Forstman, V., F. T. Schuh: Wirkungseintritt und Intubationsbedingungen nach Atracurium, Vecuronium und Suxamethonium. Anaesthesist 37 (1988) 311–315

36 Frank, M., P. J. Flynn, R. Hughes: Atracurium in obstetric. Anaesthesia 55 (1983) 113–114

37 Galloon, S.: Ketamine and the pregnant uterus. Canad. Anaesth. Soc. J. 44 (1973) 522–524

38 Galloon, S.: Ketamine for obstetric delivery. Anesthesiology 44 (1976) 522–525

39 Garstka, G., H. Schlebusch, K. Rommelsheim: Die Lungenfunktion der Schwangeren und ihre Bedeutung für die Narkoseventilation der Kaiserschnittpatientin. Anästh. Intensivther. Notfallmed. 17 (1982) 290–296

40 Gillmann, M. A., F. J. Lichtigfeld: Nitrous oxide acts directly at the mu opioid receptor. Anesthesiology 62 (1985) 375–376

41 Gin, T., M. A. Gregory, K. Chan, T. Buckley, T. E. Oh: Pharmacokinetics of propofol in women undergoing elective caesarean section. Brit. J. Anaesth. 64 (1990) 148–153

42 Gin, T., M. A. Gregory, K. Chan, T. E. Oh: Maternal and fetal levels of propofol at cesarean section. Anaesth. intens. Care 18 (1990) 180–184

43 Girvice, W., J. R. Archer, G. F. Marx: Arterial oxygen tension during apnoea in parturient women. Brit. J. Anaesth. 46 (1974) 358–360

44 Gold, M. J., S. Murarchick: A four-breath preoxygenation technique. Anesthesiology 51 (1979) 358

45 Gold, M. J.: Preoxygenation. Brit. J. Anaesth. 62 (1989) 241–242

46 Heaney, G. A.: Pancuronium in maternal and foetal serum. Brit. J. Anaesth. 46 (1974) 282–287

47 Hodgkinson, R., R. Glassenberg, T. H. Joyce, D. W. Coombs, G. W. Ostheimer, C. P. Gibbs: Comparison of cimetidine (Tagamet[R]) with antacid for safety and effectivness in reducing gastric acidity before elective cesarean section. Anesthesiology 59 (1983) 86–90

48 Juchau, M. R., E. Faustman-Watts: Pharmacokinetic considerations in the maternal-placental unit. Clin. Obstet. Gynecol. 26 (1983) 379–390

49 Kasaka, Y., T. Takahashi, L. C. Mark: Intravenous thiobarbiturate anesthesia for caesarean section. Anaesthesiology 31 (1969) 489–493

50 Kay, N. H., J. Uppington, J. W. Sear, E. J. Douglas, J. D. Cockshott: Pharmacokinetics of propofol (Diprivan) as an induction agent. Postgrad. med. J. 61 (1985) 55–57

51 Kling, D., H. Laubenthal, U. Börner, J. Boldt, G. Hempelmann: Vergleichende hämodynamische Untersuchung der Narkoseeinleitung mit Propofol (Diprivan), Thiopental, Methohexital, Etomidat und Midazolam bei Koronarpatienten. Anaesthesist 36 (1987) 541–547

52 Kneeshaw, J. D., P. Harrey, T. A. Thomasm: A method for producing normocarbia during general anaesthesia for caesarean section. Anaesthesia 39 (1984) 922–925

53 Krantz, M. L., W. L. Edwards: The incidence of nonfatal aspiration in obstetric patients. Anesthesiology 39 (1973) 359–362

54 Krieg, N., W. Bazello: Muskelrelaxantien und ihre Überwachung. Anästh. u. Intensivmed. 26 (1985) 280–284

55 Krisselgard, N., F. Moya: Investigation of placental thresholds to succinylcholine. Anesthesiology 22 (1961) 7–10

56 Landauer, B., Th. O. Schmid: Zum Einsatz der Fiberbronchoskopie in der Anästhesie. Intensivbehandlung 2 (1986) 58–68

57 Lawes, E. G., B. Newman, M. J. Campbell, M. Irwin, S. Dolenska, T. A. Thomas: Maternal inspired oxygen concentration and neonatal status for caesarean section under general anaesthesia. Brit. J. Anaesth. 61 (1988) 250–254

58 Levinson, G., S. M. Shnider, J. E. Gildea: Maternal and foetal cardiovaskular and acid-base changes during ketamine anesthesia in pregnant ewes. Brit. J. Anaesth. 54 (1973) 1111–1115

59 Lyons, G., R. Mac Donald: Difficult intubation in obstetrics. Anaesthesia 40 (1985) 1016–1018

59a Mallampati, S. R., S. P. Gatt, L. D. Gugino: A clinical sign to predict difficult tracheal intubation: a prospective study. Canad. Anaesth. Soc. J. 32 (1985) 429–434

60 Manchikanti, L., J. B. Grow, J. A. Colliver, M. G. Canella, C. H. Hadley: Atracurium pretreatment for succinylcholine-induced fasciculations and postoperative myalgia. Anesth. and Analg. 64 (1985) 1010–1014

61 Marx, G. F., C. W. Joshi, L. R. Orkin: Placental transmission of nitrous oxide. Anaesthesiology 32 (1970) 429–432

62 Marx, G. F.: Newer aspects of general anaesthesia for cesarean section. N. Y. St. J. Med. 71 (1971) 1084–1086

63 Marx, G. F., H. S. Hwang, P. Chandra: Postpartum uterine pressare with different doses of ketamine. Anaesthesiology 51 (1979) 364–365

64 Mc Guiness, C., M. Rosen: Enflurane as an analgesic in labour. Anaesthesia 39 (1984) 24–29

65 Mc Intyre, J. W. R.: The difficult tracheal intubation. Canad. J. Anaesth. 34 (1987) 204–213

66 Mc Lead, P. P., G. P. Ramagya, M. E. Turnstall: Self-administered isoflurane in labour – a comparative study with entonox. Anaesthesia 40 (1985) 424–426

67 Meyer-Breiting, P., M. Leuwer: Fentanylgabe zur Narkoseeinleitung bei Sectio caesarea. Anaesthesist 39 (1990) 144–150

68 Milson, J., L. Forssman, B. Biber, O. Dotteri, B. Rydgren, R. Sivertsson: Maternal haemodynamic changes during caesarean section: A comparison of epidural and general anaesthesia. Acta anaesthesiol. scand. 29 (1985) 161–167

69 Moir, D. D.: Cimetidine, antacids, and pulmonary aspiration. Anesthesiology 59 (1983) 81–83

70 Morgan, M.: Anaesthetic contribution to maternal mortality. Brit. J. Anaesth. 59 (1987) 842–844

71 Morris, M. C., D. M. Dewan: Preoxygenation for cesarean section: A comparison of two techniques. Anesthesiology 62 (1985) 827–829

72 Munson, E. S., W. J. Embro: Enflurane, isoflurane and halothane and isolated human uterine muscle. Anesthesiology 46 (1977) 11–14

73 Naftalin, N. J., D. M. Mc Kay, W. P. C. Phear, B. S. Alan, H. Goldberg: The effects of halothane on pregnant and nonpregnant human myometrium. Anesthesiology 46 (1977) 15–19

74 Neuberger, J., A. Gimson, M. Davis, R. Williams: Specific serological markers in the diagnosis of fulminant hepatic failure following halothane anaesthesia. Brit. J. Anaesth. 55 (1983) 15–20

75 Neuberger, J., R. Williams: Halothane anaesthesia and liver damage. Brit. med. J. 289 (1984) 1136–1140

76 Oats, J. N., D. P. Vasey, B. A. Waldron: Effects of ketamine on the pregnant uterus. Brit. J. Anaesth. 51 (1979) 1163–1166

77 Peltz, B., D. M. Sinclair: Induction agents for cesarean section. A comparison of thiopentone and ketamine. Anaesthesia 28 (1973) 37–42

78 Perel, A., J. T. Davidson: Recurrent hallucination following ketamine. Anesthesia 31 (1976) 1081–1083

79 Perriss, B. W.: Analgesia and Anaesthesia. Clin. Obstet. Gynaecol. 8 (1981) 475–506

80 Peskett, W. G. H.: Antacids before obstetric anaesthesia. Anaesthesia 28 (1973) 509–512

81 Price, H., P. J. Kornat, J. N. Safar, E. H. Connor, M. L. Price: The uptake of thiopental by body tissues and its relation to the duration of narcosis. Clin. Pharmacol. Ther. 1 (1960) 16–22

82 Rasianen, J., H. Paatero, K. Salminen, T. Laatikainen: β-Endorphin in maternal and umbilical cord plasma at elective cesarean section an in spontaneous labor. Fin. Obstet. Gynecol. 67 (1986) 384–387

83 Reed, P. M., A. D. Colguhoun, C. D. Henning: Maternal oxygenation during normal labour. Brit. J. Anaesth. 62 (1989) 316–318

84 Rothhammer, A., K. H. Weiss: Lachgas-Wirkungen und Nebenwirkungen. Anaesth. u. Intensivmed. 23 (1982) 237

85 Rothhammer, A., K. H. Weiss, G. Lazarus: Aktiviert Lachgas den Sympathikus? Anaesth. u. Intensivmed. 18 (1986) 150

86 Rust, M., M. Keller, M. Gessler, W. Zieglgänsberger: Endorphinerge Mechanismen bei der schwangerschaftsspezifischen Schmerzadaptation. Anaesthesist 33 (1984) 452

87 Schaer, H.: Ranitidin zur Aspirationsprophylaxe. Anästhesist 32 (1983) 349

88 Schiller, D. J., S. A. Feldman: Comparison of intubation conditions with atracurium, vecuronium and pancuronium. Anaesthesia 39 (1984) 1188–1192

89 Schmidt, A.: Das Mendelson-Syndrom. Anästh. u. Intensivmed. 26 (1985) 41–48

90 Schulte-Sasse, U., W. Hess, J. Tarnow: Pulmonary vascular responses to nitrous oxide in patients with normal and high pulmonary vascular resistance. Anaesthesiology 57 (1983) 9–13

91 Schultetus, R. R., C. R. Hill, C. M. Dharamraj, T. E. Banner, L. S. Berman: Wakefulness during cesarean section after anesthetic induction with ketamine, thiopental, or ketamine and thiopental combined. Anesth. and Analg. 65 (1986) 723–728

92 Schwender, D., B. Pollwein, K. Peter: Geburtshilfliche Anästhesie und mütterliche Mortalität. Anästh. u. Intensivmed. 31 (1990) 241–297

93 Shanker, K. B., H. Moseley, Y. Kumar, V. Vemula: Arterial to end tidal carbondioxide tension difference during caesarean section anaesthesia. Anaesthesia 41 (1986) 698–702

94 Shnider, S. M.: Serum cholinesterase activity during pregnancy, labor and puerperium. Anesthesiology 26 (1965) 355–359

95 Speirs, J., A. W. Sim: The placental transfer of pancuronium bromide. Brit. J. Anaesth. 44 (1972) 370–373

96 Struppler, A., B. M. Taleghani: Bau und Funktion der neuromuskulären Synapse. In Ahnefeld, F., W. H. Bergmann, C. Burri, W. Dick, M. Halmagyi, G. Hossli: Klinische Anästhesiologie und Intensivtherapie, Bd. 22: Muskelrelaxantien. Springer, Berlin (S. 10–32)

97 Swartz, J., M. Cumming, D. Biehl: The effect of ketamine anaesthesia on the acidotic fetal lamb. Canad. J. Anaesth. 34 (1987) 233–237

98 Thomas, J., C. R. Climie, L. E. Mather: The placental transfer of alcuronium. Brit. J. Anaesth. 41 (1969) 297–302

99 Traub, E., W. Dick, E. Knoche, J. Muck, H. Kraus, U. Töllner: Vergleichende Untersuchungen zur Allgemeinanästhesie bzw. Periduralanästhesie bei der primären Sectio caesarea. Region.-Anaesth. 7 (1984) 15–24

100 Tryba, M., F. Yildiz, M. Zenz, M. Schwerdt: Prophylaxe der Aspirationspneumonie mit Cimetidin. Anaesthesist 31 (1982) 584–587

101 Tryba, M.: Prävention des Säureaspirationssyndroms mit Natriumzitrat bei notfallmäßiger Sectio caesarea. Anästh. u. Intensivmed. 27 (1986) 351–354

102 Valtonen, M., J. Kanto, P. Rosenberg: Comparison of propofol and thiopentone for induction of anaesthesia for elective caesarean section. Anaesthesia 44 (1989) 758–762

103 Van der Veen, F., A. Bencini: Pharmacokinetics and pharmacodynamics of Org NC 45 in man. Brit. J. Anaesth. 52 (1980) 37–41

104 Warren, T. W., S. Datta, W. Ostheimer, J. S. Naulty, J. B. Weiss, A. Jude, A. Morrison: Comparison of maternal and neonatal effects of halothane, enflurane and isoflurane for caesarean delivery. Anesth. and Analg. 62 (1983) 516–520

105 Weis, K. H., W. Engelhardt: Halothan obsolet? Anaesthesist 36 (1987) 315–320

15 Erstversorgung und Wiederbelebung des Neugeborenen

P. Lemburg und V. Pelzer

Organisation und Aufgabenverteilung der Erstversorgung

Die Versorgung von Risikoentbindungen muß heute an *Perinatalzentren oder Schwerpunktkliniken* stattfinden, wenn die mögliche Bedrohung durch einen gestörten Geburtsverlauf vorhersehbar ist. Neben Geburtshelfer und Hebamme kümmert sich dann ein speziell ausgebildeter Kinderarzt (Neonatologe) um das Neugeborene. Auch der Anästhesist wird in diese Betreuung ggf. einbezogen.

Grundkenntnisse in der Erstversorgung und Wiederbelebung von Neugeborenen müssen jedoch von jedem Arzt verlangt werden und gehören in die studentische und notärztliche Ausbildung. Zwei wichtige Definitionen:

Asphyxie. Der Begriff bedeutet eigentlich Pulslosigkeit infolge von Atemversagen und kennzeichnet die schwere Depression der Vitalfunktionen Atmung und Herzschlag eines Neugeborenen. Verzögert sich der Beginn der Spontanatmung um mehr als 60 Sekunden, spricht man von Asphyxie. Dieser Zustand geht immer mit Sauerstoffmangel und Hyperkapnie einher, führt also zur Azidose. Allerdings wird nur sehr selten eine Asystolie, sondern meistens eine mehr oder weniger ausgeprägte Bradykardie gefunden. Die Neugeborenen können leichenblaß (Asphyxia pallida) oder gestaut zyanotisch aussehen (Asphyxia livida).

Bradykardie. Jede Pulsschlagverlangsamung unter 100/min wird als Bradykardie bezeichnet. Von besonderer klinischer Bedeutung sind weniger als 80/min.

Bei allen vorhersehbaren Risikoentbindungen muß vorher eine *Aufgabenverteilung im Kreißsaal und Operationssaal* erfolgen, damit in jeder möglichen Notsituation für das Neugeborene gesorgt ist. Bei unverhofft auftretenden Notfallsituationen begrenzen Zahl und Erfahrung der Helfer u. U. den Grad und den Erfolg der Hilfeleistung.

Grundsätzlich muß vor der Entbindung die Funktion der zur Erstversorgung notwendigen Geräte wie Absaugpumpe, Beatmungsbeutel oder Beatmungsgerät, Laryngoskop u. a. m. geprüft werden.

Anforderungen an einen Erstversorgungs- und Reanimationsplatz

Ein separater Tisch an einem zugfreien Platz im Kreißsaal oder OP mit einer über der Fläche angeordneten Strahlungsheizung erlaubt eine Erstversorgung ohne wesentlichen Temperaturverlust auch bei kleinen Frühgeborenen. Die Tischfläche benötigt gute Beleuchtung. Es ist nicht zu empfehlen, den Tisch direkt an ein Fenster zu stellen, da Strahlungswärmeverluste des Kindes unbemerkt auftreten können. Der Tisch muß mit mehreren angewärmten, weichen und sterilen Tüchern versehen sein. Über die weitere Ausstattung mit Instrumenten und Material geben Tab. 15.1–15.3 Auskunft. Weiterhin werden vorbereitete Instrumente und Geräte für die postnatale Nabelgefäßpunktion zur pH-Wert-Bestimmung und Blutgasanalyse benötigt.

Zustandsbeurteilung beim Neugeborenen

Zur Beurteilung des Zustands eines Neugeborenen nach der Geburt reicht eigentlich die *Messung von Puls und Atmung 1, 5 und 10 Minuten nach der Geburt aus.* Vor allem zur Indikation einer Wiederbelebung (Abb. 15.1) sind diese objektiven und überall von jedem erhebbaren Parameter gut geeignet. Beide Werte hängen di-

---

Tabelle 15.1 Für die Erstversorgung eines Neu- oder Frühgeborenen benötigte sterile Ausstattung

- 2 weiche, trockene und angewärmte Tücher
- 1 Plastikklemme oder Baumwollband
- Absaugkatheter Ch 12
- 1 Paar Handschuhe, Latex, mittlere Größe
- 1 Kinderbeatmungsbeutel mit runden Masken für Neu- und Frühgeborene, Größe 00, 0/1,2
- 1 Stoppuhr

Tabelle 15.**2** Geräte und Medikamente, die für die Notfallversorgung und Reanimation des Neugeborenen sofort verfügbar sein müssen

– 1 Laryngoskop mit Spatel 7 cm, gerade, rohrartig (Foregger, Miller)
– Plastiktuben, Ch 10, 12, 14, 16 mit gefärbter Spitze und Zentimetereinteilung
– je 3 Absaugkatheter, Ch 6 – 12
– Plastikspritzen, 1, 2 und 5 ml
– Kanülen Nr. 1, Teflonkanülen G 22 und 24
– Heftpflaster, 1 cm breit, sichere Klebung!
– 100 ml NaCl-Lösung 0,9%
– 100 ml 5%ige Glucose-Lösung
– 20 ml NaHCO$_3$ 8,4% (1 molar)
– 2 Ampullen Suprarenin 1 : 1000 oder 1 : 10 000
– Humanalbumin 5% oder andere kolloidale Volumenersatzlösung

Tabelle 15.**3** Steriles Set für die Nabelvenenkatheterisierung

– je 1 Umbilikalgefäßkatheter Ch 2,5, 3,5, 5 und 8 mit cm-Einteilung und Röntgenfaden
– 1 Knopfsonde
– 2 kleine anatomische Klemmen
– je 1 große anatomische und chirurgische Pinzette
– je 1 feine anatomische und chirurgische Pinzette
– 1 große runde Schere
– 1 Skalpell
– 1 steriles Lochtuch
– Faden mit runder Nadel atraumatisch 3 × 0, nicht monofil
– sterile Tupfer und Platten

rekt und unmittelbar von der normalen Sauerstoffversorgung eines Kindes ab. Sie sind sorgfältig zu dokumentieren.

Das *normale Neugeborene* schreit sofort innerhalb von 30 Sekunden, hat einen Puls von etwa 140 – 160/min und eine rasch regelmäßig werdende Atmung mit einer Frequenz von etwa 35/min.

Das *anpassungsgestörte Kind* beginnt nicht sofort zu schreien und regelmäßig zu atmen, der Puls kann über und unter 100/min liegen.

Es ist bis heute noch üblich, wenngleich in Notfallsituationen nicht sehr sinnvoll, den sogenannten *Apgar-Wert* in der 1., nach 5 und 10 weiteren Minuten zu erheben, der neben Puls und Atmung auch die Hautfarbe, den Muskeltonus und die Reflexantwort auf Reize im Trigeminusbereich (Absaugkatheter in die Nase einführen) mit 2, 1 oder keinem Punkt bewertet. Abgesehen davon, daß der Apgar-Wert zu seiner präzisen Erhebung Zeit benötigt, die im Notfall nicht ungenutzt verstreichen sollte, ist er sehr von der Erfahrung des Einzelnen, seiner subjektiven Beurteilung und den Umgebungsumständen (Beleuchtung) abhängig. Frühgeborene werden wegen ihrer physiologisch oft sehr unreifen neurologischen Reaktionen (Tonus, Reflexantwort) ohne gleichzeitige Atmungs- und Kreislaufdepression immer mit zu niedrigen Werten versehen.

Nur mehrfach und über längere Zeit, also nach 5, 10, 15 oder sogar 20 Minuten erhobene Apgar-Werte haben prognostische Bedeutung für die Morbidität eines anpassungsgestörten Kindes. Der Wert der 1. Minute gibt vielmehr an, ob eine akute Beeinträchtigung der Vitalfunktionen vorliegt, die – wenn sofort behoben – keine weitere Bedeutung für eine normale Anpassungsphase und spätere Entwicklung haben muß.

Zur Zustandsdiagnostik gehört heute auch die Beurteilung des *Nabelarterien-pH-Wertes* und u. U. die Bewertung vielleicht vorausgegangener Störungen des normalen *Kardiotokogramms.*

Einfache Erstmaßnahmen

Das unauffällige Neugeborene

Das nach normaler Geburt unauffällige Neugeborene wird bis zur Abnabelung zwischen die Beine der Mutter auf ein vorgewärmtes Tuch gelegt (s. auch Abb. 15.**1**). Die Abnabelung erfolgt am besten innerhalb von 30 – 60 Sekunden nach der Geburt mit 3 Klemmen. Die erste wird 5 – 7 cm über dem Bauchansatz der Nabelschnur gesetzt, die beiden anderen vulvanah im Abstand von 3 cm. Zwischen diesen beiden Klemmen wird die Nabelschnur durchtrennt. Aus dem langen Teil der Nabelschnur können die Blutentnahmen aus den Nabelgefäßen vorgenommen werden. Die Nabelschnur wird nicht zum Kind hin ausgestrichen, eine Polyzythämie könnte die Folge sein.

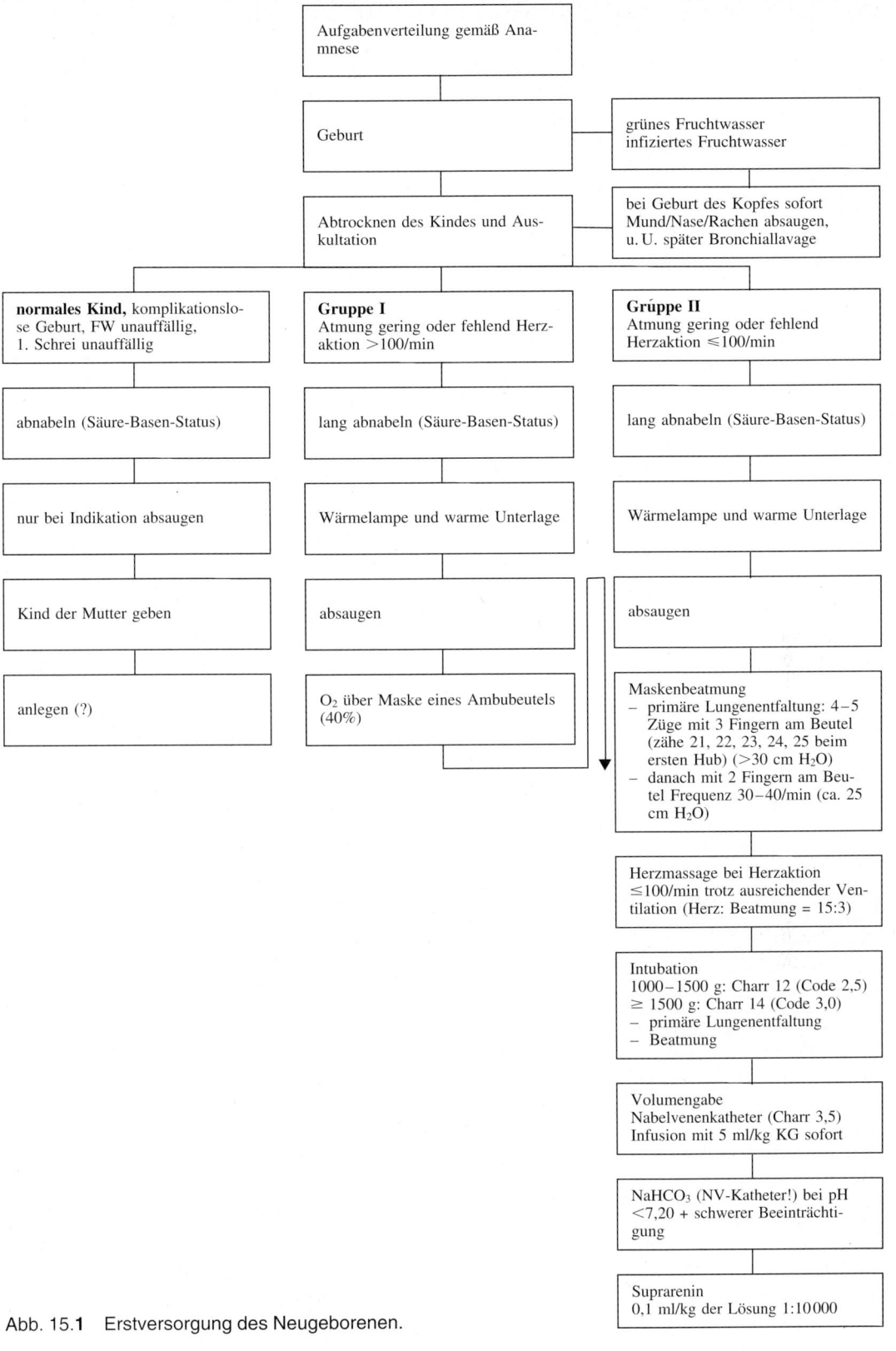

Abb. 15.**1**   Erstversorgung des Neugeborenen.

Nach einer Sectio sollte das Kind mit der hängenden Nabelschnur nicht hoch über die Mutter angehoben, sondern in Bauchhöhe gehalten werden, bis abgenabelt worden ist, sonst könnten erhebliche Mengen von kindlichem Blut in die Plazenta drainiert werden.

Es ist umstritten, ob man die Nabelschnur bei Frühgeborenen zum Kind hin ausstreichen soll, auch hier kann es zu gefährlichen Polyzythämien kommen. Mehrlinge werden wegen der möglichen fetofetalen Transfusion ebenso wie die Kinder sofort abgenabelt, die durch eine Blutgruppeninkompatibilität gefährdet sind.

Die weitere Versorgung findet auf dem Tisch statt, der für die Erstversorgung vorbereitet ist. Hier erfolgt die endgültige Nabelschnurversorgung mit Plastikklemme oder sterilem Baumwollband. Ein *Absaugen der Mundhöhle und des Rachenraums erübrigt sich im Regelfall* nach vaginaler Entbindung und normalem ersten Schrei innerhalb von 30 Sekunden. Nach Sectioentbindungen oder wenn sich viel und zäher Schleim im Mund des Kindes befindet, ist es vielleicht angezeigt.

Wichtig ist es, das Kind *sofort gründlich abzutrocknen,* um Wärmeverlusten vorzubeugen. Danach liegt es am besten auf dem Bauch der Mutter, die es gut beobachten und warmhalten kann.

Das anpassungsgestörte Kind

Anders verhält es sich mit dem anpassungsgestörten Kind, bei dem der erste Schrei verzögert erfolgt, die Atmung gestört ist oder ganz fehlt. Liegt die Pulsfrequenz über 100/min (Gruppe 1 oder Apgar-Wert < 6–4, *primäre Apnoe*), sind 2 weitere Personen für die Versorgung des Kindes notwendig. Die eine verabreicht Sauerstoff und führt vielleicht die Beatmung durch, saugt ab und beobachtet das Ingangkommen der Vitalfunktionen (Zustandsdiagnostik). Die andere führt die orale Absaugung durch und bereitet – wenn erforderlich – Medikamente und Instrumente vor.

Es wird jetzt lang abgenabelt, um später gut einen Nabelvenen- und wenn nötig einen Nabelarterienkatheter legen zu können.

Während der Beatmung wird nach dem Absaugen gründlich abgetrocknet. In den meisten Fällen werden diese Maßnahmen über die kutane Stimulierung die Spontanatmung anregen, so daß sich die Kinder rasch erholen.

Findet sich *mekoniumhaltiges oder infiziertes Fruchtwasser,* so ist die *orale und nasale Absaugung* schon nach dem Durchschneiden des Kopfes angezeigt. Über eine Intubation kann auch eine *endobronchiale Lavage* mit warmer physiologischer Kochsalzlösung erfolgen, die die Atemwege säubern kann und dem Mekonium-Aspirationssyndrom vorbeugen hilft.

Das apnoische Kind

Ist das Kind nach der Geburt apnoisch oder schnappt es nur nach Luft und seine Herzfrequenz liegt unter 100/min (Gruppe 2, Apgar-Wert < 3–0, *terminale Apnoe*), muß sofort mit der Masken-Beutel-Beatmung und Sauerstoffzufuhr begonnen werden. Das gleiche gilt für Kinder, die sich nach den vorgenannten Maßnahmen nicht erholen.

Ob eine orale Absaugung notwendig ist, richtet sich nach der Situation. Am besten schließt sich der ersten Masken-Beutel-Beatmung die endotracheale Intubation an, wenn sich das leichenblasse Kind nicht sofort rosig verfärbt – ein Zeichen für die sich erholende Kreislauffunktion. In den meisten Fällen bessert sich allerdings der Zustand rasch, und Spontanatmung tritt auf.

Ist das Kind jedoch bradykard unter 80/min oder gar asystolisch und seine Atmung bleibt unzureichend, ist zusätzlich die *Herzmassage* erforderlich. Sie wird mit der beidhändigen Methode vorgenommen:

- Daumen nebeneinander auf dem Brustbein unter der Intermammillarlinie.
- Hände umfassen den Brustkorb nach hinten hin.
- Kompression des Sternums im Rhythmus 15 : 3–5 Ventilationen (Beatmung und Herzmassage nicht synchron).

Die Herzmassage sollte nicht zu früh wieder beendet werden, da der Erfolg nur passager sein kann.

Manuelle Atemhilfen für den Kreißsaal

Solche Hilfen sind kleine, leichte, sich selbst entfaltende Beatmungsbeutel, die ohne und mit Sauerstoff zu verwenden sind, so daß O_2-Konzentrationen von 21, 40 und 100 Vol% in der Einatmungsluft erzielt werden können. Man beatmet zunächst mit etwas erhöhtem Druck (30–40 cm H_2O, geschlossenes Überdruckventil) 4–5 langsame Atemzüge, um die u. U. nicht entfaltete Lunge zu blähen, und setzt dann mit einer Frequenz von 30–40/min die Maskenbeatmung bis zur Spontanatmung fort.

Weitergehende Behandlungsmaßnahmen

Endotracheale Intubation und Absaugung

Erholt sich das Kind nicht innerhalb weniger Minuten, ist die Intubation angezeigt. Das gilt besonders dann, wenn es zur weiteren Behandlung verlegt werden muß. Während der orotracheale Weg für viele leichter auszuführen ist, ist für einen Verlegungstransport der nasotracheale der sicherere. Für den Geübten bietet er auch weniger Probleme, bleibt doch der Larynx während des Intubationsvorgangs immer sichtbar. Der Tubusdurchmesser richtet sich nach der Größe des Nasenlochs sowohl beim Früh- als auch beim Neugeborenen.

Die Tiefe der Intubation kann anhand der schwarzen Färbung an der Tubusspitze und an der Länge des eingeführten Tubus am Nasenloch abgelesen werden. Sie wird dokumentiert. Eine auskultatorische Prüfung des Atemgeräusches beider Lungen schließt sich an.

Die Intubation ist Voraussetzung für die mehrfache bronchiale Lavage mit 1–2 ml physiologischer Kochsalzlösung bei massiv grünem und/oder infiziertem Fruchtwasser in den Atemwegen.

Intravasale Zugänge

Für eine rasche Volumenbehandlung bei Schockzuständen, so z. B. auch bei der schweren Asphyxie, ist ein sofort verfügbarer venöser Zugang notwendig. Hier bietet sich die Nabelvene für eine leicht auszuführende Katheterisierung an. Periphere venöse Zugänge sind für den weniger Geübten nicht gut geeignet und verursachen allenfalls Zeitverluste für notwendige andere therapeutische Maßnahmen.

Der Nabelschnurrest wird bis auf etwa 0,5–1 cm oberhalb der Haut gekürzt. Der Katheter von 2,5–8 Ch Größe wird etwa 7,5 bis 11 cm – abhängig von der Größe des Kindes – eingeführt. Tabellen für die einzuführende Länge finden sich in jedem Kompendium für die Neonatologie. Danach prüft man, ob sich leicht Blut aspirieren läßt. Das ist der Fall, wenn die Katheterspitze im Bereich der V. cava inferior

oder auch im rechten Vorhof liegt. Ist es unmöglich, den Katheter so weit vorzuschieben, wird er zurückgezogen, bis er sich auf Sog hin wieder leicht mit Blut füllt. Hyperosmolare Lösungen dürfen nur dann in den Katheter injiziert werden, wenn durch radiologische oder sonografische Kontrolle gesichert ist, daß die Spitze nicht im Pfortaderbereich der Leber liegt. Der Nabelvenenkatheter wird nach 24 Stunden durch einen peripher-venösen Zugang ersetzt.

Volumenbehandlung (Tab. 15.4)

Zur Volumenbehandlung werden 5 ml/kg Humanalbumin 5%, HÄES 6%, oder auch andere kolloidale Lösungen verwendet. Die Lösung muß angewärmt sein, kalt kann sie schwere Bradykardien hervorrufen.

Ringer-Laktat- oder Kochsalzlösung sind in einer Menge von 10 ml/kg auch geeignet.

Verdünntes Adrenalin (Tab. 15.4)

Bei schwerer Bradykardie (< 80/min) wird Adrenalin 1 : 10 000 verdünnt endotracheal über einen tief in den Stammbronchien liegenden dünnen Nabelarterienkatheter in einer Menge von 0,3 ml/kg instilliert, wenn ein intravenöser Zugang noch nicht vorhanden ist. Eine Wiederholung ist nach etwa 5 Minuten möglich.

Intravenös verabfolgen wir über den Nabelvenenkatheter 0,1 ml/kg der 1 : 10 000 Lösung an Adrenalin beim ersten Mal. Zur Wiederholung werden 0,2 ml/kg angewendet.

Voraussetzung für eine erfolgreiche Reanimation ist nicht die Anwendung von Adrenalin, sondern eine wirkungsvolle Beatmung und Sauerstoffversorgung.

Pufferbehandlung (Tab. 15.4)

Natriumbicarbonat sollte heute nicht mehr blind ohne Kenntnis des Säure-Basen-Haushalts verabfolgt werden. Lediglich der unvermutete klinische Herzstillstand stellt noch eine Indikation dar.

Es werden 1 mval/kg über 3–5 Minuten langsam injiziert, unter Beachtung, daß die Nabelvenenkatheterspitze sich zentral befinden muß und nicht im Pfortaderbereich liegt.

Glucoseanwendung (Tab. 15.4)

Die Zufuhr von Glucoselösungen ist auf die Behebung der Hypoglykämien beschränkt (Teststreifenprobe!). Zur Reanimation verwenden

Tabelle 15.4   Wichtige Medikamente zur Reanimation bei Neugeborenen

Indikation	Medikament	Dosierung
Schock	HA 5%	5 ml/kg i. v. Einzeldosis bis 15 ml/kg i. v.
Hypoglykämie	Glucose 10%	4 ml/kg i. v.
Diabetikerkinder	Glucose 5%	5 ml/kg i. v. oder wie oben
Bradykardie (Herzfrequenz $\leq$ 100/min) trotz Herzmassage	Suprarenin (Amp. 1 : 1000)	0,1 ml/kg i. v. der 1 : 10 verdünnten Lösung alle 3–5 min; 0,2 ml i. v. zur Wiederholung; 0,3 ml/kg der 1 : 10 verdünnten Lösung in den Tubus
Herzstillstand	Suprarenin	wie oben
Metabolische Azidose (ph < 7,20 + Klinik)	NaHCO$_3$ 8,4%: 1 mmval = 1 ml	1 + 1 mit Glucose 5% verdünnt, davon 5 ml über 3 min langsam i. v., evtl. wiederholen
Atemdepression aufgrund von Opiatabgabe an die Mutter	Naloxon (Narcanti Neon. Amp. 0,04 mg = 2 ml)	0,1 mg/kg i. v. alle 2–3 min, wiederholen bis Erfolg
Postasphyktische Kinder und Frühgeborene	Konaktion (10 mg/ml)	1 mg/kg i. m. oder s. c.

wir nur glucosefreie Lösungen. Die Zufuhr von Glucose führt zu verstärktem Sauerstoffverbrauch des Hirns und ist im Fall einer Reanimation wahrscheinlich eher ungünstig. Abgesehen davon werden gerade in Schocksituationen oft auch Hyperglykämien beobachtet, die durch Glucoseinfusion nur noch verstärkt werden. Gerade bei sehr kleinen Frühgeborenen sind solche Erhöhungen der Osmolalität des Serums aber gefährlich.

Calcium

Bis heute ist die Anwendung von Calcium i. v. (0,5–1 ml der 10% Ca-Gluconatlösung) im Fall einer schweren kardialen Depression umstritten. Präzise Untersuchungen fehlen, die es gestatten, Schaden oder Nutzen abzuwägen. Man sollte es nur bei nachgewiesener Hyperkaliämie (durch Azidose bedingt) oder im Falle einer Hypokalzämie anwenden.

Naloxon (Tab. 15.4)

Die durch Opiatgabe an die Mutter verursachte Atemdepression des Neugeborenen kann mit 0,1 ml/kg i. v. aufgehoben werden. Die Anwendung kann alle 2–3 Minuten bis zum Erfolg wiederholt werden.

Warmhalten und Transport

Nicht alle Risiken für eine Geburt sind vorhersehbar. Geburtshilfliche Notfälle können es notwendig machen, die Erstversorgung außerhalb eines Zentrums durchführen zu müssen. Meistens sind schwere Hypothermien die Folge, weil nicht alle Vorsorge – vor allem zur Vermeidung von Wärmeverlusten – getroffen werden kann. Ganz besonders gefährdet sind in dieser Hinsicht Notfälle bei Hausgeburten. Nicht immer kann die Mutter nach der Geburt das Kind selbst warmhalten, wenn z. B. Beatmung und Infusion notwendig sind.

Praktisch alle Perinatalzentren und Schwerpunktkliniken unterhalten *Neugeborenen-Notarztdienste,* die mittels standardisierter Transportinkubatoren, Beatmungs- und Überwachungsgeräten sowie einer ausgewählten instrumentellen und medikamentösen Ausstattung auch außerhalb des Zentrums eine Notfallversorgung des Neugeborenen und seinen Transport in eine neonatologische Intensivstation sicherstellen können.

Beginn und Ende einer Reanimation

Den Tod eines Neugeborenen festzustellen, ist eine klinische Diagnose. In Notfallsituationen kann der irreversible Funktionsausfall des Gehirns nicht durch EEG-Untersuchung geprüft werden. Es empfiehlt sich daher, immer mit der Reanimation zu beginnen, wenn nicht schon intrauterin ein Herzstillstand beobachtet wurde, also eine Totgeburt vorliegt.

Besteht eine Asystolie trotz aller Maßnahmen länger als 10 Minuten oder kommt es über mehr als 45 Minuten nur zu vereinzelten Herzschlägen, kann ein Ende aller Bemühungen erwogen werden.

Literatur

1 Ahnefeld, F. W., W. Dick, H.-P. Schuster: Notfallmedizin, Klinische Anästhesiologie und Intensivtherapie, Bd. 30. Springer, Berlin 1986

2 Ahnefeld, F. W., K. H. Lindner, P. Lotz, R. Rosi: Kardiopulmonale Reanimation (CPR). Wissenschaftliche Verlagsgesellschaft, Stuttgart 1987

3 Akademie für Ethik in der Medizin, Deutsche Gesellschaft für Kinderheilkunde, Deutsche Gesellschaft für Medizinrecht: Grenzen ärztlicher Behandlungspflicht bei schwerstgeschädigten Neugeborenen. Einbecker Empfehlung. Revidierte Fassung 1992 (im Druck)

4 American Academy of Pediatrics: Instructor's Manual of Neonatal Resuscitation. American Heart Association 1987

5 American Academy of Pediatrics, American College of Obstetricians and Gynecologists: Guidelines for Perinatal Care, 2nd ed. Amer. Academy of Pediatrics, Elk Grove Village 1988

6 American Heart Association: Standards and guidelines for cardiopulmonary resuscitation and emergency cardiac care. J. Amer. med. Ass. 268 (1992) 2171–2301

7 Borland, M.: Establishing the pediatric airway. Int. Anesthesiol. Clin. 26 (1988) 27

8 Bundesärztekammer: Reanimation. Richtlinien für die Wiederbelebung und Notfallversorgung. Deutscher Ärzte-Verlag, Köln 1991

9 Burri, C., F. W. Ahnefeld: Cava-Katheter. Springer, Berlin 1977

10 Chandra, N., M. Rudikoff, M. L. Weisfeldt: Simultaneous chest compression and ventilation at high airway pressure during cardiopulmonary resuscitation. Lancet 1980/I, 175

11 Chandra, N., M. L. Weisfeldt, J. Tsitlik, F. Vaghaiwalla, L. D. Synder, M. Hoffecker, M. T. Rudikoff: Augmentation of carotid flow during cardiopulmunary resuscitation by ventilation at high airway pressure simultaneous with chest compression. Amer. J. Cardiol. 48 (1981) 1053

12 Deutsche Gesellschaft für Medizinrecht: Grenzen der ärztlichen Behandlungspflicht bei schwerstgeschädigten Neugeborenen. Erstes Einbecker Experten-Gespräch 26.–29.6.1986. Mitt.-Bl. dtsch. Ges. Perinatalmed. 3 (1986) 31

13 Dick, W.: Reanimation im Kindesalter – Ergebnisse im internationalen Vergleich. Notfallmedizin 13 (1987) 440

14 Downes, J. J.: Standards for airway equipment. Int. Anesthesiol. Clin. 26 (1988) 14

15 Dunnbar, R. D., R. Mitchell, M. Lavine: Aberrant locations of central venous catheters. Lancet 1981/I, 711

16 Fischer, F.: Zentralvenöse Punktion: Risiken und Komplikationen. Dtsch. Ärztebl. 83 (1986) 470

17 Harte, F. A., P. C. Chalmers, R. F. Walsh, P. R. Dankler, F. M. Sheik: Intraosseous fluid administration: A parenteral alternative in pediatric resusciation. Anesth. and Analg. 66 (1987) 687

18 Künzel, W.: Abnabelung – Überlegungen zur Wahl des richtigen Zeitpunkts. Z. Geburtsh. Perinatol. 186 (1982) 59

19 Lemburg, P.: Kontroverse zum Thema Neugeborenen-Reanimation. Notfallmedizin 10 (1984) 1314

20 Lemburg, P.: Herzstillstand beim Kind: Was tun? Notfallmedizin 15 (1989) 93

21 Lemburg, P.: Die Erstversorgung des Neugeborenen im Kreißsaal. In Reinhardt, D., G.-A. von Harnack: Therapie der Krankheiten des Kindesalters. Springer, Berlin 1990

22 Lemburg, P.: Wiederbelebung und Erstversorgung von Neugeborenen. In Bundesärztekammer: Reanimation. Richtlinien für Wiederbelebung und Notfallversorgung. Deutscher Ärzte-Verlag, Köln 1991

23 Levin, L., F. C. Mooris, G. C. Moore: A practical guide to pediatric intensive care. Mosby, St. Louis 1984

24 Linderkamp, O.: Frühabnabelung oder Spätabnabelung? Gynäkologe 17 (1984) 281

25 Linderkamp, O., P. G. H. Kühl: Grundsätze der Neugeborenenversorgung. In Bolte, A., F. F. Wolff: Prognose für Mutter und Kind. Steinkopff, Darmstadt 1989

26 Lotz, P., M. Schlipt, F. W. Ahnefeld, W. Dick: Vergleichende Untersuchungen von Handbeatmungsgeräten. Notfallmedizin 12 (1986) 396

27 Meuret, G. H., H. Löllgen: Reanimationsfibel. Springer, Berlin 1988

28 Nelson, K. B., J. H. Ellenberg: Antecedents of cerebral palsy. Multivariate Analysis of risk. New Engl. J. Med. 315 (1986) 81

29 Nicolson, S. C., M. F. Sweeney, R. A. Moore, D. R. Jpbers: Comparison of internal and external cannulation of the pediatric patient. Crit. Care Med. 13 (1985) 747

30 Pelzer, V., P. Lemburg: Erstversorgung von Neugeborenen in Notfallsituationen. Dtsch. Ärztebl. 86 (1989) 397

31 Rogers, M. C., S. K. Nugent, G. L. Stidham: Effects of closed-chest cardiac massage on intracranial pressure. Crit. Care Med. 7 (1979) 455

32 Rogers, M. C.: Textbook of Pediatric Intensive Care. Williams & Wilkins, Baltimore 1987

33 Rossi, R., B. Koch: Beatmungshilfen – Sicherheit, Wirksamkeit, Anwendbarkeit. Schriftenreihe zum Rettungswesen Nr. 1. Institut für Rettungsdienst, Bonn 1989

34 von Stockhausen, H. B., A. Feige: Versorgung des Neugeborenen. In Wulf, K.-H., H. Schmidt-Matthiesen: Klinik der Frauenheilkunde und Geburtshilfe, Bd. 7/II. Urban & Schwarzenberg, München 1990 (S. 497)

35 Zaritzky, A.: Cardiopulmonary resuscitation in children. Clin. Chest Med. 8 (1987) 561

36 Zimmermann, E. J., W. A. Knaus, S. M. Sharpe, A. S. Anderson, E. A. Draper, D. P. Wagner: The use and implication of do not resusciation orders in intensive care units. J. Amer. med. Ass. 255 (1986) 351

16 Anästhesie bei Gebärenden mit hohem Risiko

W. Dick

Die anästhesiebedingte oder anästhesieabhängige Mortalität der Mutter in Zusammenhang mit der Gestation ist deutlich höher als bei Frauen ohne Schwangerschaft.

Komplikationen bzw. Risiken können

– direkt im Zusammenhang stehen mit der Schwangerschaft,
– als Begleitrisiken entstehen,
– zusätzlich zur Schwangerschaft auftreten,
– direkt mit der Entbindung zu tun haben.

Die anästhesiologischen Probleme bei Komplikationen, Erkrankungen und Interventionen in direktem Zusammenhang mit der Schwangerschaft werden an anderer Stelle ausführlich abgehandelt.

Die anästhesiologischen Überlegungen zur Behandlung von Patientinnen mit Komplikationen, Erkrankungen und operativen Interventionen, die während Schwangerschaft und Geburt auftreten (Tab. 16.**1**) müssen folgende Aspekte berücksichtigen:

– Auswirkungen der verschiedenen Anästhetika, Adjuvanzien und Anästhesietechniken auf physiologische und pathophysiologische Bedingungen bei der Mutter;
– Einflüsse der verschiedenen Anästhetika, Adjuvanzien und Anästhesietechniken auf den Fetus.

Tabelle 16.1 Erkrankungen und Komplikationen als Begleitrisiken der Geburt

– Respiratorische Erkrankungen
– Kardiovaskuläre Erkrankungen
– Metabolische und endokrine Störungen
– Neuromuskuläre Erkrankungen
– Blutungen und Schock
– Fehllagen, Mehrlingsgeburten
– Folgen operativer Interventionen
– Frühgeburtlichkeit und Fetal distress
– Aspiration von Mageninhalt

Störungen der Atemfunktion

Die wesentlichen Faktoren, die die Lungenfunktion während der Schwangerschaft beeinträchtigen können, sind Abnahme der funktionellen Residualkapazität und der Sauerstoffdiffusionskapazität sowie erhöhte Atemarbeit. Die häufigsten Risiken und Komplikationen seitens der Atemfunktion sind chronische Bronchitis und Asthma bronchiale.

Die grundlegenden Prinzipien der anästhesiologischen Betreuung solcher Schwangeren und Gebärenden konzentrieren sich auf:

– Vermeidung von Hypoxie und Hyperkapnie bei Mutter und Fetus,
– Fortführung der bestehenden Medikation mit β-Mimetika, Theophyllin und Corticosteroiden bzw. ggf. Einleitung einer solchen Behandlung.

Voruntersuchung

Zur adäquaten Betreuung der Mutter mit pulmonal erhöhtem Risiko gehört eine gründliche körperliche Untersuchung, ggf. einige Laborwerte, insbesondere aber eine einfache Lungenfunktionsüberprüfung und unter Umständen eine Röntgenaufnahme der Lunge.

Medikation

Patientinnen mit chronischer Bronchitis oder Asthma bronchiale werden häufig mit β-adrenergen Substanzen, Corticosteroiden und Theophyllin behandelt. Während diese Substanzen die pulmonale Situation verbessern, können sie mit dem Geburtsfortschritt interferieren und zusätzlich zu hämodynamischen Komplikationen führen. β-Adrenergika können darüber hinaus die fetale und neonatale Situation beeinträchtigen. Die kontinuierliche Infusion von Hydrocortison 2 mg/kg/Std. bzw. einem Äquivalent in entsprechender Dosis kann indiziert sein als Substitution der Dauerbehandlung, besonders während der vaginalen oder abdominalen Entbindung. Nach Theophyllinapplikation an die Mutter sollte beim Neugeborenen auf Symptome einer Theophyllinintoxikation geachtet werden. $PGF_2 + E_2$ werden gelegentlich zur Ge-

Tabelle 16.2 Medikamente zur Therapie bei respiratorischem Risiko			
Adrenalin α + β	2−3 Std.	Verminderung der Uterusdurchblutung Fetal distress	
Terbutalin β2	langwirkend	Tachykardie Vasodilatation Tokolyse!	
Salbutamol β2	4−6 Std.	wenig kardiale Nebenwirkungen	
Theophyllin	2−3 Std.	hämodynamische Nebenwirkungen, neonatale Intoxikation	
Corticosteroide		mit Tokolytika Gefahr von Lungenödem und Herzversagen	
Antihistaminika		Verdacht der Disposition zu retrolentaler Fibroplasie bei Frühgeburt und chronischer Einnahme	

Tabelle 16.3   Therapie eines Asthmaanfalls unter der Geburt (nach Shnider 1987)

− Sauerstoff
− 0,25 mg Terbutalin s.c.
− Venöser Zugang und Infusion
− Theophyhllin
  • ohne Vorbehandlung 5,6 mg/kg/20 min
  • mit unzureich. Vorbeh. 2,5 mg/kg/20 min
  • mit ausreich. Vorbeh. —
    + 0,3−0,5 mg/kg/Std. als Infusion

− Ggf. Cortisol 100−200 mg bzw. Methylprednisolon 40 mg alle 2−6 Std.

burtseinleitung eingesetzt. Sie würden bei pulmonalem Risiko zur Bronchokonstriktion führen und sollten daher vermieden werden (Tab. 16.**2**, 16.**3**).

Anästhesieverfahren

Entweder kommen Allgemeinanästhesie oder Regionalanästhesie in Betracht. Da beide Techniken Vor- und Nachteile aufweisen, kann bei fehlenden Kontraindikationen die Regionalanästhesie und hier insbesondere die Periduralanästhesie als Methode der Wahl angesehen werden. Sie schaltet den Geburtsschmerz aus und wirkt damit auch der Entwicklung von Angstzuständen entgegen. Darüber hinaus werden Irritationen des oberen Respirationstrakts

vermieden; Asthmaattacken können meist auf ein Minimum begrenzt werden (Tab. 16.**4**).

Eine versehentlich hohe Spinal- oder Periduralanästhesie kann jedoch eine deutliche Verschlechterung der Funktion der Interkostalmuskulatur auslösen, die ihrerseits in eine Ateminsuffizienz münden kann.

Ist eine Allgemeinanästhesie unumgänglich, so sollte diese mit Ketamin (β-mimetischer Effekt) in Kombination mit Halothan und einer inspiratorischen Sauerstoffkonzentration von mindestens 50% eingeleitet bzw. aufrechterhalten werden.

Dabei muß die Beatmung so gesteuert werden, daß der P_{CO_2} im Bereich von ca. 30 mmHg gehalten wird, um eine adäquate fetale CO_2-Elimination über die Mutter zu gewährleisten (Abb. 16. **1**).

Patientinnen mit chronischer Bronchitis oder Asthma bronchiale haben häufig erhöhte P_{aCO_2}-Werte, die insbesondere beim Fetus zu einer respiratorischen Azidose führen können.

Monitoring

Patientinnen mit respiratorischem Risiko sollten routinemäßig mit Hilfe eines EKG und einer kontinuierlichen nichtinvasiven Blutdruckmessung (Dinamap o. ä.) überwacht werden. Arterielle Blutdruckmessungen und Blutgase sind nur bei Komplikationen indiziert.

Tabelle 16.**4**   Anästhesiekonzeption bei Schwangeren mit Störungen der Atemfunktion

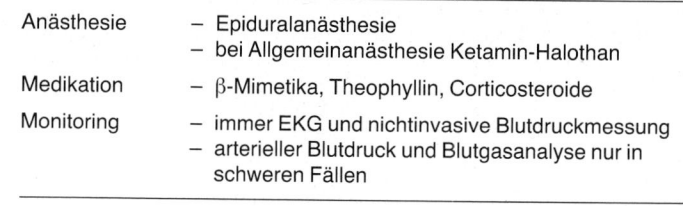

Anästhesie	– Epiduralanästhesie – bei Allgemeinanästhesie Ketamin-Halothan
Medikation	– β-Mimetika, Theophyllin, Corticosteroide
Monitoring	– immer EKG und nichtinvasive Blutdruckmessung – arterieller Blutdruck und Blutgasanalyse nur in schweren Fällen

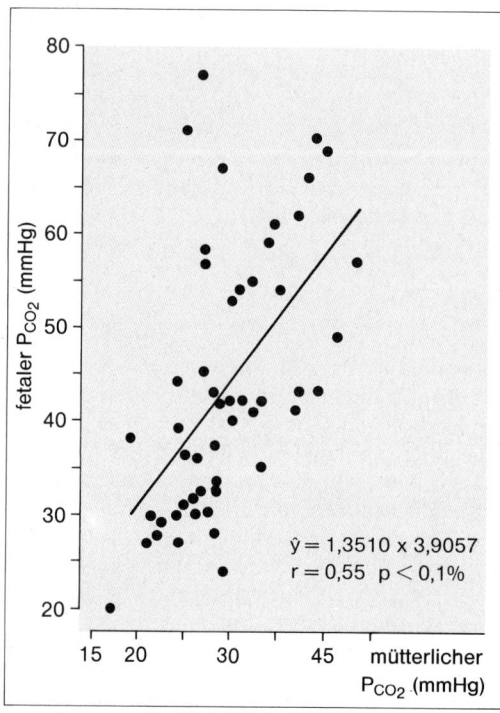

$$\hat{y} = 1{,}3510 \times 3{,}9057$$
$$r = 0{,}55 \quad p < 0{,}1\%$$

Abb. 16.**1**   Abhängigkeit des fetalen P_{CO_2} vom mütterlichen P_{CO_2}.

Kardiozirkulatorische Risiken

Umstellungsfaktoren

Die für die Anästhesie wesentlichen pathophysiologischen Umstellungsfaktoren der Schwangeren und der Gebärenden sind erhöhtes Plasmavolumen, Hämodilution, erhöhtes Herzzeitvolumen, aber auch erhöhte Arrhythmieinzidenz und aortokavales Syndrom, erhöhte Herzarbeit und verminderte Nachlast. Der Gesamtwiderstand nimmt während der Schwangerschaft ab, mit einem Minimum zum Zeitpunkt der Geburt.

Komplikationen

Die häufigsten Erkrankungen, die zu Komplikationen führen können, sind: kongenitale oder erworbene Herzfehler (Klappenfehler), Hypertension, Tachykardie, koronare Herzerkrankung oder Kardiomyopathie, daneben vorübergehende Blockbildungen und paroxysmale Tachykardien sowie Herzinsuffizienz (Tab. 16.**5**).

Inzidenz

Nahezu 1–2% aller Schwangeren leiden an kardiovaskulären Erkrankungen. Die Zahl derjenigen mit rheumatischen Herzerkrankungen hat jedoch in den letzten Jahren drastisch abgenommen. Schwangere, die am Herzen operiert werden, haben meist ein kongenitales Vitium. In steigendem Ausmaß weisen Schwangere hingegen eine koronare Herzerkrankung oder eine Kardiomyopathie auf.

Die Inzidenz der verschiedenen rheumatischen Herzerkrankungen variiert von 1% für die Aortenstenose bis ungefähr 90% für die Mitralstenose. Die relevante mütterliche Mortalität liegt um 1% bei der Mitralinsuffizienz bis 7 oder 8% bei der Aortenstenose oder Aorteninsuffizienz (Abb. 16.**2**, Tab. 16.**6**).

Unter den angeborenen Herzfehlern ist der häufigste der Vorhofseptumdefekt, gefolgt vom Ventrikelseptumdefekt und dem persistierenden Ductus arteriosus. Die anderen wie Tetralogie, Aortenstenose, Pulmonalstenose und Koarktation der Aorta (zwischen 2 und 15%) sind relativ selten. Die Mortalitätsraten liegen jedoch um 40% beim Ventrikelseptumdefekt, bei den anderen unter 15%. Eine Herzinsuffizienz als Folge eines operativen Eingriffs kommt vor in 7% allgemein, davon bei 4% im 1. Trimenon, bei 20% im 2., bei 30% im 30. und bei 10% postpartal.

Tabelle 16.**5** Risiken der Schwangeren durch Herz-Kreislauf-Erkrankungen NYHA II (nach Mangano 1979)

Herzerkrankung	Häufigkeit	Mortalität
Vorhofseptumdefekt	8–38%	3–9%
Ventrikelseptumdefekt	7–26%	7–40%
Offener Ductus arteriosus	6–20%	5–6%
Koarktation	4–18%	3–9%
Pulmonalstenose	8–16%	
Fallot	2–15%	4–12%
Aortenstenose	2–10%	

Tabelle 16.**6** Risiken der Schwangeren durch Herz-Kreislauf-Erkrankungen NYHA I (nach Mangano 1979, Shnider 1987)

Herzerkrankung	Häufigkeit	Mortalität	
		maternal	fetal
Mitralstenose	75–90%	4–5%	3,5%
Mitralinsuffizienz	6–12%	1–5%	
Aortenstenose	1%	6–8%	
Aorteninsuffizienz	1–2–5%	2–7%	

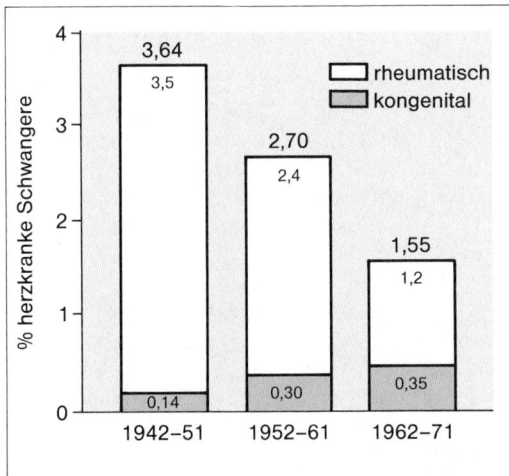

Abb. 16.**2** Häufigkeit und Verteilung von Herzerkrankungen während der Schwangerschaft über 3 Dekaden. Daten von 50 000 Fällen (aus Szekely, P., Snaith, L.: Heart Disease and Pregnancy. Churchill Livingstone, London 1974).

Grundsätze der anästhesiologischen Betreuung

Die Grundsätze der anästhesiologischen Betreuung dieser Patientinnen sind ähnlich für Mitral- und Aortenstenose bzw. Mitral- und Aorteninsuffizienz. Bei der Mitralstenose und der Aortenstenose müssen Tachykardie bzw. Bradykardie und Vasodilatation vermieden werden, bei der Mitralstenose darüber hinaus hohe pulmonalarterielle Drucke und abrupte Anstiege des zirkulierenden Blutvolumens. Arrhythmien gilt es zu kontrollieren. Bei der Aortenstenose ist die Aufrechterhaltung des venösen Angebots von allerhöchster Priorität (Tab. 16.**7**).

Bei Patientinnen mit Mitralinsuffizienz und Aorteninsuffizienz gilt es, Vasokonstriktion und Myokarddepression zu verhindern. Die Herzfrequenz sollte innerhalb des Normalbereichs gehalten werden. Bei Mitralinsuffizienz müssen Arrhythmien und Vorhofflimmern kontrolliert werden (Tab. 16.**8**).

Bei Patientinnen mit *seltenen angeborenen Herzfehlern* liegen die Prinzipien der Behandlung in der Prävention von Bradykardie, Vasodilatation und der Aufrechterhaltung der linksventrikulären Füllungsdrücke. Patientinnen mit Vorhofseptum- und Ventrikelseptumdefekt sowie persistierendem Ductus arteriosus werden insbesondere durch Volumenüberlastung bedroht. Für die Anästhesie gilt es daher, systemische vaskuläre Widerstandserhöhun-

Tabelle 16.**7** Anästhesiekonzeption bei Schwangeren mit Herz-Kreislauf-Erkrankungen NYHA III

Mitral-stenose	vermeide	– Tachykardie (kein Atropin), kein Ketamin, kein Pancuronium, kein Dolantin – hohe pulmonalarterielle Drucke (P_{CO2}-Anstieg, P_{O2}-Abfall, Azidose, ggf. Dopamin 3–8 μg/kg/min) – Vasodilatation – Blutvolumenanstieg
	kontrolliere	– Arrhythmien
Aorten-stenose	vermeide	– Tachykardie/Bradykardie – Vasodilatation
	erhalte	– venösen Rückstrom

Tabelle 16.**8** Anästhesiekonzeption bei Schwangeren mit Herz-Kreislauf-Erkrankungen NYHA IV

Mitral-insuffizienz	vermeide	– Vasokonstriktion – Myokarddepression
	erhalte	– normale Herzfrequenz
Aorten-insuffizienz	kontrolliere	– Arrhythmien/Vorhofflimmern

gen, Anstiege des zirkulierenden Blutvolumens und Abnahme des pulmonal-vaskulären Widerstands, Myokarddepression und Arrhythmien zu vermeiden.

Grundprinzipien der Anästhesie bei derartigen hämodynamischen Erkrankungen sind:

– Vermeidung von Hypertension bzw. Hypotension,
– Vermeidung von Tachykardie oder Bradykardie,
  (Vermeidung des Intubationsreizes z. B. durch Etomidate, Rapifen, β-blocker und Calciumantagonisten),
– Prävention von Arrhythmien und myokardialer Depression,
– Vermeidung von erheblichen Schwankungen im pulmonal-vaskulären und peripheren Widerstand,
– Fortsetzung jeglicher Medikation, die bereits zur Behandlung der Grunderkrankung gewählt worden war.

Eine Allgemeinanästhesie ist häufig mit Perioden von Hyper- oder Hypotension, eine Regionalanästhesie meist mit hypotensiven Ereignissen verknüpft. Bei der *Mitralstenose* kann die Periduralanästhesie indiziert sein, wenn jegliche Hypotension vermieden werden kann. Bei

der *Mitralinsuffizienz* ist die Periduralanästhesie sogar die Methode der Wahl, da sie den pulmonalvaskulären Widerstand reduziert. Andererseits muß jede ausgeprägte Vasodilatation ohne entsprechenden Volumenersatz vermieden werden.

Bei Patientinnen mit *Aorteninsuffizienz* ist die Periduralanästhesie besonders deshalb indiziert, weil sie einen Anstieg des peripheren Widerstands vermeidet. Bei der *Aortenstenose* jedoch kann die Periduralanästhesie kontraindiziert sein wegen eben dieser Sympathikusblokkade (Tab. 16.**9**).

Die Periduralanästhesie sollte auch dann vorzugsweise gewählt werden, wenn eine Patientin mit koronarer Herzerkrankung oder Kardiomyopathie entbindet. Dort, wo die Periduralanästhesie nicht indiziert ist, ist die Allgemeinanästhesie mit Ethrane oder Isoflurane – Vecuronium oder Succinylcholin evtl. Lidocain i. v. – zur Intubation akzeptabel. Treten schwere Arrhythmien auf, müssen entweder Calciumantagonisten oder die Kardioversion für stabile Verhältnisse sorgen (Tab. 16.**10**).

Tabelle 16.9 Grundsätze der Anästhesie bei Schwangeren mit Herz-Kreislauf-Erkrankungen	Vermeide	– Hyper-/Hypotension – Tachykardie und extreme Bradykardie – Arrhythmien und myokardiale Depression – zentrale und periphere Widerstandserhöhungen
	Garantiere	– Basismedikation

Tabelle 16.10   Anästhesieformen bei Schwangeren mit Herz-Kreislauf-Erkrankungen

	Indiziert	Weniger indiziert (nur wenn unumgänglich)
Mitralstenose	Epiduralanästhesie	Allgemeinanästhesie
Mitralinsuffizienz	Epiduralanästhesie	Allgemeinanästhesie
Aorteninsuffizienz	Epiduralanästhesie	Allgemeinanästhesie
Aortenstenose	Allgemeinanästhesie	Regionalanästhesie
Koronare Herzerkrankung	Regionalanästhesie	Allgemeinanästhesie
Kardiomyopathie	Regionalanästhesie	Allgemeinanästhesie
Kongenitale Vitien mit Stenosen und Shunt	Allgemeinanästhesie	Regionalanästhesie

Monitoring

In Abhängigkeit vom Erkrankungstyp und seiner Symptomatologie sollte auch das Monitoring gewählt werden. Bei asymptomatischen Herzerkrankungen ist das kontinuierliche EKG und die unblutige Blutdruckmessung ausreichend. Bei symptomatischen Erkrankungen mit kompensierter links- oder rechtsventrikulärer Funktion sollten neben der V_5-Ableitung des EKG arterieller Blutdruck und ggf. zentraler Venendruck sowie die Sauerstoffsättigung gemessen werden. Bei Patientinnen mit reduzierter linksventrikulärer Funktion kann ein Pulmonalarterienkatheter indiziert sein, besonders bei solchen mit Aorteninsuffizienz, Mitralinsuffizienz und NYHA III/IV (Tab. 16.11, 16.12).

Medikation

β-Adrenergika werden nicht selten dazu benutzt, eine unerwünschte uterine Aktivität zum Stillstand zu bringen. Solche Substanzen können jedoch zu Tachykardie, Hypotension, Herzversagen, Arrhythmie, Nausea, Erbrechen, Hyperglykämie und metabolischer Azidose führen. Sie gefährden damit besonders solche Patientinnen, die an kardiovaskulären Erkrankungen leiden. Zwar können β-Blocker die akuten Effekte relativ schnell beheben, sie bewirken jedoch ihrerseits hämodynamische Störungen und unter Umständen eine Verlängerung des Geburtsverlaufs. Wenn eben möglich, sollten also β-Mimetika bei Patientinnen mit kardiovaskulären Komplikationen vermieden werden.

Corticosteroide werden gelegentlich mit β-Adrenergika kombiniert, um ein postpartales „Infant respiratory distress syndrome" zu vermeiden. Solche Kombinationen sind in der Vergangenheit insbesondere bei inäquater Dosierung gelegentlich mit fatalem Ausgang für die Mutter (Herzinsuffizienz und Lungenödem) verbunden gewesen.

Digitalis hat in therapeutischen Dosen keinen Einfluß auf den Fetus, ebensowenig Lidocain. Propranolol geht wie alle β-Blocker auf den Fetus über und kann zu fetaler Bradykardie und Hypotonie führen. Furosemid verursacht nicht selten einen Abfall der uterinen Durchblutung (Tab. 16.13).

Anämie

Als Anämie in der Schwangerschaft wird nach der Definition der WHO ein Hb-Wert von 110 g/l oder weniger angesehen. Für die Mutter

Tabelle 16.11   Überwachung bei Schwangeren mit Herz-Kreislauf-Erkrankungen

Asymptomatische Fälle	EKG, nichtinvasive Blutdruckmessung
Symptomatische Fälle	zusätzlich arterieller und zentralvenöser Druck
Reduzierter linksventrikuläre Funktion (NYHA III/IV)	zusätzlich Pulmonalarterienkatheterisierung

Tabelle 16.12   NYHA-Einteilung der Schweregrade von Herzerkrankungen

I   Keine physische Beeinträchtigung

II   Leichte physische Beeinträchtigung, aber Wohlbefinden in Ruhe

III Deutliche physische Beeinträchtigung, Wohlbefinden in Ruhe, aber Ermüdung bei geringer körperlicher Anstrengung

IV   Keine physischen Aktivitäten möglich ohne erhebliche Beeinträchtigung

wie für den Fetus ist das Sauerstoffangebot von entscheidender Bedeutung, das durch den Hämoglobinwert, die Sauerstoffbindungskapazität des Hämoglobins, die Sauerstoffsättigung und das Herzzeitvolumen bestimmt wird. Unter einem Hämoglobingehalt von 15 g/l beträgt das Sauerstoffangebot etwa 1000 ml/min. Ohne Anstieg des Herzzeitvolumens über 5000 ml/min hinaus würde bei einem Abfall des Hämoglobinwerts auf 11 g% ein Sauerstoffangebot von nur noch 720 ml resultieren.

Da aber durch die Schwangerschaft die Herzzeitvolumenerhöhung bereits als Kompensationsmechanismus weitgehend in Anspruch genommen wird und außerdem die Schwangere durch Diffusionsstörungen für Sauerstoff ohnehin gefährdet ist, sollte der Hämoglobingehalt – unter Berücksichtigung der schwangerschaftsbedingten Verdünnungsanämie – ober-

halb von 11 g/l gehalten werden. An dieser Aussage ändern auch die sonstigen Kompensationsmechanismen wie Rechtsverschiebung der Sauerstoffbindungskurve, Erhöhung des 2,3 DPG-Gehalts usw. nichts.

Insbesondere sollte bei grenzwertigen Anämien frühzeitig von einer Überwachung des zentralvenösen Drucks, obligatorisch von einer Überwachung der Sauerstoffsättigung Gebrauch gemacht werden. Soweit wie möglich sollte die Periduralanästhesie als Anästhesiemethode eingesetzt werden.

Wasser-, Elektrolyt-, Säure-Basen-Haushalt

Die hauptsächlichen Veränderungen im Wasser-, Elektrolyt- und Säure-Basen-Haushalt konzentrieren sich auf einen Anstieg der interstitiellen Flüssigkeit, eine leichte respiratorische Alkalose, die durch eine ebenso leichte metabolische Azidose kompensiert wird.

Die häufigsten Störungen sind Hyperhydratation oder Dehydratation, Anämie, Natrium- oder Kaliummangel. Die daraus folgenden Konsequenzen sind unter Umständen Herzinsuffizienz, Schock und Arrhythmien.

Die Grundsätze der anästhesiologischen Betreuung solcher Patientinnen konzentrieren sich auf die Behandlung des Schocks und der Wasser-Elektrolyt-Imbalanz vor Beginn der Anästhesie und der Auswahl einer adäquaten Methode, die weitere Störungen vermeiden

Tabelle 16.13   Risiken der Schwangeren und des Fetus durch β-Adrenergika und ihren Einfluß auf den Geburtsfortschritt

Mutter	Fetus
– Hypotension, Tachykardie	– Tachykardie
– Herzinsuffizienz, Arrhythmie	
– Hyperglykämie, Azidose	– Hyperglykämie
– Ängstlichkeit	
– Übelkeit, Erbrechen, Kopfschmerzen	

hilft. Auch eine Regionalanästhesie kann gerechtfertigt sein, wenn zuvor das Volumendefizit ausgeglichen worden ist.

Vorbestehende neurologische Erkrankungen

Relevanz für die geburtshilfliche Anästhesie haben folgende Erkrankungen:

- Myasthenia gravis,
- Epilepsie,
- multiple Sklerose,
- Subarachnoidalblutung,
- Schädel-Hirn-Verletzungen
- Folgen von Meningitis und Enzephalitis,
- Poliomyelitis,
- Paraplegie und autonome Hyperreflexie,
- Hirn- und Rückenmarkstumoren,
- Muskelerkrankungen wie Muskeldystrophie, Myotonie,
- Skelettdeformitäten wie Skoliose usw.

Eines der Grundprinzipien der anästhesiologischen Betreuung solcher Patientinnen ist, daß eine Regionalanästhesie zwar akzeptabel sein könnte, aber unter Umständen kontraindiziert ist, und zwar meist aus medikolegalen Gründen.

Meningitis, Enzephalitis

So sollte bei florider Meningitis und Enzephalitis keine rückenmarksnahe Anästhesie durchgeführt werden. Nach einer Polioerkrankung kann eine rückenmarksnahe Anästhesie akzeptiert werden, wenn möglich jedoch eine Periduralanästhesie.

Paraplegien

Hier ist insbesondere auf die Auswirkungen der autonomen Hyperreflexie zu achten wie

- Schwitzen, Flush und Kopfschmerz,
- Bradykardie, Hypertension, Krampfneigung, Bewußtseinseinschränkung (oberhalb Th7).

Wenn auch bei diesen Formen selten eine Anästhesie erforderlich wird, sollte im Zweifelsfall kein Succinylcholin verwendet werden. Zu bevorzugen ist eine niedrig dosierte Regionalanästhesie (Bupivacain 0,125–0,25%).

Hirn- und Rückenmarkstumoren

Eine besonders schonende Narkoseeinleitung ist unerläßlich.

Epilepsiedisposition

Bei diesen Patientinnen ist theoretisch eine Spinal- und Periduralanästhesie möglich, sie sollte jedoch eher mit Vorsicht gehandhabt werden, um keinen Krampfanfall auszulösen. Für eine Allgemeinanästhesie sollte Enflurane ebenso vermieden werden wie Ketamin und Brevimytal. Der Vorzug ist Benzodiazepinen und Opiaten zu geben. Im Status epilepticus müssen häufig Barbiturate hinzugenommen werden.

Muskeldystrophie

Wegen ihrer Ähnlichkeit mit der malignen Hyperthermie stehen Muskelschwäche, Myokardiopathie, Atem- und Schluckstörungen und als Laborbefunde erhöhte CPK- und SGOT-Werte im Vordergrund. Succinylcholin erhöht diese unter Umständen exzessiv. Wie bei der malignen Hyperthermie sollten weder Inhalationsanästhetika noch Succinylcholin eingesetzt werden. Die Verfahren der Allgemeinanästhesie mit „sicheren Medikamenten" schließt auch die Regionalanästhesie mit ein.

Myotonie

Insbesondere respiratorisch sind diese Frauen gefährdet. Bei der Anästhesie sollte kein Succinylcholin, sondern nur nichtdepolarisierende Relaxanzien in $1/3$ der üblichen Dosis eingesetzt werden. Zu bevorzugen ist dabei Atracurium wegen der cholinesteraseunabhängigen Aufspaltung und Inaktivierung. Die Patientinnen sind temperaturempfindlich, durch die Myotonie ist die Magenentleerung verzögert und das Aspirationsrisiko erhöht. Wenn eben möglich, sollte eine Regionalanästhesie und hier vorzugsweise eine Periduralanästhesie vorgenommen werden.

Myasthenie

Kardiomyopathie, Arrhythmien, Muskelschwäche und Lungenfunktionsstörungen kennzeichnen die Myasthenie. Verfahren der Wahl sind die Regionalanästhesiemethoden mit niedrigen Einzeldosen der Amidlokalanästhetika. Ist eine Allgemeinanästhesie nicht zu vermeiden, beginnt sie mit einer Crash-Intubation mit Thiopental, 30–50 mg Succinylcholin oder 1 mg Vecuronium bzw. Pancuronium, die aber bis zu 90 Minuten wirken können. Zur Überwachung gehören Pulsoximetrie und Relaxometrie. Unter Umständen müssen die Patienten nachbeatmet, auf jeden Fall antagonisiert werden (Tab. 16.**14**).

Tabelle 16.**14**   Anästhesieformen bei Schwangeren mit vorbestehenden neurologischen Erkrankungen

– Myasthenia gravis – Epilepsie	Regionalanästhesie
– Multiple Sklerose – Subarachnoidalblutung – Infektion	Allgemeinanästhesie

Diabetes mellitus

Der Diabetes mellitus ist eine der häufigsten metabolischen Störungen im Zusammenhang mit Schwangerschaft und Geburt. Verschiedene Klassifikationen des Diabetes während der Schwangerschaft können unterschieden werdens (Tab. 16. **15**). Die meisten Mütter benötigen besonders vor und unter der Geburt Insulin. Bei Diabetikerinnen der Klassen FR und H sind Anämie und Hypertension besonders häufig und ein erhöhtes mütterliches Risiko immanent. Die Feten und Neugeborenen sind wegen Hypoxie gefährdeter als andere wegen der 2,3 DPG-Veränderungen.

Prinzipien der anästhesiologischen Betreuung

Im Rahmen einer diagnostischen oder operativen Intervention dieser Patientinnen konzentrieren sie sich auf die strikte Kontrolle der metabolischen Situation in der intra- und postpartalen Phase. Hypo- wie Hyperglykämien müssen unbedingt vermieden werden. Akute Hyperglykämien führen zur metabolischen Azidose und zur akuten Hypoxie. Während der Geburt und der Entbindung sollte Insulin in Höhe eines Drittels oder der Hälfte der üblichen Dosierung am Morgen gegeben werden. Wenn der kapillär bestimmte Blutzucker 5,5–6,5 mmMol/l während der Geburt überschreitet, sollte eine i. v. Infusion mit 0,2–2 E des regulären Insulins pro

Tabelle 16.**15**   Risiken der Schwangeren durch Diabetes mellitus (nach Datta 1982)

– Diabetes vor der Schwangerschaft diagnostiziert
– Dauer unter 10 Jahren mit Insulinbedarf
– Dauer 10–19 Jahre mit Insulinbedarf
– Dauer 20 Jahre und mehr mit Insulinbedarf
– Mit assoziierten pelvinen vaskulären Erkrankungen
– Diabetische Nephropathie
– Koronare Herzerkrankung
– Maligne Retinopathie

Stunde in einer 10%igen Glucoselösung mit 150 ml/Std. infundiert werden. Der Insulinbedarf vermindert sich jedoch schon während der ersten Geburtsphase drastisch, besonders aber nach Beendigung der Geburt. Beim Einsatz von Analgetika besteht die Gefahr der Hypoxie des Fetus in erhöhtem Maß. Eventuell kann die PCA mit Tramal diese Situation lösen.

Anästhesieformen

Sowohl Allgemein- als auch Regionalanästhesie (Pudendusblock, Periduralanästhesie, Spinalanästhesie) können bei diabetischen Müttern angewendet werden, wenn drei Prinzipien strikt eingehalten werden (Tab. 16.**16**):

– Blutzucker zwischen 4,5 und 5,5 mmol/l,
– ausreichende Hydratation,
– aggressive Behandlung jedweder Hypotension.

Dennoch ist der Prozentsatz azidotischer Feten größer als üblicherweise, wahrscheinlich infolge der hohen fetalen Glucosekonzentration. Unter der Infusion mit glucosefreien Lösungen haben sich diese fetalen Azidosen nicht gezeigt, so daß gerade bei diabetischen Müttern keinerlei glucosehaltigen Lösungen eingesetzt werden sollen. Wenn eine operative Intervention erforderlich ist, sollte Insulin nur gegeben werden, falls unbedingt nötig.

Schwangerschaftsinduzierte Hypertension, Präeklampsie und Eklampsie

Anästhesiologische Betreuung

Analgesie und Anästhesie können ein erhebliches Vabanquespiel bedeuten (Tab. 16.**17**). Während die Periduralanästhesie den erhöhten arteriellen Blutdruck schnell korrigiert, mag sie zur gleichen Zeit zu einer schweren Hypotension mit Gefährdung des Fetus, Lungenödem und Hirnödem, die Lokalanästhesie unter Umständen zu Krämpfen führen. Eine sorgfältig ge-

Tabelle 16.**16**   Prinzipielle Erwägungen bei Schwangeren mit Diabetes

Vermeide	Hyper-/Hypoglykämie
Verabreiche	Insulin ⅓–½ der Schwangerschaftsdosis oder 0,2–0,5 E/Std. + Glucose
Bedenke	der Insulinbedarf kann plötzlich nach der Geburt abfallen mit der Gefahr der Hypoglykämie
Anästhesieform	Allgemeinanästhesie

Tabelle 16.**17**   Anästhesiologisches Konzept bei Schwangeren mit Präeklampsie bzw. Eklampsie III

- Physikalische und Laboruntersuchungen
- Korrektur des Volumendefizits (75–100 ml 20%iges Albumin)
- Überwachung von Blutdruck, Herzfrequenz, zentralem Venendruck (PCWP?), Blutgasen und Elektrolyten
- Allgemeinanästhesie: MGSO4, Thiopental, Nitroglycerin/NPN, Succinylcholin, Crash-Intubation
- Periduralanästhesie mit Einschränkungen

führte Periduralanästhesie hat auf der anderen Seite keine negativen Effekte auf die intervillöse Durchblutung, das Herzzeitvolumen oder die Apgar-Werte und reduziert die Katecholamine der Mutter und den arteriellen Druck.

Für die Periduralanästhesie sollten niedrigkonzentriertes Bupivacain 0,15–0,25 verwendet werden unter gleichzeitiger Überwachung der mütterlichen und fetalen Vitalfunktionen mit sorgfältigem Volumen- und Flüssigkeitsersatz. Tritt eine schwere Hypotension auf, kann Adrenalin in niedrigen Dosen verwendet werden. Sind die Thrombozyten jedoch deutlich unter 100 000, ist eine Regionalanästhesie in der Regel kaum indiziert.

Für Zwecke der Allgemeinanästhesie sollte die Patientin sorgfältig hinsichtlich ihrer Herz-Kreislauf-Situation untersucht werden mit eventueller Fahndung nach Gerinnungs-, Leberfunktions- sowie Elektrolytstörungen.

Zu berücksichtigen ist u. a. eine *antikonvulsive Medikation* mit Magnesiumsulfat oder Benzodiazepinen. Magnesiumsulfat verstärkt den Effekt der nichtdepolarisierenden und depolarisierenden Muskelrelaxanzien um den Faktor 2–4.

Vor jeder Regionalanästhesie muß das *intravasale Volumen* in Abhängigkeit vom diastolischen und zentralvenösen Druck ausgeglichen werden. Der zentralvenöse Druck sollte bei allen Patientinnen gemessen werden, während der Pulmonalarterienkatheter nur selten indiziert ist, insbesondere bei Patientinnen mit anderweitig komplizierenden Faktoren wie Herzerkrankungen der Klassen NYHA III und IV. Eine schwere Präeklampsie und jede Eklampsie sind eine Indikation für eine blutige Blutdruckmessung.

Zur *Sectio caesarea* ist unseres Erachtens die Allgemeinanästhesie die Methode der Wahl, wenngleich andere die PDA vorziehen. Blutdruckanstiege auf die endotracheale Intubation können zumindest reduziert werden durch i. v. Applikation von Nitroglycerin oder Nitroprussidnatrium. Nach Präoxygenierung werden bis zu 5 mg/kg Thiopental injiziert, gefolgt von 1,5–2 mg/kg Succinylcholin. Nach ausreichender Relaxation wird die Patientin unter den üblichen Sicherheitskautelen endotracheal intubiert.

Liegt bereits ein Periduralkatheter, so kann die vorsichtige Applikation eines Lokalanästhetikums ausreichende Bedingungen für die Sectio schaffen. Neben arterieller und zentralvenöser Druckmessung muß der stündlichen Urinausscheidung sowie der Ein- und Ausfuhrbilanz besondere Aufmerksamkeit gewidmet werden. Zuweilen ist eine aggressive Volumen-Flüssigkeits-Therapie erforderlich mit z. B. 10–20%igem Albumin in Dosen von 50–100 ml, gefolgt von sorgfältiger Flüssigkeitszufuhr.

Schwangerschafts- und Geburtsrisiken

Die wichtigsten Risiken und Komplikationen, die aus Schwangerschaft und Geburt resultieren:

- Blutung, Hypotension und Schock,
- Präeklampsie und Eklampsie (s. vorher),
- Fehllagen und Mehrlingsentbindungen,
- vorzeitige Geburt,
- Aspiration von Mageninhalt.

Placenta praevia, Abruptio placentae und retinierte Plazenta führen ebenso wie uterine Atonie und uterine Verletzungen zu massiven Blutungen und Schock und sind auch heute noch die häufigsten Ursachen des Todes der Mutter im Zusammenhang mit der Geburt (Tab. 16.**18**).

Die Inzidenz der Placenta praevia variiert zwischen 0,1 und 1% mit einer mütterlichen Mortalitätsrate von rund 1% und einer fetalen von 20%. Die entsprechenden Zahlen für die Abruptio placentae lauten 2–3% bei einer fetalen Mortalität von 50%. Die Uterusruptur kommt in 0,2% aller Entbindungen vor mit einer mütterlichen Mortalität von 5% und einer solchen des Fetus von 50%. Atonischer Uterus, Placenta accreta usw. sind von geringerer Bedeutung, obwohl sie, wenn sie auftreten, zu einem massiven Blutverlust führen. Der Blutverlust aus einer Placenta praevia oder einer Abruptio placentae kann nur 250 ml, aber auch mehr als 1000 ml betragen. Schon die normale Geburt ist mit einem Blutverlust von 10–15% des Gesamtblutvolumens verbunden. Auch wenn das Gesamtblutvolumen während der Schwangerschaft erhöht ist, kann doch aus einem Blutverlust von 1000 ml zusätzlich sehr schnell eine massive Hypotension entstehen.

Blutung und Schock

Das anästhesiologische Vorgehen bei Patientinnen mit Blutung und Schock kann in zwei Phasen unterteilt werden:

1. Phase der Wiederherstellung der kardiovaskulären Funktion durch
- Installation von zumindest 2 großlumigen venösen Kanülen,
- weitgehende Restaurierung des zirkulierenden Blutvolumens mit Kolloiden und Kristalloiden,
- Verlagerung des Uterus zur linken Seite und die Plazierung der Patientin in Linksseiten-Kopftieflage,
- Applikation von Sauerstoff,
- EKG-Überwachung und nichtinvasive oder invasive Blutdrucküberwachung sowie Messung der Urinausscheidung,
- Vorbereitung für die Notfallentbindung inklusive Bereitstellung von Blutkonserven.

2. Einleitung der Narkose:
- Fortsetzung der bisher eingeschlagenen Maßnahmen,
- Einleitung der Anästhesie mit Ketamin 0,5–1 mg/kg i. v., gefolgt von 1,5–2 mg/kg Succinylcholin,
- Krikoiddruck,
- Schnellintubation und Fortführung der Narkose mit 50% Sauerstoff bis zur Entwicklung des Kindes.

Thiopental sollte überall dort nicht verabreicht werden, wo bereits Hypotension oder Schock bestehen. Im tiefen *hypovolämischen Schock*, in dem die Patientin bewußtlos ist, kann die Intubation auch ohne jegliche Medikation vorgenommen werden. Unmittelbar nach der Entbindung muß der Blutverlust so weit wie möglich kompensiert werden.

In Fällen von *uteriner Atonie*, bei der es trotz prophylaktischer Oxytocingabe zu einem Blutverlust von mehr als 500 ml gekommen ist,

Tabelle 16.**18** Komplikationen bei Schwangeren durch Blutung, Hypotension, Schock

Mütterliche Ursachen	– Placenta praevia (0,1–1%/1%/20%)
	– Abruptio placentae (–2%/–3%–50%)
	– Uterusruptur (–0,1%/5%/50%)
	– Uterusatonie
	– Placenta accreta
	– Verletzungen
Fetale Ursachen	– Vasa praevia

sollten nach Ausschluß traumatischer Blutungsursachen Prostaglandine eingesetzt werden.
Hier empfiehlt sich die systemische und/oder lokale Gabe stabiler Derivate, wie z. B. Nalador
oder Minprostin. Spinal- oder Periduralanästhesie sind in diesen Fällen nicht indiziert.

Wenn sich die Bedingungen der Mutter sta-
bilisiert haben, kann die Anästhesie vertieft
werden durch Benzodiazepin-Fentanyl-Kombi-
nationen und Erhöhung des Anteils von Lachgas. Alle Patientinnen sollten erst extubiert werden, wenn Gasaustausch und kardiozirkulatorische Funktion stabil sind. Andernfalls sollte
der Endotrachealtubus so lange wie erforderlich belassen werden.

Schwangere mit Mehrlingsschwangerschaften und Fehllagen

Eine Übersicht über intrauterine Krankheitsbilder gibt Tab. 16.**19**, über die wichtigsten Ursachen der Frühgeburtlichkeit Abb. 16.**3**.

Beckenendlagen

Sie treten in 3–4% der Schwangerschaften am
Termin und in nahezu 25% bei Frühgeburten
oder Mehrlingsschwangerschaften auf. Frühgeburtlichkeit, fetale Anomalien und Geburtstrau-
men sind die Hauptursachen der erhöhten perinatalen Mortalität und Morbidität. Wenn immer möglich, sollte zur Entbindung eine Regionalanästhesie bevorzugt werden, da unerwünschte Wirkungen auf das Kind nach Allgemeinanästhesie eher zu erwarten sind. Dies

Tabelle 16.**19**   Übersicht über Ätiologie und Erscheinungsformen intrauteriner Krankheitsbilder

	Ätiologie	Erscheinungsformen
Mißbildungen	Genetisch chromosomale Aberrationen teratogene Noxen inkl. Virusinfektionen z. T. unbekannt	Variabel je nach befallenem Organ- system und Zeitpunkt der Einwir- kung
Fetale Erkrankungen	mütterlicher Diabetes mütterliche Isoimmunisierung fetale Blutungen Infektionen (aszendierend und hämatogen)	Fetopathia diabetica Morbus haemolyticus fetalis fetaler Blutungsschock fetale Infektion (spezifische und unspezifische) fetales Alkoholsyndrom Hydrops unbekannter Ätiologie angeborene Stoffwechselerkrankun- gen, z. B. Hypothyreose
Fetale Mangelversorgung	fetale Erkrankungen und Mißbil- dungen mütterliche Mangelversorgung und Streßsituationen Störungen der transplazentaren Passage (inkl. Nabelschnur) z. T. unbekannt	chronisch: fetale Mangelentwick- lung, chronische antepar- tale fetale Hypoxie akut: akute anteparale Hypoxie, intrapartale Hypoxie
Unzeitiger Wehenbeginn	fetale Erkrankungen und Mißbil- dungen uteroplazentare Mangelversorgung mütterliche Erkrankungen psychosoziale Streßsituationen zum großen Teil unbekannt	vorzeitige Wehentätigkeit Frühgeburt Übertragung
Fetales Trauma	Geburtstrauma exogenes Trauma (selten)	geburtstraumatische Läsionen, am häufigsten Hirnblutung

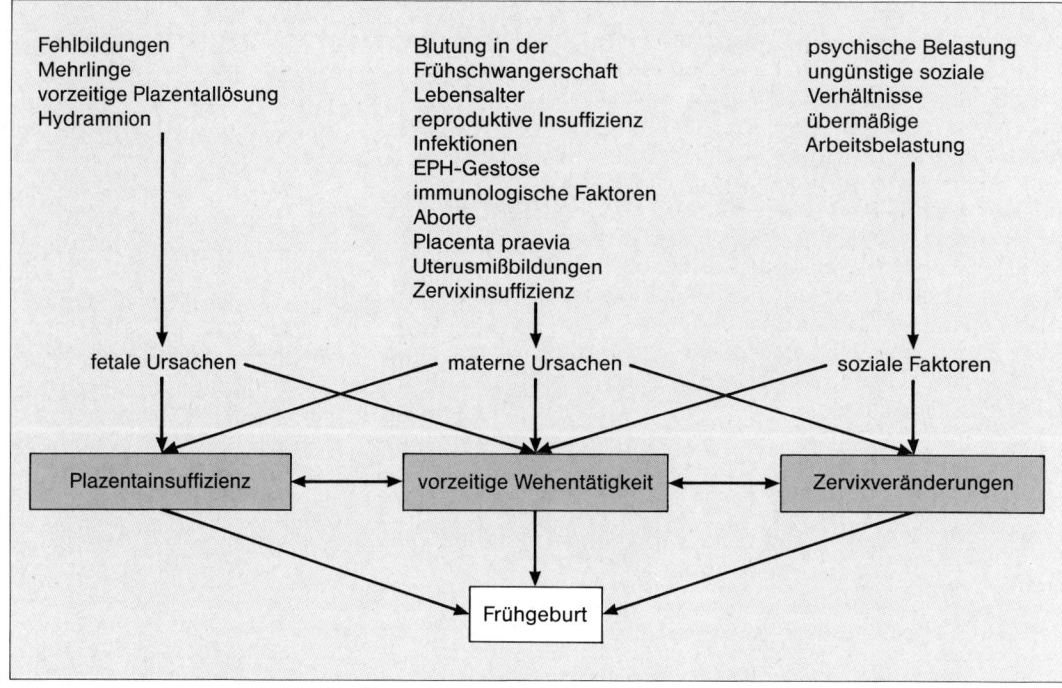

Abb. 16.**3**   Die wichtigsten Ursachen der Frühgeburtlichkeit (aus Schmidt-Matthiesen, H., K. H. Wulf: Klinik der Frauenheilkunde und Geburtshilfe, Bd. 6. Urban & Schwarzenberg, München 1987 [S. 7]).

liegt an der freien Plazentapassage systemisch applizierter Narkotika und der damit verbundenen Gefahr fetaler Depressionen. Bupivacain 0,5% ist das Lokalanästhetikum der Wahl. Ist eine Notsektio mit besonderen Risiken behaftet (wahrscheinliche Regurgitation und Aspiration, zu erwartende Intubationsschwierigkeiten usw.), kann bei entsprechender Erfahrung die

Spinalanästhesie erwogen werden (Tab. 16.**20**, 16.**21**).

Vor allen Anästhesieformen werden Ranitidin und/oder Natriumzitrat präoperativ appliziert. Unter sorgfältigem Monitoring und Linksseitenlage wird die Patientin oxygeniert (100% über die Maske) und der Periduralkatheter eingeführt. Bupivacain (0,5%) wird in 5-ml-Do-

Tabelle 16.**20**   Anästhesiekonzept bei Mehrlingsschwangerschaften und Beckenendlage

− Periduralanästhesie mit 0,5% Bupivacain
− Orale Antazida
− Linksseitenlage
− Monitoring
− Volumenersatz
− Präoxygenierung
− Periduralkatheter
− Bupivacain 10−15 ml in 5 ml Top-up-Dosen
  im Notfall Spinalanästhesie vor Allgemeinanästhesie
  mit hyperbarem Tetra- oder Bupivacain

Tabelle 16.**21**   Allgemeinanästhesie bei Mehrlingsschwangerschaften und Fehllagen

− Orale Antazida
− Linksseitenlage
− Monitoring
− Volumenersatz
− Präoxygenierung
− Schnelleinleitung
− Krikoiddruck
− Hohe inspiratorische Sauerstoffkonzentration
− Halothan oder Enflurane

sen bis zu einer Gesamtdosis von 15 ml über einen Katheter appliziert. Eine Kolloid-oder Kristalloidlösung verhindert in der Regel die Hypotension.

Bei der *Notsektio* wird zur Spinalanästhesie 0,5%iges hyperbares Tetracain oder 0,5–0,75%iges hyperbares Bupivacain eingesetzt. Nur in Fällen von ausgeprägter fetaler Bradykardie, Spätdezeleration und Nabelschnurvorfall kann die Allgemeinanästhesie unvermeidbar sein und sollte dann den Kriterien der Notfallanästhesie folgen. Zur vielfach erforderlichen Uterusrelaxation können 1–2% Halothan, 2–3% Enfluran oder Isoflurane eingesetzt werden.

Mehrlingsschwangerschaften

Die Kriterien der Anästhesie sind im Prinzip identisch mit denen der Beckenendlagen. Auch diese Schwangeren sind besonders gefährdet durch erhebliche hämodynamische Veränderungen und können große Blutmengen verlieren. Die fetale Morbidität und Mortalität ist mit 5–15% 6mal höher als bei der Einzelschwangerschaft. Für die vaginale Entbindung ist die Periduralanästhesie die Methode der Wahl. Linksseitenlage ist besonders wichtig wegen der erhöhten Gefahr der aortokavalen Okklusion. Auch die Sectio kann adäquat unter Periduralanästhesie durchgeführt werden. Wenn eine Regionalanästhesie kontraindiziert ist, sollte die Allgemeinanästhesie mit 100% O_2, Thiopental und entweder Halothan 0,7–1,0 Vol% oder Enfluran 1,5–2 Vol% eingeleitet werden. Von besonderer Bedeutung ist, daß nach der Entwicklung des 1. Neugeborenen das 2. in erheblicher Hypoxie- und Hypotensionsgefahr schwebt. Verschiedene Studien belegen, daß weder das Fetus – Fetusintervall vergrößert noch die Apgar-Werte beider Feten verschlechtert werden.

Der parazervikale Block stellt ein obsoletes Verfahren dar und sollte nicht als alternatives Verfahren in Frage kommen. Allenfalls bieten sich systemische Analgetika in der Eröffnungsperiode (z. B. per PCA) und die Pudendusanästhesie für die Geburt an. Wenn weder Allgemeinanästhesie noch Periduralanästhesie möglich sind, kann alternativ die Spinalanästhesie auch bei diesem Stand eingesetzt werden. 1,5% Lidocain erfüllt die Erfordernisse. Nicht verabreicht werden sollte Tetracain, weil dieses Lokalanästhetikum wegen der massiven Muskelrelaxation den Preßreflex erheblich beeinträchtigt.

Frühgeburt und fetale Gefahrenzustände

Die Frühgeburt ist ein multifaktorielles und komplexes Geschehen. Die vorzeitige Entbindung steht am Ende einer mit verschiedenen Ursachen beginnenden Kausalkette. Im Vordergrund stehen soziale, maternale und fetale Ursachen. Sie führen über eine uteroplazentare Insuffizienz und über vorzeitige Wehen mit Zervixveränderung – oft in Kombination mit einem vorzeitigen Blasensprung – zur Frühgeburt.

Bei der Ätiologie fetaler Gefahrenzustände stehen in erster Linie Mißbildungen, fetale Erkrankungen, fetale Mangelversorgung und vorzeitiger Wehenbeginn im Vordergrund. Von der Ätiologie her gibt es also zahlreiche Überschneidungen (Abb. 16.**3**).

Komplikationen aus anästhesiologischer Sicht

Bei *respiratorischen Störungen* wie Asthma bronchiale kann es zu einer mangelhaften Oxygenierung der Mutter und dadurch auch zu einer fetalen Sauerstoffmangelsituation kommen. Die vorzeitige Plazentalösung stellt eine der schwersten Formen der akuten Plazentainsuffizienz mit fetaler Hypoxie dar.

Die Risiken der Frühgeburt für den Fetus liegen aus anästhesiologischer Sicht insbesondere in der *Toxizität der Lokalanästhesika,* der *Anästhetika, Sedativa* und *Analgetika.* Folglich müssen allein hinsichtlich der Dosierung erhebliche Abstriche gemacht werden.

Unter den Einleitungsanästhetika ist die Kombination von Thiopental (1,5–2 mg/kg) und Ketamin (0,5–1 mg/kg) in jeweils niedriger Dosierung am ehesten geeignet, da nicht wie bei hoher Dosierung beider Medikamente die Hirndurchblutung und das Sauerstoffangebot vermindert sind. Halothan führt häufig zu pH- und Blutdruckabfällen und entsprechenden Konsequenzen für die Hirndurchblutung und das Sauerstoffangebot an den Fetus. Da Schwangere mit Frühgeburtlichkeit häufig unter der Medikation mit Tokolytika stehen, sollte Halothan ohnehin zurückhaltend eingesetzt werden. Die β-mimetischen Tokolytika sollten im übrigen 30 Minuten vor Beginn der Narkose wenn möglich abgesetzt werden.

Auch bei der Regionalanästhesie ist der Fetus durch eventuell auftretende hohe Konzentrationen des Lokalanästhetikums krampfgefährdet. Systemische Analgetika wiederum führen

Tabelle 16.22 Anästhesiekonzept bei Frühgeburt		
Methode der Wahl	– Periduralanästhesie (Spinalanästhesie)	
Der Fetus ist empfindlich gegenüber	– Toxizität der Lokalanästhetika	
	– Anästhetika, Sedativa und Analgetika	

zu langdauernder postpartaler respiratorischer Depression.

Letztlich ist keines der Verfahren der Allgemeinanästhesie oder der Regionalanästhesie dem jeweils anderen überlegen. Marx konnte zwar feststellen, daß die 1-Minuten-Apgar-Werte nach Spinalanästhesien leicht besser waren, die Differenzen waren jedoch nach 5 Minuten bereits aufgehoben. Die Spinalanästhesie kann andererseits die Situation durch einen abrupten Blutdruckabfall verschlimmern. Das Inzisionsentwicklungsintervall sollte auf jeden Fall unter 3 Minuten liegen.

Die Anästhesie bei der Frühgeburt wie beim Fetal distress sollte immer als Notfall angesehen werden. Unbedingt ist auf ausreichende Präoxygenierung und einwandfreie Hochlagerung der rechten Hüfte sowie Aspirationsprophylaxe zu achten. EKG, unblutige Blutdruckmessung und Registrierung der fetalen Herztöne sind Routinemaßnahmen (Tab. 16.22).

Zur Regionalanästhesie dient 0,5%iges Bupivacain.

Die anästhesiologische Betreuung von Patientinnen mit erhöhtem Risiko und Komplikationen bedarf einer besonders sorgfältigen Auswahl des Anästhesieverfahrens, der Medikamente und der Begleitumstände. Die Auswahl der Medikamente und Verfahren muß insbesondere auf die pathophysiologischen Besonderheiten der Schwangerschaft und die individuelle Erkrankung Rücksicht nehmen. Die Überwachung der fetalen Vitalfunktionen ist ebenso bedeutsam wie die der mütterlichen, da diese Funktionen sich wechselseitig beeinflussen können.

Literatur

1   Crawford, J. S., J. B. Weaver, R. J. Wilday: Obstetric Clinical Care. Elsevier/North-Holland, Amsterdam 1980
2   Dick, W.: Anästhesie in Geburtshilfe und Gynäkologie. Klinische Anästhesiologie und Intensivtherapie. Springer, Berlin 1989
3   James, F. M., A. Scott Wheeler, D. M. Dewan: Obstetric Anesthesia: The Complicated Patient, 2nd ed. Davis, Philadelphia 1988
4   Ostheimer, G. W.: Obstetric Analgesia and Anaesthesia. Clinics in Anaesthesiology. Saunders, Philadelphia 1986
5   Shnider, S. M., G. Levinson: Anesthesia for Obstetrics. Williams & Wilkins, Baltimore 1986
6   Writer, W. D. R.: Anaesthetic considerations in high-risk pregnancy. Refresher course outline. Canad. Anaesth. Soc. J. 33 (1986) 16

17 Schwangerschaftsspezifische Erkrankungen

V. Friedberg

Dieser Beitrag soll nur insoweit die schwangerschaftsspezifischen Erkrankungen abhandeln, wie sie eine Zusammenarbeit von Geburtshelfer, Anästhesisten, Internisten und Neonatologen notwendig machen. Schon deshalb ist diese Einschränkung erforderlich, da es über Schwangerschaftskomplikationen zahlreiche umfangreiche Monographien gibt (6, 10, 12, 15, 16). Das verdeutlicht, wie schwierig es ist, die sog. Gestosen in kurzgefaßter Form abzuhandeln. Der Schwerpunkt nachfolgender Ausführungen liegt daher in der Pathophysiologie, der Diagnostik, der medikamentösen Therapie und den möglichen Komplikationen dieser Erkrankungen und weniger auf den geburtshilflichen Problemen.

Eine Falldarstellung soll einleitend die gesamte Problematik einer Gestose deutlich machen und darauf hinweisen, daß hier sehr häufig eine interdisziplinäre Zusammenarbeit erforderlich ist, die – wenn sie nicht optimal ist – zu einem schlechten Ausgang für Mutter und Kind führen kann.

Eine 28jährige Erstgebärende wird von ihrem die Schwangerschaft sehr korrekt kontrollierenden Arzt wegen vorübergehender „Schmerzen in der Lebergegend" und wegen des Verdachts auf ein HELLP-Syndrom (s. unten) in der 31. SSW in die Klinik überwiesen. Die Leberenzyme waren zu diesem Zeitpunkt hochpathologisch, dagegen waren Blutdruck, Eiweißausscheidung im Urin, Harnsäurewerte nur leicht pathologisch und die verschiedenen Parameter des Gerinnungssystems weitgehend im Normalbereich. Da nach der stationären Aufnahme die „Leberschmerzen" sofort verschwanden, wurde von der Diagnose eines HELLP-Syndroms Abstand genommen, und man hoffte durch entsprechende Maßnahmen (Lungenreifeprophylaxe, später auch Tokolyse, blutdrucksenkende Medikamente und Sedativa) die Tragzeit verlängern zu können, um das extreme Frühgeburtenrisiko für das Kind zu vermindern. Dieser Zustand blieb bis zur 36. SSW weitgehend konstant. Die anfangs hochpathologischen „Leberwerte" besserten sich wesentlich, insbesondere auch die typischen Gestosesymptome. Wegen einer plötzlich auftretenden Übelkeit der Schwangeren, verbunden mit einem Blutdruckanstieg und einem Abfall der fetalen Herztöne, wurde daher vorwiegend *aus kindlicher Indikation* in der 36. SSW ein Kaiserschnitt ausgeführt. Das Kind war stark deprimiert und zeigte später die zerebralen Folgen einer peripartalen Hypoxie.

Bei der Mutter trat sofort nach dem Kaiserschnitt eine schwere Koagulopathie auf, die durch den nachfolgenden Blutverlust zum Schock führte. Wegen des Verdachts auf eine intraabdominelle Blutung wurde eine Laparotomie ausgeführt, bei welcher multiple Hämatome an Darm, Peritoneum und Leber festgestellt wurden, verbunden mit einer Blutung aus einem rupturierten Leberhämatom. Nach Blutstillung durch den Chirurgen erfolgte die Verlegung der Patientin auf eine Intensivstation. Dort wurde u. a. eine Heparinbehandlung durchgeführt, was bei dieser Form einer Verbrauchs- und Verlustkoagulopathie wahrscheinlich nicht optimal war. Es trat wiederum eine intraabdominelle Blutung ein, nachfolgend eine irreversible Schocksymptomatik und schließlich Exitus letalis.

Bei diesem Fall wird die gesamte Problematik eines Gestosegeschehens offenkundig und zeigt, daß es sich bei den Gestosen häufig um kein einheitliches Krankheitsbild mit *einer* Ursache und *einem* Pathomechanismus handelt, sondern um ein multikausales Geschehen mit einer sehr unterschiedlichen klinischen Symptomatik und mit sehr unterschiedlicher Schädigung einzelner Organsysteme.

Nomenklatur und Klassifikation

In der Literatur finden sich zahlreiche Bezeichnungen für dasselbe Krankheitssyndrom (schwangerschaftsinduzierter Hochdruck, EPH-Gestose, Präklampsie – Eklampsie usw.), welches mit einem unterschiedlichen Spektrum von Symptomen in der Schwangerschaft auftreten kann. Im Mittelpunkt dieses Syndroms steht dabei meist die Hypertonie, welche aber eine unterschiedliche Ätiologie und eine vielfältige Organmanifestation haben kann, so daß heute mehrere Klassifikationen verwendet werden. Im folgenden soll aus Gründen der Einfachheit eine Klassifikation beschrieben werden, welche keineswegs allgemein anerkannt ist, die aber für den Nichtspezialisten einigermaßen übersichtlich ist (Tab. 17.1). Für wissenschaftliche Zwecke ist diese Klassifikation sicher nicht differenziert genug (z. B. Klassifikation nach Davey u. McGillivray, 8).

Tabelle 17.**1** Einteilung der verschiedenen Hochdruckformen in der Schwangerschaft

---

- Schwangerschaftsinduzierter Hochdruck (genuine Gestosen)
  a) ohne Proteinurie
  b) mit Proteinurie (sog. Präeklampsie)
- Schwangerschaftsunspezifische Hypertonie (präexistente Hypertonie)
  a) ohne Proteinurie (z. B. essentielle Hypertonie)
  b) mit Proteinurie (z. B. Glomerulonephritis)
- Propfgestosen

Häufigkeit

Abhängig von den unterschiedlichen Definitionen einer Gestose und von der Art und Weise der Schwangerenüberwachung in den verschiedenen Ländern wird allgemein mit einer Gestosehäufigkeit zwischen 5% und 10% gerechnet, wobei z. B. in den Perinatalstatistiken der Bundesländer eine Häufigkeit von monosymptomatischen Hypertonien zwischen 3,2–4%, von Proteinurien mit 1,1–1,9% und von starken Ödemen mit 3,3–4,6% angegeben wird (14).

Epidemiologie

Epidemiologische Daten zeigen, daß eine Gestose vor allem bei Mehrlingsschwangerschaften häufiger auftritt, ebenso bei sehr jungen Erstgebärenden (unter 25 Jahren) und bei älteren Erst- und Mehrgebärenden (über 35 Jahren), beim Hydramnion, bei Blasenmolen, Diabetikerinnen, chronischen Nephropathien und schließlich bei essentiellen Hypertonien, die allein schon durch ihr Leitsymptom (Hypertonie) während der Gravidität meist zu den Gestosen gerechnet werden (Tab. 17.**1**). Auch wird diskutiert, ob genetische Faktoren an der Entstehung einer Gestose beteiligt sein können (7). Heute ist man gegenüber den älteren Untersuchungen insofern etwas zurückhaltender, als früher auch die chronisch essentiellen Hypertonien, welche etwa 25% aller Gestosefälle ausmachen und deren genetische Pathogenese allgemein bekannt ist, in die diesbezüglichen Statistiken einbezogen wurden.

Ätiologie und Pathogenese

Zu Recht wurde bisher die Präeklampsie (PE) und Eklampsie (E) als eine „Erkrankung der Theorien" bezeichnet, da zumindest in den früheren Jahrzehnten kein schlüssiges Konzept über die Ursachen eines durch Schwangerschaft induzierten Hochdrucks (SIH) erarbeitet werden konnte. In den letzten Jahren sind jedoch neuere Fakten hinzugekommen, wodurch das Entstehen eines Hochdrucks während der Schwangerschaft für uns heute verständlicher ist.

Mehrdurchblutung des Uterus. Sehr wichtig waren die Untersuchungen von Brosens u. Robertson (3, 23), die zeigen konnten, daß die physiologische Mehrdurchblutung des Uterus einer Graviden durch eine Trophoblastenzellinvasion in die mütterlichen Spiralarterien der Dezidua und zum Teil des Myometriums erfolgt. Dadurch werden elastische Fasern der Gefäßwände der Spiralarterien aufgelöst und diese Gefäßabschnitte erheblich erweitert (Abb. 17.**1**). Durch diese Gefäßdilatation von Anteilen der Spiralarterien tritt unter physiologischen Bedingungen eine optimale uteroplazentare Durchblutung und Versorgung der Frucht ein. Bei PE scheint dagegen schon in der Frühschwangerschaft diese Trophoblasteninvasion nicht ausreichend zu sein, so daß längere Segmente der Radialarterien nicht ausreichend dilatiert werden, wodurch eine funktionelle präplazentare „Stenose" resultiert. Die Folge ist eine Wachstumsretardierung des Kindes, die u. U. schon vor Auftreten von Gestosesymptomen nachweisbar ist.

Tierexperimenteller Nachweis. Diesen morphologischen Befunden entsprechen tierexperimentelle Untersuchungen, die gezeigt haben, daß man durch Drosselung der Blutzufuhr zum schwangeren Uterus – entsprechend dem Goldblatt-Mechanismus einer gedrosselten Niere – in kurzer Zeit eine Hypertonie und eine Proteinurie auslösen kann, also zumindest ein gestoseähnliches Syndrom entsteht (1, 4, 5).

Unklar bleibt aber noch heute, welche Mechanismen die Einwanderung des Zytotrophoblasten in die Spiralarterien der hämochorealen Plazenta regeln. Könnte nicht eine nicht ausreichende Invasion dieser Zellen bzw. eine unzureichende Destruktion der Elastica interna der Spiralarterien einer immunologischen Kontrolle unterworfen sein? Dafür könnte das überwie-

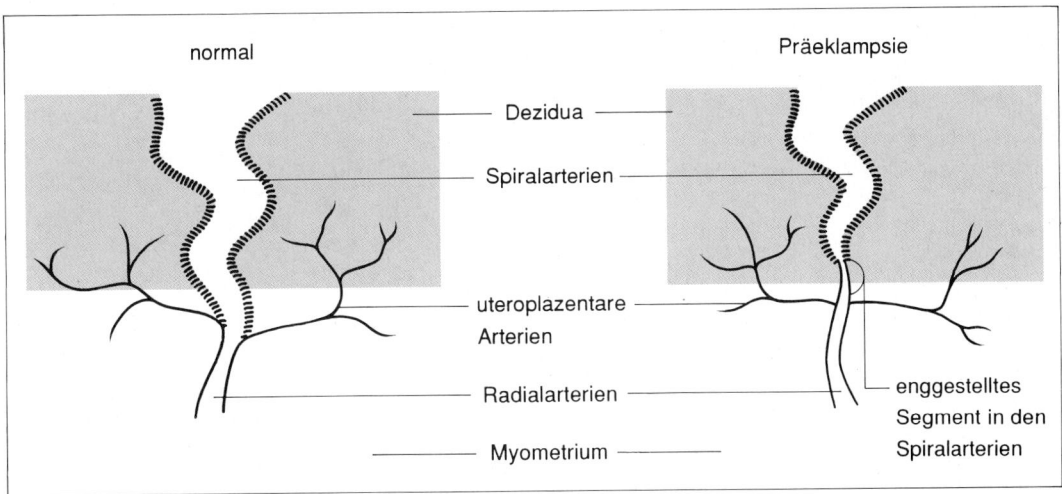

Abb. 17.1 Unterschiedliches Ausmaß der physiologischen Veränderungen der uteroplazentaren Arterien bei normalen und präeklamptischen Schwangerschaften. Bei der Präeklampsie erstrecken sich diese Veränderungen nicht über den deziduomyometranen Übergang; es resultiert ein enggestelltes Segment in den Spiralarterien des Plazentabetts zwischen den Radialarterien und den dezidualen Anteilen der uteroplazentaren Arterien.

gende Auftreten einer genuinen Gestose bei Erstgebärenden sprechen.

Schwangerschaftshypertonie. Seitdem wir wissen, daß es ein „Goldblatt-Phänomen am Uterus" gibt, wurden – ähnlich wie beim renovaskulären Hochdruck – zahlreiche vasoaktive Substanzen für das Auftreten einer Schwangerschaftshypertonie verantwortlich gemacht. Diese Untersuchungen kamen aber in den früheren Jahren zu keinen befriedigenden Ergebnissen. Renin z. B., welches auch in der Plazenta in reichlichem Maß vorhanden ist, wird dagegen bei hypertonen Schwangeren im Blutplasma in geringerer Menge gefunden – gegenüber der sehr starken Aktivierung des Renin-Aldosteron-Systems bei normotonen Schwangeren.

Prostaglandine. Erst durch die Erforschung der Prostaglandine war es möglich, sich ein Bild darüber zu machen, warum die Symptomatik und der klinische Verlauf beim schwangerschaftsinduzierten Hochdruck (SIH) sehr viel komplexer ist als z. B. die Genese eines essentiellen oder eines akuten renovaskulären Hochdrucks.

Untersuchungen (in vivo und in vitro) während der letzten Jahre haben überzeugend gezeigt, daß die während der normalen Schwangerschaft auftretende Anpassung des mütterlichen systemischen und uteroplazentaren Kreislaufs abhängig ist von Veränderungen in der Synthese von Prostaglandinen, vor allem von Prostacyclin und Thromboxan (27). Prostacyclin, welches in den Gefäßendothelien und während der Schwangerschaft auch im Trophoblasten gebildet wird, hat eine stark gefäßerweiternde Wirkung und hemmt die Aggregation von Blutplättchen wie auch die Kontraktion des Myometriums. Die biologische Wirkung von Thromboxan, das vor allem in den Blutplättchen synthetisiert wird, wirkt entgegengesetzt, nämlich gefäßverengend. Ebenso induziert es die Aggregation von Thrombozyten und stimuliert auch die Wehenaktivität (Abb. 17.2).

Während der normalen Schwangerschaft nimmt die Prostacyclinsynthese ständig zu, bis schließlich etwa doppelt soviel Prostacyclin wie Thromboxan produziert wird. Die physiologische Folge dieser Prostacyclindominanz ist eine allgemeine Gefäßerweiterung mit Abnahme des peripheren Gefäßwiderstands. Dadurch wird das mütterliche Gefäßsystem verhältnismäßig unempfindlich gegen die gefäßverengende Wirkung von Angiotensin II und anderen Vasopressoren. Schließlich unterdrückt das Prostacyclin die Aggregation der Thrombozyten im uteroplazentaren Gefäßsystem und verhindert dadurch Thrombose und Infarktbildung in der Plazenta.

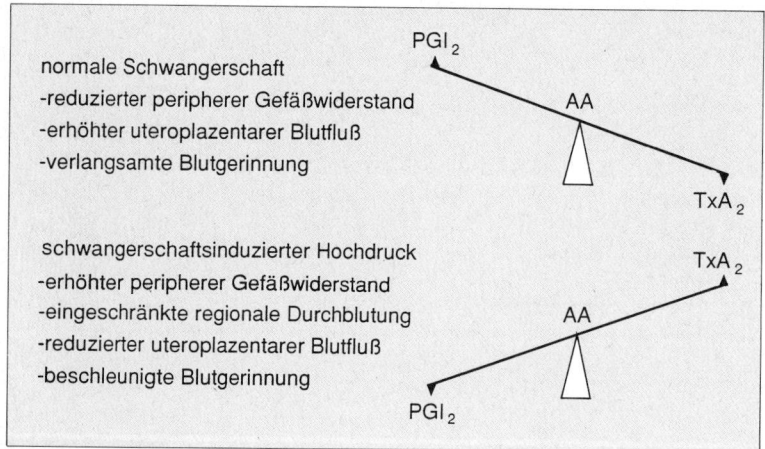

Abb. 17.2 Gleichgewicht von Prostacyclin und Thromboxan bei normalen und hypertonen Schwangerschaften.

Bei einer unzureichenden Prostacyclinbildung gewinnt dagegen das Thromboxan an Übergewicht, wodurch eine hämodynamische Fehlanpassung einsetzt, die durch einen hohen Gefäßwiderstand, eine erhöhte Vasoreaktivität gegenüber Angiotensin II und Thrombosierung im uteroplazentaren Kreislauf mit Infarzierung der Plazenta gekennzeichnet ist.

Theoretisch sind mehrere Ursachen für diese mütterliche Fehlanpassung beim SIH denkbar, z. B. eine

– unzureichende fetomaternale Stimulierung (z. B. in der ersten Gravidität),
– unzureichende Reaktion des Zielorgans der Anpassung (z. B. bei chronisch essentieller Hypertonie oder beim Diabetes mellitus mit Vaskulopathie),
– Blockade von biochemischen Reaktionsketten in der Prostaglandinsynthese.

Klinisch manifestiert sich diese Störung des Prostacyclin-Thromboxan-Quotienten beim SIH zu folgenden Symptomen bzw. Untersuchungsparametern:

– Störung der uteroplazentaren Hämodynamik mit Einschränkung der Plazentafunktion und einer Wachstumsretardierung des Fetus,
– Zunahme des peripheren Gefäßwiderstands mit einer erhöhten Empfindlichkeit gegenüber vasoaktiven Substanzen und schließlich Hypertonie,
– Störungen im Gerinnungssystem mit konsekutiv gesteigerter Plättchenaggregation und Fibrinablagerungen,

– Auftreten von Endothelläsionen (klinisch z. B. nachweisbar durch Erhöhung der Fibronectinwerte schon vor Auftreten einer manifesten Gestose), welche klinisch die Proteinurie und Hypoproteinämie erklären, ebenso auch die morphologisch nachweisbare typische Endotheliose der Nierenglomeruli verursachen.

Durch diese Endothelläsionen werden wiederum die oben geschilderten Veränderungen weiter verstärkt, d. h. das Gerinnungssystem wird weiter aktiviert. Dadurch treten vermehrt Fibrinmonomere und Fibrinablagerungen in verschiedenen Organen auf. Es entsteht also praktisch ein Circulus vitiosus, beginnend mit Veränderungen des Prostacyclin-Thromboxan-Quotienten, Veränderungen der Thrombozytenfunktion, Endothelläsionen und schließlich Fibrinablagerungen, welcher bis zum Ende der Schwangerschaft therapeutisch kaum noch zu unterbrechen ist. Dieser Circulus vitiosus mit einer unterschiedlichen Organlokalisation erklärt schließlich auch die variierenden und für eine Gestose charakteristischen Veränderungen: Abhängig von der Lokalisation dieser funktionellen und zum Teil morphologischen Veränderungen werden beim SIH die einzelnen Organe des Körpers der Mutter sehr unterschiedlich betroffen. Offensichtlich wird dadurch vorwiegend die Niere geschädigt (glomeruläre Endotheliose, Proteinurie, akutes Nierenversagen; Lit. bei 11), aber ebenso das Leberparenchym (z. B. HELLP-Syndrom) oder das Gehirn (z. B. eklamptische Anfälle) und vor allem die Plazenta (Lit. bei 2). Dadurch wird letztlich durch das zunehmende fetale Risiko die konservative Therapie einer Gestose zeitlich limitiert.

In Abb. 17.**3** werden diese Zusammenhänge kurz zusammengefaßt. Es muß aber hinzugefügt werden, daß neben den Prostaglandinen wahrscheinlich auch weitere vasoaktive Regelkreise, wie Kinine, Converting-Enzym, Serotin, Endothelin u. a., eine Rolle spielen können (Lit. bei 10).

Es soll aber nochmals betont werden, daß die möglichen pressorischen Substanzen und damit die Hypertonie nicht so sehr die Prognose für Mutter und Kind bestimmen, sondern die zusätzlichen Endothelläsionen und die Gerinnungsstörungen. Die Wechselwirkung dieser verschiedenen vasoaktiven Substanzen und der

Endothelfunktion zeigt Abb. 17.**4**. Der eingangs geschilderte pathogenetische Ablauf eines SIH erklärt aber nicht alle Variationen dieses Krankheitsbildes. So gibt es sehr leichte Verlaufsformen, z. B. Fälle mit einem transitorischen Hochdruck, bei welchem gegen Ende der Schwangerschaft oder erst unter der Geburt allein nur eine Hypertonie nachweisbar ist (meist mit sehr guter Prognose für das Kind). Andererseits gibt es sehr schwere Verlaufsformen ohne Hypertonie und Proteinurie (z. B. HELLP-Syndrom). Die Höhe des Blutdrucks allein gibt demnach nur sehr bedingt Hinweise für die Prognose der Erkrankung (6).

Da man daher den Verlauf des Krankheitsbildes nur sehr schwer vorhersagen kann, ist es aus den oben geschilderten Gründen erforder-

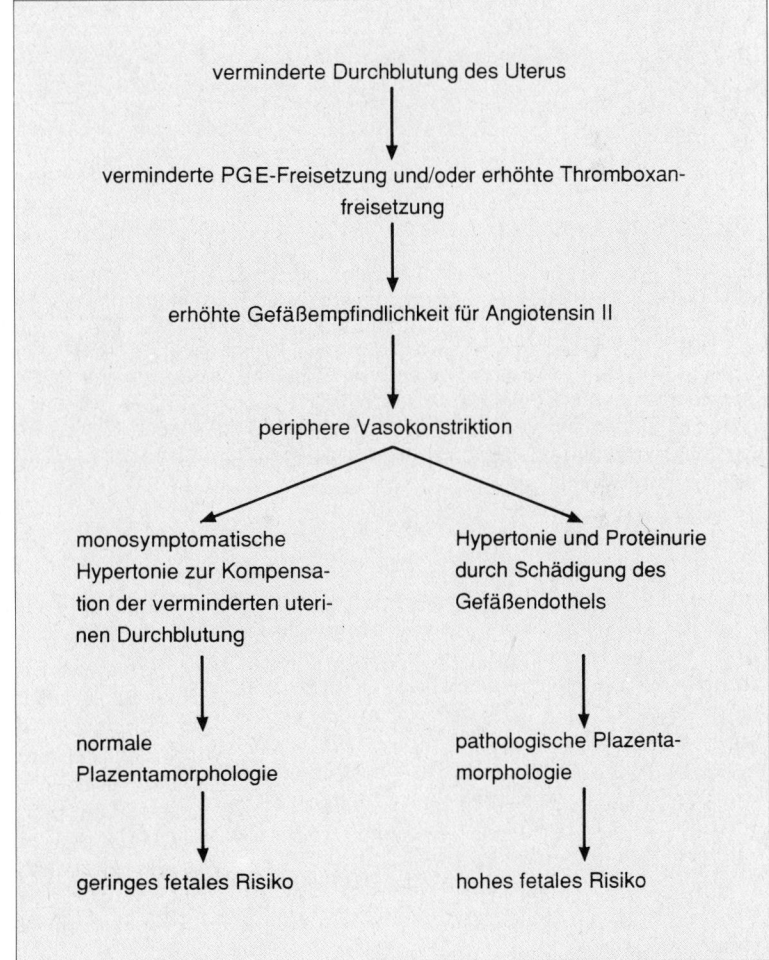

Abb. 17.**3** Theorie über die Ursachen und Folgen eines schwangerschaftsinduzierten Hochdrucks.

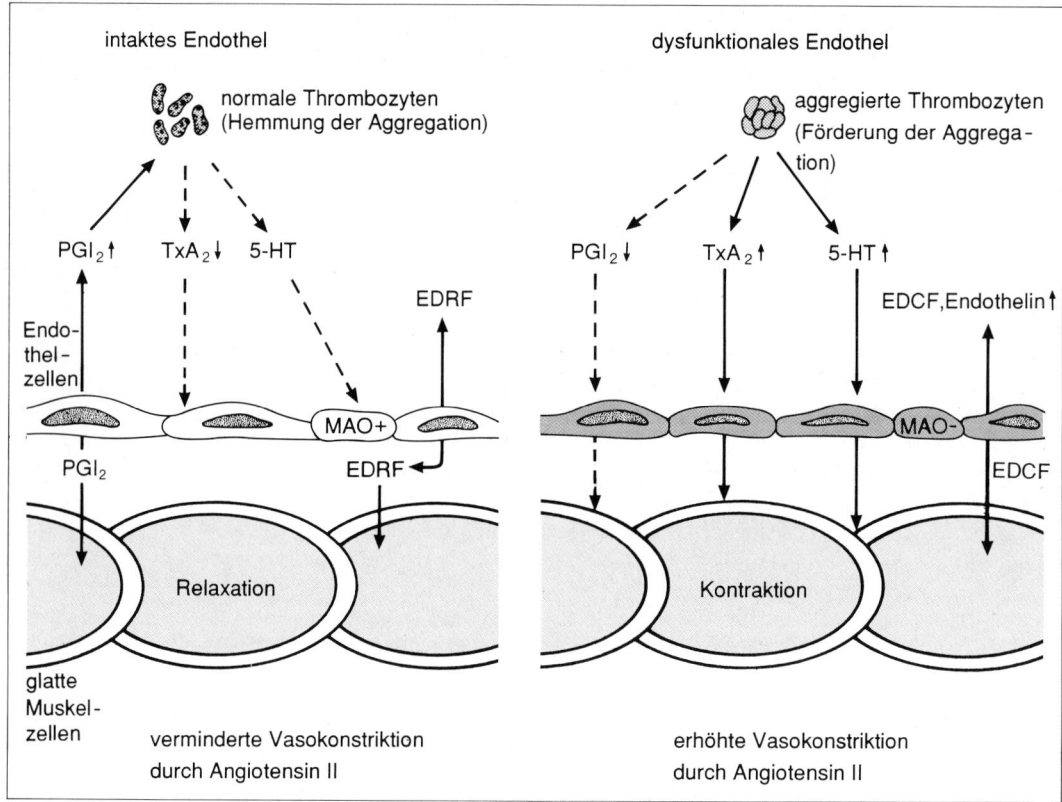

Abb. 17.**4**   Versuch einer visuellen Darstellung der Beziehung zwischen der Endothelzellintegration und der Wirkung von vasoaktiven Substanzen auf die Gefäßmuskulatur (nach Vanhouthen). PGI_2 Prostacyclin; T_xA_2 Thromboxan, MAO Monoaminooxidase, 5-HT Serotonin, EDRF Endothelium-derived-relaxing-Faktor, EDCF Endothelium-constrictive-Faktor (evtl. Endothelin). Die Relaxation der glatten Gefäßmuskulatur ist gebunden an eine Funktion des intakten Endothels, wobei es über S_1-Rezeptoren zu einer Freisetzung des relaxierenden endothelialen Faktors (EDRF) kommt. Dabei wird z. B. vorhandenes freies Serotonin durch die Monoaminooxidase (MAO) abgebaut. Funktionsgeschwächtes Endothel führt dagegen zur mangelhaften Relaxationsfähigkeit der kleinen Gefäße. Das Ausmaß des Gefäßspasmus wird demnach über das Endothel gesteuert.

lich, bei der Kontrolle einer manifesten Gestose vor allem für die Prognose von Mutter und Kind die gesamte Untersuchungspalette von klinischen und laborchemischen Daten zu überwachen. Diese darf sich nicht nur wie in den vergangenen Jahrzehnten auf Blutdruck- und Gewichtskontrolle sowie Eiweißausscheidung im Urin beschränken. Zusätzlich sind engmaschige Kontrollen der Nieren-, Leber- und Gerinnungsfunktion erforderlich (Tab. 17.**3**).

Klinischer Verlauf

Aus der Schilderung der Pathophysiologie dieses Krankheitsgeschehens ist zu entnehmen, daß wir es hier sehr häufig mit sehr unterschiedlichen klinischen Verlaufsformen zu tun haben. Vor allem, wenn man noch berücksichtigt, daß wir nur selten während der Schwangerschaft wissen, ob ein präexistentes chronisches Hochdruckleiden oder eine genuine PE vorliegt. Es sollen im folgenden diese sehr unterschiedlichen Verlaufsformen, vor allem hinsichtlich ihrer Prognose für Mutter und Kind geschildert werden.

Monosymptomatischer Hochdruck

Transitorische Schwangerschaftshypertonie

Diese ist eine häufige Hochdruckform in der Schwangerschaft, bei welcher es sich um eine schwangerschaftsspezifische Blutdrucksteigerung handelt, die obligat ohne Proteinurie einhergeht. An das 3. Trimenon gebunden, tritt der Hochdruck manchmal erst peripartal auf. Die erhöhten Blutdruckwerte normalisieren sich post partum sofort wieder. Charakteristisch ist hierfür, daß sich diese Hypertonieform regelhaft auch in den nachfolgenden Schwangerschaften wiederholt. Häufig sind auch bei diesen Frauen außerhalb der Schwangerschaft, z. B. bei der Einnahme höher dosierter hormonaler Kontrazeptiva, leichtere Blutdrucksteigerungen zu finden.

Die prognostische Bedeutung einer transitorischen Schwangerschaftshypertonie ist für Mutter und Kind günstig, da die Gefahr einer Eklampsie bzw. einer Wachstumsretardierung des Kindes gering ist. Es besteht die Frage, ob die transitorische Schwangerschaftshypertonie eine in sich geschlossene Entität ist oder ob es sich hierbei um eine Sonderform einer bisher inapparenten essentiellen Hypertonie handelt, die durch die Schwangerschaft vorübergehend demaskiert wird (z. B. ähnliche Verhältnisse beim latenten Diabetes mellitus). Dies würde der Vorstellung entsprechen, daß bei diesen Fällen nicht nur bei den nachfolgenden Schwangerschaften die Hypertonie „rezidiviert", sondern daß Frauen mit einer transitorischen Hypertonie allgemein im späteren Alter häufiger eine chronische Hypertonie aufweisen als Frauen mit einer genuinen PE oder E.

Chronisch essentieller Hochdruck

Jede chronische Hochdruckform kann auch während der Schwangerschaft fortbestehen. Häufig können sich sogar milde Formen einer essentiellen Hypertonie im 1. und 2. Trimenon durch die Verminderung des peripheren Gefäßwiderstands vorübergehend normalisieren, so daß bei der Erstuntersuchung einer Schwangeren normale Blutdruckwerte gefunden werden. Zumindest gibt es zahlreiche Fälle, bei denen im Verlauf der Gravidität der Blutdruck erst im 3. Trimenon oft nur geringfügig ansteigt, d. h. über den Werten vor der Schwangerschaft liegt. Charakteristisch ist für eine chronische Hypertonie der Nachweis erhöhter Blutdruckwerte schon zu Beginn einer Schwangerschaft und bei den Nachkontrollen ca. 6 Wochen post partum. Ebenso handelt es sich dabei häufiger um Mehrgebärende mit einer erhöhten Hochdruckinzidenz mit zunehmendem Lebensalter der Mutter.

Auch bei diesen Formen einer chronisch essentiellen Hypertonie mit weitgehend konstanten Blutdruckwerten und ohne Proteinurie ist das prognostische Risiko für Mutter und Kind gering. Da die Blutdruckwerte vor einer Schwangerschaft meist unbekannt sind, ist die Diagnose chronisch essentielle Hypertonie nur durch Blutdruckkontrollen 6–8 Wochen post partum möglich.

Äußerst gefährlich wird aber diese klinische Situation, wenn im Verlauf der weiteren Schwangerschaft zusätzlich zu der Hypertonie weitere Gestosezeichen hinzukommen, nicht nur ein Ansteigen der Blutdruckwerte, sondern vor allem Proteinurie, Hypalbuminämie, Anstieg der Harnsäure im mütterlichen Plasma usw., d. h., es entwickelt sich eine sog. Pfropfgestose (s. unten).

Präeklampsie

Die Kombination von Hochdruck *und* Proteinurie wird im allgemeinen Sprachgebrauch als Präeklampsie (PE) bezeichnet. Einige Arbeitsgruppen lassen diese Bezeichnung nur für Fälle gelten, bei welchen sich auch ein echtes präeklamptisches Stadium entwickelt hat (auch Stadium der drohenden Eklampsie genannt). Es ist vorwiegend demnach eine klinische Bezeichnung für eine Symptomengruppe. Dabei sollte man differenzieren – was klinisch nur schwer möglich ist –, ob es sich um eine schwangerschaftsspezifische Erkrankung handelt (auch als genuine PE zu bezeichnen) oder ob eine nicht schwangerschaftsspezifische Hochdruck- oder Nierenerkrankung vorliegt. Ohne anamnestische Angaben der Patientin ist im allgemeinen diese Differenzierung nur durch eine Nierenbiopsie möglich. Fisher u. Mitarb. (9) haben 6 Tage post partum bei 176 Frauen mit hypertensivem Schwangerschaftsverlauf Nierenbiopsien ausgeführt und konnten dabei zeigen, daß es sich in sehr vielen Fällen, in welchen klinisch eine schwangerschaftsspezifische PE vermutet wurde, um eine Glomerulonephritis oder um eine Nephrosesklerose gehandelt hat. Nur bei der Hälfte der Fälle fanden diese Autoren das für einen SIH charakteristische morphologische Bild einer glomerulären Endotheliose. Dabei handelte es sich überwiegend um Erstgebärende (ca. 75%), während bei den Mehrgebärenden die chronisch-nephropathischen Veränderungen überwogen.

Diese während einer Schwangerschaft kaum mögliche Differenzierung zwischen schwangerschaftsspezifischen und nicht schwangerschaftsspezifischen PE hat dazu geführt, daß man älteren klinischen, pathophysiologischen und therapeutischen Studien sehr kritisch gegenübersteht, die diese Differenzierung ihrer Hochdruckpatientinnen meist nicht vorgenommen haben. Es gilt daher heute allgemein, daß man bei allen diesbezüglichen Studien über einen SIH möglichst nur Erstgebärende unter 30 Jahren einbezieht, bei welchen 6–8 Wochen post partum keine Zeichen eines chronischen Hochdrucks oder einer chronischen Nephropathie vorliegen. Diese Differenzierung wäre aber klinisch für die Risikobeurteilung der Erkrankung sehr wichtig, da die Pfropfgestosen (s. unten) zumindest für das Kind eine ungünstigere Prognose aufweisen als eine genuine Präeklampsie (Abb. 17.5). Insgesamt kann man jedoch davon ausgehen, daß die Kombination von Hypertonie *und* Proteinurie das Risiko von Mutter und Kind verschlechtern. Und zwar besonders dann, wenn diese PE-Symptomatik schon relativ früh in der Schwangerschaft auftritt. Bei späteren PE (nach der 36. SSW) ist die Prognose dagegen wesentlich günstiger.

Pfropfgestosen

Unter der Bezeichnung Pfropfgestose faßt man alle Fälle von chronischem Hochdruck- und Nierenerkrankungen zusammen, bei denen sich entweder die ursprünglichen Symptome verstärken (z. B. bei chronischer Nephropathie, Hypertonie und/oder Proteinurie) oder diese Gestosesymptome zusätzlich auftreten (z. B. Proteinurie bei chronisch-essentieller Hypertonie). Typisch für diese Pfropfgestosen ist, daß häufig Mehrgebärende und ältere Schwangere betroffen sind. Häufig treten die ersten PE-Symptome schon vor der 20. SSW auf. Dies steht im Gegensatz zu den genuinen PE.

Wie oben erwähnt, tragen innerhalb dieser Patientengruppe die Kinder das höchste Risiko, dagegen treten nur selten eklamptische Anfälle auf. Die negativen Folgen für das Kind durch die verschiedenen Hochdruckformen während der Schwangerschaft werden nochmals in Abb. 17.5 deutlich.

Eklampsien

Bei Eklampsien kommt es zusätzlich zu den oben genannten PE-Symptomen generalisiert zu Konvulsionen mit Bewußtseinstrübung, neurologischen Störungen und nachfolgendem Koma. Es hat sich zum einen gezeigt, daß der eklamptische Anfall häufiger beim SIH und weniger häufig bei nichtschwangerschaftsspezifischen PE auftritt und diesen Konvulsionen nicht unbedingt eine schwere PE-Symptomatik

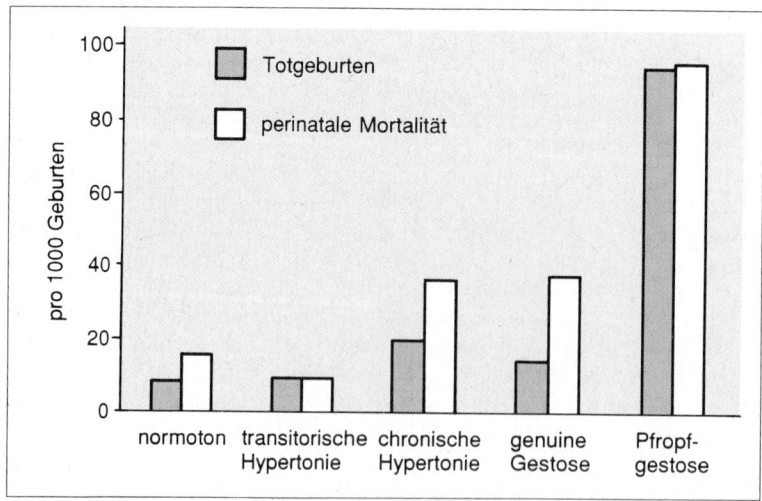

Abb. 17.5 Intrauterine Todesfälle und perinatale Mortalität bei verschiedenen Hochdruckformen in der Schwangerschaft (nach Page u. Christianson).

vorausgehen muß. Es gibt sogar Fälle, bei denen die PE-Symptomatik relativ geringfügig ist bzw. sich erst innerhalb weniger Tage vor Auftreten der Anfälle entwickelt. Früher glaubte man, daß die eklamptischen Anfälle überwiegend durch ein Hirnödem bedingt seien als Folge eines vermehrten Flüssigkeitsaustritts aus dem intravasalen Raum in das Interstitium oder durch lokale Gefäßspasmen. Heute nimmt man an, daß es sich häufiger um disseminierte Blutungen in das Parenchym handelt, die evtl. zu Massenblutungen führen können. Dadurch besteht bei einer Eklampsie eine unmittelbare Gefährdung für die Mutter, wobei die Hirnblutung die häufigste unmittelbare Todesursache ist.

Es spricht alles dafür, daß bei rechtzeitiger therapeutischer Intervention – in erster Linie durch Blutdrucksenkung und Sedativa, ggf. auch durch Anhebung des kolloidosmotischen Drucks im Blut – die Entwicklung einer Eklampsie verhindert, eine drohende Eklampsie kupiert und bei manifester Eklampsie ein letaler Ausgang verhindert werden kann. Daß diese eklamptischen Konvulsionen bei chronisch essentieller Hypertonie oder bei Pfropfgestosen seltener auftreten als beim SIH, wird von Girndt (12) damit erklärt, daß bei letzteren die adaptive Mediahypertrophie fehlt, wie sie bei der chronischen Hypertonie meist vorliegt und deshalb bei Blutdruckkrisen durch eine Eklampsie zerebrale Blutungen häufiger auftreten. Bestätigt wird diese Aussage durch die Befunde von Chesley (6), der durch genaue Nachkontrollen von PE- und E-Fällen nach Jahren des Auftretens dieser Erkrankung nachweisen konnte, daß es sich bei Eklampsie überwiegend um „genuine Gestosen" handelt, die später im Alter nur relativ selten einen chronischen Altershochdruck aufweisen.

Charakteristisch sind vor Auftreten der Konvulsionen bestimmte neurologische Prodrome – Bewußtseinsveränderungen, Kopfschmerzen, Sehstörungen, Hyperreflexie –, so daß man dieses Übergangsstadium häufig auch als „drohende Eklampsie" bezeichnet.

Zusätzliche Komplikationen

Zusätzlich zu den bisher geschilderten „klassischen" Krankheitssymptomen eines Schwangerschaftshochdrucks, die nur eine unterschiedliche Ätiologie und auch eine unterschiedliche Prognose für Mutter und Fetus haben, gibt es mehrere Verlaufsformen, die zum Teil davon abweichen. Man könnte sie unter dem Oberbegriff „zusätzliche Komplikationen" zusammenfassen.

Abgesehen von den Komplikationen, die für den Geburtshelfer außerordentlich wichtig sind, wie z. B. die chronische Plazentainsuffizienz mit einer mangelhaften Entwicklung des Fetus, die Frühgeburtlichkeit oder die vorzeitige Lösung der normalsitzenden Plazenta, sollen folgende auch für den Anästhesisten und Internisten wichtige Verlaufsformen geschildert werden, nämlich das akute Nierenversagen (ANV), die Verbrauchskoagulopathie und das HELLP-Syndrom.

Akutes Nierenversagen

Das idiopathische akute Nierenversagen (ANV) ist gekennzeichnet durch eine Oligoanurie, verbunden mit einem Anstieg der Serumkreatininkonzentration und mit einer Hyperkaliämie sowie einer nachfolgenden Polyurie mit Isosthenurie. Bis zu den sechziger Jahren trat in der Geburtshilfe ein ANV besonders häufig nach Seifen- und septischen Aborten auf. Nicht selten lag in diesen Fällen eine bilaterale Nierenrindennekrose vor und/oder ein generalisiertes Sanarelli-Shwartzman-Phänomen.

Ein ANV in der Spätschwangerschaft ist heute meist auf einen Endotoxinschock infolge eines Amnioninfektionssyndroms oder auf einen hämorrhagischen Schock (z. B. bei atonischen Geburtsblutungen) zurückzuführen, dagegen seltener durch eine PE oder E (13, 25).

Seit der hormonalen Kontrazeption und der Liberalisierung des Schwangerschaftsabbruchs sind die septischen Verlaufsformen in der Frühschwangerschaft sehr selten, so daß man heute in der Geburtshilfe nur noch mit einer Häufigkeit eines ANV von 1 : 50 000 Schwangerschaften rechnet gegenüber früher mit 1 : 2000 bzw. 1 : 5000 (13, 25).

Trotzdem zeigt Tab. 17.2, daß die schwangerschaftsbedingte Ätiologie des ANV auch heute noch ihre Bedeutung hat. Jedoch ist das ANV sowohl bei septischen Prozessen in der Schwangerschaft als auch bei PE oder E kein spezifisches Krankheitsbild für sich, sondern es muß in den Rahmen eines Multiorganversagens eingeordnet werden, von dem die Niere nur besonders betroffen ist.

Tabelle 17.**2**   Ursachen des peripartalen akuten Nierenversagens (aus Girndt, S.: Hyper- und Hypotonie in der Schwangerschaft. VCH, Weinheim 1987)

– Septischer Schock

– Zirkulatorisches akutes Nierenversagen bei schweren Blutungen

– Präeklampsie/Eklampsis mit akutem Nierenversagen

– Akute Schwangerschaftsfettleber (Sheehan)

– Nierenrindennekrose in der Schwangerschaft

– HELLP-Syndrom (Typ B der EPH-Gestose)

– Postpartales akutes Nierenversagen

– Andere seltene Ursachen des akuten Nierenversagens (akute Glomerulonephritis, rapid progressive Glomerulonephritis, akute Pyelonephritis, postrenales akutes Nierenversagen mit beidseitiger Ureterobstruktion)

Verbrauchskoagulopathie

Durch intravasales Auftreten von Gewebsthrombokinase (z. B. aus der Plazenta) und von freiem Thrombin werden plasmatische Gerinnungsfaktoren und Thrombozyten in einem Maß verbraucht, daß die Gerinnungsfähigkeit des strömenden Blutes abnimmt. Vor der Verminderung dieser Gerinnungsfaktoren mit einer Hypokoagulopathie wird meist eine Phase der Hyperkoagulopathie festgestellt.

Diese Verbrauchskoagulopathie ist differentialdiagnostisch von der Verlustkoagulopathie abzugrenzen, welche vor allem beim hämorrhagischen Schock durch den Verlust von Blut und von Gerinnungspotential zu dieser Form der Koagulopathie führt. Bei der Verbrauchskoagulopathie steht dagegen im Vordergrund eine Aktivierung der „Gerinnungskaskade" z. B. durch Endotoxine infolge einer Virämie oder Bakteriämie, durch eine Schädigung des Gefäßendothels oder durch Einschwemmung von Thrombokinase aus Uterus und Plazenta, welche zu einer disseminierten intravaskulären Gerinnung führt. Erst in deren Folge tritt ein Kreislaufschock ein.

Das Auftreten einer Verbrauchskoagulopathie infolge einer PE geschieht zwar überwiegend durch die bei diesem Krankheitsgeschehen häufig zu beobachtende vorzeitige Lösung der normalsitzenden Plazenta. Sie kann aber auch unabhängig davon auftreten (s. Fallbeschreibung) und könnte im Zusammenhang mit einem Thrombozytenzerfall, Endothelläsionen und extremer Thromboxanfreisetzung stehen.

Die Gerinnungsanalyse kann nur die Tatsache, nicht aber die Ursache der Verbrauchskoagulopathie feststellen, denn das Gerinnungssystem reagiert als Ganzes. (Spezielle Laborparameter s. unten unter HELLP-Syndrom.)

Als Folge der Thrombineinwirkung auf das Fibrinogen entstehen Fibrinmonomere, die bei geringerer Konzentration im Blut löslich bleiben. Auf das Vorhandensein der Monomere und des löslichen Fibrins läßt sich mit einfachen Testen schließen:

– Äthanoltest,

– Protaminsulfattest,

– Agglutination von Erythrozyten, welche mit Fibrinmonomeren beladen sind.

Bei Aktivierung des plasmatischen Gerinnungssystems wird zwangsläufig auch das fibrinolytische System mitaktiviert. Als Folge davon verkürzt sich die Euglobinlysezeit und verlängern durch die auftretenden Fibrinogen- und Fibrinspaltprodukte die Thrombin-, Reptilase- und Thrombinkoagulasezeit.

HELLP-Syndrom

Dieses Syndrom (HS) hat vor allem in den letzten Jahren in der Literatur für Aufregung gesorgt, seitdem Weinstein (28) festgestellt hat, daß bei PE sich eine ganz charakteristische Symptomatik entwickeln kann, welche zu einem hohen fetalen und maternalen Risiko führt.

Das Kunstwort HELLP ergibt sich aus dem laborchemischen Symptomentrias:

– Hämolyse (H) – mikroangiopathische Anämie,

– erhöhte Leberenzyme (EL, elevated liver enzymes),

– Thrombozytopenie (LP, low platelet count).

Die Inzidenz des HS wird derzeit z. B. von Rath und Mitarb. (20) mit einem Erkrankungsfall auf 150–300 Geburten angegeben. Bei PE liegt die Häufigkeit zwischen 4–12%. Die Mortalität der Mutter schwankt zwischen 0–24%, wobei dieses hohe Komplikationsrisiko durch eine disseminierte intravasale Gerinnung, vorzeitige Lösung der normalsitzenden Plazenta, ANV, Lungenödem und ein rupturiertes Leberhämatom (s. Fallbeschreibung) bedingt sein kann.

Die perinatale Mortalität wird zwischen 7,7 und 60% angegeben, vorwiegend durch die extreme Frühgeburtlichkeit, intrauterine Asphyxie und vorzeitige Lösung der Plazenta verursacht.

Die große Streubreite dieser Letalitätsangaben ist sicher auf die Inhomogenität der Kollektive und die unterschiedlichen Schweregrade des HELLP-Syndroms zurückzuführen.

Klinische Leitsymptome

Die klinischen Leitsymptome sind Übelkeit und Druckschmerz vorwiegend im rechten Oberbauch. Dagegen muß nicht unbedingt eine ausgeprägte PE-Symptomatik vorliegen (s. Fallbeispiel). Es sind sogar Fälle bekannt, bei welchen keine Hypertonie bestand (20).

Das sog. HELLP-Syndrom ist keine Entität, sondern stellt wahrscheinlich nur eine besondere Verlaufsform der Gestose dar, welche vorwiegend die Leber und das Gerinnungssystem schädigt. Das oben schon geschilderte Gleichgewicht zwischen Prostacyclin und Thromboxan A_2 führt wahrscheinlich auch bei diesem Krankheitsverlauf über Vasospasmen und Endothelläsionen nicht nur zum Verbrauch von Thrombozyten, sondern auch zu Mikroangiopathien und zur Schädigung von Erythrozyten (Fragmentozyten) und Hämolyse. Bedingt durch eine Obstruktion des Blutflusses in den Lebersinusoiden kommt es beim HS zur Fibrinogenablagerung im Leberparenchym und zu einer Dehnung der Leberkapsel. Die dadurch entstehende Schmerzsymptomatik im Oberbauch stellt das klinische Leitsymptom dieser Erkrankung dar. Dennoch führt gerade die uncharakteristische Oberbauchsymptomatik häufig zu Fehldiagnosen von primär internistischen, schwangerschaftsunabhängigen Krankheitsbildern, wie Gallensteinen, Virushepatitis, Zwerchfellhernie u. a. Hinzu kommt, daß im Anfangsstadium des HS die typische laborchemische Konstellation oft nicht oder nur diskret nachweisbar ist (Tab. 17.**3**).

Laborchemische Kontrollen

Dennoch sind bei Verdacht auf ein HS laborchemisch zwei „Organsysteme" sehr genau zu kontrollieren. Zum einen die Leberenzyme und zum anderen die Gerinnungsparameter. Für die Routinediagnostik scheint die Bestimmung des AT III als wesentlicher Inhibitor der Gerinnung und die Dokumentation der Thrombozytenzahlen ($<$ 120 000/ml) wichtig zu sein. Bei pathologischen Befunden mit Abfall von AT III und der Thrombozyten sollten zur weiteren Diffe-

Tabelle 17.3 Klinische und laborchemische Untersuchungen bei Gestosen

Klinische Kontrolle

– Blutdruckkontrolle (Grenzwert $>$ 140/85 mmHg)

– Proteinurie (Grenzwert $>$ 300 mg/l)

– Ödeme (exzessive Gewichtszunahme über 15 kg im Schwangerschaftsverlauf bzw. über 500 g/Woche)

– Oligurie (unter 500 ml/Tag), besser Kontrolle der Ein- und Ausfuhr

– Hyperreflexie (Patellarsehnenreflex!)

Laborchemische Daten

– Nierenfunktion: Harnsäure, Harnstoff, Kreatinin

– Leberfunktion: SGOT, GPT, LDH, Bilirubin

– Gerinnungsfaktoren: Thrombozyten, AT III, D-Dimer, TAT, Fibrinogen

– Kontrolle der fetoplazentaren Einheit: CTG-Kontrollen, Ultraschall (fetale Biometrie); Östriol und HPL im mütterlichen Serum

– weitere Laborparameter: Hämatokrit zur Kontrolle einer Hämokonzentration (cave: über 40%)

Protein- bzw. Albuminbestimmung im mütterlichen Serum (cave: unter 3,0 mg/100 ml) zur Berücksichtigung des onkotischen Drucks

renzierung der Gerinnung das D-Dimer (als spezifisches Abbauprodukt des unlöslichen Fibrins) und das TAT (der biologisch inaktive Komplex von AT III und dem aktivierten Faktor 2) bestimmt werden. Beim Abfall von AT III und einem gleichzeitigen Anstieg von TAT und D-Dimer liegt eine gesteigerte intravasale Koagulopathie vor. Dagegen erweisen sich die Globalparameter der Gerinnung (Quick, TZ, PTT) zur Diagnose der Frühphase einer sich anbahnenden Gerinnungsstörung für wenig geeignet. Eine Hämolyse läßt sich am besten durch die immunologische Bestimmung des freien Hb nachweisen.

Eine Normalisierung der Laborparameter post partum wird in der Literatur einheitlich innerhalb einer Woche angegeben.

Entscheidend für die Diagnose des HS ist auch ein Anstieg der Leberwerte wie GOT, GPT, LDH, Bilirubin (indirekt), freies Hb und Nachweis von Fragmentozyten, während die Thrombozyten stark abfallen. Dabei ist durchaus nicht immer –wie oben schon erwähnt – eine ausgeprägte PE-Symptomatik erforderlich.

Differentialdiagnostik

Differentialdiagnostisch sind auch andere Verlaufsformen beachtenswert, deren klinisches Bild in ähnlicher Form ablaufen kann, wie z. B. das hämolytisch-urämische Syndrom (HUS), bei dem zu der bereits angegebenen Symptomatik noch die Urämie hinzukommt oder die thrombotisch-thrombozytopenische Purpura (TTP). Diese Krankheitsbilder sind nicht gestosespezifisch, da sie auch außerhalb einer Gravidität bekannt sind. Klinisch erscheint beim HUS die Nierenbeteiligung, bei der TTP die neurologische Symptomatik im Vordergrund zu stehen. Wegen der großen Variabilität der einzelnen Symptome ist aber häufig eine sichere differentialdiagnostische Unterscheidung nicht möglich (13).

Verlauf

Der Verlauf des HS ist unkalkulierbar. Einzelfällen mit kompletter Rückbildung der Thrombozytopenie und Leberfunktionsstörung stehen überwiegend die Verläufe mit rascher therapierefraktärer Exazerbation des Krankheitsbildes innerhalb weniger Stunden gegenüber. Darüber hinaus stellen schwerwiegende Komplikationen wie Abruptio placentae, ANV, Lungenödem und vor allem zerebrale Blutungen ein hohes Risiko für die Mutter dar. Dies trifft im besonderen Maß auch für die auf dem Boden subkapsulärer Hämatome entstehende Leberruptur mit massiver intraabdomineller Blutung zu (s. Fallbeschreibung) – einer Komplikation, die mit einer mütterlichen Letalität zwischen 50 und 75 % und einem Absterben des Fetus bis zu 75 % belastet ist.

Nach einer Literaturzusammenstellung von Rath (20) liegt die mütterliche Mortalität beim HS zwischen 3 und 5 % und einer perinatalen Mortalität zwischen 12 und 33 %. Wegen dieses hohen Risikos für Mutter und Kind und wegen des Fehlens einer kausalen Therapie sollte unverzüglich nach Diagnosestellung eine Schwangerschaftsbeendigung, allgemein durch Sectio, vorgenommen werden. Eine abwartende Haltung wäre nur bei extremer Frühgeburtlichkeit zur Induktion der Lungenreife des Kindes gerechtfertigt. Nur bei sehr günstigem Muttermundsbefund, durch welchen innerhalb eines kurzen Zeitraums mit der Geburt zu rechnen ist, kann die vaginale Entbindung diskutiert werden (cave: Leberruptur, Koagulopathie mit schweren Blutungen).

Fakten

Das HELLP-Syndrom läßt sich in folgenden Fakten zusammenfassen:

– Bei jeder Schwangeren mit einer Oberbauchsymptomatik ist unabhängig von den typischen PE-Symptomen an ein HELLP-Syndrom zu denken.
– Für eine Früherkennung dieser Komplikation sind bei allen PE, auch bei Fehlen einer Oberbauchsymptomatik, die relevanten Laborparameter zu untersuchen.
– Wegen des hohen Risikos für Mutter und Kind sollte beim laborchemischen Nachweis eines HS möglichst frühzeitig entbunden werden, wobei im allgemeinen eine Sectio zu bevorzugen ist. Dabei müssen vor, während und nach der Geburt die möglichen Gerinnungskomplikationen korrekt behandelt werden.
– Patientinnen mit HS müssen interdisziplinär von Geburtshelfern, Internisten, Anästhesisten und Neonatologen kontrolliert werden.

Laborchemische Untersuchungen bei Gestosen

Aus der Schilderung der sehr variablen Krankheitsverläufe einer Gestose, die zum Teil von der spezifischen Schädigung einzelner Organe und Organsysteme abhängen, wodurch die zum Teil sehr unterschiedliche Symptomatik zu erklären ist, geht hervor, daß der das Krankheitsgeschehen auslösende pathophysiologische Ablauf ziemlich einheitlich ist und nur die Auswirkungen auf die einzelnen Organe (Niere, Leber, Gehirn, Blutgerinnung usw.) stark voneinander abweichen. Diese oft unvorhersehbare Variabilität der Krankheitsverläufe bedingt bei allen PE-Fällen nicht nur eine fortlaufende klinische Kontrolle, sondern vor allem auch eine gut funktionierende Labormedizin. Durch sie können die verschiedenen Laborparameter in kurzen Abständen kontrolliert werden. Diese sollen im folgenden kurz zusammengefaßt werden:

Klinische und laborchemische Methoden

Die Fülle von laborchemischen Daten in Tab. 17.3, die zum Teil sehr engmaschig bestimmt werden müssen, zeigt, welche Probleme sich bei der Prognosebeurteilung eines SIH ergeben können, vor allem bei den Fällen, bei welchen – gleichgültig aus welchen Gründen (überwiegend aber wohl wegen der Frühgeburtlichkeit des Kindes) – eine konservativ-abwartende Therapie bevorzugt wird. Wie in dem oben geschilderten Fall können sich jederzeit aus einer anfänglich gut therapierbaren PE eine Fülle von Komplikationen entwickeln, die zum Teil dann kaum noch zu beherrschen sind.

Therapie

Die therapeutischen Maßnahmen beim SIH bzw. bei PE und E sollen im folgenden nur insoweit abgehandelt werden, wie sie vor allem für den Anästhesiologen und Internisten von Bedeutung sind. Dies betrifft vorwiegend die schwere PE und E und ihre Komplikationen, weniger dagegen den monosymptomatischen Hochdruck und die leichte PE, die überwiegend vom Geburtshelfer behandelt und daher hier nur kurz geschildert werden. Die schweren Gestosefälle erfordern dagegen vor allem im Hinblick auf die notwendige Intensivüberwachung immer eine interdisziplinäre Zusammenarbeit des Geburtshelfers mit den oben genannten Fachkollegen.

Hypotensiva

Die Anwendung und Wirkung von blutdrucksenkenden Medikamenten in der Schwangerschaft wird in der Literatur so unterschiedlich beurteilt, daß man im Augenblick nur einen kurzen Überblick über den derzeitigen Stand dieser Therapie abgeben kann. Dabei muß immer wieder betont werden, daß die einzig wirksame Behandlung des SIH die Entbindung ist, so daß eine konservativ-medikamentöse Therapie vorwiegend nur bei folgenden Fällen indiziert ist:

– bei einem SIH vor der 36. SSW, wenn es noch wünschenswert erscheint, wegen der Frühgeburtlichkeit des Kindes die Schwangerschaft zu verlängern. Bei schweren Hypertonien und besonders bei Hypertonien mit Proteinurie wird man wegen der zunehmenden fetalen Risiken den Entbindungstermin meist vorverlegen müssen;
– aus mütterlicher Indikation, da bei schweren PE und E die durch den Hochdruck bedingten Komplikationen an Gehirn, den Nieren und am Gerinnungssystem zunehmen.

Für die leichteren und mittelschweren Hochdruckfälle stehen z. Z. die Präparate in Tab. 17.4 zur Diskussion (s. Empfehlung der Deut-

Tabelle 17.4 Hypotensiva beim Schwangerschaftshochdruck

– Methyldopa (wenig geeignet, nur bei leichteren Schwangerschaftshypertonien)
– β_1-selektive Rezeptorenblocker (für längere Anwendung geeignet) (z. B. Atenolol, Metopropol)
– Dihydralazin (z. B. Nepresol)
– Diazoxid (bei Hochdruckkrisen)
– Nifedipin (bei Hochdruckkrisen)

schen Liga zur Bekämpfung des hohen Blutdrucks; 12, 16, 17).

Über die verschiedenen Hypotensiva beim SIH gibt es zahlreiche Untersuchungen, die jedoch fast alle den Nachteil haben, daß es allein aus ethischen Gründen kaum Studien gibt, bei denen eine Gruppe von Hochdruckfällen mit Hypotensiva und Plazebo verglichen wurden. Weiterhin sind die Fallzahlen dieser Studien meist zu klein, um zu statistisch signifikanten Aussagen zu kommen. Häufig wurde auch der Hochdruck in der Schwangerschaft hinsichtlich seiner Ätiologie nicht genügend differenziert (z. B. chronisch essentieller Hochdruck vs. SIH). Die Behandlungsdauer ist im Einzelfall meist zu kurz, da häufig innerhalb weniger Tage oder Wochen die Entbindung wegen der Mangelentwicklung des Kindes notwendig wurde. Bei allen Einschränkungen gegenüber den bisher bekannten Studien (11, 17, 21, 22) wird man doch wohl sagen können, daß bei einer konservativen Behandlung eines leichten bis mittelschweren SIH vor der 36. SSW alle in Tab. 17.4 genannten Präparate anwendbar sind, ohne daß man das eine oder andere Medikament besonders empfehlen könnte.

Kontrovers wird auch die Frage diskutiert, bei welchen Blutdruckgrenzwerten eine konsequente medikamentöse Behandlung in der Schwangerschaft beginnen sollte. Geht man aber von der Tatsache aus, daß häufig schon bei den leichteren Gestosen – mit Ausnahme der Fälle einer monosymptomatischen essentiellen Hypertonie – morphologische Veränderungen an den Plazentazotten auftreten, die weitgehend irreversibel und daher medikamentös kaum zu beeinflussen sind, so wäre ein positiver Effekt durch Hypotensiva auf die Plazentafunktion und die Kindesentwicklung nur dann zu erwarten, wenn man die medikamentöse Therapie möglichst früh, d. h. bei Überschreiten der Grenzwerte beginnt. Von Redman (21) wurden daher Blutdruckwerte als behandlungsbedürftig angesehen, die im 2. Trimenon den Grenzwert von 140/90 mmHg und im 3. Trimenon von 150/95 mmHg überschreiten.

Besteht gleichzeitig eine Proteinurie oder tritt diese zusätzlich im Verlauf eines Schwangerschaftshochdrucks auf, dann ist das weitere Krankheitsgeschehen kaum noch medikamentös zu beeinflussen. Für den Geburtshelfer ist dann nur noch entscheidend, den optimalen Zeitpunkt für die Entbindung des Kindes festzulegen, da eine wachstumsretardierte Frühgeburt *extrauterin* auf der Intensivstation einer gut geführten pädiatrischen Klinik sicher besser aufgehoben ist als unter den sehr viel ungünstigeren intrauterinen Gas- und Stoffwechselbedingungen während einer PE.

Die Domäne der Hydralazinanwendung ist nach meiner Auffassung die schwere PE, vor allem, wenn schon neurologische Symptome bestehen (anhaltende schwere Kopfschmerzen, Sehstörungen, Hyperreflexie) und die Eklampsien, bei denen das mütterliche Risiko im Vordergrund der Behandlung steht. Es muß erwähnt werden, daß eine ähnlich rasche Blutdrucksenkung wie durch Hydralazin auch durch Diazoxid und Nitroprussidnatrium erzielt wird, deren Nebenwirkungen aber stärker ausgeprägt sind. In dieser Situation wird Dihydralazin parenteral (Initialdosis 6,25 mg = $^1/_4$Ampulle Nepresol) verabfolgt. Die Weiterbehandlung erfolgt in schrittweise zu steigernden Dosen in 4–8–12 mg/Std. oder mittels Infusionspumpe, bis ein diastolischer Wert zwischen 80–90 mmHg erreicht ist, wobei man diese blutdrucksenkende Therapie mit antikonvulsiven Maßnahmen kombinieren wird (s. unten).

Bei tachykarden Reaktionen unter Verabfolgung von Dihydralazin oder bei unzureichender blutdrucksenkender Wirksamkeit ist eine Kombination mit kleinen Dosen eines relativ β$_1$-selektiven Rezeptorenblockers sinnvoll (Tab. 17.**4**).

Sedativa

Die Therapie mit Sedativa hat zum Ziel, das Auftreten von tonisch-klonischen Krampfanfällen bei der Eklampsie zu verhindern, d. h. entweder den Übergang einer schweren PE in eine E zu vermeiden oder bei schon aufgetretenen Konvulsionen weitere Krampfanfälle zu kupieren. Die gegenwärtigen Erfahrungen mit einer antikonvulsiven Therapie bei den schweren Formen einer Gestose konzentrieren sich hauptsächlich auf zwei Substanzengruppen (Lit. 17): Benzodiazepine und Magnesiumsulfat.

Benzodiazepine

Die antikonvulsiven Eigenschaften der Benzodiazepine wurden unter kontrollierten Bedingungen erstmals vor 20 Jahren zur Therapie von eklamptischen Anfällen eingesetzt. Insbesondere nach hochdosierter i. v. Therapie konnte die Häufigkeit rezidivierender Konvulsionen erheblich reduziert werden. Obwohl die Müttersterblichkeit im Vergleich zu älteren Verfahren, wie z. B. bei dem lytischen Cocktail, teilweise gesenkt werden konnte, liegt aber die perinatale Mortalität unverändert sehr hoch.

Obwohl Prophylaxe und Therapie eklamptischer Anfälle mit Benzodiazepinen insbesondere von Autoren aus England und Skandinavien immer wieder empfohlen und praktiziert werden, wurden die Effektivität und Zuverlässigkeit dieser Methode in der neuen Literatur nicht ausreichend dokumentiert. Im Gegenteil, es lassen mehrere Berichte bezüglich Nachteilen der Benzodiazepine Skepsis über die großzügige Anwendung dieser Substanz bei PE aufkommen, da das Diazepam die Plazentabarriere rasch überschreitet, wodurch beim Fetus Hypotonie, Apnoeanfälle, Störungen der Thermoregulation und niedrigere Apgar-Werte eintreten, insbesondere wenn innerhalb der letzten 15 Stunden vor der Entbindung mehr als 30 mg Diazepam verabreicht wurden. Ein wesentlicher Vorteil der Diazepambehandlung wird von Öney (17) vor allem in der schnellen und effektiven Anfallskoupierung gesehen. Durch langsame i. v. Applikation von 5–10 mg können in den meisten Fällen die Konvulsionen erfolgreich bekämpft werden. Höhere Dosen von 20 mg und mehr sind nur selten erforderlich. Die Wirkungsdauer kann allerdings manchmal nur 20 Minuten betragen. Aus diesem Grund müssen zwecks einer zufriedenstellenden Basissedierung regelmäßig i. m. Gaben vorgezogen werden, wobei zu berücksichtigen ist, daß die Absorption und Wirkungsdauer von Diazepam bei dieser Applikationsform individuell sehr unterschiedlich sein kann.

Magnesiumsulfat

Von Pritchard wurden 1975 sehr günstige Ergebnisse der Magnesiumtherapie bei Eklampsie publiziert, die 1984 durch dieselbe Arbeitsgruppe erweitert wurden, so daß die parenterale

Magnesiumgabe sich inzwischen als die Therapie der Wahl bei Eklampsie etablieren konnte (17, 18). In einer Gruppe von 245 Patientinnen mit E, die von Pritchard u. Mitarb. (19) nach einem über 3 Jahrzehnte strikt eingehaltenen Schema behandelt wurden, fand sich lediglich ein mütterlicher Todesfall.

Am weitesten verbreitet und anerkannt ist die Magnesiumtherapie entweder in der kombiniert intravenös-intramuskulären oder in der alleinigen i. v. Applikationsform. Dabei wird von Pritchard als Initialdosis 3–4 g Magnesiumsulfat in einer 20%igen Lösung langsam i. v. (1 g/min) empfohlen und zusätzlich 10 g einer 50%igen Lösung intraglutäal, verteilt auf beide Seiten. Nur bei wenigen Patientinnen konnten die Krampfanfälle durch die initiale i. v. Dosis nicht verhindert werden. In solchen Fällen wurde von Pritchard eine erneute i. v. Dosis von 2 g gegeben. Mehr als 8 g Magnesiumsulfat i. v. wurde jedoch in keinem Fall appliziert.

Nach der Initialdosis müssen in kürzeren Abständen bei der Mutter der Patellarsehnenreflex überprüft werden, ebenso die Atemzüge pro Minute. Pritchard dokumentiert einen einzigen Müttersterbefall, der auf eine vermeidliche Überdosis von Magnesium mit Atemstillstand zurückzuführen war, wobei eine rechtzeitige intratracheale Beatmung versäumt wurde. Von 55 bei der Klinikeinlieferung intrauterin lebenden Kindern über 1500 g, deren Mütter zwischen 1975 und 1983 behandelt wurden, verstarb lediglich 1 Kind pränatal. Der Vorteil der i. m. Gabe liegt darin, daß die Applikation unkompliziert und die Überwachung einfach ist. Als Nachteile sind die schlechtere Steuerbarkeit und die schmerzhaften Reaktionen auf die i. m. Injektion zu nennen. Daher wird von Pritchard der Zusatz von 1 ml einer 2%igen Lidocainlösung als Lokalanästhetikum empfohlen. Über ähnlich gute Ergebnisse berichtet auch die Arbeitsgruppe um Zuspan (29), der die alleinige i. v. Applikation vorzog und der mit einer Erhaltungsdosis von 1 g/Std. in Form einer Dauertropfinfusion bei 69 Patientinnen mit Eklampsien keinen Todesfall einer Mutter verzeichnen konnte. Die Vorteile der alleinigen i. v. Applikation liegen in einem raschen Wirkungseintritt und in der guten Steuerbarkeit. Als Nachteil ist der relativ hohe personelle Aufwand bei der kontinuierlichen Überwachung der Patientin zu nennen.

In der Bundesrepublik Deutschland ist Magnesium zur parenteralen Applikation auch als Magnesiumascorbat erhältlich (Magnorbin). Bei der Anwendung von Magnesiumascorbat muß berücksichtigt werden, daß die Substanz in dieser Präparation in ionisierter Form vorliegt und pharmakokinetische Unterschiede zwischen den beiden Magnesiumverbindungen anzunehmen sind. Es wird daher empfohlen, von Magnesiumascorbat 1,5mal so viel zu applizieren wie mit Magnesiumsulfat, um die gleichen Serumkonzentrationen von Magnesium wie bei der Therapie mit Magnesiumsulfat zu erreichen (zit. nach 17).

Insgesamt wird man sagen können, daß die antikonvulsive Therapie mit parenteral appliziertem Magnesium eine etablierte Methode zur Prophylaxe und Therapie von Konvulsionen bei schwerer PE und E ist.

Es sei hier nur noch erwähnt, daß auch das Clomethiazol (Distraneurin) einen guten antikonvulsiven, sedativen und hypnotischen Effekt besitzt, zum Teil ohne die unerwünschten Nebenwirkungen von Magnesiumsulfat (keine Atemdepression). Zumindest in der deutschsprachigen Literatur liegen aber über eine Clomethiazoltherapie bei schweren Gestosen nur wenige Einzelberichte vor.

Prostaglandinhemmer

Während es sich bei der bisher genannten medikamentösen Therapie mehr oder weniger nur um eine symptomatische Behandlung einzelner Symptome einer PE oder E handelt – dazu noch mit einem fragwürdigen Nutzen für das Kind – scheint es jetzt doch therapeutische Anhaltspunkte dafür zu geben, um möglicherweise schon prophylaktisch die Entwicklung einer PE in ihren Anfangsstadien zu behandeln. Wenn es richtig ist (S. 153), daß der Schwangerschaftshochdruck durch eine unzureichende Zunahme der Synthese von Prostacyclin im Trophoblasten und in den Gefäßendothelien bedingt ist bzw. durch ein Übergewicht der gefäßverengenden Wirkung des Throboxans, das vorwiegend in den Thrombozyten produziert wird, so müßte es möglich sein, diese gesteigerte Synthese von Thromboxan zu beeinflussen. Auf diesen Erkenntnissen basiert der Gebrauch einer niedrigdosierten Medikation von ASS (Aspirin) während der Schwangerschaft. Bisher liegen die Ergebnisse von 5 randomisierten und gut kontrollierten Studien vor (7), welche diese Hypothese stützen. „Hochdruckgefährdete" Schwangere, die ab dem 2. Trimenon bis zur

Entbindung täglich 60 mg ASS einnahmen, hatten signifikant weniger häufig eine PE, auch weniger Frühgeburten und Kaiserschnitte als Schwangere, welche Plazebos erhielten. Problematisch ist aber eine rechtzeitige Feststellung einer „Gestosegefährdung" im 2. Trimenon, um eine prophylaktische ASS-Therapie bei Fällen durchzuführen, bei welchen noch keine Gestosesymptome nachweisbar sind. Da es bisher – mit Ausnahme des kaum praktikablen Angiotensinbelastungstests – keine Screeningmethode gibt (Lit. bei 13a), welche mit einer hohen Sensitivität und Spezifität eine spätere Gestosegefährdung erkennen läßt, sollten die Resultate der derzeitig noch laufenden größeren Studien abgewartet werden, bevor wir die schwangere Frau über den prophylaktischen Gebrauch einer niedrigen Dosis Aspirin in der Schwangerschaft beraten können. Ebenso ist es bis heute nicht gesichert, ob diese Therapie auch noch sinnvoll ist, wenn die ersten Zeichen eines SIH schon bestehen. Auch hier werden erst weitere Studien Auskunft geben können.

Ausblick

Aus den bisher gemachten Ausführungen geht hervor, daß bei schweren PE und E sehr häufig die Therapie nicht auf die Anwendung von Hypotensiva und Sedativa beschränkt bleiben kann und darf, sondern daß abhängig von den Sekundärkomplikationen auch diese behandelt werden müssen, um irreversible Organschäden zu verhindern. Dies betrifft vorwiegend das Gerinnungssystem, die Nieren-, Leber- und Lungenfunktion, deren klinische und laborchemische Parameter fortlaufend untersucht werden müssen, ebenso auch die Kontrolle der fetoplazentaren Einheit (Tab. 17.3).

Wie der oben beschriebene Fall zeigt, können diese Werte mit oder ohne eine medikamentöse Therapie über eine längere Beobachtungszeit einigermaßen stabil bleiben und sich dann ohne ersichtlichen Grund ganz plötzlich verschlechtern. Jede PE-Patientin muß daher sehr intensiv kontrolliert werden, gleichgültig ob man wegen der Frühgeburtlichkeit des Kindes eine Verlängerung der Schwangerschaft wünscht oder ob man aus mütterlicher und/oder kindlicher Indikation möglichst bald eine Entbindung vornehmen muß. Daher ist bei diesen schwangerschaftsspezifischen Erkrankungen eine optimale interdisziplinäre Zusammenarbeit zwischen Geburtshelfer, Internisten, Anäs-

thesiologen und Neonatologen erforderlich. Ebenso sollten die schweren Gestosefälle auf einer Intensivstation überwacht werden.

(Über die speziellen anästhesiologischen Probleme s. Kap. 19.)

Literatur

1 Arbitbol, M. M., C. L. Pirani, W. B. Ober, S. G. Driscoll, M. W. Cohen: Production of experimental toxemia in the pregnant dog. Obstet. and Gynecol. 48 (1976) 537
2 Beck, T.:Morphologische und hämodynamische Veränderungen der Plazenta bei Präeklampsie. Gynäkologe 25 (1992) 48
3 Brosens, I. A.: Morphological changes in the uteroplacental bed in pregnancy hypertension. Clin. Obstet. Gynaecol. 4 (1977) 573
4 Casper, F.: Tierexperimentelle Untersuchungen zur Präeklampsie. Gynäkologe 25 (1992) 1
5 Cavanagh, D.: Experimental hypertension in the pregnant primate. Amer. J. Obstet. Gynecol. 128 (1977) 75
6 Chesley, L. G.: Hypertensive Disorders in Pregnancy. Appleton-Century-Crofts, New York 1978
7 Chesley, L. C.: The genetics of pre-eclampsia. Hypertension Pregn. 12 (1993) 7
8 Davey, D. A., I. McGillivray: The classification and definition of the hypertensive disorders of pregnancy. Amer. J. Obstet. Gynecol. 158 (1988) 892
9 Fisher, K. A., A. Luger, B. H. Spargo, M. D. Lindheimer: A biopsy study of hypertension in pregnancy. In Bonnar, J., I. McGillivray, M. Symonds: Pregnancy Hypertension. MTP Press, Lancaster 1980
10 Friedberg, V.: Hochdruck in der Schwangerschaft. Gynäkologe 25 (1992) 362
11 Gärtner, H. V.: Morphologische Veränderungen der Nieren beim Schwangerschaftshochdruck. Gynäkologe 25 (1992) 398
12 Girndt, S.: Hyper- und Hypotonie in der Schwangerschaft. VCH Verlagsgesellschaft, Weinheim 1987
13 Graeff, H., R. von Hugo: Das akute Nierenversagen in der Schwangerschaft. In Schulz, W., H. A. Krone: Schwangerschaft und Niere. Dustri, München 1990 (S. 187)
13aKaulhausen, H.: Klinische und biochemische Funktionstests in der Früherkennung und Basisdiagnostik. Gynäkologe 25 (1992) 32
14 Künzel, W.: Das Goldblatt-Phänomen am Uterus. Geburtsh. u. Frauenheilk. 50 (1990) 833
15 Lindheimer, M. D., A. I. Katz, F. P. Zuspan: Hypertension in Pregnancy. Wiley, New York 1976
16 McGillivray, I.: Pre-Eclampsia. Saunders, Philadelphia 1983
17 Öney, T., H. Weitzel: Neue Gesichtspunkte der antikonvulsiven Therapie bei schwerer Präeklampsie und Eklampsie. Geburtsh. u. Frauenheilk. 49 (1989) 843
18 Page, E. W.: The impact of mean arterial pressure in the middle trimester upon the outcome of pregnancy. Amer. J. Obstet. Gynecol. 125 (1976) 740
19 Pritchard, J. A., F. G. Cunningham, S. A. Pritchard: The Parkland Memorial Hospital protocol for treatment of eclampsia; evaluation of 245 cases. J. Obstet. Gynecol. 148 (1984) 951
20 Rath, W.: Das HELLP-Syndrom. Gynäkologe 25 (1992) 430

21 Redman, C. W. G.: Treatment of hypertension in pregnancy with methyldopa. Brit. J. Obstet. Gynaecol. 84 (1977) 419

22 Redman, C. W. G.: The use of antihypertensive drugs in hypertension in pregnancy. Clin. Obstet. Gynecol. 4 (1977) 685

23 Robertson, W. B., I. Brosens, G. Dixon: Maternal uterine vascular lesions in the hypertensive complications of pregnancy. In Lindheimer, M. D., A. I. Katz, F. P. Zuspan: Hypertension in Pregnancy. Wiley, New York 1976

24 Rubin, P. C.: Treatment of hypertension in pregnancy. Clin. Obstet. Gynaecol. 13 (1986) 307

25 Siebert, H. G.: Formen des peripartalen akuten Nierenversagens. In Schulz, W., H. A. Krone: Schwangerschaft und Niere. Dustri, München 1990 (S. 194)

26 Vanhouthen, P. M.: Der vaskuläre Effekt von Serotonin. Vortrag auf dem 15. Weltkongreß für Angiologie, Rom. Internist 30 (1990) 3

27 Wallenburg, H. C. S.: Azetylsalizylsäure und Schwangerschaft. Gynäkologe 24 (1991) 163

28 Weinstein, L.: Syndrome of hemolysis, elevated liver enzymes and low platelet count; a severe consequance of hypertension in pregnancy. Amer. J. Obstet. Gynecol. 142 (1982) 159

29 Zuspan, F. P.: Problems encountered in the treatment of pregnancy-included hypertension. A point of view. Amer. J. Obstet. Gynecol. 131 (1979) 591

18 Indikationen zur Intensivtherapie nach geburtshilflichen Komplikationen

K. H. Lindner

Die Indikation zur Intensivüberwachung und -therapie nach geburtshilflichen Komplikationen wird von der Art und Schwere der Erkrankung, aber auch von den Möglichkeiten der Überwachung und Therapie auf der Allgemeinstation bestimmt (Tab. 18.1). Die nachstehend aufgeführten Indikationen für eine Intensivtherapie sind beispielhaft ausgewählt worden. Sie stehen stellvertretend für Grundprinzipien intensivtherapeutischer Maßnahmen. Die Indikationsliste zur Intensivüberwachung und -therapie ist bei vorbestehenden schweren Erkrankungen des Herz-Kreislauf-Systems, des Stoffwechsels, aber auch nach Narkosezwischenfällen entsprechend zu erweitern. Hier gelten die gleichen Grundsätze der Indikationsstellung wie in allen anderen operativen Bereichen.

Allgemeine Prinzipien der Erstversorgung und der weiteren Intensivtherapie sind in Standardwerken zusammengefaßt (2, 16). In dieser Übersicht werden nur einige grundsätzliche Vorgehensweisen dargestellt.

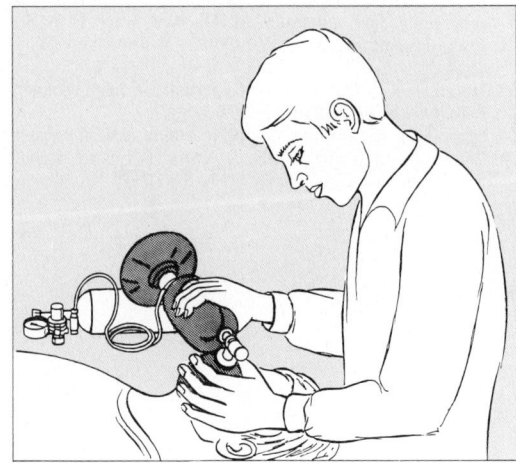

Abb. 18.1   Beatmung über ein Masken-Ventil-Beutel-System.

Respiratorische Insuffizienz

Die Behandlung der respiratorischen Insuffizienz erfolgt nach dem Stufenkonzept.

Atemhilfeverfahren

Bei Vorliegen einer *pulmonalen Partialinsuffizienz* (Atemfrequenz > 30/min, Atemzugvolumen < 6ml/kg, Reduktion der funktionellen Residualkapazität) kann bei erhaltener Spontanatmung ein Atemhilfeverfahren über Mundstück, Maske oder Endotrachealtubus mit erhöhter inspiratorischer Sauerstoffkonzentration einge-

Tabelle 18.1   Indikationen zur Intensivüberwachung und -therapie

- Präeklampsie, Eklampsie
- Geburtshilfliche Blutungen
- Fruchtwasserembolie
- Gerinnungsstörungen
- Magensaftaspiration

setzt werden (Abb. 18.1). Als Atemhilfeverfahren hat sich vor allem die Spontanatmung bei kontinuierlich erhöhtem Atemwegsdruck (Continuous positive airway pressure, CPAP) bewährt, die über einer Erhöhung der funktionellen Residualkapazität und damit über eine Zunahme der zum Gasaustausch zur Verfügung stehenden Lungenoberfläche wirksam ist.

CPAP-Geräte arbeiten nach dem Demand- oder Continuous-flow-Prinzip. Die Qualität des CPAP-Systems wird durch möglichst geringe Atemwegsdruckschwankungen bestimmt. Ein stärkerer Druckabfall während der Inspiration sollte in jedem Fall vermieden werden. Voraussetzung für die intermittierende Applikation über Mundstück bzw. Maske sind freie Atemwege, intakte Reflexe, volle Kooperationsbereitschaft der Patientin und eine Begrenzung des Atemwegsdrucks auf ca. $10\,cm\,H_2O$. Um eine ausreichende Wirkung zu erzielen, wird CPAP in ca. 1stündigen Abständen für jeweils 10–20 Minuten eingesetzt (Abb. 18.2).

Sauerstoffkonzentration

Eine alleinige Erhöhung der inspiratorischen Sauerstoffkonzentration, z. B. durch eine Sauerstoffinsufflation über einen Nasopharyngealka-

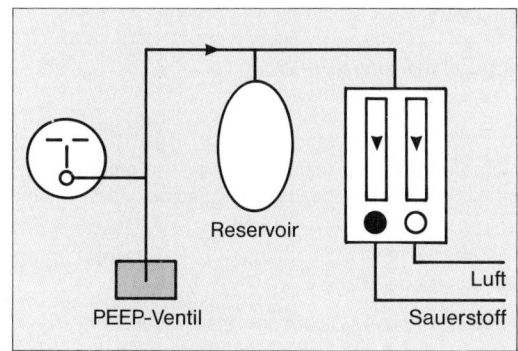

Abb. 18.**2**   Schema eines CPAP-Systems (nach Weismann).

theter, kann über eine Erhöhung des arteriellen Sauerstoffpartialdrucks eine Hypoxämie korrigieren, ohne jedoch die Atemmechanik zu verbessern. Eine Sauerstoffzufuhr von 4–6 l/min führt zu einer inspiratorischen Sauerstoffkonzentration von ca. 40 Vol%.

Physiotherapeutische Maßnahmen

Physiotherapeutische Maßnahmen wie Lagerung, Mobilisation und Abhusten stellen eine wichtige Ergänzung der apparativen Behandlung dar. Der Einsatz der intermittierenden Überdruckatmung (intermittent positive pressure breathing, IPPB) mit gleichzeitiger Verneblung von Bronchodilatatoren, Sekretolytika und Mukolytika über Maske bzw. Mundstück hat sich bei Patientinnen mit chronisch obstruktiver Lungenerkrankung bewährt.

Maschinelle Beatmung

Eine akute respiratorische Insuffizienz mit schwerer Beeinträchtigung des Gasaustausches erfordert eine maschinelle Beatmung, für deren Einsatz eine oro- bzw. nasotracheale Intubation oder eine Tracheotomie Voraussetzung sind. Nur die endotracheale Intubation bzw. Tracheotomie garantiert freie Atemwege, eine Verhinderung von Magenüberblähung, einen sicheren Schutz vor Aspiration und eine effektive Ventilation.

Unterstützung der Spontanatmung

Methoden, die eine nicht mehr ausreichende Spontanatmung unterstützen, sind die intermittierende maschinelle Beatmung (intermittent mandatory ventilation, IMV) und die druckun-terstützte Atmung (inspiratory pressure support, IPS). Das seit vielen Jahren in der Entwöhnungsphase eingesetzte Verfahren der intermittierenden maschinellen Ventilation kann durch Änderungen der Frequenz der maschinellen Atemhübe den individuellen Bedürfnissen der Patientin angepaßt werden. Die Druckunterstützung während der Inspirationsphase reduziert die Atemarbeit der Patientin über eine Erhöhung des Atemzugvolumens.

Kontrollierte Beatmung

Ein schweres Lungenversagen erfordert eine kontrollierte maschinelle Beatmung (controlled mechanical ventilation, CMV), die die Atemarbeit der Patientin vollständig übernimmt. Der Unterschied zwischen *kontrollierter* und *assistierter Beatmung* besteht in der Auslösung der Inspiration. Bei der kontrollierten Beatmung wird der Beginn jeder Inspiration ausschließlich von der Antriebsquelle bestimmt. Bei der assistierten Beatmung wird der Beginn jeder Inspiration durch einen Schwellenwert des inspiratorischen Sogs der beatmeten Patientin und durch die Latenzzeit bis zur Auslösung des folgenden Beatmungshubs bestimmt.

Eine Form der kontrollierten Beatmung ist die *intermittierende Überdruckbeatmung* (intermittent positive pressure ventilation, IPPV). Der Überdruck, ausgedrückt als Druckdifferenz zum Umgebungsdruck, ist verbunden mit der Füllung der Lunge, liegt also in der Inspirationsphase vor. Am Ende der Exspirationsphase wird die Druckdifferenz zwischen Atemwegen und Umgebung wieder null. Bleibt am Ende der Exspiration eine positive Druckdifferenz zur Umgebung bestehen, spricht man von einer Beatmung mit positiv endexspiratorischem Druck (continuous positive pressure ventilation, CPPV). Eine weitere Modifikation der kontrollierten Beatmung wird durch eine verlängerte Inspirationszeit bei gleichzeitig verkürzter Exspirationszeit erreicht (inversed ratio ventilation, IRV). Eine Umkehrung des Atemzeitverhältnisses wird in der Regel erst dann gewählt, wenn mit der kontinuierlichen Überdruckbeatmung kein adäquater Gasaustausch erreicht wird.

Richtwerte für die Grundeinstellung eines Respirators zeigt Tab. 18.**2**.

Alternative Methoden, wie die Hochfrequenzbeatmung (high frequency ventilation, HFV), die extrakorporale Oxygenierung und

Tabelle 18.**2**   Richtwerte für die Grundeinstellung eines Respirators

Beatmungsform	kontinuierliche Überdruckbeatmung (CPPV)
Atemhubvolumen	10 – 12 ml/kg
Atemfrequenz	10 – 12/min
Inspirations-Exspirations-Verhältnis	initial 1 : 2, evtl. Verlängerung der Inspirationsdauer auf 1 : 1 oder umgekehrtes Atemzeitverhältnis mit einem Inspirations-Exspirations-Verhältnis von 2 : 1 bzw. 3 : 1
Positiv endexspiratorischer Druck	initiale Einstellung + 5 cmH_2O, evtl. Steigerung auf 10 – 15 cmH_2O
Inspirationsflow	60 l/min, bei erhöhter Resistance Reduktion auf 30 – 40 l/min
Arbeitsdruck	60 – 90 cmH_2O, mindestens 10 cmH_2O über dem inspiratorischen Plateau
Trigger	1 – 3 cmH_2O unter dem PEEP-Niveau

die extrakorporale Kohlendioxidelimination sind in der weiterführenden Literatur beschrieben (16).

Zirkulatorische Insuffizienz

Die Leitsymptome der Hypovolämie sind periphere Blässe, Zyanose und kalter Schweiß bei nicht oder kaum sichtbaren Venen. Der Blutdruck ist peripher kaum tastbar, der Puls fadenförmig. Es besteht eine Tachykardie (> 100 Schläge/min) und eine Hypotonie mit einem systolischen Blutdruck von unter 100 mmHg.

Die Sofortmaßnahmen bei bestehender Hypovolämie umfassen die Lagerung, die Blutstillung und die Volumenzufuhr.

Lagerung

Bei stärkeren Blutverlusten ist eine Flachlagerung der Patientin nicht mehr ausreichend, ihre Beine werden in diesem Fall durch Anheben in die sogenannte Taschenmesserposition gebracht. Bei ausgeprägter Schocksymptomatik wird eine leichte Kopftieflagerung hergestellt, jedoch nicht mehr als 15°, da ansonsten die Zwerchfellatmung behindert werden kann. Grundsätzlich ist die Kopftieflagerung auch in Seitenlage bei bewußtlosen Patienten durchführbar. Bei Schwangeren kann der Uterus in Rückenlage die V. cava inferior komprimieren und so einen relativen Volumenmangel verursachen. Durch eine Linksschräglage wird erreicht, daß die rechts der Wirbelsäule verlaufende V. cava inferior entlastet wird.

Volumensubstitution

Neben einer möglichst raschen Blutstillung ist der entscheidende Schritt zur Korrektur einer Hypovolämie die Volumensubstitution. Es gilt grundsätzlich, daß auch in Notfallsituationen – wenn immer möglich – zunächst eine periphere Vene mit einer großlumigen Plastikverweilkanüle punktiert wird. Die V. jugularis externa ist in vielen Fällen eine gute Alternative. Die Indikationen für eine zentrale Venenpunktion werden nachfolgend näher beschrieben (S. 171).

Vollelektrolytlösungen eignen sich auch zur Substitutionstherapie bei intravasalem Volumenmangel, der durch Vollblut- oder Plasmaverluste entstanden ist. Allerdings sind sie nur dann zu empfehlen, wenn keine kolloidalen Infusionslösungen zur Verfügung stehen, die Verluste in Grenzen bleiben (ca. 1000 – 1500 ml) und beachtet wird, daß mindestens die zwei- oder dreifache Menge des angenommenen Volumendefizits infundiert wird, da in Abhängigkeit vom Ausmaß der Hypovolämie nur ca. 20 – 30% der erforderlichen Menge im intravasalen Bereich verbleiben, der Rest aber in den extravasalen Raum abströmt.

Die heute am häufigsten eingesetzte kolloidale Volumenersatzlösung ist die Hydroxyäthylstärkelösung. Als Alternativen stehen weiterhin Dextran- und Gelatinepräparate zur Verfügung. Die natürlichen Kolloide, wie Plasmaproteinlösungen oder Humanalbumin 5%ig, bleiben aus Kosten- und Haltbarkeitsgründen einer besonderen Indikationsstellung vorbehalten.

Kreislaufwirksame Medikamente

Die wichtigsten kreislaufwirksamen Medikamente, die im Rahmen der Intensivtherapie eingesetzt werden können, sind in Tab. 18.3 zusammengefaßt.

Grundsätze der Überwachung

Neben einer kontinuierlichen *EKG-Überwachung* während der Intensivtherapie ist die nichtinvasive oszillometrische Messung des *arteriellen Drucks* (z. B. Dinamap) oder eine invasive Druckmessung erforderlich. Bevorzugt wird hierzu die A. radialis nach sorgfältiger Erhebung des Gefäßstatus unter strenger Einhaltung der Asepsis punktiert. Als Alternative bieten sich die A. dorsalis pedis und die A. brachialis an. Jede arterielle Kanüle muß deutlich als solche gekennzeichnet sein, die Schlauchverbindungen sind auf Diskonnektionssicherheit zu prüfen. Vor Verlegung auf eine Normalstation ist jede arterielle Kanüle zu entfernen.

Zentrale Venenpunktion

Eine zentrale Venenpunktion ist nicht nur zur Messung des *zentralen Venendrucks,* sondern auch zur parenteralen Applikation hypoosmolarer Lösungen (> 800 mmOsmol/kg), zur Applikation von Katecholaminen und als Notfallzugang, wenn kein peripherer Venenzugang möglich ist, indiziert. Als Punktionsorte bieten sich die V. jugularis interna, die V. subclavia (infra-

Tabelle 18.3   Häufige in der Intensivmedizin eingesetzte kardiozirkulatorisch wirksame Medikamente

Substanz	Indikation	Dosis	Wirkung	Nebenwirkungen und Probleme
Dopamin 200 mg/10 ml Amp.	kardiogener und septischer Schock, Verbesserung der Nierenfunktion in niedriger Dosierung	Niedrigdosisbereich: 1,5−3,5 µg/min/kg mittlerer Dosisbereich: 4−10 µg/min/kg Hochdosisbereich: 10,5−15 µg/min/kg	Stimulierung von Dopamin-, α- und β-Rezeptoren	Tachykardie, Verschlechterung der peripheren Gewebsdurchblutung. Dopamin soll nicht über längere Zeit über einen peripheren Zugang infundiert werden
Dobutrex Doputamin 250 mg in 1 Injektionsflasche	kardiogener und septischer Schock	2,5−15 µg/min/kg	β-sympathomimetikum	geringe Tachykardie, kein Anstieg des peripheren Widerstandes
Nitrolingual Glyceroltrinitrat 50 mg/10 ml Amp.	koronare Herzerkrankung, kardiales Lungenödem, hypertensiver Notfall	0,75−5 mg/Std.	Vasodilatation, Senkung des Preload	Blutdruckabfall, Kopfschmerzen, Übelkeit. Kontraindikation: Volumenmangel, erhöhter Hirndruck
Suprarenin Adrenalin 1 mg/1 ml Amp.	a) anaphylaktischer Schock b) Kreislaufstillstand	a) 0,1−0,2 mg i.v. b) 1 mg i.v.	α- und β-sympathomimetisch, positiv inotrop, chronotrop, bathmotrop und dromotrop, bronchospasmolytisch	Tachykardie, Extrasystolie, Kammerflimmern
Xylocain Lidocain 100 mg/5 ml Amp.	Tachykardie, kritische Extrasystolie	initial 1 mg/kg, anschließend Infusion mit 2−5 mg/min	Verzögerung von Reizbildung und Reizleitung	negativ inotrope Wirkung, Bradykardie, Asystolie, ZNS-Toxizität Kontraindikation: AV-Block Grad II und Grad III

bzw. supraklavikulärer Zugang), aber auch die V. jugularis externa an. Die V. basilica in der Ellenbeuge ist meist leicht zu punktieren, jedoch ergeben sich häufig Probleme beim Vorschieben des Katheters. Eine Thrombophlebitis als Spätkomplikation ist bei diesem Zugangsweg sehr häufig.

Mit Hilfe eines in die Pulmonalarterie eingeschwemmten Katheters kann nicht nur deren Druck bestimmt werden, sondern mittels der Thermodilution auch das Herzzeitvolumen und der Pulmonalkapillardruck. Er gibt Auskunft über den Füllungszustand des linken Herzens. Der Normalbereich des zentralvenösen Drucks liegt zwischen 1 und 8 mmHg, der Normalbereich für den Pulmonalkapillardruck zwischen 4 und 14 mmHg.

Pulsoximetrie

Die Pulsoximetrie überwacht nichtinvasiv die arterielle Sauerstoffsättigung (Normalwert 97–100%). Dabei wird die Lichtabsorbtion des Hämoglobins bei bestimmten Wellenlängen gemessen. Ein Abfall der arteriellen Sauerstoffsättigung unter 85% ist ein Alarmsymptom und bedeutet vitale Bedrohung der Patientin).

Überwachung der Nierenfunktion

Die Überwachung der Nierenfunktion erfolgt durch einstündliche Kontrolle der Urinausscheidung mittels Dauerkatheter und durch regelmäßige Bestimmung der harnpflichtigen Substanzen im Blut.

Intensivüberwachung und -therapie

Die nachfolgend aufgeführten Erkrankungen in der Schwangerschaft erfordern in der Regel eine Intensivüberwachung und -therapie (nicht notwendigerweise auf einer Intensivtherapiestation).

Präeklampsie, Eklampsie

Intensivtherapeutisches Vorgehen

Jede Patientin mit einer Präeklampsie/Eklampsie sollte einer Intensivüberwachung und evtl. Intensivtherapie auf einer dazu geeigneten Einheit zugeführt werden. Therapieziel ist die Antagonisierung der Vasokonstriktion und damit die Perfusionsverbesserung von Uterus, Plazenta und Niere, die Normalisierung des intravasa-

len Volumens und die Dämpfung der Hyperreflexie.

Als bevorzugte antikonvulsive Substanz wird *Magnesiumsulfat* eingesetzt, das nicht nur die Erregungsübertragung an der neuromuskulären Endplatte herabsetzt, sondern auch die uterine Hyperaktivität reduziert sowie eine mäßige Vasodilatation und Sedierung bewirkt (4 10).

Falls die vasodilatierende Wirkung von Magnesiumsulfat nicht ausreichend ist, wird vorzugsweise das *Antihypertensivum* Dihydralazin (Nepresol) in einer Dosierung von 5–15 mg (in 5-mg-Boli über jeweils 3 min) gegeben. Anschließend werden entsprechend den Blutdruckwerten 5–15 mg/Std. über eine Pumpe infundiert. Methyldopa ist wegen des langsamen Wirkungseintritts und wegen möglicher Leberschäden das Medikament der 2. Wahl. Eine hypertensive Krise kann mit Nitroglycerin beherrscht werden. Eine Korrektur der *Hypovolämie* und der *Hypoproteinämie* erfolgt mit 5 bzw. 20% Humanalbuminlösung und der gleichzeitigen Kontrolle des zentralvenösen bzw. kolloidosmotischen Drucks.

Ein *Krampfanfall* muß sofort mit Thiopental (50–100 mg i. v.), Diazepam (5–10–15 mg) oder Magnesiumsulfat (2–4 g) durchbrochen werden. Häufig ist in dieser Situation zur Vermeidung einer Aspiration und zur Sicherstellung einer ausreichenden Ventilation eine endotracheale Intubation und Beatmung notwendig. Kann ein Hirnödem mit erhöhtem intrakraniellen Druck nicht ausgeschlossen werden, ist für die weitere Therapie eine Messung des intrakraniellen Drucks Voraussetzung.

Die *Behandlung* des erhöhten intrakraniellen Drucks besteht in einer mäßigen Hyperventilation (P_{CO_2} zwischen 25 und 30 mmHg), einer ausreichenden Sedierung, einer leichten Oberkörperhochlagerung (15–30°), einem mittleren arteriellen Blutdruck zwischen 70 und 80 mmHg, einem Hämatokrit über 30% und einer Blutglucosekonzentration im Normbereich. Blutzuckererhöhungen über 150 mg/dl können die intrazelluläre Azidose verstärken.

Um venöse Abflußstörungen zu vermeiden, ist bei erhöhtem intrakraniellen Druck die V. subclavia als venöser Zugang der Wahl anzusehen.

Wenn mit den o. g. Basismaßnahmen der intrakranielle Druck nicht unter Kontrolle gehalten werden kann, d. h. wenn die durchschnittlichen Mittelwerte über 20–25 mmHg liegen, ist eine „Zusatztherapie" notwendig: Gabe von Barbituraten, Tris-Puffer und Lidocain.

Beachtet werden muß in diesem Zusammenhang, daß einige dieser Maßnahmen mehr auf empirischer Erfahrung als einer genauen Kenntnis der zugrundeliegenden pathophysiologischen Mechanismen beruhen.

Blutungen in der Schwangerschaft

Schwere Blutungen in der 1. Hälfte der Schwangerschaft, vor allem aber im 3. Trimester und während der Geburt, gehören immer noch zu den häufigsten Ursachen der Mortalität von Mutter und Kind (Tab. 18.4).

Ein aus dem akuten Blutverlust resultierender Volumenmangel erfordert den schrittweisen Einsatz von Volumenersatzmitteln und Blutkomponenten, z. B. entsprechend dem Lundsgaard-Hansen-Schema, nach dem Verluste bis zu 50% des Blutvolumens mit Erythrozytenkonzentraten und künstlichen Kolloiden substituiert werden (3).

Die Transfusion von gerinnungsaktivem Frischplasma nach 6–8 Erythrozytenkonzentraten, das auch physiologische Inhibitoren des Gerinnungs- und Fibrinolysesystems enthält, verhindert eine Verdünnungskoagulopathie. Thrombozytenkonzentrate werden substituiert bei weiter bestehender Blutung, wenn die Zahl unter 50 000/μl absinkt. Bei nicht adäquater Behandlung wird durch die Minderperfusion des Gewebes und die daraus resultierende Azidose Thromboplastin freigesetzt, das die Gerinnungskaskade aktiviert.

Gerinnungsstörungen

Ursachen

Ursachen für Gerinnungsstörungen in der Geburtshilfe sind in Tab. 18.5 zusammengefaßt.

Tabelle 18.5   Ursachen für Gerinnungsstörungen in der Geburtshilfe

– Schwere Präeklampsie, Eklampsie
– Vorzeitige Plazentalösung
– Verhaltener Abort (missed abortion) (bis zur 28. Schwangerschaftswoche)
– Intrauteriner Fruchttod (dead fetus syndrome) (jenseits der 28. Schwangerschaftswoche)
– Septische Erkrankung (septischer Abort, Amnioninfektionssyndrom, Puerperalsepsis) Fruchtwasserembolie)

Pathophysiologie

Gerinnungsstörungen im Rahmen von geburtshilflichen Komplikationen treten in allen Schweregradformen auf.

Die Verbrauchskoagulopathie beschreibt eine disseminierte Fibrinablagerung (Hyperkoagulabilität) mit einer resultierenden gestörten Mikrozirkulation mit ischämischen Organnekrosen. Da durch den Verbrauch von Faktoren und Thrombozyten das zirkulierende Blut in der Gerinnbarkeit beeinträchtigt ist, kann eine schwere hämorrhagische Diathese entstehen (disseminierte intravasale Gerinnungsstörung; 11). Die Blutungsneigung wird verstärkt durch die als physiologischer Abwehrmechanismus auftretende sekundäre Fibrinolyse, die vorhandene Thromben auflöst und der Hyperkoagulabilität entgegenwirkt (Abb. 18.3). Das proteolytische Enzym Plasmin zerstört auch Fibrinogen, verstärkt die bereits vorhandene Hypofibrinogenämie und damit die Gerinnungsstörung. Die Fibrinpolymerisation wird auch durch die im Blut ansteigende Konzentration der Fibrinspaltprodukte gehemmt, und schwere Blutungen sind die Folge, wenn die Integrität der Blutgefäße unterbrochen wird (19).

Tabelle 18.4   Blutungsursachen in der Schwangerschaft

	Erste Hälfte der Schwangerschaft	Zweite Hälfte der Schwangerschaft Geburtsperiode	Postpartale Periode
	– Abort – Blasenmole – Extrauteringravidität	– Placenta praevia – vorzeitige Plazentalösung – Uterusruptur	– retinierte Plazentareste – Uterusatonie – zervikale, vaginale Verletzungen

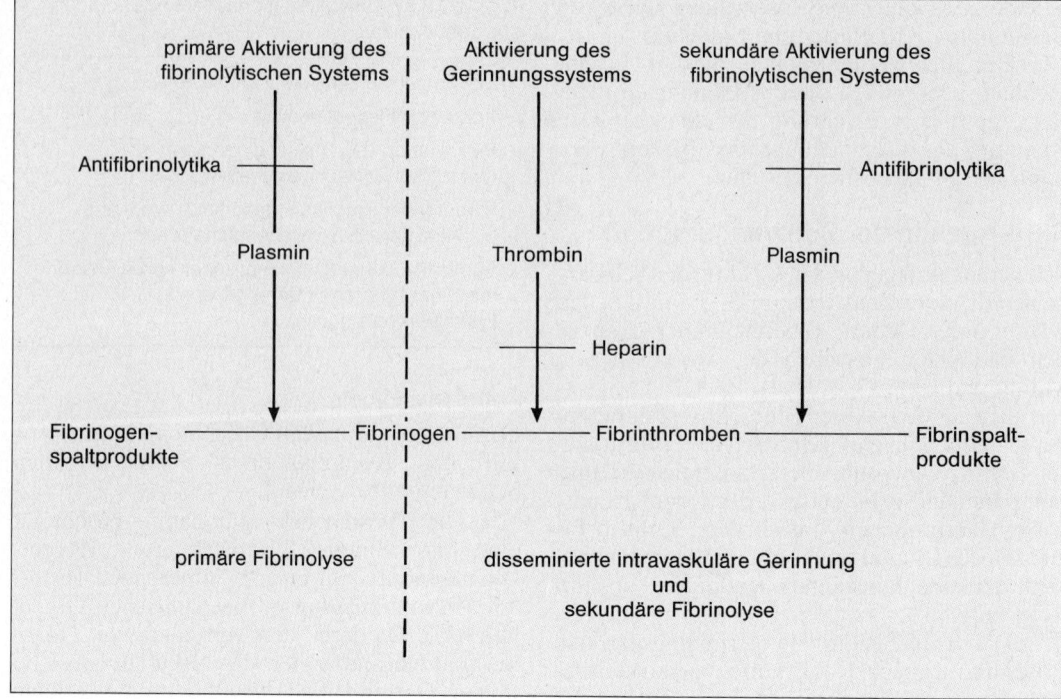

Abb. 18.**3** Schematische Darstellung der Aktivierung des Gerinnungssystems im Rahmen einer Verbrauchskoagulopathie unter Einbeziehung der primären und sekundären Fibrinolyse.

Symptomatik

Eine schwere Störung des Gerinnungssystems ist gekennzeichnet durch verstärkte Blutungsneigung und/oder thrombotische bzw. embolische Gefäßverschlüsse. Die Laboruntersuchung bei den oben genannten Erkrankungen zeigt in Abhängigkeit vom Schweregrad der Gerinnungsstörung

– erniedrigte Fibrinogen- und Thrombozytenkonzentration
– erhöhte Fibrinogenspaltprodukte,
– verlängerte partielle Thromboplastin- und Thrombinzeit,
– herabgesetzten Quick-Wert.

Die weitere Analyse einzelner Faktoren kann auf die Bestimmung von Plasminogen zum Nachweis der fibrinolytischen Aktivität und auf die Bestimmung der Antithrombin-III-Konzentration – ein physiologischer Thrombinhemmer – beschränkt werden.

Die Gerinnungsstörungen im Rahmen der einzelnen Erkrankungen weisen Besonderhei-

ten auf, sie werden nachfolgend näher beschrieben.

Schwere Präeklampsie, Eklampsie

Die uteroplazentare Durchblutungsstörung bei schwerer Präeklampsie löst durch die Einschwemmung von thromboplastischem Material in die mütterliche Zirkulation einen chronischen Verbrauch von Gerinnungsfaktoren aus (27). Schwere Hämostasestörungen manifestieren sich meist unter der Geburt. Blutungen im Rahmen des HELLP-Syndroms (hemolysis, elevated liver enzymes, low platelet count) sind durch eine niedrige Thrombozytenzahl (Verbrauch in der Mikrozirkulation) bedingt und werden durch eine normale oder nur gering veränderte partielle Thromboplastinzeit und Thrombinzeit von der disseminierten intravasalen Gerinnung abgegrenzt (33).

Vorzeitige Plazentalösung

Thromboplastin aus der losgelösten Plazenta wandelt über eine Aktivierung von Thrombin Fibrinogen in Fibrin um und initiiert eine disseminierte intravasale Gerinnung. Weitere Sub-stanzen aus der Plazenta aktivieren gleichzeitig zirkulierendes Plasminogen mit einer konseku-tiven primären Fibrinolyse.

Verhaltener Abort und intrauteriner Fruchttod

Bleibt die abgestorbene Frucht länger als 3–4 Wochen im Uterus, kann sich allmählich durch Einschwemmung von thromboplastischen Sub-stanzen eine Störung der Blutgerinnung mit dem Leitsymptom der Hypofibrinogenämie (< 1,5 g/l) ausbilden (14). Wegen der langsa-men Progredienz werden starke Abfälle der Thrombozytenzahl nicht beobachtet. Erst wäh-rend oder nach Ausräumen der Frucht treten durch Einschwemmung von lysosomalen Enzy-men mit Aktivierung des fibrinolytischen Sy-stems starke uterine Blutungen durch eine pri-märe Hyperfibrinolyse auf.

Septische Erkrankungen

Gramnegative Bakterien setzen Endotoxin frei, das über eine Schädigung der Gefäßendothel-zellen zu einer Thrombozytenadhäsion mit nachfolgender Aktivierung der Gerinnungskas-kade führt.

Fruchtwasserembolie

Definition

Die Fruchtwasserembolie stellt eine seltene, aber schwere geburtshilfliche Komplikation dar (ca. 10% der gesamten Mortalität der Mut-ter), die durch ein plötzliches Eindringen von Fruchtwasser in die mütterliche Zirkulation be-dingt ist und führen kann:

– zur akuten respiratorischen Insuffizienz,
– zum Schockzustand
– zu einer profusen Blutungsneigung,
– zum Koma (14).

Pathophysiologie

Die Amnionflüssigkeit dringt durch offene Si-nusoide an der uteroplazentaren Verbindung in die mütterliche Zirkulation ein, z. B. bei vorzei-tiger Plazentalösung oder bei einer Sektio, aber auch durch Verletzungen der endozervikalen Venen im Rahmen einer normalen Geburt. Sie führt zu den in Abb. 18.4 dargestellten Kardinal-symptomen (17).

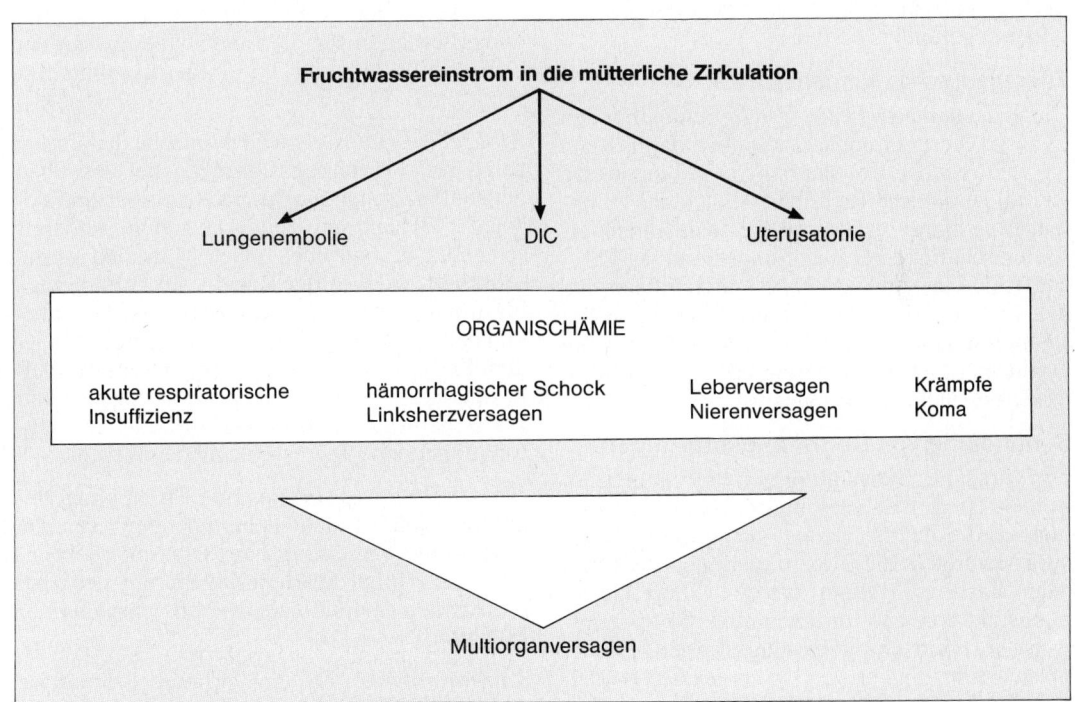

Abb. 18.**4** Symptomatik der Fruchtwasserembolie.

Lungenembolie

Für die Verlegung der Lungenstrombahn werden mechanische Faktoren und vasospastische Substanzen angeschuldigt, die zu einem Abfall der linksventrikulären Füllung, einer pulmonalen Hypertonie bis hin zum akuten Rechtsherzversagen und zu Ventilations-Perfusions-Störungen mit einer arteriellen Hypoxämie führen.

Disseminierte intravasale Gerinnungsstörung

Thromboplastinähnliche Substanzen aus der Plazenta und der Amnionflüssigkeit sind Ursache der Hyperkoagulabilität in der mütterlichen Zirkulation.

Uterusatonie

Die Uterusatonie wird durch die verminderte Perfusion ausgelöst, auch ein direkter relaxierender Effekt der Amnionflüssigkeit auf die Muskulatur wird diskutiert.

Symptomatik

Das klinische Bild ist durch die unter „Definition" (S. 175) genannten Kardinalsymptome gekennzeichnet. Die Diagnose gilt nur dann als gesichert, wenn fetale Bestandteile (z. B. squamöse Zellen, Fettbestandteile aus der Vernix caseosa, Lanugohaare usw.) in der mütterlichen Zirkulation gefunden werden.

Therapeutisches Vorgehen

Das Kind sollte so früh wie möglich entbunden werden. Dieser Grundsatz gilt auch dann, wenn ein mütterlicher Kreislaufstillstand eingetreten ist, um zumindest das Leben des Kindes zu retten. Eine akute respiratorische Insuffizienz erfordert häufig eine Beatmungstherapie. Katecholamine dienen zur Kreislaufstabilisierung, die interstitielle pulmonale Flüssigkeitsansammlung läßt sich durch Diuretika günstig beeinflussen. Der Nutzen einer Glucocorticoidinjektion ist nicht sicher belegt.

Behandlung von Gerinnungsstörungen

Die wirksame Behandlung von Gerinnungsstörungen ist das Beherrschen der Grunderkrankungen, die die Freisetzung von gerinnungsaktivem Material in die Blutzirkulation auslöst. Bei jeder stärkeren Blutung werden sofort Gerinnungsfaktoren und Antithrombin III vorzugsweise in Form von gerinnungsaktivem Frischplasma transfundiert (31). Von großer Bedeutung zur Normalisierung der Gerinnung sind in jedem Fall symptomatische Maßnahmen, wie

die Korrektur einer Hypoxämie oder einer Minderperfusion. Die Ausräumung des Uterus bei vorzeitiger Plazentalösung, beim intrauterinen Fruchttod, beim septischen Abort und bei der Fruchtwasserembolie hebt meist innerhalb von 24 Stunden die pathologischen Gerinnungsprozesse auf. Die Gerinnungsfaktoren im Plasma normalisieren sich nach 1–3 und die Thrombozyten nach 3–5 Tagen.

Die Indikation für eine *Heparininfusion* muß individuell gestellt werden, der therapeutische Wert ist nicht unumstritten. Als mögliche Indikation für Heparin in einer Dosierung von 10 000–15 000 IE pro Tag gilt heute nur noch der intrauterine Fruchttod (32). Dagegen sind die Ergebnisse der Heparinbehandlung bei der schweren Präeklampsie (24), der Fruchtwasserembolie (8) und der vorzeitigen Plazentalösung (23) nicht zuletzt infolge der erhöhten Blutungsneigung nicht überzeugend.

Antifibrinolytika hemmen die Plasminbildung und damit die Fibrinolyse. Da eine primäre Fibrinolyse extrem selten und häufig nicht zu diagnostizieren ist, werden diese Substanzen bei den oben aufgeführten Erkrankungen nicht angewandt, sie erhöhen das Thromboserisiko stark.

Der derzeitige Erkenntnisstand der Gerinnungsstörungen für die Intensivtherapie in der Geburtshilfe läßt sich wie folgt zusammenfassen:

Klinische Erfahrung. Die klinische Erfahrung zeigt, daß Gerinnungsstörungen bei den oben genannten Zuständen bei rechtzeitiger und adäquater Behandlung selten auftreten. Andererseits sind sie mit einer hohen Mortalität vergesellschaftet, die in der Regel vom Grundleiden bestimmt wird. Die Komplexe Grundleiden und hämostaseologische Folgen erfordern in jedem Fall ein abgestuftes Vorgehen für eventuelle operative Interventionen (z. B. Sepsis) und zur Sicherung oder Wiederherstellung der Vitalfunktionen eine aggressive Intensivtherapie.

Heparintherapie. Der positive Effekt einer Heparintherapie ist nicht sicher nachgewiesen. Da häufig eine Verstärkung der Blutung beobachtet wird, erfolgt die Heparingabe nur noch bei bestimmten Indikationen (z. B. intrauteriner Fruchttod).

Antifibrinolytika. Da eine primäre Fibrinolyse nicht sicher diagnostiziert werden kann und da das Thromboserisiko in allen anderen Fällen stark erhöht ist, werden Antifibrinolytika zur Behandlung nicht empfohlen.

Magensaftaspiration

Ursachen

Die Magensaftaspiration und die nachfolgende Aspirationspneumonie gehören immer noch zu den häufigsten Ursachen anästhesiologisch bedingter Todesfälle von Müttern (9). Mehrere Komponenten sind hierfür verantwortlich. Eine Ursache für die erhöhte Aspirationshäufigkeit während der Einleitung einer Allgemeinanästhesie ist die verzögerte Magenentleerung nach der 34. Schwangerschaftswoche, bedingt durch mechanische (Pylorusverlagerung) und hormonelle (Progesteron) Faktoren.

Pathophysiologie

Eine schwere Pneumonie entwickelt sich dann, wenn mehr als 25 ml Magensekret mit einem pH-Wert unter 2,5 aspiriert werden (Mendelson-Syndrom; 25; Abb. 18.5). Entscheidend für den Schweregrad der Schädigung ist die Wasserstoffionenkonzentration. Liegt der pH-Wert über 2,5, entspricht die Symptomatik einer Wasseraspiration und verläuft nicht so fulminant und schwer wie das Mendelson-Syndrom. Die Schädigung ist abhängig von der Art und Menge des aspirierten Materials. Angaben in der Literatur weisen auch darauf hin, daß die Aspiration von nichtlöslichen Antazida, wie Trisilikaten, Magnesium- und Aluminiumhydroxid, die häufig prophylaktisch zur Pufferung der Säure gegeben wurden, zu dem gleichen klinischen Erscheinungsbild führen wie die Säureaspiration mit einem pH-Wert unter 2,5 (6).

Symptomatik

Der Säurereiz (pH-Wert unter 2,5) löst unmittelbar nach der Aspiration einen massiven Bronchospasmus aus und nachfolgend eine interstitielle bzw. intraalveoläre Flüssigkeitsansammlung in der Lunge mit einer Schädigung des Surfactant und einer pulmonalarteriellen Vasokonstriktion, einem erhöhten intrapulmonalen Rechts-links-Shunt und einem Abfall des arteriellen Sauerstoffpartialdrucks (Abb. 18.6). Die Symptomatik setzt schnell ein, ist im klinischen Bild einem asthmatischen Zustand vergleichbar und kann in den ersten 2–4 Stunden weiter zunehmen. Im Röntgenbild der Lunge

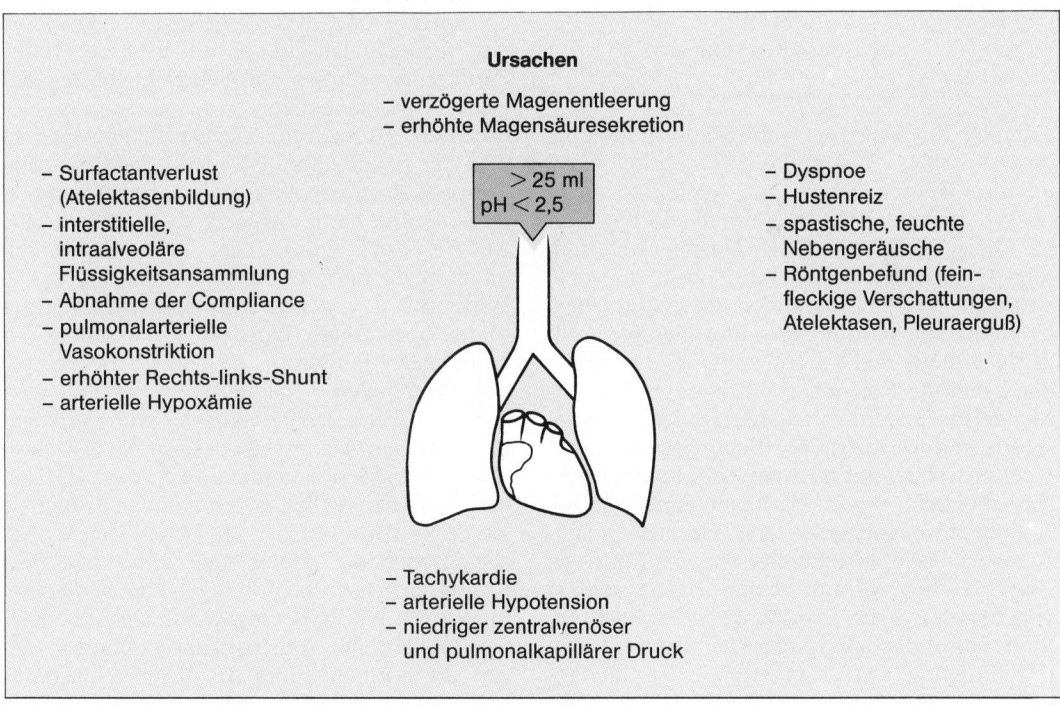

Abb. 18.5   Pathophysiologie des Mendelson-Syndroms.

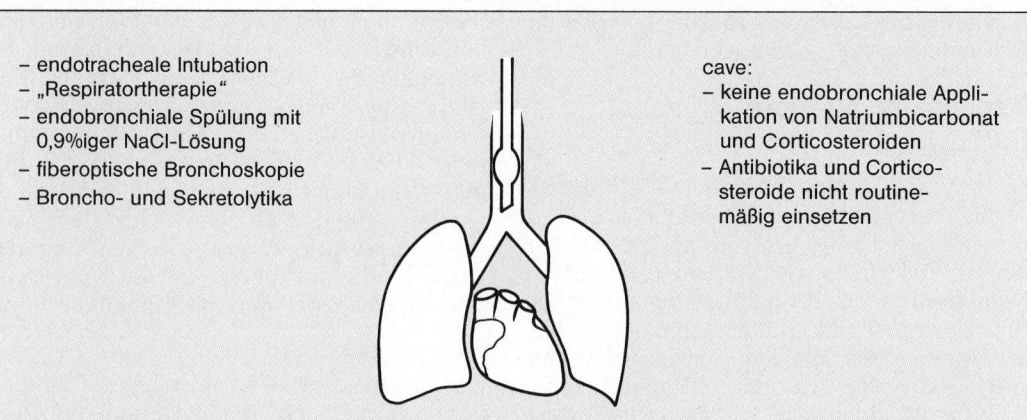

– endotracheale Intubation
– „Respiratortherapie"
– endobronchiale Spülung mit
  0,9%iger NaCl-Lösung
– fiberoptische Bronchoskopie
– Broncho- und Sekretolytika

cave:
– keine endobronchiale Applikation von Natriumbicarbonat
  und Corticosteroiden
– Antibiotika und Corticosteroide nicht routine-
  mäßig einsetzen

Abb. 18.**6**   Therapeutische Maßnahmen beim Mendelson-Syndrom.

sind fein- und grobfleckige Verschattungen in den abhängigen Lungenpartien hauptsächlich auf der rechten Seite sowie Atelektasen und Pleuraergüsse nachweisbar. Eine Atelektase größerer Lungenabschnitte sollte an eine Verlegung durch Nahrungsbestandteile denken lassen. Kleine Nahrungspartikel können entzündliche Reaktionen mit starker Einschränkung des pulmonalen Gasaustausches auslösen (26).

Therapeutisches Vorgehen

Tritt eine Regurgitation während der Einleitung einer Anästhesie auf, sollte sofort endotracheal intubiert werden. Wenn eine Aspiration unabhängig von einer Narkose vermutet wird und erste klinische Zeichen (z. B. Dyspnoe, Hustenreiz, spastische und feuchte Nebengeräusche) auftreten, wird die Indikation zur endotrachealen Intubation und zur Beatmungstherapie großzügig gestellt und so frühzeitig wie möglich durchgeführt. Bei den schwersten Fällen des Mendelson-Syndroms ist infolge der bronchospastischen Reaktion eine Beatmung praktisch nicht mehr oder nur noch mit sehr hohen Drükken möglich. Als Sofortmaßnahme werden β_2-Sympathikomimetika (z. B. Berotec-Dosier-Aerosol 2–3 Hübe) und/oder Theophyllin-Derivate (z. B. Euphyllin mit einer „Ladungsdosis" von 5 mg/kg über 15–20 min infundiert, gefolgt von einer anschließenden Infusion von 10–15 mg/kg/24 Std.) angewandt. Zur Durchbrechung des Bronchospasmus ist die Injektion von 100–200 mg Prednisolon sinnvoll.

Im weiteren Verlauf bestimmt der Schweregrad der Lungenfunktionseinschränkung das Beatmungsmuster und die inspiratorische Sauerstoffkonzentration. Ist die Aspiration von Nahrungspartikeln wahrscheinlich, sollte unverzüglich mit 5–10 ml physiologischer Kochsalzlösung gespült werden. Mit Hilfe der fiberoptischen Bronchoskopie gelingt es, verschlossene Bronchialabschnitte freizuspülen, kleine Partikel abzusaugen und Sekret für bakteriologische Untersuchungen zu gewinnen. Sekretolytika unterstützen die mechanischen Maßnahmen der Bronchialtoilette. Eine endobronchiale Applikation von Natriumbicarbonat und Steroiden sollte nicht erfolgen, da hierdurch eine weitere Schädigung der Tracheobronchialschleimhaut und der Alveolen stattfindet. Die Wirksamkeit von i. v. applizierten Corticosteroiden über einige Tage zur Verbesserung der pulmonalen Funktion und der Überlebensrate konnte in neueren Studien nicht bestätigt werden (12). Eine prophylaktische Antibiotikagabe erfolgt nur dann, wenn das aspirierte Material massiv bakteriell kontaminiert ist (z. B. fäkales Material). In allen anderen Fällen erfolgt sie nur nach Vorliegen der klinischen Zeichen einer Bronchopneumonie und einer positiven Kultur, da erst nach 2–3 Tagen eine bakterielle Infektion – häufig bedingt durch anaerobe Keime – auftritt. Die Antibiotikaprophylaxe verändert die normale Flora des Respirationstrakts und erleichtert das Entstehen einer sekundären Infektion mit resistenten Keimen.

Lungenödem bei tokolytischer Therapie mit β-Sympathomimetika

Zur medikamentösen Hemmung bei vorzeitiger Wehentätigkeit stehen β-Sympathikomimetika zur Verfügung, die alle eine $β_1$- und $β_2$-Aktivität haben. Die tokolytische Wirkung wird über die $β_2$-Rezeptoren vermittelt, während über die Stimulation der $β_1$-Rezeptoren die Herzfrequenz und das Herzzeitvolumen ansteigen. In einigen Fällen resultiert daraus eine myokardiale Ischämie mit ST-Streckenveränderungen.

Wegen der Gefahr des Lungenödems bedarf eine hochdosierte i. v. Tokolyse einer Intensivüberwachung (13). Ursache des Lungenödems ist die

– Erhöhung des hydrostatischen Drucks in den Lungenkapillaren,
– Flüssigkeitsretention (vermehrte Freisetzung des antidiuretischen Hormons und verstärkte tubuläre Reabsorption von Natrium),
– Steigerung der Kapillar- und Zellmembranpermeabilität.

Die in Abb. 18.7 aufgeführten Faktoren begünstigen die Ausbildung eines Lungenödems gerade in den ersten 24–48 Stunden nach Beginn der Tokolyse. Erst im Verlauf der weiteren Therapie ist mit einer Abnahme des antidiureti-

schen Effekts zu rechnen. Nur durch eine exakte Flüssigkeitsbilanzierung, Gewichtskontrolle und ggf. eine diuretische Therapie wird die Flüssigkeitsretention verhindert. Die Therapie erfolgt nach den allgemein gültigen Richtlinien zur Behandlung des Lungenödems, das β-Sympathikomimetikum wird abgesetzt.

Ausblick

Die hier aufgeführten Indikationen für eine Intensivtherapie sind beispielhaft ausgewählt worden, sie stehen stellvertretend für Grundprinzipien intensivtherapeutischer Maßnahmen. Die Indikationsliste zur Intensivüberwachung und -therapie ist bei vorbestehenden schweren Erkrankungen des Herz-Kreislauf-Systems, des Stoffwechsels, aber auch nach Narkosezwischenfällen entsprechend zu erweitern. Hier gelten die gleichen Grundsätze der Indikationsstellung wie in allen anderen operativen Bereichen.

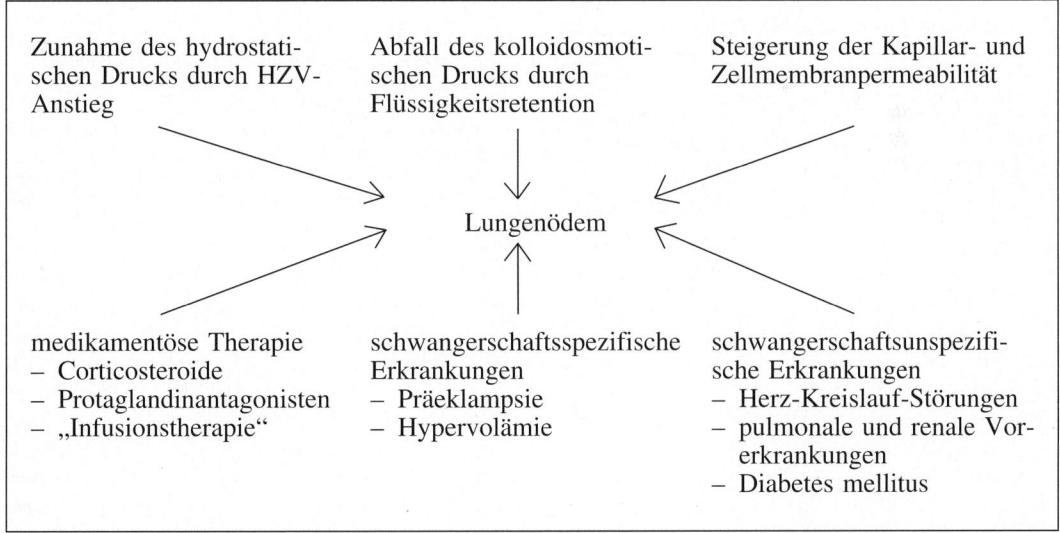

Abb. 18.7 Lungenödementstehung bei tokolytischer Therapie mit β-Sympathomimetika (nach Grospietsch).

Literatur

1 Abboud, T., R. Artal, F. Sarkis, E. H. Henriksen, R. K. Kammula: Sympathoadrenal activity, maternal, fetal and neonatal responses after epidural anesthesia in the preeclamptic patient. Amer. J. Obstet. Gynecol. 144 (1982) 915

2 Ahnefeld, F. W., W. Dick, J. Kilian, H.-P. Schuster: Klinische Anästhesiologie und Intensivtherapie. Notfallmedizin Band 30. Springer, Berlin 1986

3 Ahnefeld, F. W., J. Kilian: Anästhesie. Manual 1, 2. Aufl. Kohlhammer, Stuttgart 1990 (S. 81)

4 Aldrete, J. A.: Clinical implications of magnesium therapy. In Shnider, S. M., et al.: The Anesthesiologist, Mother and Newborn. Williams & Wilkins, Baltimore 1974 (pp. 128–135)

5 Atkinson jr., S. M.: Salt, water and rest as a preventative for toxemia of pregnancy. J. reprod. Med. 9 (1972) 223

6 Bond, V. R., R. K. Stoelting, C. D. Gupta: Pulmonary aspiration syndrome after inhalation of gastric contents containing antacids. Anesthesiology 51 (1979) 452

7 Buchan, P. C.: Preeclampsia – a hyperviscosity syndrome. Amer. J. Obstet. Gynecol. 142 (1982) 111

8 Chung, A. F., I. R. Merkatz: Survival following amniotic fluid embolism with early heparinization. Obstet. and Gynecol. 42 (1973) 809

9 Cohen, S. E.: Aspiration syndromes in pregnancy. Anesthesiology 51 (1979) 375

10 Dawn, C. S., B. Sinha: Diazepam therapy in eclampsia. Int. J. Gynaecol. Obstet. 17 (1979) 281

11 Deykin, D.: The clinical challenge of disseminated intravascular coagulation. New Engl. J. Med. 283 (1970) 636

12 Gates, S., T. Huang, F. W. Cheney: Effects of methylprednisolone on resolution of acid aspiration pneumonitis. Arch. Surg. 118 (1983) 1262

13 Grospietsch, G.: Klinische Aspekte. 1: Tokolyse-bedingte Probleme. In Grospietsch, G., et al.: Tokolyse mit Betastimulatoren. Thieme, Stuttgart 1983 (S. 150)

14 Heyes, H.: Hämostasestörung bei intrauterinem Fruchttod. Fortschr. Med. 41 (1979) 1861

15 James III, F. M.: Pregnancy induced hypertension. In James, F. M., et al.: Obstetric Anesthesia: The Complicated Patient. Davis, Philadelphia 1982 (pp. 249–267)

16 Kirby, R. R., R. W. Taylor, J. M. Civetta. Pocket Companion of Critical Care Immediate Concerns. Lippincott, Philadelphia 1990

17 Kotelko, D. M.: Amniotic fluid embolism. In Shnider, S. M., et al.: Anesthesia for obstetrics. Williams & Wilkins, Baltimore 1987 (p. 274)

18 Kraus, G. W.: Prophylactic use of hydrochlorothiazide in pregnancy. J. Amer. med. Ass. 198 (1966) 1150

19 Ludwig, H.: Verbrauchskoagulopathie. Arch. Gynecol. 232 (1981) 669

20 Marx, G. F., R. Hodgkinson: Anesthesia in the presence of complications of pregnancy. Clin. Obstet. Gynecol. 2 (1975) 609

21 Porapakkham, S.: An epidemiologic study of eclampsia. Obstet. and Gynecol. 54 (1979) 26

22 Pritchard, J. A., S. A. Pritchard: Standardized treatment of 154 consecutive cases of eclampsia. Amer. J. Obstet. Gynecol. 123 (1975) 543

23 Pritchard, J. A.: Hematological problems associated with delivery, placental abruption, retained dead fetus and amniotic fluid embolism. Clin. Haematol. 2 (1973) 563

24 Redman, C. W.: Coagulation problems in human pregnancy, review. Postgrad. med. J. 55 (1979) 367

25 Roberts, R. B., M. A. Shirley: Reducing the risk of acid aspiration during cesarean section. Anesth. and Analg. 53 (1974) 859

26 Schwartz, D. J., J. W. Wynne, C. P. Gibbs: The pulmonary consequences of aspiration of gastric contents at pH values greater than 2.5. Amer. Rev. resp. Dis. 121 (1980) 119

27 Sibai, B. M., G. D. Anderson, J. H. McCubbin: Eclampsia II: Clinical significance of laboratory findings. Obstet. and Gynecol. 59 (1982) 153

28 Sims, E. A. H.: Pre-eclampsia and related complications of pregnancy. Amer. J. Obstet. Gynecol. 107 (1970) 154

29 Speroff, L.: Toxemia of pregnancy: Mechanism and therapeutic management. Amer. J. Cardiol. 32 (1973) 582

30 Sullivan, J. M.: Blood pressure elevation in pregnancy. Prog. cardiovasc. Dis. 16 (1974) 375

31 Talbert, L. M., P. M. Blatt: Disseminated intravascular coagulation in obstetrics. Clin. Obstet. Gynecol. 22 (1979) 889

32 Waxman, B.: Use of heparin in disseminated intravascular coagulation. Amer. J. Obstet. Gynecol. 112 (1972) 434

33 Weinstein, L.: Syndrome of hemolysis, elevated liver enzymes and low platelet count: A severe consequence of hypertension in pregnancy. Amer. J. Obstet. Gynecol. 142 (1982) 159

34 Weismann, D.: Formen der Beatmung. In Kilian, J., H. Benzer, F. W. Ahnefeld: Grundzüge der Beatmung. Klinische Anästhesiologie und Intensivtherapie Bd. 39. Springer, Berlin 1991 (S. 201)

35 Wheeler, A. S., B. A. Harris: Anesthesia for pregnancy-induced hypertension. Clin. Perinatol. 9 (1982) 95

36 Wright, J. P.: Anesthetic considerations in preeclampsia-eclampsia (review article). Anesth. and Analg. 62 (1983) 590

19 Besonderheiten der Anästhesie in der Schwangerschaft und postpartal

E. Traub

Besonderheiten während der Schwangerschaft

Zur Häufigkeit operativer Eingriffe in der Schwangerschaft werden in der Literatur Zahlen zwischen 0,75 und 2,2% angegeben (40, 12). Während im 1. Trimenon überwiegend Laparoskopien durchgeführt werden, stellt die Appendektomie im 2. und 3. Trimester die häufigste Operation dar (40). Zu den eher selteneren Indikationen zählen Zahnsanierungen, orthopädische und thoraxchirurgische Eingriffe, gutoder bösartige Tumoren, Ileus sowie Traumen. Relativ häufig bedingt die Zervixinsuffizienz den Verschluß des Muttermunds durch Cerclage zwischen der 12. und 18. Schwangerschaftswoche.

Unabhängig von der Art und Dauer des notwendigen operativen Eingriffs lassen sich Forderungen zusammenfassen, die sowohl für die Allgemein- als auch die Regionalanästhesie Gültigkeit haben:

– größtmögliche Sicherheit für die Mutter,
– Vermeidung einer direkten Schädigung des Fetus durch teratogene Einflüsse oder Pharmaka,
– Vermeidung einer indirekten Schädigung durch perioperative Hypoxie oder Beeinträchtigung der uteroplazentaren Durchblutung mit intrauteriner Asphyxie oder Fruchttod,
– Erhaltung der Schwangerschaft durch Vermeidung einer Induktion der Wehentätigkeit, die zum Abort oder zur Geburt eines prämaturen Kindes führt.

Risiken für die Mutter durch physiologische Veränderungen

Die genaue Kenntnis der schwangerschaftsspezifischen Anpassungsvorgänge ist für die Auswahl eines geeigneten Narkoseverfahrens und für die sichere Durchführung der Anästhesie unabdingbare Voraussetzung. Eine eingehende Darstellung erfolgte bereits in Kapitel 2. Es sollen hier nur noch einmal kurz die Veränderungen der Organsysteme dargestellt werden, die für Anästhesie und perioperative Phase bei chirurgischen Eingriffen auch schon im 1. und 2. Trimester zu beachten sind.

Blutvolumen

Die Zunahme des zirkulierenden Blutvolumens und der Flüssigkeitsmenge im Extrazellulärraum aufgrund der erweiterten Perfusionsgebiete beginnt zwischen der 6. und 12. Gestationswoche (37). Daraus resultiert ein vergrößerter Verteilungsraum für Medikamente, der im individuellen Fall niemals genau zu definieren ist. Die durch die Veränderungen in der Pharmakokinetik bedingte Erniedrigung des Gesamtplasmaspiegels im Blut der Mutter wird für manche Medikamente durch eine Zunahme des freien pharmakologisch wirksamen Anteils kompensiert. Für eine Vielzahl von Medikamenten ist besonders im letzten Schwangerschaftsdrittel eine erniedrigte Proteinbildung belegt. So führt beispielsweise die gleichzeitige Verabreichung von Diazepam und Bupivacain zu einer Wirkungsverstärkung der einzelnen Substanz und zum erhöhten Risiko kardiotoxischer Effekte von Bupivacain bei Durchführung von Regionalanästhesien. Die infolge der Hämodilution erniedrigten Normalwerte für Hb und Hk der Schwangeren sind bei der Indikationsstellung zur Bluttransfusion in der perioperativen Phase zu berücksichtigen, wobei ein Absinken des Hb-Wertes unter 11,0 g/dl als pathologisch zu werten ist (14).

Herzzeitvolumen

In den ersten 10 Wochen der Gravidität steigt das Herzzeitvolumen deutlich an und erhöht sich bis zur 26.–30. Schwangerschaftswoche um 30–40% (33). Das Herzminutenvolumen zeigt ab der 20. Schwangerschaftswoche eine starke Abhängigkeit von der Position der Schwangeren (Abb. 19.**1**). Um einem aortokavalen Syndrom vorzubeugen, ist während der Anästhesie und in der perioperativen Phase die Rückenlage zu vermeiden. Die hyperdyname Kreislaufsituation kann im Rahmen einer Sepsis eine weitere Steigerung erfahren und zu einer akuten hämodynamischen Insuffizienz führen. Durch ansteigende Progesteron- und möglicherweise Prostazyklinspiegel nimmt der totale

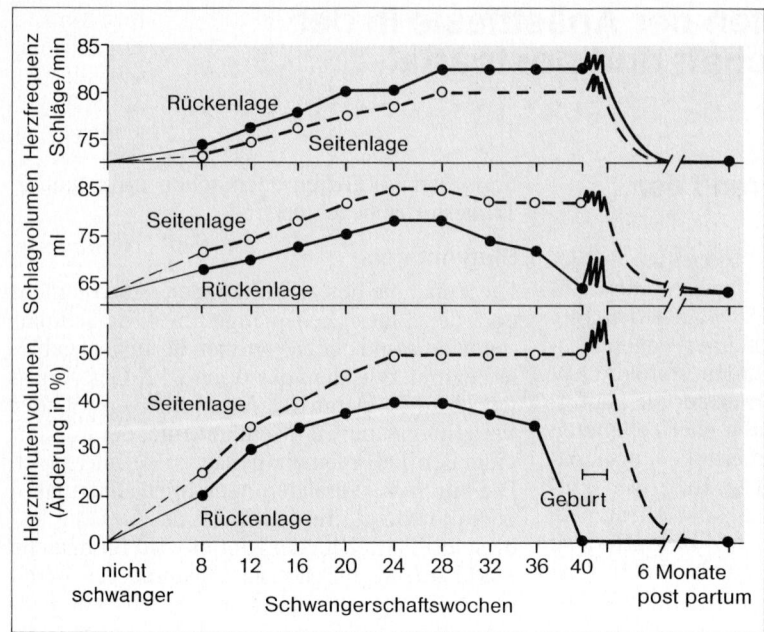

Abb. 19.**1** Veränderungen von Herzfrequenz, Schlagvolumen und Herzzeitvolumen während der Schwangerschaft in Abhängigkeit von der Lagerung (nach Ueland u. Mitarb.).

periphere Widerstand ab (26, 50); damit verbunden ist eine massive Erhöhung der Kapazität des Niederdrucksystems. Die Stauung im Bereich der Becken- und Beinvenen mit erniedrigtem Flow erhöht aufgrund der gleichzeitig veränderten Gerinnungsparameter im Sinne einer Hyperkoagulabilität bei verminderter fibrinolytischer Aktivität (28, 34), insbesondere in der Spätschwangerschaft, das Risiko einer thromboembolischen Komplikation um das Fünf- bis Sechsfache im Vergleich zu einer nichtschwangeren Patientin (28). Die Durchführung einer perioperativen Low-dose-Heparinprophylaxe (Heparin passiert die Plazenta nicht) ist daher unbedingt angezeigt.

Respiratorische Funktion

Hormonelle, metabolische und zunehmend auch mechanische Faktoren verändern im Verlauf der Schwangerschaft die respiratorische Funktion. Die Zunahme des Atemminutenvolumens erfolgt bereits in der Frühgravidität und erfordert bei einer Allgemeinanästhesie eine adäquate Ventilation. So liegen die P_{CO_2}-Werte schon ab der 12. Schwangerschaftswoche zwischen 30 und 35 mmHg. Die renale Ausscheidung von Bicarbonat kompensiert die respiratorische Alkalose, somit verfügt die Schwangere über eine geringere Pufferkapazität und eine erhöhte Empfindlichkeit gegenüber einer Azido-

se (35). Eine Dyspnoe – als Alarmsymptom bei gesunden jungen Patientinnen zu werten – ist bei 15% der Schwangeren bereits am Ende des 1. Trimesters und bei 75% zu Beginn des 3. Trimesters zu beobachten (41). Funktionelle Residualkapazität und Residualvolumen nehmen ab der 24. Schwangerschaftswoche signifikant ab und bedingen bei erhöhtem Sauerstoffbedarf eine hohe Hypoxiegefährdung. Hierbei ist zu beachten, daß während der Spätschwangerschaft die arteriellen P_{O_2}-Werte in Rückenlage im Mittel um 6 mmHg niedriger liegen als in sitzender Position (4).

Diagnose und Therapie einer pulmonalen Insuffizienz in der perioperativen Phase müssen sich an den veränderten respiratorischen Größen orientieren. Blutgas- und Säuren-Basen-Werte sind sorgfältig zu überwachen und zu korrigieren. Eine schwere Azidose, beispielsweise im Rahmen der chirurgischen Grunderkrankung durch Schock oder Sepsis bedingt, gefährdet in hohem Maße Mutter und Fetus.

Gastrointestinale Störungen

Die meisten gastrointestinalen Störungen lassen sich als Folgen der hormonell bedingten Tonus- und Motilitätsminderung der glatten Muskulatur erklären. Bei noch normalem Ruhedruck im unteren Ösophagussphinkter findet sich in der Frühschwangerschaft eine herabgesetzte Reaktionsfähigkeit des Sphinkters gegenüber pharmakologischen und physiologischen Reizen (11). Neuere Untersuchungen (46) zeigen, daß die Verzögerung der Magenentleerung bereits in der 8.–11. Schwangerschaftswoche beginnt und nach der 12.–14. Schwangerschaftswoche auf signifikante Werte ansteigt.

Zu Beginn des 2. Trimesters ist mit einer erhöhten Aspirationsgefährdung zu rechnen. Bis zur 20. Schwangerschaftswoche liegt der mittlere pH-Wert des Magensafts bei Schwangeren höher als in der Nichtschwangeren-Kontrollgruppe (54). Mechanische Faktoren durch den sich vergrößernden Uterus wie progressiv ansteigende Plasmagastrinwerte erhöhen in zunehmendem Maße das Risiko der Aspiration. Die häufig während der Gravidität auftretenden gastrointestinalen Beschwerden wie Erbrechen, Sodbrennen und Refluxsymptome können die Diagnose der chirurgischen Erkrankung erschweren.

Nierenfunktion

Die veränderte Nierenfunktion mit Zunahme des renalen Blutflusses bis zum 2. Trimenon um 60–80% und Erhöhung der glomerulären Filtrationsrate (19) muß bei der Dosierung von Medikamenten und der Gestaltung der perioperativen Infusionstherapie Beachtung finden. Kreatinin- und Harnstoffwerte fallen im Verlauf der Gravidität ab; ein Serumkreatininwert über 70,7 mol/l sollte Anlaß zu differenzierter Diagnostik sein (16). Eine Glukosurie weist eher auf eine Nierenfunktionsstörung als auf eine Kohlenhydratstoffwechselstörung hin. Als physiologisch gilt eine Eiweißausscheidung bis 300 mg in 24 Stunden. Durch Rückenlage in der 2. Schwangerschaftshälfte vermindern sich sowohl die Filtrationsrate als auch der renale Plasmafluß. Das bereits in der Frühschwangerschaft erweiterte System der ableitenden Harnwege prädisponiert die Patientin zu höherer Infektanfälligkeit; unnötige Blasenkatheterisationen sollten daher unterbleiben.

Risiken für den Fetus

Teratogenität

Der Begriff der Teratogenität beinhaltet alle morphologischen, biochemischen und Verhaltensstörungen, die durch exogene Faktoren induziert werden. Schädigende Einflüsse bis zum 14. Tag nach der Konzeption führen zum Absterben des Fetus. Die Embryonalphase erstreckt sich vom 18.–55. Tag nach der Konzeption und umfaßt den Zeitraum der Organogenese. Durch in diesem Zeitraum einwirkende toxische Substanzen verursachte strukturelle Defekte verschiedener Körperteile oder Organe werden unter dem Begriff Embryopathie zusammengefaßt (Abb. 19.**2**). In der anschließenden Fetalphase stehen Wachstum und funktionelle Reifung im Vordergrund. Wachstumsstörungen können Folge direkter Einwirkung auf Zellteilung und Zellwachstum sein, aber auch indirekt durch Beeinträchtigung der uteroplazentaren bzw. umbilikalen Durchblutung auftreten.

Abort, kongenitale Anomalien sowie Mangel- und Frühgeburt kennzeichnen das fetale Risiko durch eine chirurgische Intervention während der Gravidität. Zu berücksichtigen sind eine Vielzahl direkt und indirekt auf den Fetus wirkender Faktoren wie Medikamenten- und Strahlenexposition, Anästhesie, Streß und insbesondere Art und Schweregrad der chirurgischen Grunderkrankung.

Ursachen

Anästhetika. Zahlreiche Untersuchungen im *Tierexperiment* konnten schädigende Einflüsse von Anästhetika auf Organogenese und fetales Wachstum nachweisen. Entscheidend für das Ausmaß der Schädigung sind Zeitpunkt der Einwirkung, Menge der einwirkenden Substanz und Dauer der Anwendung. *Beim Menschen* unter akuter kurzfristiger Exposition – vergleichbar einer Anästhesie während der Gravidität – fehlen bis heute schlüssige Beweise für teratogene Wirkungen.

Lachgas. Bei längerer Einwirkungsdauer im Tierversuch und beim Menschen führt Lachgas zu einer Suppression der Methioninsynthese. Da bei im 2. Trimester abortierten Feten eine signifikant höhere Methioninsynthetaseaktivität in Gehirn, Leber und Niere als bei Neugeborenen oder Erwachsenen gemessen wurde (24), könnte ein derartiger Effekt in der Phase raschen fetalen Wachstums Bedeutung erlangen. Tatsächlich führte eine ca. 2stündige Inhalation von 50% N_2O in O_2 bei trächtigen Schafen zu einem 24 Stunden anhaltenden Abfall der Plasmamethioninspiegel der Feten (27). Eine Wertung dieser Befunde hinsichtlich ihrer klinischen Relevanz ist derzeit jedoch noch nicht möglich. Die teilweise empfohlene Gabe von Folsäurederivaten (Formyltetrahydrofolat) – durch sie kann die Blockierung der Methioninsynthetase umgangen werden – bei Anwendung von Lachgas im 1. Trimester ist umstritten (22, 47).

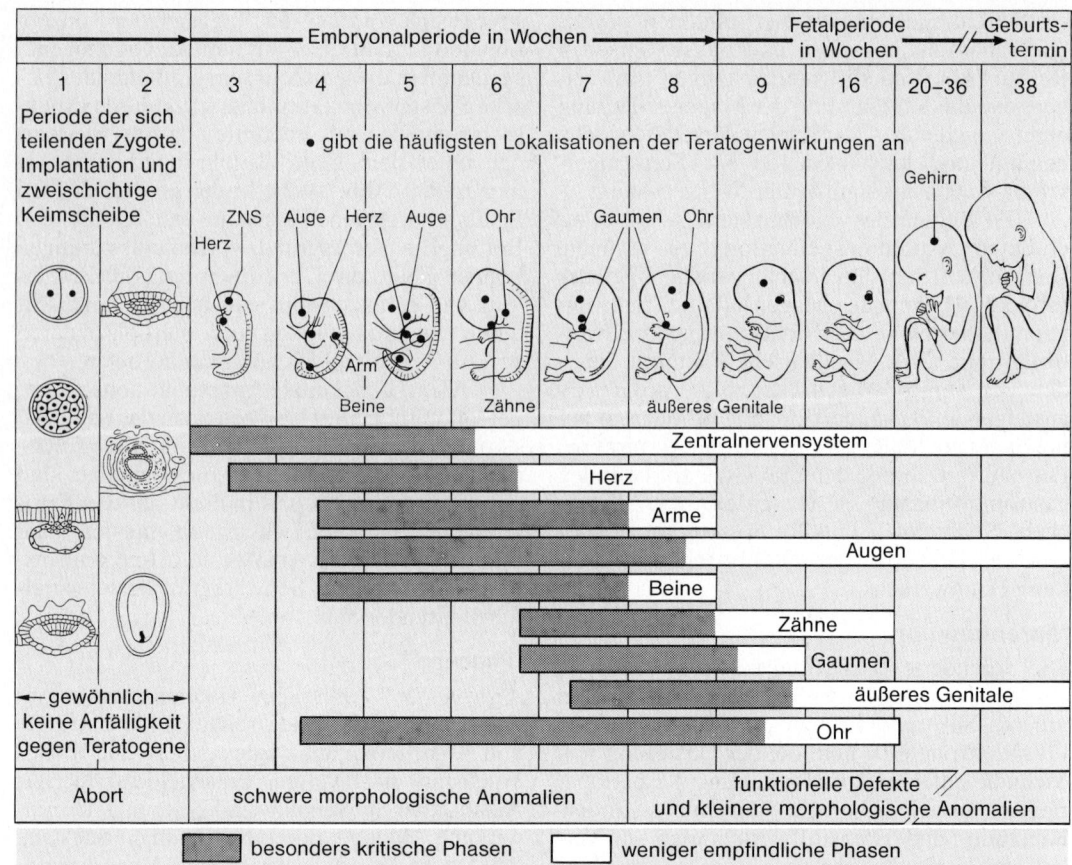

Abb. 19.2 Kritische Phasen der vorgeburtlichen Entwicklung des Menschen. Verlauf der Änderung der Empfindlichkeit des Embryo gegen embryotoxische Einflüsse auf die wichtigsten Organsysteme (nach Shepard aus Spielmann).

Barbiturate. Während unter dem Einfluß von Barbituraten bei bestimmten Tierspezies Mißbildungen auftraten, fehlen solche Beobachtungen am Menschen (29). Für Etomidat sind teratogene Nebenwirkungen bisher nicht bekannt geworden (17).

Analgetika. Embryotoxische Effekte und Wachstumsretardierung nach Anwendung von Analgetika sind nicht nur aus Tierversuchen bekannt, sondern auch beim Menschen im Rahmen der Opiatabhängigkeit beobachtet worden, dies aber wiederum nur bei Langzeitanwendung. Im Tierexperiment vermögen die Opiatantagonisten, insbesondere Naloxon, die teratogenen Wirkungen der Opiate teilweise zu blockieren. Fentanyl, Sufentanyl oder Alfentanil führen im Tierexperiment auch nach langer Anwendungsdauer nicht vermehrt zu kongenitalen Anomalien (25).

Andere Medikamente. Ein gehäuftes Vorkommen von Spaltmißbildungen ist möglicherweise an die Einnahme von Diazepam im 1. Trimenon gebunden. Muskelrelaxanzien haben keine negativen Auswirkungen auf den Fetus. Lokalanästhetika zeigen zwar in vitro zytotoxische Wirkungen, bei klinischer Anwendung hingegen keine teratogenen Effekte.

Blutgase. Veränderungen der mütterlichen Blutgase werden häufig in der perioperativen Phase beobachtet. Ein direkter teratogener Effekt auf den Fetus durch Hypoxie, Hyperkapnie oder Hyperoxie (unter normalem atmosphärischem Druck) war im Tiermodell, nicht jedoch am Menschen nachzuweisen.

Operative Eingriffe. Bei 2565 Graviden, die sich einem operativen Eingriff in Allgemein- oder Regionalanästhesie unterziehen mußten (18), konnte im Vergleich zu einem entsprechenden Patientinnenkollektiv mit ungestörter Schwangerschaft keine Zunahme kongenitaler Anomalien der Neugeborenen beobachtet werden. Allerdings zeigte sich eine erhöhte Abortrate nach operativen Interventionen im 1. und 2. Trimenon. Die Ergebnisse der bisher umfangreichsten Studie, die 5405 während der Gravidität operierte Patientinnen erfaßt, publizierte Mazze 1989 (40). Zur Beurteilung wurden kongenitale Anomalien, die Zahl totgeborener oder während 168 Stunden postpartal verstorbener Kinder sowie das Geburtsgewicht der Neugeborenen mit einbezogen. Während die Häufigkeit struktureller Mißbildungen der Neugeborenen von Patientinnen mit komplikationslosem Schwangerschaftsverlauf entsprach, fand sich ein höherer Anteil Neugeborener, die nach 168 Stunden verstarben, und von Kindern mit einem Geburtsgewicht unter 1500 g (small for date, Unreife) als im Kontrollkollektiv (Abb. 19.3).

Insgesamt treten Störungen der Schwangerschaft wie Fehlgeburt, Mangelentwicklung oder Frühgeburt häufiger bei Patientinnen auf, die sich während der Schwangerschaft einem operativen Eingriff unterziehen müssen. Eine Präferenz für ein bestimmtes Anästhetikum oder Narkoseverfahren läßt sich aus den Ergebnissen der angeführten Studien nicht ableiten.

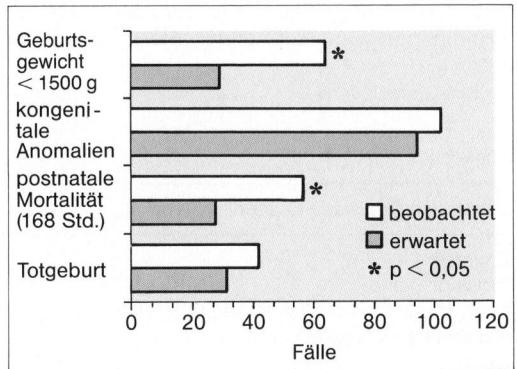

Abb. 19.3 Beobachtete und erwartete Zahl kongenitaler Anomalien Totgeborener bzw. nach 168 Std. verstorbener Kinder und Neugeborener mit einem Geburtsgewicht unter 1500 g (nach Mazze u. Källen).

Intrauterine Asphyxie

Schwere Hypoxie, die Auswirkungen von Hyper- und Hypokapnie sowie von Hyper- und Hypotension auf Uterus und Plazentadurchblutung sind wesentliche Ursachen für eine intrauterine Asphyxie des Fetus während der Anästhesie und in der postoperativen Phase. Aufgrund der erhöhten Sauerstoffaffinität des fetalen Hämoglobins werden leichtere mütterliche P_{O_2}-Abfälle kompensiert. Stärkere Abfälle hingegen können rasch zu fetaler Hypoxie führen. Der hypoxieinduzierte Anstieg der Plasmakatecholamine bedingt gleichzeitig eine Vasokonstriktion uteriner Gefäße. Bei der gesteigerten Hypoxiegefährdung der Schwangeren stellt nicht nur die Allgemeinnarkose mit möglichen Intubationsproblemen, Hypoventilation sowie Muskelrelaxanzienüberhang in der postoperativen Phase ein besonderes Risiko dar. Auch unter Regionalanästhesie können infolge toxischer Reaktionen auf Lokalanästhesie, hoher spinaler oder epiduraler Blocks sowie übermäßiger Sedierung starke P_{O_2}-Abfälle bei der Mutter auftreten. Eine ausgeprägte Hyperventilation der Mutter während der Anästhesie oder durch Schmerzen oder Fieber verursacht, sind für den Fetus ebenso gefährlich wie eine Hyperkapnie. Die respiratorische oder metabolische Alkalose der Mutter führt durch Vasokonstriktion zu einer Abnahme der uteroplazentaren Durchblutung und durch Verschiebung der Sauerstoffdissoziationskurve nach links zu einer verminderten Abgabe von Sauerstoff an den Fetus. Zu den weiteren Ursachen einer intrauterinen Asphyxie durch Einschränkung der Uterusperfusion zählen die mütterliche Hypotension durch zu tiefe Inhalationsanästhesie, Sympathikusblockade, Hypovolämie und aortokavales Syndrom sowie eine Tonussteigerung der Uterusmuskulatur.

Nach derzeitiger Kenntnis darf davon ausgegangen werden, daß negative Auswirkungen von Anästhetika und Anästhesieadjuvanzien auf den Fetus dann nicht zu erwarten sind, wenn adäquate Bedingungen für eine Anästhesie hinsichtlich Oxygenierung, CO_2-Elimination und Hämodynamik eingehalten werden können.

Beeinflussung der Wehentätigkeit durch Anästhetika

Ein uterusrelaxierender Effekt ist intraoperativ mit Inhalationsanästhetika zu erzielen, wobei höhere Konzentrationen von Halothan vom Fetus möglicherweise besser toleriert werden als solche von Isofluran. Schaffeten entwickelten bei entsprechender Hämodynamik der Muttertiere eher eine Azidose als unter Halothan (7, 8). Ketanest in einer Dosierung über 1 mg/kg KG führt zu einer Erhöhung des Uterustonus. In entsprechender Weise wirken toxische Lokalanästhetikadosen, Anticholinesterasen sowie α-adrenerge Vasopressoren (Tab. 19.**1**). Jedoch ist bislang unbekannt, ob Anästhetika einen hemmenden oder stimulierenden Einfluß auf eine vorzeitige Wehentätigkeit ausüben. Weder Allgemein- noch Regionalanästhesieverfahren zeigen eine Korrelation zur Frühgeburtenrate im Rahmen einer chirurgischen Erkrankung während der Schwangerschaft. Vielmehr prädestinieren vor allem intraabdominelle Eingriffe, insbesondere wenn sie mit einer Manipulation des Uterus einhergehen, zu einer vorzeitigen Entbindung.

In der Literatur schwanken die Angaben zur Frühgeburtenfrequenz nach Baucheingriffen zwischen 7 und 14% (2, 39, 49). Einheitliche Angaben darüber, ob überhaupt und ab welcher Schwangerschaftswoche eine prophylaktische Therapie mit β-Stimulatoren zur Wehenhemmung bei chirurgischen Interventionen in der Gravidität angewandt werden soll, liegen in der Literatur nicht vor.

Empfehlungen zur Anästhesie in der Schwangerschaft

Vor allen Narkosen zu Wahleingriffen oder Eingriffen mit aufgeschobener Dringlichkeit ist obligatorisch eine ausführliche klinische Untersuchung; die Anfertigung eines EKG – insbesondere bei Tokolysepatientinnen –, die Erhebung bestimmter Labordaten, zu denen Hämatokrit, Elektrolytstatus, Blutzucker, Kreatinin, SGPT und γ-GT, Gesamtprotein sowie PTT und Thrombozytenzahl gehören sollten, ist in Abhängigkeit von Art und Schwere der Erkrankung anzuraten.

Nicht selten sind diagnostische und operative Interventionen in der Schwangerschaft Noteingriffe; das Spektrum verfügbarer Informationen ist naturgemäß eingeschränkt, das Narkoserisiko um ein Vielfaches höher.

Welchem Verfahren der Allgemein- oder Regionalanästhesie zur Durchführung eines operativen oder diagnostischen Eingriffs in der Schwangerschaft der Vorzug zu geben ist, hängt neben der Art der Intervention vom psychologischen und physiologischen Status sowie von bestehenden Wünschen der Schwangeren ab – nicht zuletzt aber auch von der Erfahrung des Anästhesisten. Wenn die Art des Eingriffs es erlaubt, sollte im 1. Trimester eine Regionalanästhesie – insbesondere Spinalanästhesie mit der geringstmöglichen Menge Lokalanästhetikum – bevorzugt werden, besonders bei nicht nüchternen Patientinnen. Wird eine Allgemeinanästhesie erforderlich, sollte auf bekannte und bewährte Substanzen zurückgegriffen werden.

Da es unter Streßsituationen zur Auslösung einer Frühgeburt kommen kann, empfiehlt sich – wenn aus Zeitgründen möglich – eine entsprechende Prämedikation mit Sedativa, Tranquilizern und ggf. Analgetika.

Allgemeinanästhesie
Die Empfehlungen zur Durchführung einer Allgemeinanästhesie schließen alle Maßnahmen

Tabelle 19.**1**   Beeinflussung von Uterustonus und Wehentätigkeit

Uteruslaxierende Pharmaka	Uterusstimulierende Faktoren
Halogenierte Inhalationsanästhetika	Oxytocin
β₂-Sympathikomimetika	Prostaglandine
Prostaglandinantagonisten	Acetylcholin (Anticholinesterasen)
(Acetylsalicylsäure, Indometacin)	α-adrenerge Vasopressoren
Magnesiumsulfat	Calcium
Diazoxid (Hypertonalum)	Propranolol
	Ketamin > 1 mg/kg KG
	toxische Dosen von Lokalanästhetika
	Fieber
	Streß

ein, die geeignet sind, Hypoxie, Hypotension und Aspiration zu vermeiden.

Bei allen Wahleingriffen und solchen mit aufgeschobener Dringlichkeit muß auf einer adäquaten präoperativen Nahrungs- und Flüssigkeitskarenz bestanden werden. Die präoperative Aspirationsprophylaxe mit H_2-Rezeptorenblockern und Natriumcitrat bzw. Natriumcitrat bei Notfalleingriffen ist ab dem 2. Trimester indiziert. Atropin erhöht die Refluxgefahr, indem es eine signifikante Druckreduzierung des unteren Ösophagussphinkter verursacht.

Im Interesse der Sicherheit der Patientin sollte der Phase der Narkoseeinleitung eine Periode der Präoxygenierung vorangehen, in der über etwa 3 Minuten reiner Sauerstoff geatmet wird. Alternativ können etwa 10 tiefe Atemzüge reiner Sauerstoff zum gleichen Ergebnis führen. Als Einleitungshypnotikum eignen sich Substanzen wie Thiopental, Methohexital, Ketamin und Hypnomidate. Die Intubation ist ab dem 2. Schwangerschaftsdrittel erforderlich. Zur Vermeidung einer intragastralen Drucksteigerung und Muskelfaszikulation, die Folge der Succinylapplikation sein können, empfiehlt sich die Vorgabe eines nichtdepolarisierenden Muskelrelaxanz vor der Injektion des Hypnotikums.

Bei Anwendung von Inhalationsnarkotika ist die raschere An- und Abflutung bei Schwangeren zu bedenken. Infolge der erhöhten Plasmaspiegel von β-Endorphin und Progesteron ist die minimale alveoläre Konzentration von Inhalationsanästhetika um 25–40% reduziert. Der uterusrelaxierende Effekt dieser Substanzen kann erwünscht sein; in niedrigen Konzentrationen führen sie eher zu einer Verbesserung der uteroplazentaren Durchblutung. Höhere Konzentrationen beinhalten die Gefahr einer mütterlichen Hypotension mit konsekutiver Verminderung des uteroplazentaren Blutflusses.

Schwere kardiovaskuläre Komplikationen können im Rahmen einer Inhalationsanästhesie durch die prä- und intraoperative Therapie mit tokolytischen Substanzen auftreten. Inhalationsanästhetika sensibilisieren das Myokard gegen Katecholamine. Arrhythmien gefährden die Mutter nicht akut, sie können jedoch zu einem häufig nicht registrierten Blutdruckabfall führen, der eine verminderte Perfusion der Plazenta zur Folge hat. Die Kardiotoxizität von β-mimetischen Substanzen ist selbst bei Anwendung verträglicher Standarddosen beachtlich und wird durch die gleichzeitige Verabreichung von Inhalationsnarkotika, Corticosteroiden und durch Kalium- und Magnesiummangel verstärkt. Übermäßige Flüssigkeitssubstitution in der perioperativen Phase birgt die Gefahr eines interstitiellen Lungenödems in sich.

Bei Anwendung einer Neuroleptanästhesie muß eine intensive postoperative Überwachung sichergestellt sein, ggf. die Möglichkeit zur Nachbeatmung bestehen. Sollte die Geburt rasch nach der Operation erfolgen, besteht die Gefahr einer entsprechenden Beeinträchtigung des postpartalen Zustands des Neugeborenen.

Die Prinzipien der balancierten Allgemeinanästhesie während der Gravidität sind in Tab. 19.2 summarisch zusammengefaßt.

Regionalanästhesie

Regionalanästhesieverfahren sind insbesondere dann indiziert, wenn aus Gründen der Dringlichkeit der operativen oder diagnostischen Intervention eine ausreichend lange präoperative Nahrungs- und Flüssigkeitskarenz nicht eingehalten werden kann. Bei Durchführung einer Spinalanästhesie zu intraabdominellen Eingriffen, etwa zur Appendektomie, ist zu beachten, daß infolge der Kranialverlagerung der Appendix nach der 2. Schwangerschaftshälfte die Analgesiezone höher gewählt werden muß (Th4).

Lokalanästhetika

Generell ist bei Durchführung von Regionalanästhesien bei Schwangeren die Dosierung von Lokalanästhetika niedriger anzusetzen, da Progesteron die Empfindlichkeit der Nerven auf Lokalanästhetika erhöht. Bereits im 1. Trimester findet sich eine höhere segmentale Ausbreitung der sensiblen Blockade bei Epiduralanästhesien als außerhalb der Gravidität (20). Neben der erhöhten Progesteronkonzentration stehen als mögliche Ursachen für den am Geburtstermin um ein Drittel verminderten Bedarf an Lokalanästhetika und die höhere Ausbreitung der Analgesie bei rückenmarksnahen Anästhesien weitere Mechanismen zur Diskussion:

– das aufgrund der erniedrigten Pufferkapazität länger am Injektionsort als Salz verbleibende Lokalanästhetikum,
– erhöhter intraabdomineller Druck,
– aortokavales Syndrom,
– stauungsbedingte Zirkulationsänderungen im Bereich der Vertebralvenen und des Spi-

Tabelle 19.**2** Prinzipien der balancierten Allgemeinanästhesie während der Schwangerschaft

– Voruntersuchung – Vorbehandlung
– Prämedikation
– Trendelenburg-Lage
– Atropin bietet keinen Schutz gegen Regurgitation und Aspiration
– Ausreichende Volumen- und Flüssigkeitssubstitution
– Präoxygenierung (3–5 min)
– Vorgabe eines nichtdepolarisierenden Muskelrelaxanz, z. B. 2 mg Vecuronium (Alloferin) oder 0,5 mg Pancuronium
– Rasche Narkoseeinleitung mit ausreichend hohen Suxamethonium-(Succinylcholin-)Dosen
– Keine Überdruckbeatmung über die Maske
– Endotracheale Intubation (obligatorisch ab 2. Trimester)
– Kontrollierte Beatmung; $F_iO_2 \geq 0{,}5$, $P_{et}CO_2 = 30–33$ mmHg
– Substanzen zur Neuroleptanästhesie und Inhalationsanästhetika in reduzierter Dosis (25–40%)
– Extubation erst nach Rückkehr der Schutzreflexe
– Besondere Vorsicht bei Kombination mit Tokolytika

nalplexus mit reduziertem Liquor- und Epiduralraum,
– verstärkte Lordose der Schwangeren.

Die Gefahr einer relativen Überdosierung nimmt ab dem 2. Trimenon zu, desgleichen erhöht sich ab diesem Zeitpunkt das Risiko der versehentlichen intravasalen Injektion von Lokalanästhetika.

Hypotension

Die Hypotension als häufigste Komplikation rückenmarksnaher Anästhesien wird mit zunehmender Gestationsdauer durch ein aortokavales Syndrom wesentlich verstärkt. Es sind daher präexistente Flüssigkeits- oder Volumenverluste in geschätzter Höhe vor der Anästhesie zu ersetzen. In jedem Fall empfiehlt sich die prophylaktische Gabe einer Vollelektrolytlösung innerhalb von 20–30 Minuten, deren Menge sich nach der Höhe des Blocks richtet (500–1000 ml). Entscheidende Bedeutung – insbesondere ab der 20. Schwangerschaftswoche – kommt der Linksseitenlagerung zu. Die intensive Kreislaufüberwachung ist unabdingbare Voraussetzung zur Vermeidung von Komplikationen. Ebenso bedarf die Ausbreitung der Regionalanästhesie hinsichtlich Sensibilität und Motorik einer sorgfältigen Kontrolle. Bei Abfall der systolischen Blutdruckwerte unter 100 mmHg bzw. bei hypertensiven Patientinnen um 20–30% des Ausgangswertes besteht die Therapie neben Kopftieflagerung und verstärkter Linksseitenlagerung in einer erhöhten Flüssigkeits- und Volumenzufuhr. Vasopresso-

ren dürfen nur unter strengster Indikation und nur im Notfall verabreicht werden, da sie ihrerseits zu einer Vasokonstriktion auch der uterinen Gefäße führen. Empfohlen werden insbesondere zentral wirksame Substanzen wie Ephedrin.

Die Indikation zur Sauerstoffapplikation bei Regionalanästhesien ist großzügig zu stellen, insbesondere wenn zusätzlich sedierende Pharmaka verabreicht wurden.

Kontraindikationen

Die Kontraindikationen der Regionalanästhesie in der Schwangerschaft sind in Tab. 19.3 aufgeführt. Führt das den operativen Eingriff bedingende Grundleiden zu einer schweren Beeinträchtigung der vitalen Funktionen der Schwangeren, ist einer Allgemeinanästhesie der Vorzug zu geben.

Tabelle 19.**3** Kontraindikation der Regionalanästhesie

Gerinnungsstörungen
Lokale und schwere Allgemeininfektionen
Bekannte anaphylaktoide Reaktionen auf Lokalanästhetika
Manifeste Infektionen des Zentralnervensystems
Antikoagulanzientherapie
Unbehandelte hypovolämische Schockzustände

Überwachung

Die Überwachung während der Anästhesie umfaßt neben einer sorgfältigen Kontrolle der Kreislaufparameter die Pulsoxymetrie, um rechtzeitig den Gefahren der Hypoxie für Mutter und Fetus zu begegnen. Bei Durchführung von Allgemeinnarkosen ist die Kontrolle des endexspiratorischen CO_2-Partialdrucks sowie der neuromuskulären Blockade durch Relaxometrie angezeigt. Infolge der eingeschränkten Kompensationsmöglichkeiten der Schwangeren empfiehlt sich bei längerer OP-Dauer die Überwachung und Korrektur des Säuren-Basen-Status. Die Notwendigkeit zur Anwendung invasiver Überwachungsmethoden richtet sich nach Art und Schwere der Grunderkrankung.

Fetales Monitoring. Das fetale Monitoring in der perioperativen Phase richtet sich nach dem Gestationsalter. Bereits ab der 7./8. Schwangerschaftswoche empfiehlt sich bei elektiven Eingriffen vor – in jedem Falle aber nach – der Operation der sonographische Nachweis der intakten Gravidität. Erste Hinweise über die anatomische Integrität des Fetus finden sich im Ultraschallscreening bereits ab der 10.–12. Schwangerschaftswoche. Bis zur 20. SSW sind durch einen Erfahrenen die meisten Fehlbildungen zu diagnostizieren. Da sich aus einer derartigen Information Konsequenzen für das weitere geburtshilfliche Vorgehen ergeben, wäre eine solche Maßnahme zumindest vor größeren Wahleingriffen sinnvoll. Nach Erreichen der Vitalitätsgrenze ab der 25./26. Schwangerschaftswoche wird eine intraoperative Überwachung mittels Kardiographie gefordert, falls die Art des Eingriffs dies erlaubt. Eine therapeutische Tokolyse in Form von β-Mimetika oder Magnesiumsulfat ist ab der 20. Schwangerschaftswoche indiziert, wenn postoperativ eine vorzeitige Wehentätigkeit nach dem Tokogramm auftritt. Prophylaktische Tokolysen werden in der Regel abgelehnt; hier beschränkt sich die Indikation auf spezielle Eingriffe wie beispielsweise eine Myomenukleation.

Unter komplikationsloser Allgemeinanästhesie findet sich eine *Einschränkung der fetalen Herzfrequenzvariabilität,* die auch nach Beendigung der Narkose weiter bestehen kann und unter sedierender sowie analgetischer Medikation auftritt. Sie ist nicht als Zeichen fetaler Gefährdung zu werten. Eine fetale Tachykardie kann ein frühes Zeichen für Fetal distress sein, wird aber auch bei Fieber oder nach Applikation von Atropin oder β-adrenergen Vasopressoren beobachtet. Anhaltende fetale Bradykardien kennzeichnen eine Asphyxie, insbesondere im Zusammenhang mit pathologischen Herzfrequenzmustern.

Postoperative Schmerztherapie

Zur postoperativen Schmerztherapie, zumindest über einen begrenzten Zeitraum, eignen sich Opiate wie Pethidin oder Morphin. Bezüglich der Teratogenität des Opioids Piritramid liegen keine Befunde vor.

Die teratogenen Effekte von Acetylsalicylsäurepräparaten werden unterschiedlich beurteilt. Dem vorzeitigen intrauterinen Verschluß des Ductus arteriosus Botalli durch kurzfristige Gabe von Prostaglandinsynthesehemmern dürfte keine klinische Bedeutung zukommen. Hingegen fanden sich nach Anwendung von Aspirin bis zu einer Woche vor der Geburt häufiger intrakranielle Blutungen bei Frühgeborenen (10).

Paracetamol gilt bei leichteren Schmerzen als Mittel der Wahl.

Besonderheiten der postpartalen Anästhesie

Häufige Eingriffe

Die postpartale Tubenligatur ist der am häufigsten in der postpartalen Phase durchgeführte elektive operative Eingriff. Gewöhnlich erfolgt er durch eine Minilaparotomie mittels Subumbilikalschnitt innerhalb der ersten 48 Stunden nach der Geburt oder zu späteren Zeitpunkten durch eine laparoskopische Tubensterilisation. Zu den *Notfalleingriffen* in der unmittelbar postpartalen Phase gehören:

- manuelle Plazentalösung,
- retinierte Plazentareste,
- schwere Verletzungen der Geburtswege,
- Hämatome,
- Hysterektomie infolge Uterusatonie.

Sie sind häufig durch Blutungen und Gerinnungsstörungen kompliziert.

Rückbildungen

Die erheblichen *morphologischen und funktionellen Schwangerschaftsveränderungen* bilden sich im Wochenbett, das sich von der Entbindung bis zu 6 Wochen post partum erstreckt, zurück. Der Entzug von lutealen und plazentaren Östrogenen und Progesteron bedingt biochemische und physiologische Änderungen. Diese Übergänge sind fließend, individuell verschieden ausgeprägt und können hinsichtlich des kardiovaskulären oder renalen Systems bei durch Präeklampsie oder Eklampsie komplizierter Schwangerschaft auch einen längeren Zeitraum in Anspruch nehmen.

Hypervolämie

Infolge einer vagalen Gegenregulation zur erhöhten sympathischen Aktivität während der Geburt wird in den ersten 24–48 Stunden post partum eine Bradykardie mit 50–60 Schlägen/min beobachtet. Tachykardien deuten auf eine Anämie hin oder sind Folge kardialer Vorerkrankungen.

Die durch die Schwangerschaft bedingte Hypervolämie wird in der Regel innerhalb von 2–3 Wochen nach der Entbindung zur Normovolämie reduziert. Während der ersten Tage des Puerperiums kommt es durch den Rücktransport von Flüssigkeit aus dem extrazellulären Raum zu einer Zunahme des zirkulierenden Blutvolumens um 15–30% (21), das eine vermehrte Diurese auslöst. Diese Adaptation während des Wochenbetts an den Normalzustand ist durch die fallenden Konzentrationen von Östrogen, Renin, Angiotensin II und Aldosteron bedingt (36). Die resultierende hyperdyname Kreislaufsituation sowie deutlich erniedrigte Hämatokritwerte werden von gesunden Patientinnen gut toleriert.

Schwerwiegende *Komplikationen im Rahmen einer Anästhesie* sind nur dann zu befürchten, wenn der tatsächliche Blutverlust erheblich unterschätzt wurde.

Lungenvolumina

Wenngleich eine mechanische Behinderung der *Atmung* nach der Entbindung entfällt, so beansprucht die Normalisierung der veränderten Lungenvolumina mehrere Wochen. Obwohl entsprechende Messungen fehlen, ist aufgrund des hyperdynamen Kreislaufzustands weiterhin von einem erhöhten Sauerstoffverbrauch auszugehen. Im Interesse der Sicherheit der Patientin sollte bei der Einleitung vor Allgemeinanästhesien post partum eine Phase der Präoxygenierung vorangehen.

Nierenfunktion

Eine normale Nierenfunktion tritt ungefähr 3–4 Wochen nach der Geburt ein. Die erhöhte glomeruläre Filtrationsrate bleibt während der

ersten 8 Tage nach der Entbindung unverändert. Eine Glukosurie wird bei 20%, eine geringfügige Proteinurie bei 50% aller Wöchnerinnen beobachtet; sie sistieren innerhalb einiger Tage nach der Geburt. Innerhalb von 3–6 Wochen normalisiert sich die schwangerschaftsinduzierte Erweiterung des harnabführenden Systems; es besteht somit zunächst weiterhin ein erhöhtes Infektionsrisiko.

Thromboembolie

Unter den *Laborparametern* fällt eine Schwangerschaftsleukozytose mit Werten bis 20 000/μl auf, die sich bis gegen Ende der 2. postpartalen Woche zurückbildet. Die Thrombozytenzahlen – bereits während der Gravidität mit Werten um 275 000/μl erhöht – zeigen nach der Entbindung noch steigende Tendenz, erreichen in der 2. postpartalen Woche ein normales Niveau.

Das gegenüber der Schwangerschaft erhöhte Risiko eines thromboembolischen Ereignisses beruht einerseits auf einer Verlangsamung der Blutzirkulation in den Bein- und Beckengefäßen nach dem Partus und andererseits auf der geburtsbedingten Einschwemmung thromboplastischen Materials. Thromboseförderdend wirkt sich eine Immobilisation aus. So stellt auch heute noch die Lungenembolie eine der gefährlichsten Wochenbettkomplikationen dar.

Aspirationsrisiko

Für den Anästhesisten von entscheidender Bedeutung ist die Beurteilung des Aspirationsrisikos. Innerhalb von 2 Wochen normalisiert sich die schwangerschaftsbedingte intestinale Erschlaffung und die veränderte intestinale Topographie. Nach 3–4 Wochen reduziert sich die gastrische Pepsinsekretion. Untersuchungen bezüglich Menge und pH des Magensafts in den verschiedenen postpartalen Phasen konnten zu der Einschätzung der Aspirationsgefährdung nicht entscheidend beitragen. So kontrollierten Blouw u. Mitarb. (9) bei 21 Patientinnen, die sich 9–24 Stunden post partum einer Tubenligatur unterziehen mußten, Sekretmenge und pH. Legt man die zur Entwicklung einer schweren Pneumonie kritischen Werte von einer Magensaftmenge von mehr als 25 ml mit einem pH-Wert unter 2,5 zugrunde, erwiesen sich 33% gegenüber 64% einer vergleichbaren Kontrollgruppe Nichtschwangerer als gefährdet. Sie folgerten aus diesen Ergebnissen, daß das höchste Risiko für diese spezifische Patientinnengrup-

Tabelle 19.4 pH und Volumen des Magensafts in Abhängigkeit vom Zeitintervall zwischen Entbindung und postpartaler Tubensterilisation (nach James u. Mitarb.)

	Volumen (ml) (Mittelwert)	pH (Mittelwert)	Patienten (%) pH <2,5	Patienten (%) pH <2,5 Volumen >25 ml
Kontrollgruppe	38	1,56	100	60
1– 8 Std.	39	1,53	100	73
9–23 Std.	24	1,48	80	40
24–45 Std.	41	1,40	80	67

pe innerhalb der Achtstundengrenze nach der Geburt liegen müsse. Eine Verkürzung des untersuchten Zeitintervalls auf 2 Stunden nach vaginaler Entbindung bestätigte diese Annahme jedoch nicht (52). In einer weiteren Studie stellten James u. Mitarb. (31) 3 Patientinnengruppen einem Vergleichskollektiv gegenüber. Die Zeitdauer zwischen Partus und Tubenligatur betrug 1–8, 9–33 und 34–45 Stunden (Tab. 19.4). Keine der untersuchten Gruppen unterschied sich hinsichtlich Sekretmenge und pH signifikant von nichtschwangeren Patientinnen bei etwa gleicher Nahrungskarenz.

Zusammenfassend ist nach dem derzeitigen Kenntnisstand davon auszugehen, daß Patientinnen nach der Entbindung ein hohes Aspirationsrisiko aufweisen, wobei die Dauer der erhöhten Gefährdung nicht genau zu definieren ist.

Empfehlungen zur Anästhesie

Wie vor jedem chirurgischen Eingriff üblich, schließt die anästhesiologische Vorbereitung eine ausführliche klinische Untersuchung, die Anfertigung eines EKG sowie die Erhebung bestimmter Labordaten ein. Aktuelle Hb- und Hk-Werte geben Aufschluß über den während der Geburt schwer einzuschätzenden Blutverlust. Ein erhöhtes Plasmavolumen – durch Verschiebung von Flüssigkeit aus dem Extrazellulärraum in das Gefäßsystem verursacht – die Infusionstherapie sowie der antidiuretische Effekt von Oxytocin bedingen eine ausgeprägte Dilutionsanämie. Bei gesunden Patientinnen mit fehlenden Zeichen einer fortbestehenden Blutung und stabilen Kreislaufverhältnissen sind Hb-Werte bis 7,5 g% noch tolerabel und sollten nicht Anlaß einer Vorbehandlung mit Bluttransfusionen sein (1).

Die *Prämedikation* mit sedierenden oder analgetischen Pharmaka richtet sich nach den Wünschen der Mutter. Aufgrund der hohen Aspirationsgefährdung dieses Patientinnenklientels ist die Gabe von H_2-Antagonisten, zumindest aber von Natriumcitrat, unbedingt anzuraten.

Postpartale Tubensterilisation durch Minilaparotomie

Um den stationären Aufenthalt nach vaginaler Entbindung nicht zu verlängern, wird der Eingriff in der Regel in den ersten 48 Stunden post partum durchgeführt. Schwere Vorerkrankungen, eine durch Präeklampsie oder Eklampsie komplizierte Schwangerschaft sowie eine unsichere Prognose des Neugeborenen geben Anlaß, die Operation auf einen späteren Zeitpunkt zu verschieben.

Allgemeinanästhesie

Bei dem in der Regel nur 10–30 Minuten dauernden Eingriff ist einem Verfahren im Sinne der balancierten Anästhesie der Vorzug zu geben. Neben der pharmakologischen Prophylaxe müssen bei Narkoseeinleitung alle Maßnahmen zum Einsatz kommen, die geeignet sind, eine Aspiration zu verhüten. Dazu gehören:

– ausreichend lange Nahrungs- und Flüssigkeitskarenz,
– Oberkörperhochlagerung,
– Vorgabe eines nichtdepolarisierenden Muskelrelaxans,
– Präoxygenierung,
– Crush-Intubation mit adäquat durchgeführtem Krikoiddruck,
– Extubation nach Rückkehr der Schutzreflexe.

Bei freier Wahl des Einleitungshypnotikums empfiehlt sich die Anwendung moderater Konzentrationen von Inhalationsanästhetika, da einerseits noch von einer erhöhten Empfindlichkeit der Schwangeren ausgegangen werden muß, andererseits eine Relaxierung der Uterusmuskulatur mit erhöhter Blutungsgefahr unerwünscht ist. Der Bedarf an Muskelrelaxanzien bei überdehnter und schlaffer Bauchmuskulatur ist gering. Auch postpartal noch erniedrigte Cholinesterasespiegel führen zu einer nur geringe verlängerten Muskelrelaxierung nach Anwendung von Succinylcholin (23). Aus Sicherheitsgründen sollte deshalb die zur Intubation erforderliche Dosierung von 1,5 mg/kg KG nicht reduziert werden. Die Überwachung der neuromuskulären Blockade mit Hilfe eines Nervenstimulators hilft Komplikationen zu verhindern.

Regionalanästhesie

Rückenmarksnahe Leitungsanästhesien gelten als ausgezeichnete Narkoseverfahren zur Durchführung einer *postpartalen Tubenligatur.* Bei bereits liegendem Periduralkatheter kann der operative Eingriff nach Komplettierung des sensorischen Blocks bis Th4 unmittelbar nach der Entbindung erfolgen. Die Dosis des verwendeten Lokalanästhetikums entspricht der zur Sektio erforderlichen Menge.

Eine *Periduralanästhesie* allein zur Durchführung der postpartalen Tubenligatur ist in Anbetracht der relativ kurzen Operationsdauer ein zeitaufwendiges Verfahren. Die *Spinalanästhesie* bietet den Vorteil eines raschen Wirkungseintritts mit hoher Effizienz. Nach der Entbindung treten durch Verkleinerung des Uterus Hypotensionen seltener und in geringerem Ausmaß auf. Bei Verwendung sehr dünner Punktionsnadeln (26 G und dünner) und adäquater präoperativer Flüssigkeitssubstitution wird die Häufigkeit postspinaler Kopfschmerzen mit ca. 1% angegeben (1). In ähnlichen Bereichen liegt die Inzidenz versehentlicher Durapunktionen bei Periduralanästhesie mit der Touhy-Nadel. Im Gegensatz zur Spinalanästhesie ist hier das häufig sehr viel schwerer ausgeprägte Beschwerdebild nur durch epidurale Eigenblutinjektionen wirksam zu bekämpfen.

Bedarf an Lokalanästhetika. In der unmittelbar postpartalen Phase beeinflussen insbesondere hormonelle Parameter den Bedarf an Lokalanästhetika. So fand sich eine signifikante Korrelation zwischen Lidocainverbrauch und Progesteronkonzentration im Liquor bei Patientinnen prä- und postpartal im Vergleich zu Nichtschwangeren (Abb. 19. **4**). Unmittelbar nach der Geburt fallen die Progesteronkonzentrationen rasch ab, sie liegen aber zunächst im Plasma noch 7- und im Liquor 3mal so hoch wie au-

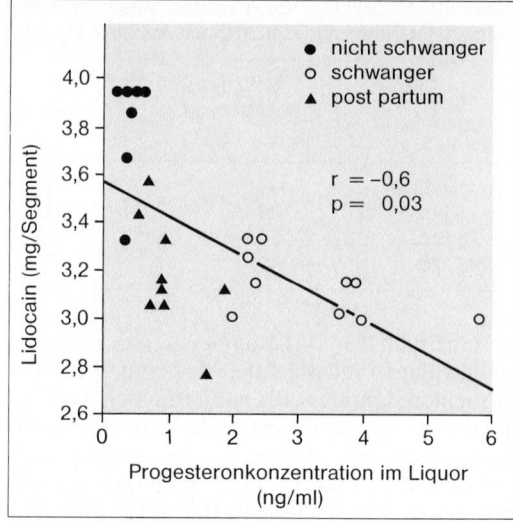

Abb. 19.4   Korrelation zwischen erforderlicher Lidocaindosis pro Segment bei Spinalanästhesien und Progesteronkonzentration im Liquor bei Nichtschwangeren (n = 7), Schwangeren am Geburtstermin (n = 10) und Patientinnen unmittelbar post partum (n = 9) (nach Datta u. Mitarb.).

ßerhalb der Gravidität (15). Assali u. Mitarb. (3) benötigten bei kontinuierlichen Spinalanästhesien 36–48 Stunden post partum zur Erzielung gleicher Analgesiehöhen die 3- bis 4fache Menge an Lokalanästhetika wie pränatal. Abouleish (1) errechnete eine Dosisrelation von 1 : 1,3 für Lidocain und Bupivacain bei Patientinnen, die sich unter Spinalanästhesie einer Sektio bzw. einer postpartalen Tubenligatur unterziehen mußten. Marx (38) beobachtete ebenfalls bei Spinalanästhesien zur Tubenligatur in den ersten 3 Tagen post partum eine zunehmende Verkürzung der Anästhesiedauer. Bei Durchführung von Periduralanästhesien zur Tubenligatur fanden Brooks u. Mitarb. (13) innerhalb der ersten 18 Stunden nach der Geburt eine zunehmend geringere segmentale Ausbreitung. Nach 36 Stunden entsprach der Verbrauch an Lokalanästhetika dem nichtgravider Patientinnen (Abb. 19.**5**).

Somit hängt der Bedarf an Lokalanästhetika zur Durchführung postpartaler Tubenligaturen in Regionalanästhesie entscheidend vom Zeitintervall zwischen Geburt und Operation ab und ist im Einzelfall kaum kalkulierbar. Aufgrund der besseren Steuerbarkeit ist bei Periduralanästhesien der Kathetertechnik der Vorzug zu geben.

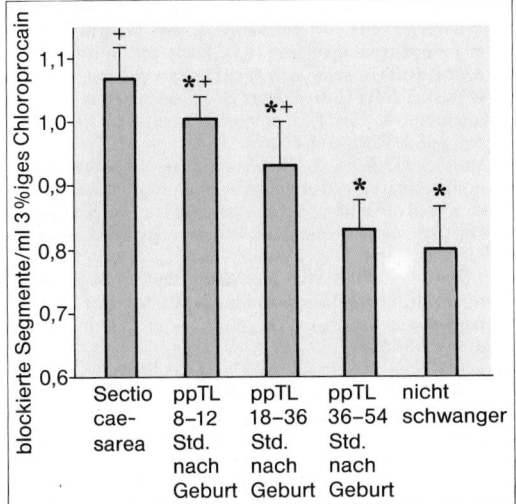

Abb. 19.5 Segmentale Ausbreitung von epidural appliziertem 3%igem Chloroprocain bei Patientinnen, die sich einer Sectio caesarea bzw. bis zu 54 Std. nach der Geburt einer Tubenligatur unterzogen, und bei nichtschwangeren Frauen (nach Brooks u. Mandel). *$p < 0{,}02$ gegenüber Sectiogruppe, +$p < 0{,}01$ gegenüber Nichtschwangeren.

Postpartale Tubensterilisation durch Laparoskopie

Der Eingriff wird am 3.–5. postpartalen Tag entweder in Allgemein- oder Lokalanästhesie vorgenommen. Die Infiltration der Einstichstelle des Trokars mit Lokalanästhetika, evtl. kombiniert mit intraperitonealer Applikation von Lokalanästhetika in Verbindung mit Analgosedierung, stellt ein Verfahren dar, das besonders bei stillenden Müttern akzeptiert wird. Da CO_2 als Insufflationsgas eine Hyperämie und dadurch Reizung des Peritoneums hervorruft, wird bei Lokalanästhesie Lachgas bevorzugt (44).

Allgemeinanästhesie

Die Allgemeinanästhesie wird wie bei der Minilaparotomie durchgeführt. Bei Verwendung von CO_2 zur Erzeugung des Pneumoperitoneums sollte das Monitoring aufgrund der raschen Absorption die Überwachung des endexspiratorischen CO_2 mit einschließen. Den Gefahren von Hypoxie und Hyperkapnie ist durch eine adäquate Ventilation zu begegnen. Bei Blähung des Magens nach Maskenbeatmung ist die Entleerung mittels Magensonde unerläß-

lich. Um Gasembolien rasch zu erkennen (typisches präkardiales Mühlengeräusch), wird die kontinuierliche Überwachung mittels präkordialem Stethoskop empfohlen.

Komplikationen

Infolge des zum Zeitpunkt des operativen Eingriffs bereits reduzierten Blutvolumens fanden Keith u. Mitarb. (32) bei Patientinnen zur postpartalen laparoskopischen Sterilisation häufiger Blutdruckabfälle als bei einem entsprechenden Kontrollkollektiv.

Entscheidende Bedeutung kommt der Begrenzung des intraabdominellen Drucks nach Insufflation auf höchstens 20 mmHg zu. Lebensbedrohliche Komplikationen treten vor allem durch Narkosezwischenfälle, massive Blutungen aus großen Gefäßen und Peritonitis infolge von Darmverletzungen auf. Die Ursache für schwere kardiovaskuläre Komplikationen während der Operation sind in Tab. 19.5 aufgeführt.

Übertritt von Anästhetika in die Muttermilch

Nach *pharmakokinetischen Untersuchungen* gehen nur $0{,}1–1\%$ der Gesamtmenge eines Arzneimittels in die Muttermilch über. Bei den meisten Arzneimitteln liegt die Konzentration in der Milch niedriger als im Plasma. Daher entfalten Medikamente selten nachteilige Wirkungen beim gestillten Kind. Begünstigt wird der Übergang durch gute Fettlöslichkeit, geringes Molekulargewicht (< 200), alkalische Reaktion und niedrige Eiweißbindung im mütterlichen Plasma. Nur der ungebundene Anteil eines Arzneimittels kann die Milch erreichen. Begünstigt wird das Auftreten von Nebenwirkungen beim Säugling durch dessen relativ unreife Enzymausstattung, so daß die Verstoffwechslung bzw. der Abbau und auch die Elimination durch die Nieren im Vergleich zum Erwachse-

Tabelle 19.5 Ursachen für schwere kardiovaskuläre Komplikationen während der Pelviskopie

Herzrhythmusstörungen
– Bradykardien (Vagusreflex)
– ventrikuläre Arrhythmien (Hyperkapnie, respiratorische Azidose)
Kompression der V. cava inferior
Hämorrhagischer Schock (Gefäßverletzung)
Gasembolie

nen verlangsamt ablaufen. Dadurch kann es nach Medikamenteneinnahme der Mutter zur Anreicherung im kindlichen Blut kommen. Um diese Akkumulation zu verhindern, sollte jede medikamentöse Behandlung der stillenden Mutter so kurzzeitig wie nur möglich erfolgen. Nach Allgemeinanästhesien empfiehlt es sich, eine kurze Stillpause einzuhalten.

Nach Gabe von *Thiopental* zur Narkoseeinleitung sind ungünstige Effekte auf das Neugeborene nicht zu erwarten (42). *Diazepam* kann bei Verabreichung höherer Dosen an die Mutter beim Säugling zur Sedierung und Muskelhypotonie führen. Mehrfache *Pethidin*gaben führten zu beträchtlichen Konzentrationen von Pethidin und seines pharmakologisch aktiven Hauptmetaboliten Normeperidin in der Muttermilch (43). Bei Verabreichung von *Pethidin und Morphin* im Rahmen einer PCA-Studie nach Sektio in Epiduralanästhesie zeigten bei Prüfung neurologischer Verhaltenstests die Kinder schlechtere Ergebnisse, deren Mütter Pethidin erhielten (53). Ein geringes Risiko für das Kind ist bei epiduraler Applikation von Morphin gegeben (6).

Literatur

1 Abouleish, E.: Anaesthesia for postpartum surgery. Clin. Anaesthesiol. 4 (1986) 419–427
2 Allen, J., T. Helling, M. Langenfeld: Intra-abdominal surgery during pregnancy. Amer. J. Surg. 158 (1989) 567–569
3 Assali, N. S., H. Prystowsky: Studies on autonomic blockade: Comparison between the effects of tetraethylammonium chloride (TEAC) and high selective spinal anesthesia on blood pressure of normal and toxemic pregnancy. J. clin. Invest. 29 (1950) 1354–1366
4 Awe, R. J., M. B. Nicotra, T. D. Niwsom, R. Viles: Arterial oxygenation and alveolar-arterial gradients in term pregnancy. Obstet. and Gynecol. 53 (1979) 182–186
5 Beller, F. K., H. Wagner, F. Graubner: Die klinische Bedeutung der Verlustkoagulopathie in Abgrenzung zur Verbrauchskoagulopathie. Geburtsh. u. Frauenheilk. 36 (1976) 140
6 Bernstein, J., N. Patze, Z. Moszcynski, F. Parker, S. Ramanathan, H. Turndorf: Colostrum morphine concentrations following epidural administration. Anesth. and Analg. 68 (1989) S1–S321
7 Biehl, D. R.: Effect of halothane on cardiac output and regional flow in the fetal lamb in utero. Anesth. and Analg. 62 (1983) 489–492
8 Biehl, D. R., W. A. Tweed, J. Cote et al.: The uptake of isoflurane by the foetal lamb in utero – effect on regional blood flow. Canad. Anaesth. Soc. J. 30 (1983) 581–584
9 Blouw, R., J. Scatliff, D. B. Craig, R. J. Palahniuk: Gastric volume and pH in postpartum patients. Anesthesiology 45 (1976) 456–457
10 Briggs, G. G., T. W. Bodendorfer, R. K. Freeman, S. J. Yaffe: Drugs in Pregnancy and Lactation: A Reference Guide to Fetal and Neonatal Risk. William & Wilkins, Baltimore 1983

11 Brock-Utne, J. G., T. G. B. Dow, G. E. Dimopoulos, S. Welman, J. W. Downing, M. G. Moshal: Gastric and lower oesophageal sphincter (LOS) pressure in early pregnancy. Brit. J. Anaesth. 53 (1981) 381–384
12 Brodsky, J. B., E. N. Cohen, B. W. Brown: Surgery during pregnancy and fetal outcome. Amer. J. Obstet. Gynecol. 138 (1980) 1165–1167
13 Brooks, G. Z., A. L. Z. Mandel: The early postpartum dermatomal spread of epidural 2-chloroprocaine. In: Abstracts of scientific papers. Annual Meeting, Society for Obstetric Anesthesia and Perinatology, San Antonio 1984 (p. 25)
14 Cheek, T. T., B. B. Gutsche: Maternal physiologic alterations during pregnancy. In Shnider, S. M., G. Levinson: Anesthesia for obstetrics. Williams & Wilkins, Baltimore 1987
15 Datta, S., R. J. Hurley, J. S. Naulty, P. Stern, D. H. Lambert, M. Concepcion, D. Tulchinsky, J. B. Weiss, G. W. Ostheimer: Plasma and cerebrospinal fluid progesterone concentrations in pregnant and nonpregnant women. Anesth. and Analg. 65 (1986) 950–954
16 Davison, J. M.: Overview: Kidney function in pregnant women. Amer. J. Kidney Dis. 4 (1987) 248
17 Doenicke, A.: Wirkung und Nebenwirkung von Anästhesiemitteln und Adjuvantien auf Mutter und Kind. In: Anästhesie in der Geburtshilfe und Gynäkologie. München: Lehmanns, 1974 (S. 156)
18 Duncan, P. G., W. D. B. Pope, M. M. Cohen, N. Greer: Fetal risk of anesthesia and surgery during pregnancy. Anesthesiology 64 (1986) 790–794
19 Dunlop, L.: Renal physiology in pregnancy. Postgrad. med. J. 55 (1979) 329
20 Fagraeus, L., B. J. Urban, P. R. Bromage: Spread of epidural analgesia in early pregnancy. Anesthesiology 58 (1983) 184–187
21 Frisoli, G.: Physiology and pathology of the puerperium. In Iffy, L., H. A. Kaminetzky: Principles and Practice of Obstetrics and Perinatology, Vol. 2. Wiley, New York 1981 (p. 1657)
22 Fujinaga, M., J. M. Baden, E. O. Yhap et al.: Halothane and isoflurane prevent the teratogenic effects of nitrous oxide in rats, folinic acid does not. Anesthesiology 67 (1987) A456
23 Ganga, C., J. V. Heyduk, G. F. Marx, G. S. Sklar: A comparison of the response to suxamethonium in postpartum and gynaecological patients. Anaesthesia 37 (1982) 903
24 Gaull, G. E., W. von Berg, N. C. R. Raiha et al.: Development of methyltransferase activities of human fetal tissues. Pediat. Res. 7 (1973) 537–543
25 Geber, W. F., L. C. Schramm: Congenital malformations of the central nervous system producted by narcotic analgesics in the hamster. Amer. J. Obstet. Gynecol. 123 (1975) 705–713
26 Goodman, R. P., A. P. Killom, A. R. Brash et al.: Prostacyclin production during pregnancy – comparison of production during normal pregnancy and pregnancy complicated by hypertension. Amer. J. Obstet. Gynecol. 142 (1982) 817–822
27 Harmon, T. W., A. Santos, G. Wirt et al.: Maternal and fetal suppression of serum methionine after prolonged exposure to nitrous oxide. Anesthesiology 69 (1988) A648
28 Hathaway, W. E., J. Bonnar: Perinatal Coagulation. Grune & Stratton, New York 1978
29 Heinonen, O. P., D. Slone, S. Shapiro: Birth Defects and Drugs in Pregnancy. Publishing Sciences Group, Littleton, MA 1977 (p. 337)
30 von Hugo, R., H. Graeff: Blutungen und erworbene Koagulopathien unter der Geburt. In Künzel, W., K.-H.

Wulf: Physiologie und Pathologie der Geburt II. Urban & Schwarzenberg, München 1990 (p. 320)

31 James, C. F., C. P. Gibbs, T. E. Banner: Postpartum perioperative risk of pulmonary aspiration pneumonia. Anesthesiology 61 (1984) 756–759

32 Keith, L., A. Webster, K. Houser, L. Procknicki, A. Lash, J. Barton: Laparoscopy for puerperal sterilization. Obstet. and Gynecol. 39 (1972) 616–621

33 Lees, M. M., S. H. Taylor, D. B. Scott et al.: A study of cardiac output at rest throughout pregnancy. J. Obstet. Gynaecol. Brit. Cwlth 74 (1967) 319–328

34 Letsky, E.: The haematological system. In Hytten, F. E., G. V. P. Chamberlain: Clinical Physiology. Blackwell, Oxford 1980 (pp. 43–78)

35 Lindheimer, M. D., A. I. Katz: The renal response to pregnancy. In Brenner, B. M., R. C. Rector: The Kidney, 2nd ed. Saunders, Philadelphia 1981 (pp. 1762–1815)

36 Longo, L. D.: Amer. J. Physiol. 245 (1983) 720–729

37 Lund, C. J., J. C. Donovan: Blood volume during pregnancy. Amer. J. Obstet. Gynecol. 98 (1967) 393 –403

38 Marx, G. F.: Regional analgesia in obstetrics. Anaesthesist 21 (1972) 84–91

39 Masters, K., B. A. Levine, H. V. Gaskill et al.: Diagnosing appendicitis during pregnancy. Amer. J. Surg. 148 (1984) 768–771

40 Mazze, R. I., B. Källen: Reproductive outcome after anesthesia and operation during pregnancy: a registry study of 5405 cases. Amer. J. Obstet. Gynecol. 161 (1989) 1178–1185

41 Milne, J. A., A. D. Howie, A. I. Pack: Dyspnoea during normal pregnancy. Brit. J. Obstet. Gynaecol. 85 (1978) 260

42 O'Brien, I. E.: Excretion of drugs in human milk. Amer. J. Hosp. Pharm. 31 (1974) 844–854

43 Quinn, P. G., B. R. Kuhnert, C. J. Kaine, C. D. Syracuse: Measurement of meperidine in human breast milk by selected ion monitoring. Biomed. environ. Mass Spectrom. 13 (1986) 133–135

44 Sharp, J. R., W. P. Pierson, C. E. Brady: Comparison of CO_2- and N_2O-induced discomfort during peritoneoscopy under local anesthesia. Gastroenterology 82 (1982) 463

45 Shepard, T. H.: Catalog of Teratogenic Agents, 4th ed. Johns Hopkins Press, Baltimore 1983

46 Simpson, K. H., A. F. Stakes, M. Miller: Pregnancy delays paracetamol absorption and gastric emptying in patients undergoing surgery. Brit. J. Anaesth. 60 (1988) 24–27

47 Skacel, P. O., I. Chanarin, A. Hewlett, J. F. Nunn: Failure to correct nitrous oxide toxicity with folinic acid. Anesthesiology 57 (1982) 557

48 Spielmann, H., R. Steinhoff: Taschenbuch der Arzneimittelverordnung in Schwangerschaft und Stillperiode. Fischer, Stuttgart 1990 (S. 4)

49 Thomford, N. R., R. W. Patti, N. J. Teteris: Appendectomy during pregnancy. Surg. Gynecol. Obstet. 129 (1969) 489–492

50 Ueland, K., J. T. Parer: Effects of estrogens on the cardiovascular system of the ewe. Amer. J. Obstet. Gynecol. 96 (1966) 400–406

51 Ueland, K., M. J. Novy, E. N. Peterson: Maternal cardiovascular dynamics. IV: The influence of gestational age on the maternal cardiovascular response to posture and exercise. Amer. J. Obstet. Gynecol. 104 (1969) 856–864

52 Uram, M., E. Abouleish, R. McKenzie, P. Phityakorn, B. Tantisira, N. Uy: The risk of aspiration pneumonitis with postpartum tubal ligation. In: Abstracts of scientific papers. Annual Meeting, Society for Obstetric Anesthesia and Perinatology, Jackson Hole, WY., 1982 (p. 2)

53 Wittels, B., D. T. Scott, R. S. Sinatra: Exogenous opioids in human breast milk and acute neonatal neurobehavior: a preliminary study. Anesthesiology 73 (1990) 864–869

54 Wyner, M. B., S. Cohen: Gastric volume in early pregnancy. Anesthesiology 57 (1982) 209–212

20 Zusammenarbeit zwischen Geburtshilfe und Anästhesie aus ärztlicher Sicht

L. Beck und W. Dick

Es ist ein allgemeines Anliegen der Geburtshilfe und der Anästhesie, bei geburtshilflichen Operationen, aber auch während der Geburt Schmerzen auszuschalten bzw. so erträglich wie möglich zu machen. So klar die Kompetenz und die Arbeitsteilung bei operativen Eingriffen, z. B. in der Gynäkologie oder im Falle eines Kaiserschnitts, gegeben ist, so differenzierter und vom Einzelfall abhängig stellt sich die Frage nach der Zusammenarbeit im Kreißsaal. Die Schmerzausschaltung während der Geburt und bei geburtshilflichen Operationen ist keineswegs planbar, wie z. B. bei gynäkologischen Eingriffen. Welche Form der Geburtserleichterung bzw. Anästhesie unter der Geburt bzw. bei geburtshilflichen Operationen notwendig wird, ergibt sich in den meisten Fällen erst im Verlauf der Geburt. Dies hängt auch damit zusammen, daß das Ziel Anästhesie in der Geburtshilfe nicht einfach darin besteht, die Geburt schmerzärmer, sondern auch ärmer an Komplikationen für Mutter und Kind zu machen. Die Zusammenarbeit zwischen Anästhesie und Geburtshilfe im Kreißsaal muß daher über den üblichen Rahmen einer kollegialen Konsultation hinausgehen.

Aufklärung

Durch das Geburtsgeschehen ist die Bewußtseinslage der Gebärenden eingeschränkt. Es kommt hinzu, daß Medikamente, die unter der Geburt gegeben werden, auch in niedriger Dosierung die Urteils- und Einwilligungsfähigkeit der Gebärenden herabsetzen. Wenn eine geburtshilfliche Situation bei Gefahr für Mutter oder Kind es erfordert, wird man ohne lange Erklärungen die Einwilligung der Gebärenden zu dem geplanten Eingriff erhalten. Alternative Vorschläge und Diskussionen können nicht mehr stattfinden. Auch der Anästhesist kann, z. B. im Falle einer Periduralanästhesie oder einer Allgemeinnarkose unter der Geburt, die bei einer geplanten Operation übliche Aufklärung nur mehr begrenzt durchführen. Meist ist er auf die Informationen und Befunde des Geburtshelfers angewiesen. Das Aufklärungsgespräch im Rahmen der Vorsorgeuntersuchung der Schwangeren ist z. B. eine günstige Gelegenheit zur Erläuterung von Verfahren der Geburtserleichterung. Zwar ist die Aufklärung über die Ausschaltung des Geburtsschmerzes, z. B. mittels Periduralanästhesie, nicht zu vergleichen mit der präoperativen Aufklärung eines Wahleingriffs, bei dem die Patientin die Möglichkeit hat, von der geplanten Operation Abstand zu nehmen. Eine Alternative zur Geburt gibt es zweifellos nicht. Allerdings kann eine Geburt auch ohne Periduralanästhesie ablaufen, so daß ein bestimmter Mindestbedarf an Aufklärung eingehalten werden muß. Dazu eignen sich z. B. Merk- und Informationsblätter, die bereits während der Schwangerschaft zur Verfügung stehen können. Dazu eignen sich auch Informationsveranstaltungen oder Informationsmaterial wie Broschüren und Videofilme.

In jedem Falle muß vermieden werden, daß die Gebärende nach Abschluß der Geburt in Periduralanästhesie einen Mangel an Information der Aufklärung glaubhaft machen kann. Die oben dargestellte Vorgehensweise erlaubt es, im akuten Fall unter der Entbindung auf die Informationen während der Schwangerschaft zurückzugreifen und ihre Bekanntheit vorauszusetzen.

Das entbindet denjenigen, der das Analgesie- oder Anästhesieverfahren durchführt, jedoch keinesfalls von einer kritischen Abwägung der Indikationen und Kontraindikationen. Gerade unter dem Aspekt, daß die Periduralanästhesie unter der normalen Geburt eine Intervention mit hohem Aufklärungsbedarf ist und zugleich die Kontraindikationen mehr in den Vordergrund rücken, als dies bei physischen Notfällen der Fall ist, sollte auch eine Ablehnung einer solchen Methode beim geringsten Zweifel an drohenden außergewöhnlichen Komplikationen möglich bleiben.

Die Indikation zur Anwendung eines bestimmten anästhesiologischen Verfahrens, das üblicherweise dem Anästhesisten vorbehalten bleibt, ist in der Geburtshilfe mit Ausnahme der Anästhesie zum Kaiserschnitt vom Geburtshelfer mitbestimmt. Aus diesem Grund ist eine kollegiale Absprache zwischen Geburtshilfe und Anästhesiologie im Kreißsaal notwendig, die auch voraussetzt, daß der Geburtshelfer Kenntnisse über die Indikation und Kontraindikation bestimmter Anästhesieverfahren (z. B. Periduralanästhesie) besitzt.

Auch der Zeitpunkt der Anästhesie wird vom Geburtshelfer maßgeblich bestimmt. Es ist unter der Geburt, z. B. im Fall einer Periduralanästhesie, nicht gleichgültig, ob das Verfahren zu Beginn oder am Ende der Eröffnungsperiode angewandt wird. Die wichtigste Information des Geburtshelfers für den Anästhesisten beinhaltet die Indikation und die Dringlichkeit zum geplanten Eingriff. Wünschenswert sind Informationen über die Herz-Kreislauf-Situation, die Stoffwechsellage, z. B. beim Diabetes mellitus, den im Fall einer Blutung bisherigen oder noch zu erwartenden Blutverlust, die bisher applizierten Medikamente, insbesondere β-Sympathomimetika (Nebenwirkung auf mütterliches Herz-Kreislauf-System und Laborparameter), durchgeführte laborchemische Untersuchungen, ggf. pathologischer Gerinnungsstatus usw.

Die Zusammenarbeit zwischen Anästhesie und Geburtshelfer kann sich auch darin ausdrücken, daß die Katheterperiduralanästhesie vom Anästhesisten durchgeführt wird, dieser jedoch nach der ersten Applikation des Lokalanästhetikums und einer Wartezeit von 30–45 Minuten den Kreißsaal wieder verläßt, da eine ständige Präsens bis nach der Geburt an vielen Kliniken nicht möglich ist. Wenn sich der Anästhesist davon überzeugt hat, daß die Periduralanästhesie in der gewünschten Form die Schmerzerleichterung bewirkt, können die weiteren Injektionen bis zur Geburt auch von dem Geburtshelfer durchgeführt werden. Voraussetzung ist die enge persönliche Kommunikation, ggf. in schriftlicher Form dokumentiert (Verlaufsprotokoll).

Geburtshilfliche Komplikationen

Bei Notfällen in der Schwangerschaft, wie beim eiligen Kaiserschnitt, bei geburtshilflich bedingtem Schock, Blutungen und vor operativen Notfallinterventionen, sollte der Anästhesist so früh wie möglich benachrichtigt werden, damit ihm eine Minimalzeit zur Vorbereitung der Patientin verbleibt.

Welche Probleme tauchen auf, wenn ein eiliger Kaiserschnitt z. B. wegen einer kindlichen Indikation durchgeführt werden muß und der Anästhesist in 5–10 Minuten nicht zur Verfügung steht? Hierfür kommen zwei Gründe in Frage:

– Der Anästhesist benötigt eine Zeit von mehr als 15–20 Minuten, um im Rahmen des Bereitschaftsdienstes in den Kreißsaal zu kommen. Dies ist eine Frage der Krankenhausorganisation und der personellen Planung.
– Schwieriger ist die Situation, wenn der vorhandene Anästhesiedienst durch andere dringliche Operationen nicht abkömmlich ist und kein weiterer Anästhesist außerhalb des Bereitschaftsdienstes herbeigerufen werden kann.

Wenn der Geburtshelfer im Rahmen der Notfallversorgung die Narkose einleitet und die Patientin intubiert, haftet er im Fall von Komplikationen, sofern sie auf mangelnde Ausbildung und unsachgemäße Handhabung zurückzuführen sind. Führt andererseits der Geburtshelfer die notfallmäßige Operation, z. B. zur Rettung des Kindes in einer gebotenen Zeit von 15–20 Minuten, nicht durch, so daß das Kind in utero stirbt oder ein sauerstoffbedingter Hirnschaden die Folge ist, zieht dies in gleicher Weise rechtliche Konsequenzen nach sich.

Geburtshilfliche Operation bei Zeugen Jehovas

Die Rechtslage ist bei Erwachsenen und Kindern unterschiedlich. Bei Erwachsenen ist die Ablehnung der Transfusion rechtlich bindend. Dies gilt auch für Eigenblut. Eine geplante Operation, die ohne Blutersatz nicht durchführbar ist, kann bei Beharren des Patienten auf seinen Standpunkt nicht durchgeführt werden. Ist ein Erwachsener bewußtlos oder kann er aus anderen Gründen seinen Willen, nämlich keine Bluttransfusion auch im Notfall durchzuführen, nicht kundtun, so müssen zur Rettung des Lebens die unbedingt notwendigen Maßnahmen – evtl. eine Operation mit Bluttransfusion – durchgeführt werden, da sonst wegen unterlassener Hilfeleistung geklagt werden kann. Auf die Geburtshilfe übertragen: Bei unerwartet schwerer Blutung, z. B. bei Sectio, bei Placenta praevia oder einer Eklampsie, darf eine Bluttransfusion nicht vorgenommen werden, wenn die Ablehnung der Transfusion bekannt ist.

Bei Kindern von Zeugen Jehovas, die eine operative Einwilligung bei einem notwendigen Eingriff verweigern, kann eine Entmündigung beim Vormundschaftsgericht beantragt werden. Dies kann im Eilfall auch telefonisch erfolgen. Hierdurch ist es möglich, daß ein medizinisch notwendiger Eingriff im Interesse des Kindes auch durchgeführt werden kann.

Verweigert die Gebärende die Einwilligung einer Sektio aus kindlicher Indikation, darf der Kaiserschnitt gegen ihren Willen nicht durchgeführt werden, selbst wenn hierdurch der Tod des Kindes in utero die Folge ist.

Die Verbesserung des Informationsaustauschs zwischen Geburtshelfer und Anästhesist ist auch ein menschliches Problem des allgemeinen kollegialen Umgangs unter Berücksichtigung der spezifischen Aufgaben.

Schließlich ist aber auch bei aller fachlichen Kompetenz und Zusammenarbeit von Geburtshelfer und Anästhesist die perioperative Sicherheit von Mutter und Kind von der Krankenhausstruktur abhängig. Eine ausreichende Anzahl von Geburtshelfern und Anästhesisten und eine adäquate Organisation des geburtshilflichen und anästhesiologischen Dienstes vermeiden am ehesten Komplikationen, die als Mangel an Zusammenarbeit ausgelegt werden könnten.

21 Rechtsfragen

R. Ratzel und W. Weissauer

Frauenarzt und Anästhesist erfüllen bei ihrer Zusammenarbeit in der Geburtshilfe eine gemeinsame Aufgabe im Dienst der Gebärenden und des Kindes. Als ärztliche Spezialisten nehmen sie ihre fachspezifischen Aufgaben selbständig und unter voller ärztlicher wie rechtlicher Verantwortung wahr. Es gibt im Bereich der „horizontalen Arbeitsteilung", also bei der Zusammenarbeit der ärztlichen Spezialisten, keine wechselseitigen Weisungsrechte und Überwachungspflichten. Die Kooperation auf der Grundlage einer präzisen Aufgabenverteilung und wechselseitigen Vertrauens bietet die beste Gewähr für die Ausschaltung der typischen Risiken der Arbeitsteilung sowie für eine reibungslose und zügige Abwicklung des gemeinsamen Arbeitsprogramms.

Interdisziplinäre Vereinbarungen

Es ist das Ziel interdisziplinärer Vereinbarungen, die Zusammenarbeit zwischen den Fachgebieten so zu regeln, daß ein Optimum an Sicherheit für die Patientin gewährleistet und die positiven wie negativen Kompetenzkonflikte auf ein Minimum reduziert werden. Dabei kann es nicht darum gehen, Zielkonflikte zwischen den beteiligten Spezialisten auszuschließen; sie liegen in der Natur der Sache und dienen, falls sie in adäquater Form gelöst werden, der Sicherheit der Patientin. So wird, um dies zu exemplifizieren, bei der Abwägung der indizierenden und kontraindizierenden Faktoren für den Frauenarzt die Notwendigkeit und Dringlichkeit der operativen Intervention, für den Anästhesisten dagegen die Frage der Anästhesiefähigkeit im Vordergrund stehen. Zu lösen sind solche Zielkonflikte anhand der Prädominanz der konkurrierenden fachlichen Erfordernisse und nicht der Prädominanz eines der kooperierenden Spezialisten.

Kommt es zu einem Behandlungsmißerfolg und zu iatrogenen Schäden, so sollen die zivilrechtliche Haftung für den wirtschaftlichen Schadensausgleich und die strafrechtlichen Sanktionen für die Wahrung der ärztlichen Leistungs- und Sorgfaltsstandards sorgen.

Aufgabe interdisziplinärer Vereinbarungen ist es, fachliche Standards für die Organisation der sachgerechten Zusammenarbeit der Spezialisten zu entwickeln. Die Vermeidung haftungsrechtlicher Konsequenzen ist nicht das primäre Ziel, sondern die erwünschte Folge einer Regelung der Arbeitsteilung, die den medizinischen Erfordernissen entspricht.

Die Rechtsprechung erkennt den interdisziplinären Vereinbarungen die gleiche rechtliche Bedeutung zu wie den allgemein anerkannten fachlichen Leistungs- und Sorgfaltsstandards. Die interdisziplinären Vereinbarungen haben jedoch nur subsidiären Charakter. Es bleibt Frauenärzten und Anästhesisten unbenommen, „vor Ort" abweichende Regelungen durch interkollegiale Vereinbarungen zu treffen.

Die Deutsche Gesellschaft für Anästhesiologie und Intensivmedizin, der Berufsverband Deutscher Anästhesisten, die Deutsche Gesellschaft für Gynäkologie und Geburtshilfe sowie der Berufsverband der Frauenärzte haben in Form einer interdisziplinären Vereinbarung Leitsätze für die Zusammenarbeit in der operativen Gynäkologie und in der Geburtshilfe verabschiedet (Frauenarzt 1988, 266–271; Anästh. u. Intensivmed. 29 [1988] 143–146).

Leitsätze

In *Teil A* der Vereinbarung finden sich die Grundsätze für die Zusammenarbeit in der operativen Gynäkologie sowie nähere Absprachen vor allem über die Abgrenzung der Zuständigkeiten zwischen Frauenärzten und Anästhesisten für die unterschiedlichen Betäubungsverfahren, die Planung und Durchführung des Operationsprogramms, die Patientenlagerung und die Aufgabenverteilung in der postoperativen Phase.

Teil B enthält spezielle Absprachen zur Lösung der fachlichen und organisatorischen Probleme in der Geburtshilfe. Angesprochen werden hier insbesondere

– Organisationspflicht des Krankenhausträgers,
– Indikationsstellung und vorbereitende Maßnahmen,

– Aufgabenteilung bei der Durchführung der Betäubungsverfahren,
– Durchführung der Periduralanästhesie durch den Geburtshelfer,
– dem Anästhesisten vorbehaltene Aufgaben,
– Erstversorgung des Neugeborenen.

Aus der Systematik der Vereinbarung folgt, daß die Grundsätze des Teils A auch für die Zusammenarbeit in der Geburtshilfe gelten, soweit hier nicht spezielle Regelungen getroffen sind.

Personalbedarf und Organisationspflicht des Krankenhausträgers

Gerade für den Bereich der Geburtshilfe klaffen Anspruch des Krankenhausträgers auf volle anästhesiologische Versorgung auch dieses Bereichs durch die Anästhesieabteilung und Wirklichkeit oft deutlich auseinander. Dies mag seinen Grund gelegentlich in mangelnder Kooperationsbereitschaft und fehlender Flexibilität haben (Geburtshilfe ist in der Regel nicht planbar). Haupthindernis ist jedoch meist eine unzureichende personelle Ausstattung im anästhesiologischen Bereich. Aus diesem Grund wird die Verpflichtung des Krankenhausträgers zur ausreichenden personellen Besetzung der Anästhesie als Voraussetzung für eine funktionierende geburtshilfliche Versorgung nachdrücklich gefordert. Die Krankenhausträger müssen sich hier in die Pflicht nehmen lassen.

Ein Krankenhausträger, der eine ärztlich geleitete Geburtshilfe anbietet, hat durch organisatorische Maßnahmen sicherzustellen, daß geburtshilfliche Standardsituationen, wozu auch die sekundäre Sectio zu zählen ist, beherrschbar sind. Daher ist es zwingend erforderlich, daß auch in kleineren Häusern der erforderliche Anästhesiedienst rund um die Uhr verfügbar (nicht notwendig anwesend) ist, so daß z. B. eine dringend notwendig werdende Sectio ohne unnötige zeitliche Verzögerung in Angriff genommen werden kann. Ist ein Träger hierzu weder personell noch finanziell in der Lage, muß er entweder eine Schließung dieser Abteilung erwägen oder, sofern dies vorbeugend überhaupt möglich ist, durch entsprechende Warnhinweise deutlich machen, daß eine optimale Versorgung geburtshilflicher Notfälle nicht garantiert werden kann (hierzu OLG Düsseldorf AHRS 4490/9; BGH MedR 1990, 266; BGH NJW 1971, 241). Erkennen die beteiligten Ärzte eine derartige Konfliktsituation, sollten sie –

auch im eigenen Interesse – Abhilfe fordern und den Träger schriftlich darauf hinweisen, daß sie für dadurch entstehende Risiken jegliche Verantwortung ablehnen müssen.

Besteht lediglich eine gynäkologische und anästhesiologische Rufbereitschaft und kein echter Bereitschaftsdienst (Präsenzdienst) rund um die Uhr, muß sichergestellt sein, daß ggf. notwendig werdende Kaiserschnitte ohne für Mutter und Kind schädliche Verzögerungen durchgeführt werden können. In der Regel wird es nicht zu beanstanden sein, wenn die Ärzte mit Rufbereitschaftsdienst 5–10 Minuten bis zum Eintreffen im Kreißsaal benötigen (OLG München VersR 1989, 966) und zwischen Indikationsstellung zur Sektio und deren Vornahme nicht wesentlich mehr als 15–20 Minuten vergehen.

Die weitere zeitliche Abfolge nach Schnittbeginn läßt sich nur schwer schematisieren, weil es hier nicht zuletzt darauf ankommt, ob es sich um eine Re-Sektio handelt oder sonstige Komplikationen vorliegen. Eine Dauer von 30 Minuten für eine Schnittentbindung von der Indikationsstellung bis zur Entwicklung des Kindes spricht in aller Regel für ein zügiges Vorgehen und eingespielte Organisationsabläufe (OLG Frankfurt AHRS 2500/24).

Indikationsstellung und vorbereitende Maßnahme

Die *Indikationsstellung* für ein Betäubungsverfahren in der Geburtshilfe hängt ab von

– der geburtshilflichen Situation,
– speziellen anästhesiologischen Gesichtspunkten,
– den Vorstellungen der Patientin.

Anamneseerhebung, notwendige *Voruntersuchungen* und *Aufklärung* bezüglich eines geplanten oder möglicherweise erforderlich werdenden Anästhesieverfahrens sollten bereits im Rahmen der Schwangerenberatung erfolgen. Prinzipiell ist zwar der Anästhesist für die Aufklärung der Patientin über anästhesiologische Möglichkeiten der Geburtserleichterung sowie ihre Vor- und Nachteile zuständig. Zweckmäßigerweise wird eine diesbezügliche Information aber bereits in der Schwangerenberatung durch den Geburtshelfer durchgeführt, es sei denn, es liegen spezielle anästhesiologische Risikofaktoren vor, oder die Schwangere wünscht ausdrücklich ein Gespräch mit dem Anästhesisten.

Die hier dargestellte Arbeitsteilung entspricht einer bewährten Übung. Sie trägt der Tatsache Rechnung, daß nach Aufnahme der Gebärenden in das Krankenhaus die für die Vorbereitung des Betäubungsverfahrens zur Verfügung stehende Zeit meist noch knapper bemessen ist als in der operativen Medizin. Für die Vorverlagerung der Vorbereitung des Betäubungsverfahrens und der Aufklärung spielt es keine Rolle, ob der die Schwangere betreuende Arzt und der Geburtshelfer personenidentisch sind.

Die Verlagerung der Aufklärung auf den Geburtshelfer beschränkt sich ausdrücklich auf anästhesiologische Möglichkeiten der Geburtserleichterung sowie ihre Vor- und Nachteile, nicht jedoch auf die anästhesiologische Aufklärung bei geburtshilflichen Eingriffen, wie etwa einer geplanten Sectio. Bedenken, daß dadurch die prinzipielle Verantwortung des Anästhesisten für die Aufklärung tangiert und das Aufklärungsrisiko vom Anästhesisten auf den die Schwangerschaft betreuenden Arzt abgewälzt würde, sind unbegründet. Sowohl der Anästhesist als auch der Geburtshelfer – wenn er das Anästhesieverfahren selbst durchführt – müssen sich vorher vergewissern, ob die Patientin über das Anästhesieverfahren aufgeklärt worden ist. Eine fehlende Aufklärung müssen sie nachholen.

Bei geplanten geburtshilflichen Eingriffen ist es, ähnlich wie in der operativen Medizin, Sache des Frauenarztes, dem Anästhesisten rechtzeitig Gelegenheit zu geben, die erforderlichen Untersuchungen durchzuführen und die Patientin aufzuklären, was unter der Geburt nur mit Einschränkung, ähnlich wie bei einem Notfall möglich ist.

Der Frauenarzt entscheidet über die Indikation zur Sectio und teilt dies dem Anästhesisten umgehend mit. Hat der Anästhesist Bedenken aus der Sicht seines Fachgebiets, muß er diese dem Frauenarzt mitteilen, jedoch nicht vor der Patientin. Die Narkose wird er jedoch durchführen, wenn der Operateur die sofortige Indikation trotzdem aufrecht erhält. Das gleiche gilt für Bedenken des Frauenarztes im Hinblick auf das vom Anästhesisten gewählte Verfahren, wobei hier letzterer die Kompetenz hat.

Aufgabenteilung bei der Durchführung der Betäubungsverfahren

Geburtswegnahe Lokal- und Leitungsanästhesien werden im Regelfall vom Geburtshelfer durchgeführt.

Wenn ein Anästhesist nicht durchgehend zur Verfügung steht, kann bei der Periduralanästhesie mittels Katheter – unbeschadet der Möglichkeit nach Ziffer 4 zu verfahren – eine Arbeitsteilung in der Weise erfolgen, daß der Anästhesist den Periduralkatheter legt, eine erste Volldosis des Anästhetikums appliziert und die Anästhesie anschließend vom Geburtshelfer fortgeführt wird.

Diese Zusammenarbeit ist an folgende Voraussetzungen gebunden:

– Der Anästhesist bleibt so lange anwesend, bis die volle Wirksamkeit der Anästhesie erreicht ist und stabile Kreislaufverhältnisse vorliegen, mindestens aber 30 Minuten nach der ersten vollen Anästhetikadosis.
– Eine Übergabe der Zuständigkeit und Verantwortung für die Fortführung des Anästhesieverfahrens erfolgt im gegenseitigen Einvernehmen der beiden ärztlichen Partner. Auch danach muß ein Anästhesist für die Therapie anästhesiebedingter Zwischenfälle erreichbar bleiben. Er entfernt den Katheter nach Abschluß des Betäubungsverfahrens, wenn nicht zwischen beiden ärztlichen Partnern etwas anderes vereinbart ist.
– Übernimmt der Geburtshelfer Zuständigkeit und Verantwortung für die Fortführung des Anästhesieverfahrens, muß er ausreichende Kenntnisse und Erfahrungen in der Behandlung von Zwischenfällen besitzen.
– Die Periduralanästhesie setzt während ihres gesamten Verlaufs die unmittelbare Verfügbarkeit eines Arztes (Anästhesist oder Geburtshelfer) voraus.
– Die Entscheidung über Zeitpunkt und Dosis der Applikation des Lokalanästhetikums ist an eine individuelle ärztliche Anordnung gebunden. Wird die Injektion in den liegenden Periduralkatheter durch spezielle Anweisung auf unterwiesene Krankenschwestern bzw. -pfleger oder auf Hebammen delegiert, muß sich der anordnende Arzt in unmittelbarer Nähe aufhalten, um bei Komplikationen sofort verfügbar zu sein.
– Der Anästhesieverlauf ist in üblicher Weise zu dokumentieren. Aus dem Protokoll muß

der Zeitpunkt der Übergabe an den Geburtshelfer hervorgehen.

Führt der Geburtshelfer die Geburt in Lokal- und Leitungsanästhesie selbst durch, so ist von dem Grundsatz auszugehen, daß die ärztliche und rechtliche Verantwortung für die Voruntersuchung und eine etwaige Vorbehandlung sowie für die Wahl und Durchführung des Betäubungsverfahrens in seiner Hand liegen. Soll Überwachung der Vitalfunktionen gleichwohl vom Anästhesisten übernommen werden, bedarf dies einer generellen oder speziellen Einigung zwischen den Beteiligten. Wird bei anästhesiebedingten Zwischenfällen der Anästhesist zugezogen, so geht die Zuständigkeit vom Frauenarzt auf ihn über. Er trägt von diesem Zeitpunkt an die tatsächliche und rechtliche Verantwortung für die Anästhesie und bei Zwischenfalltherapie.

Die Absprache – wenn ein Anästhesist nicht durchgehend zur Verfügung steht (s. o.) – bezieht sich nur auf die Periduralanästhesie mittels Katheter. Sie hat zur Voraussetzung, daß ein Anästhesist nicht ständig anwesend ist.

Der Wechsel der Zuständigkeiten zwischen Anästhesist und Geburtshelfer während der Durchführung der Periduralanästhesie erfordert eine detaillierte Aufgabenabgrenzung, um Risiken für die Patientin zu vermeiden. Angesprochen wird in der Vereinbarung auch die Übertragung von Aufgaben auf nichtärztliche Mitarbeiter (Krankenschwestern, Krankenpfleger und Hebammen).

Durchführung der Periduralanästhesie durch den Geburtshelfer

Ist zwischen den beiden Abteilungen vereinbart, daß die Periduralanästhesie vom Geburtshelfer durchgeführt wird, so trägt dieser dafür die volle ärztliche und rechtliche Verantwortung. Dazu müssen folgende Voraussetzungen erfüllt sein:

– eine ausreichende Übung in diesen Verfahren in einer hinreichenden Anzahl von Fällen,
– eingehende Kenntnisse und Erfahrungen in der Erkennung und Behandlung von Zwischenfällen.

Eine Vereinbarung, daß die Periduralanästhesie in vollem Umfang vom Geburtshelfer durchgeführt wird, setzt voraus, daß er diese Methode beherrscht, also auch eingehende Kenntnisse und Erfahrungen in der Erkennung und Behandlung der methodenspezifischen Zwischenfälle besitzt. Wird zwischen den beiden beteiligten Abteilungen eine entsprechende Vereinbarung getroffen, so sollte sie dem Krankenhausträger zur Kenntnisnahme und Billigung zugeleitet werden. Andernfalls könnte bei einem Zwischenfall der Einwand kommen, die Durchführung der Periduralanästhesie sei nicht Aufgabe des Geburtshelfers gewesen.

Im Gegensatz zur Periduralanästhesie ist die Durchführung der Narkose nicht durch Vereinbarung auf den Geburtshelfer übertragbar, die Allgemeinnarkose bleibt ausschließlich Aufgabe des Anästhesisten, was die eingangs beschriebenen Organisationsvorkehrungen bedingt (s. „Personalbedarf und Organisationspflicht des Krankenhausträgers" S. 200).

Betreuung nach Sectio

Während der postoperativen Phase bedarf die Patientin der ständigen unmittelbaren Überwachung, bis sie aus der Narkose erwacht und wieder im Besitz ihrer Schutzreflexe ist. Diese Überwachung sollte im Aufwachraum erfolgen, der dem Anästhesisten untersteht.

Besteht kein Aufwachraum und muß die Frischoperierte deshalb schon während der postoperativen Aufwachphase auf die Bettenstation zurückverlegt werden, so geht die Verantwortung für die Überwachung auf den Frauenarzt über. Angesichts des Mangels an Pflegekräften erweist es sich als äußerst schwierig, auf der Bettenstation eine ständige, unmittelbare Überwachung der frisch operierten Patientinnen zu gewährleisten. Die Einrichtung von Aufwachräumen ist, wie eine Reihe schwerster Zwischenfälle bei unmittelbarer Verlegung auf die Bettenstation erweist, in allen operativen Krankenhäusern unerläßlich.

Fehlen Aufwachräume, so sollten Frauenärzte und Anästhesisten den Krankenhausträger nachdrücklich und in beweisbarer Form, also schriftlich, um Abhilfe bitten. Der Krankenhausträger ist Betriebsinhaber und trägt damit die Verantwortung für die ordnungsgemäße Ausstattung des Krankenhauses.

Erstversorgung des Neugeborenen

Daß der Geburtshelfer für die Erstversorgung des gesunden Neugeborenen zuständig ist, ist unbestreitbar. Inwieweit ein Neonatologe hinzugezogen werden muß, bestimmt sich nach den Umständen des Einzelfalls, insbesondere aber nach den örtlichen Gegebenheiten.

Ist kein Neonatologe präsent und wird eine Reanimation des Neugeborenen erforderlich, so wird sie derjenige der anwesenden Ärzte durchführen, der nach der gegebenen konkreten Situation am ehesten hierzu in der Lage ist.

Ein Urteil des OLG Düsseldorf vom 30. 1. 1986 (MedR 1987, 111) hatte für große Aufregung gesorgt, weil es u. a. – gestützt auf ein Sachverständigengutachten – die Aussage enthielt, ein Neugeborenes müsse nach jeder Vakuumextraktion in jedem Fall sofort einem Kinderarzt vorgestellt werden. Dies führte zu großer Verunsicherung bei geburtshilflich tätigen Frauenärzten, Krankenhausträgern, aber auch Pädiatern, die einen derartigen Auftrag überhaupt nicht flächendeckend erfüllen können.

Stellungnahme der Deutschen Gesellschaft für Gynäkologie und Geburtshilfe zur Frage der Notwendigkeit pädiatrischer Untersuchungen nach vaginal-operativer Entbindung

Aus Anlaß eines Oberlandesgerichtsurteil, das auf der Basis eines Gutachtens zu wissenschaftlich unbegründeten Forderungen kam, befaßte sich der Vorstand der Deutschen Gesellschaft für Gynäkologie und Geburtshilfe mit der Frage, ob und wann ein Kind nach vaginal-operativer Entbindung einem Kinderarzt vorzustellen sei.

Nach einer umfangreichen Literaturrecherche und nach schriftlicher und mündlicher Anhörung wissenschaftlich anerkannter Experten des In- und Auslandes auf den Gebieten Frauenheilkunde und Geburtshilfe, Kinderheilkunde und Neonatologie. verabschiedet der Vorstand dieser Gesellschaft die nachfolgende Empfehlung:

1. Es besteht kein Anlaß zu fordern, daß Neugeborene generell nach vaginal-operativer Entbindung einem Kinderarzt vorzustellen seien.
2. Nach Indikationen, die sich bereits vor Geburtsbeendigung ergeben (Frühgeburt, schwere Asphyxie usw.) müssen nach vaginal-operativer Entbindung selbstverständlich solche Neugeborenen einem Pädiater vorgestellt werden, bei denen klinische Befunde auf eine Verletzung hinweisen. Solche Befunde sind u. a.:

Neugeborene mit äußerlich erkennbaren geburtraumatischen Verletzungen am Schädel (erhebliche Abschürfungen der Kopfhaut, ausgedehntes Hämatom, Impression oder tastbare Fraktur der Schädelknochen) oder anderer Organe;

Neugeborene mit Symptomen, die auf eine innere Blutung hinweisen könnten (anhaltende Blässe und Tachykardie, Hämatokritabfall);

Neugeborene mit neurologischen Auffälligkeiten, die auf eine ZNS-Beteiligung hinweisen.

Die bisher geltenden Indikationen zur Hinzuziehung eines Neonatologen bleiben davon unberührt. Dies sind u. a.:

deprimierte Neugeborene (5 Apgar < 8)
azidotische Neugeborene (pH $< 7,15$)
neurologisch auffällige Neugeborene (Krampfbereitschaft, schrilles Schreien, abnormer Muskeltonus usw.)
Frühgeborene

Wichtig ist, daß alle Neugeborenen nach vaginal-operativer Entbindung ärztlich auf die o. a. Anzeichen zu überwachen sind. Gerade bei intrakraniellen Blutungen sind häufig symptomfreie Intervalle zu beobachten. Harmlose Schwellungen am Schädel (wie Kopfgeschwulst oder typische Vakuumextraktionsmarke) und eine normale Konfiguration bilden sich binnen kurzem erkennbar zurück. Anhaltende Deformierung oder zunehmende Schwellung muß ggf. vom zuständigen Geburtshelfer registriert werden und Anlaß zur Beurteilung des Kindes durch einen neonatologisch erfahrenen Pädiater oder Geburtshelfer sein.

Prof. Dr. E.-J. Hickl   Prof. Dr. D. Berg
Präsident   1. Schriftführer

Krankenhausgesellschaften und kirchliche Träger sahen sich veranlaßt, ihren Mitgliedern die Empfehlung zu geben, entsprechende Dienstanweisungen zu entwerfen, obwohl die in dem Sachverständigengutachten getroffene Aussage nach überwiegender Ansicht in der Wissenschaft in dieser Form nicht zutreffend ist. Durch die Vorfälle des an dem Verfahren beteiligten Krankenhauses wurde das Urteil rechtskräftig.

Die Deutsche Gesellschaft für Gynäkologie und Geburtshilfe sah sich daher veranlaßt, eine Stellungnahme abzugeben (s. Kasten).

Diese Stellungnahme ist allenthalben akzeptiert und vom für die Krankenhäuser im betroffenen Nordrhein-Westfalen zuständigen MAGS zustimmend zur Kenntnis genommen worden.

Sachverzeichnis